Fundamentos de Odontologia
Estomatologia

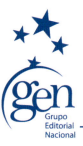

O GEN | Grupo Editorial Nacional – maior plataforma editorial brasileira no segmento científico, técnico e profissional – publica conteúdos nas áreas de ciências da saúde, exatas, humanas, jurídicas e sociais aplicadas, além de prover serviços direcionados à educação continuada e à preparação para concursos.

As editoras que integram o GEN, das mais respeitadas no mercado editorial, construíram catálogos inigualáveis, com obras decisivas para a formação acadêmica e o aperfeiçoamento de várias gerações de profissionais e estudantes, tendo se tornado sinônimo de qualidade e seriedade.

A missão do GEN e dos núcleos de conteúdo que o compõem é prover a melhor informação científica e distribuí-la de maneira flexível e conveniente, a preços justos, gerando benefícios e servindo a autores, docentes, livreiros, funcionários, colaboradores e acionistas.

Nosso comportamento ético incondicional e nossa responsabilidade social e ambiental são reforçados pela natureza educacional de nossa atividade e dão sustentabilidade ao crescimento contínuo e à rentabilidade do grupo.

Fundamentos de Odontologia
Estomatologia

Editor
Gilberto Marcucci
Professor Titular da disciplina de Semiologia do Departamento de Estomatologia da Faculdade de Odontologia da Universidade de São Paulo.

Coordenador da série
Oswaldo Crivello Junior
Professor do Departamento de Cirurgia, Prótese e Traumatalogia Maxilofaciais da Faculdade de Odontologia da Universidade de São Paulo.

Terceira edição

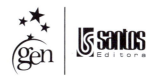

- Os autores deste livro e a EDITORA SANTOS empenharam seus melhores esforços para assegurar que as informações e os procedimentos apresentados no texto estejam em acordo com os padrões aceitos à época da publicação, *e todos os dados foram atualizados pelos autores até a data da entrega dos originais à editora*. Entretanto, tendo em conta a evolução das ciências da saúde, as mudanças regulamentares governamentais e o constante fluxo de novas informações sobre terapêutica medicamentosa e reações adversas a fármacos, recomendamos enfaticamente que os leitores consultem sempre outras fontes fidedignas, de modo a se certificarem de que as informações contidas neste livro estão corretas e de que não houve alterações nas dosagens recomendadas ou na legislação regulamentadora.

- Os autores e a editora se empenharam para citar adequadamente e dar o devido crédito a todos os detentores de direitos autorais de qualquer material utilizado neste livro, dispondo-se a possíveis acertos posteriores caso, inadvertida e involuntariamente, a identificação de algum deles tenha sido omitida.

- Direitos exclusivos para a língua portuguesa
  Copyright © 2020 by
  EDITORA GUANABARA KOOGAN LTDA.
  Publicado pela Editora Santos, um selo integrante do GEN | Grupo Editorial Nacional
  Travessa do Ouvidor, 11
  Rio de Janeiro – RJ – CEP 20040-040
  Tels.: (21) 3543-0770/(11) 5080-0770 | Fax: (21) 3543-0896
  www.grupogen.com.br | faleconosco@grupogen.com.br

- Reservados todos os direitos. É proibida a duplicação ou reprodução deste volume, no todo ou em parte, em quaisquer formas ou por quaisquer meios (eletrônico, mecânico, gravação, fotocópia, distribuição pela Internet ou outros), sem permissão, por escrito, da EDITORA GUANABARA KOOGAN LTDA.

- Capa: Bruno Sales

- Imagens da capa: 123rf:Aleksandr Davydov / Freepik.com

- Editoração eletrônica: Diretriz

- Ficha catalográfica

F977
3. ed.

Fundamentos de odontologia : estomatologia / editor Gilberto Marcucci ; coordenador da série Oswaldo Crivello Junior. - 3. ed. - Rio de Janeiro : Guanabara Koogan, 2020.
360 p. ; 28 cm.

Inclui índice
ISBN 9788527736169

1. Odontologia. 2. Estomatologia. 3. Boca - Doenças - Diagnóstico. I. Marcucci, Gilberto. II. Crivello Junior, Oswaldo.

19-61430   CDD: 616.31
                                                                 CDU: 616.31

Meri Gleice Rodrigues de Souza - Bibliotecária CRB-7/6439

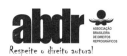

Autores

Andréa Lusvarghi Witzel
Professora Associada da disciplina de Estomatologia Clínica da Faculdade de Odontologia da Universidade de São Paulo. Mestre, Doutora e Livre-Docente em Diagnóstico Bucal da Faculdade de Odontologia da Universidade de São Paulo.

Camila de Barros Gallo
Professora Doutora da disciplina de Estomatologia Clínica da Faculdade de Odontologia da Universidade de São Paulo.

Celso Augusto Lemos Júnior
Professor Associado do Departamento de Estomatologia da Faculdade de Odontologia da Universidade de São Paulo. Especialista em Estomatologia.

Dante Antônio Migliari
Professor Titular da disciplina de Semiologia do Departamento de Estomatologia da Faculdade de Odontologia da Universidade de São Paulo.

Esther Goldenberg Birman (*in memoriam*)
Foi Professora Titular da disciplina de Semiologia do Departamento de Estomatologia da Faculdade de Odontologia da Universidade de São Paulo.

Fábio de Abreu Alves
Professor Livre-Docente da disciplina de Estomatologia Clínica da Faculdade de Odontologia da Universidade de São Paulo. Diretor do Departamento de Estomatologia do A.C. Camargo Cancer Center.

Fernando Ricardo Xavier da Silveira
Professor Livre-Docente Associado-3, aposentado da disciplina de Estomatologia Clínica do Departamento de Estomatologia da Faculdade de Odontologia da Universidade de São Paulo.

Geraldo Gomes dos Santos
Professor Doutor da disciplina de Estomatologia Clínica da Faculdade de Odontologia da Universidade de São Paulo.

Gilberto Marcucci
Professor Titular da disciplina de Semiologia do Departamento de Estomatologia da Faculdade de Odontologia da Universidade de São Paulo.

Ilan Weinfeld
Professor Doutor da disciplina de Estomatologia Clínica da Faculdade de Odontologia da Universidade de São Paulo.

Jayro Guimarães Junior
Professor Associado (Livre-Docente) e Doutor da disciplina de Estomatologia Clínica do Departamento de Estomatologia da Faculdade de Odontologia da Universidade de São Paulo (FOUSP) (jubilado). Especialista em Estomatologia Clínica (Semiologia) pela FOUSP. Professor do curso de Pós-Graduação das disciplinas de Biossegurança em Odontologia e Tratamento Odontológico de Pacientes que Requerem Cuidados Especiais da FOUSP (jubilado).

Norberto Nobuo Sugaya
Professor Associado do Departamento de Estomatologia da Faculdade de Odontologia da Universidade de São Paulo. Especialista em Estomatologia.

Sérgio Spinelli Silva
Professor Doutor da disciplina de Estomatologia Clínica da Faculdade de Odontologia da Universidade de São Paulo.

Agradecimentos

Os autores gostariam de expressar seus agradecimentos:

Ao Sr. Ramilson Almeida, agente literário, pela oportunidade de tornar real este livro, bem como pelo estímulo constante durante o seu desenvolvimento.

À Sra. Iracema Mascarenhas Pires e ao Mestre CD Sílvio Kenji Hirota, pela colaboração na digitação dos originais.

Aos pacientes, que nos permitiram exercer nossa inclinação para ajudar o próximo, com os quais muito aprendemos.

Apresentação da Série

No início do anos 2000, recebi a proposta de coordenar uma série de livros que contemplasse conteúdos essenciais para a formação do aluno de graduação de Odontologia. Um desafio que se mostrou muito mais complexo do que me parecia na época. Os autores deveriam ser docentes da Universidade de São Paulo e os textos deveriam refletir as filosofias desenvolvidas ao longo de anos de frutífera e inesgotável dedicação ao ideal desta Universidade, que é a geração de conhecimentos. Dezessete anos depois, a série engloba quase todas as áreas da Odontologia.

Nessas quase duas décadas, tive a satisfação de observar que os objetivos iniciais propostos se realizaram. Muitos desses livros se tornaram referência não apenas nos cursos de graduação, mas também de pós-graduação, especialização, assim como nas referências básicas de diferentes concursos públicos e nos de acesso a residências multiprofissionais e especializações de diferentes instituições públicas e privadas, em alguns casos até fora de nossas fronteiras. Tudo isso aconteceu como reflexo das palavras no texto da apresentação do primeiro livro lançado em 2006: "Os alunos de graduação, a quem, sobretudo, dedicamos estes livros, deverão encontrar em suas páginas a informação fundamental para que possam adquirir os alicerces iniciais da profissão que optaram por exercer. Já o profissional da área poderá rever conceitos importantes para a sua atividade clínica". Esse livro era exatamente esse, do respeitado Prof. Gilberto Marcucci, lançado em 19 de setembro de 2006, para o qual temos o orgulho de reescrever a apresentação. Ele e os outros docentes de disciplina foram os pioneiros em entender o espírito dessa série e de sua importância para os alunos da Odontologia. Esse espírito foi seguido de perto pelos outros autores. A série *Fundamentos de Odontologia*, que era inicialmente de livros clínicos, avançou para a área básica e veio servir também para áreas correlatas à Odontologia. Reitero meus agradecimentos a todos que acreditaram naquela ideia, hoje uma realidade que vem colaborar na melhora dos indicadores da saúde bucal da população brasileira. Meu desejo é que outros livros possam ser escritos para alicerçar mais solidamente a boa prática odontológica e enriquecer a literatura odontológica brasileira.

Prof. Dr. Oswaldo Crivello Junior
Coordenador da série
Fundamentos de Odontologia

Apresentação

Após quinze anos da primeira edição e várias reimpressões, milhares de exemplares de *Fundamentos de Odontologia – Estomatologia* foram vendidos. Sendo assim, com o intuito de atender ao grande número de pedidos, decorrentes do sucesso obtido com as disciplinas de Estomatologia das faculdades de odontologia de todo o Brasil, decidimos editar esta terceira edição – ampliada com dois novos capítulos, atualizada e com formatação e capa mais modernas –, para suprir essa demanda, principalmente por parte de alunos de graduação, que sempre foram nosso foco principal.

Com mais de cinco décadas dedicadas ao ensino da disciplina Estomatologia, na Graduação e na Pós-graduação, *stricto* e *lato sensu*, procuramos agregar novos conhecimentos a esta obra; para isso, contamos com a dedicação de renomados especialistas, que já colaboravam na edição anterior e alguns novos, todos indispensáveis para a realização deste trabalho.

Gilberto Marcucci

Prefácio à Terceira Edição

Já se passaram 15 anos desde a primeira edição deste livro em 2005. Em 2014, também tive a honra e o prazer de prefaciar sua segunda edição. E, mais uma vez, sou convidado para redigir o prefácio desta nova edição.

Ao longo desses anos, este livro consolidou-se como referência nacional na área da Estomatologia, constituindo-se importante recurso bibliográfico no curso de graduação em Odontologia. Não somente alunos de graduação, mas também profissionais já formados, têm encontrado nele informações para o estudo sistemático ou para a consulta eventual. Estomatologistas e cirurgiões bucomaxilofaciais, assim como profissionais que se dedicam a áreas como Odontologia para Pacientes com Necessidades Especiais, Odontogeriatria e Odontologia Hospitalar podem se beneficiar desta publicação. Contudo, acreditamos que seja o clínico geral que, confrontado com situações em que o manejo do paciente necessite de um tipo de atenção diferenciada, encontrará neste livro informações importantes sobre como proceder e quais cuidados deve tomar na prática diária.

A rápida produção de novos conhecimentos imprimiu a necessidade de manter o texto atualizado. Isto levou à segunda edição em 2014 e agora, novamente, outra atualização do conteúdo para esta terceira edição.

Nesta edição, todos os capítulos foram revistos e ampliados e dois novos foram acrescentados: *Dor Orofcial*, que versa sobre um assunto fundamental para o profissional de saúde; e *Lasers em Odontologia*, assunto atual e uma prática que vem se expandindo na Odontologia.

Em uma época na qual as informações estão amplamente disponíveis em várias mídias, esta obra tem se mantido como referência importante, não somente pela extensão do seu conteúdo, como por sua apresentação. Todo o texto é construído a partir do processo diagnóstico, que é a base da atuação clínica. Seu principal objetivo tem sido manter-se fiel à proposta da prática da "medicina da pessoa". O estomatologista, mais do que diagnosticar e tratar doenças que afetem a boca, recebe indivíduos com outros tipos de problemas de saúde e que, de igual modo, devem ser acolhidos e atendidos respeitando-se suas particularidades e seu momento de vida. O que é indicado para um paciente talvez não se aplique a outro.

Na era da Medicina baseada em evidências, em que muitos profissionais de saúde delegam aos exames complementares o trabalho e a responsabilidade pelo diagnóstico, pouca atenção dando à pessoa em sua frente, é gratificante ver que este livro se mantém firme na construção de um processo diagnóstico que respeita as singularidades. "Diagnóstico", como já dito no prefácio à primeira edição, não é dar um nome a uma doença. Diagnóstico é o juízo de um profissional a respeito do estado de saúde de uma pessoa. A construção deste juízo é feita por meio do processo diagnóstico, objeto primário desta obra, cuja abordagem das questões da relação profissional-paciente é feita de forma profunda e elaborada no Capítulo 2, por exemplo.

Cumprimentamos os autores pelo trabalho bem feito e, em particular, o Prof. Gilberto Marcucci, que, além de autor, é o editor desta obra. Sua contribuição à literatura de língua portuguesa sobre Estomatologia é inestimável.

Abel S. Cardoso, CD. MSD, FICD

Prefácio à Segunda Edição

Poderíamos nos questionar a importância dos livros nos dias de hoje. A mídia digital e a brutal oferta de informações, com frequência de boa qualidade, estariam fazendo os livros terem seus dias contados? Ao nosso entender, a resposta é "Não"! Em primeiro lugar, as duas alternativas não são excludentes; em segundo, textos como os da série *Fundamentos de Odontologia* conseguem integrar conhecimentos, por vezes conflitantes, a respeito de questões complexas e ajudar quem está em contato com elas pela primeira vez.

Há, no entanto, a necessidade de atualizar os livros com mais frequência, em face da rápida produção de novos conhecimentos. E isso é o que busca esta segunda edição de *Fundamentos de Odontologia – Estomatologia*.

Em 2005, tive a honra e o prazer de prefaciar a primeira edição. Naquela

oportunidade, destaquei a sua importância, pois, se toda ação clínica é baseada em um diagnóstico, os pontos fortes daquela publicação seriam um estudo detalhado da semiologia e do processo diagnóstico.

Nesta segunda edição, diversos acréscimos e atualizações foram feitos. Nesse contexto, o capítulo Metodologia do Exame Clínico Estomatológico foi bastante ampliado, reforçando a importância do processo diagnóstico. O capítulo que o segue versa sobre a relação entre o paciente e o profissional; o que já era uma joia rara na primeira edição foi aqui sensivelmente melhorado e ampliado. Em tempos de medicina de convênios, com consultas breves e forte dependência dos exames complementares, esse capítulo resgata a "Medicina da pessoa" e nos chama a atenção para a singularidade dos pacientes. Assim, com abrangência e profundidade, são discutidas as variáveis dessa relação tão particular.

O capítulo Conhecendo as Lesões Fundamentais não foi muito alterado, pela sua própria natureza; assim também aconteceu com o capítulo Trabalhando com Biossegurança, em que não houve alterações, pois seus princípios e procedimentos continuam os mesmos.

O quinto capítulo, que versa sobre os métodos de auxílio diagnóstico, incorporou informações sobre espectroscopia de fluorescência e microscopia confocal reflectante, bem como atualizou o algoritmo para investigação da sífilis.

Os capítulos seguintes receberam atualizações e acréscimos variáveis. No Capítulo 9, Lesões Vesicobolhosas, são discutidas novas terapêuticas, incluindo os agentes biológicos e novos exames, como a citopatologia submetida à imunofluorescência direta.

É digna de nota a discussão sobre a osteonecrose associada ao uso de bisfosfonatos, nos Capítulos 11 e 13. Trata-se de um problema relativamente novo, a respeito do qual há ainda muitas perguntas não respondidas. Vários dentistas e médicos ainda desconhecem o problema.

São bem-vindas as alterações e os acréscimos nos dois últimos capítulos; na edição anterior, já antecipávamos a necessidade de ampliá-los. O uso do *laser* em Estomatologia e o tratamento da síndrome de ardência bucal, no Capítulo 12, bem como o tratamento de infecções oportunistas, no Capítulo 13, são novidades. O capítulo sobre terapia medicamentosa sofreu também substanciais modificações.

A avaliação geral que fizemos em 2005 se mantém atual: *Fundamentos de Odontologia – Estomatologia* era e continua sendo de grande valia, principalmente para os estudantes de graduação. Isso não significa que profissionais mais experientes não possam também recorrer a ela. Temos de nos capacitar continuamente para ocupar com competência nossa área de responsabilidade no setor da saúde. E obras como esta nos ajudam a fazê-lo.

Parabenizo os autores por permanecerem ativos, mantendo esta obra sempre atual. Em especial, cumprimento o editor Professor Gilberto Marcucci, pelo trabalho benfeito e por sua inestimável contribuição ao campo da Estomatologia.

Abel S. Cardoso, CD. MSD, FICD

Prefácio à Primeira Edição

Toda prática clínica se fundamenta no diagnóstico. A melhor forma de se conceituar diagnóstico é como "o juízo de um profissional a respeito do estado de saúde de uma pessoa". Para que esse "juízo" seja alcançado, há uma série de passos a serem seguidos, os quais constituem o processo diagnóstico. Esse processo requer conhecimentos, habilidades práticas e atitudes. Para os estudantes de graduação e os jovens profissionais, conduzir esse processo torna-se muitas vezes difícil, tanto pela sua complexidade e diversidade de situações individuais quanto pela ansiedade que normalmente envolve os primeiros contatos entre profissional aluno e pacientes.

Este livro vem preencher uma lacuna, pois é dedicado primariamente ao aluno de graduação. Ele não somente contém conhecimentos específicos da área de Estomatologia, mas também discute, com propriedade e em considerável extensão, o processo diagnóstico, dedicando-se inclusive a entrar em detalhes atitudinais na relação profissional/paciente.

Os capítulos que tratam das doenças da boca o fazem a partir de uma abordagem clínica. Após uma discussão a respeito das lesões fundamentais, as doenças são estudadas por tipo de lesão. Essa é uma abordagem difícil, pelo fato de que algumas

doenças apresentam tantas características clínicas que poderiam ser incluídas em mais de uma categoria. Por essa razão, os autores tiveram de optar por discutir algumas doenças no capítulo em que fossem mais adequadamente enquadradas. Ao escolherem que condições clínicas deveriam abordar, usaram o critério da maior prevalência, e, embora mencionem outras condições no diagnóstico diferencial, são discutidas as doenças mais importantes por causa de sua frequência de ocorrência. Os exames complementares são objeto de discussão, e o leitor é apresentado aos exames mais comumente usados na prática estomatológica. Temas importantes, como a biossegurança na Odontologia, recebem também atenção, sendo a esse assunto dedicado todo um capítulo. Outro capítulo discute o atendimento a indivíduos que se submetem a radio e/ou quimioterapia, reconhecendo o fato de que cada vez mais o cirurgião-dentista se vê solicitado a prestar atendimento a pacientes com necessidades especiais, por força de estarem medicamente comprometidos. Acreditamos que, em edições subsequentes desta obra, esse assunto possa ser expandido ou desdobrado, em face da enormidade de situações em que condições sistêmicas devam ser consideradas ao se abordar um paciente para tratamento odontoestomatológico. Noções de Terapêutica encerram o conteúdo e fornecem ao aluno conhecimentos básicos para prescrição dos fármacos mais comuns na prática odontológica.

Acreditamos que esta publicação, fruto do trabalho cooperativo de professores da Universidade de São Paulo (USP), será de grande valia para os estudantes de graduação. A despeito de despretensiosamente se intitular apenas "Fundamentos", temos a convicção de que profissionais mais experientes poderão também a ele recorrer. Com uma melhor formação em Estomatologia, os cirurgiões-dentistas se tornam profissionais mais competentes e capazes de melhor ocupar sua posição no concerto das profissões do setor saúde. A Estomatologia é uma especialidade e uma área de atuação privilegiada da Odontologia. Temos de nos capacitar para bem exercê-la, não deixando margem a dúvidas quanto à nossa competência em cumprir o que já foi conquistado de direito.

Cumprimentamos os autores pelo importante trabalho realizado, tanto pela contribuição à literatura especializada em língua portuguesa, quanto pelo trabalho cooperativo de professores de uma mesma disciplina da Faculdade de Odontologia da Universidade de São Paulo (FOUSP). Isso reforça nossa crença de que podemos e devemos nos unir em torno de propostas de trabalho construtivo e de que juntos sempre podemos mais que individualmente.

Abel S. Cardoso, CD. MSD, FICD

Sumário

1 Introdução à Estomatologia, *1*
Gilberto Marcucci | Esther Goldenberg Birman
(*in memoriam*)

2 Relações Paciente-Profissional | Evento
Central das Ciências da Saúde, *3*
Jayro Guimarães Júnior

3 Princípios de Biossegurança em
Odontologia, *23*
Jayro Guimarães Júnior

4 Metodologia do Exame Clínico
Estomatológico, *29*
Jayro Guimarães Júnior

5 Métodos Diagnósticos, *57*
Fernando Ricardo Xavier da Silveira |
Geraldo Gomes dos Santos | Jayro Guimarães Júnior

6 Lesões Fundamentais, *85*
Camila de Barros Gallo | Gilberto Marcucci |
Sérgio Spinelli Silva

7 Alterações de Cor da Mucosa Bucal
e dos Dentes, *89*
Camila de Barros Gallo | Esther Goldenberg Birman
(*in memoriam*) | Gilberto Marcucci | Ilan Weinfeld

8 Lesões Erosivas e Ulcerativas da
Mucosa Bucal, *105*
Camila de Barros Gallo | Fernando Ricardo
Xavier da Silveira | Gilberto Marcucci |
Ilan Weinfeld | Norberto Nobuo Sugaya

9 Lesões Vesicobolhosas, *121*
Dante Antônio Migliari | Gilberto Marcucci |
Ilan Weinfeld

10 Crescimentos Teciduais, *131*
Dante Antônio Migliari | Esther Goldenberg Birman
(*in memoriam*) | Fernando Ricardo Xavier da Silveira |
Gilberto Marcucci | Ilan Weinfeld

11 Lesões Ósseas, *143*
Norberto Nobuo Sugaya | Sérgio Spinelli Silva |
Fábio de Abreu Alves

12 Temas Especiais, *181*
Camila de Barros Gallo | Dante Antônio Migliari |
Esther Goldenberg Birman (*in memoriam*) | Fernando
Ricardo Xavier da Silveira | Norberto Nobuo Sugaya

13 Dor Orofacial, *191*
Andréa Lusvarghi Witzel

14 Tratamento das Manifestações
Estomatológicas Antes, Durante e Após
Quimioterapia e Radioterapia, *197*
Jayro Guimarães Júnior

15 Terapêutica Medicamentosa de Algumas
Doenças Estomatológicas | Como Prescrever
e Atestar, *219*
Jayro Guimarães Júnior

16 *Lasers* em Estomatologia, *257*
Fábio de Abreu Alves | Celso Augusto Lemos Júnior

Índice Alfabético, *267*

Introdução à Estomatologia

1

Gilberto Marcucci | Esther Goldenberg Birman (*in memoriam*)

O termo "estomatologia" vem do grego *stómato*, boca, e *lógos*, estudo, mas também é conhecido como propedêutica clínica, semiologia, diagnóstico bucal e medicina oral. Independentemente da nomenclatura, seu conteúdo é o que importa.

Antigamente a Odontologia era técnica e artesanal. Em 1920, após a conceituação de infecção focal, teve início seu despertar científico. Burket (1958) consagra esse despertar quando atribui ao cirurgião-dentista a responsabilidade por estudo, diagnóstico, prevenção e tratamento dos seguintes itens:

- Doenças dos tecidos mineralizados e não mineralizados dos dentes
- Doenças dos tecidos de suporte e proteção dos dentes
- Doenças limitadas a lábios, língua, mucosa bucal e glândulas salivares
- Lesões bucais e dos órgãos contidos na boca em estados mórbidos generalizados.

Trata-se de uma disciplina nova em Odontologia, particularmente no Brasil, introduzida na Faculdade de Odontologia da Universidade de São Paulo (FOUSP). Sua trajetória pode ser resumida da seguinte maneira:

- 1957: disciplina de Propedêutica Clínica ministrada em todas as disciplinas clínicas
- 1963: disciplina de Diagnóstico Bucal, pioneira no Brasil, ministrada pela primeira vez na 1ª Cadeira de Clínicas Odontológicas pelo Prof. Cervantes Jardim
- 1970: inclusão da disciplina autônoma de Diagnóstico Bucal na FOUSP após reforma curricular, cujo primeiro responsável foi o Prof. Dr. Antônio Fernando Tommasi
- 1972: fundação da Sociedade Brasileira de Estomatologia
- 1974: o Conselho Federal de Educação torna obrigatória a disciplina Estomatologia na grade curricular de todas as faculdades brasileiras de Odontologia
- 1992: o Conselho Federal de Odontologia reconhece a Estomatologia como especialidade odontológica, conforme Resolução nº 181/92.

Como se pode observar, a Estomatologia é uma disciplina jovem, mas de grande importância na formação do cirurgião-dentista por ser o elo entre o ciclo básico, fundamentado na Patologia Bucal, e o ciclo clínico, com foco no paciente, para diagnóstico e tratamento das doenças bucais.

Vieira Romeiro (1983) conceitua semiologia como o "tratado ou estudo dos métodos de exame clínico. Perquire os sinais e sintomas da doença, discute seu mecanismo e valor, coordena e sistematiza todos os elementos para construir o diagnóstico e, como consequência, deduzir o prognóstico."

É composta de três partes:

- Semiotécnica: técnica de pesquisar os sinais e sintomas; define-se como a arte de explorar
- Propedêutica clínica: análise dos dados obtidos pela semiotécnica com o objetivo de diagnosticar, presumir o prognóstico e definir o tratamento
- Semiogênese: estuda os mecanismos formadores dos sinais e sintomas em seus mínimos detalhes (etiofisiopatogenia).

Além de seu conteúdo programático específico, a disciplina é responsável pelo estudo das lesões próprias da mucosa bucal, do complexo maxilomandibular e dos órgãos anexos, bem como das repercussões das doenças sistêmicas bucais. Seu conteúdo é tão abrangente que os especialistas norte-americanos a denominaram Medicina Oral.

Por ser a primeira disciplina clínica, é por intermédio da Estomatologia que o acadêmico terá seu primeiro contato com o paciente. Nesse momento, ele deverá transformar-se em um verdadeiro detetive à caça de um criminoso (doença), procurando indícios obtidos (sintomas) por meio de anamnese e sinais observados durante o exame físico, formulando, então, hipóteses diagnósticas. Com base nas informações coletadas, o acadêmico deverá solicitar os exames complementares necessários para estabelecer o diagnóstico (criminoso) e, assim, eleger a terapêutica efetiva (condenação).

Para que tal fato possa ocorrer, o acadêmico terá que analisar os indícios coletados com base nos conhecimentos obtidos no estudo das disciplinas básicas com fecho na Patologia Bucal. Sem esses recursos, não será possível formular hipóteses corretas e o diagnóstico será dificultado ou formulado de maneira incorreta, consequentemente, a terapêutica será inadequada, podendo, inclusive, causar danos irreparáveis ao paciente, que deve sempre ser visto como um todo biopsicossocial indivisível.

É de grande importância ressaltar o trabalho em conjunto com outros profissionais da área de saúde, com destaque para o médico, em suas várias especialidades, quando formos tratar de manifestações bucais de doenças sistêmicas. Deve-se lembrar que as lesões bucais são de responsabilidade diagnóstica do estomatologista e, na maioria dos casos, seu tratamento local, e, obviamente, manutenção da higiene bucal. Por exemplo, o cirurgião-dentista tem a obrigação de prevenir e diagnosticar o câncer bucal e de participar da equipe multiprofissional, sempre liderada por um médico oncologista, que tratará e reabilitará o paciente. Em outras doenças da boca, de caráter crônico ou agudo, poderá atuar sistêmica e localmente, visando sempre ao bem-estar do doente.

Após cinco décadas de experiência ministrando esta disciplina, os autores criaram uma filosofia de ensino bem estabelecida, a fim de transmitir seu conhecimento aos alunos de graduação por meio deste manual de Estomatologia.

O grande desafio ao desenvolver este manual foi apresentar as doenças por meio de uma gradação, das lesões fundamentais aos capítulos específicos, tais como: alterações de cor, lesões erosivas e ulceradas, lesões vesicobolhosas, crescimentos teciduais, patologia óssea e outros, o que facilitará ao aluno iniciante a formulação de hipóteses diagnósticas corretas e, por meio de exames complementares, quando necessários, a confirmação do diagnóstico, presunção do prognóstico e instituição da terapêutica específica a cada caso.

De grande importância para a disciplina foi a oportunidade que tivemos para uniformizar os conceitos das doenças e de suas respectivas terapêuticas em linguagem única.

Após inúmeras reuniões e discussões entre os docentes, apresentamos, neste manual, o mínimo necessário que, a nosso ver, o aluno de graduação deve conhecer, com bibliografia que lhe permitirá aprofundar os mais diversos assuntos, se assim desejar.

Apesar deste grande desafio, acreditamos ter valido a pena o trabalho que tivemos na elaboração deste manual. Algumas falhas poderão, inevitavelmente, ser identificadas, e desde já agradecemos as sugestões recebidas para aprimorá-la em uma próxima edição.

Bibliografia

Burket LW. Oral medicine: past, present and future. J Periodont. 1958; 29:67-75.

Romeiro V. Semiologia médica. 2. ed. Rio de Janeiro: Guanabara Koogan; 1983.

Relações Paciente-Profissional | Evento Central das Ciências da Saúde

2

Jayro Guimarães Júnior

Eu não tomaria muito tempo do meu médico. Desejaria apenas que matutasse sobre a minha situação, talvez uns cinco minutos, que por um breve tempo se vinculasse comigo, esquadrinhando-me a alma tão bem como o meu corpo, para então entender o meu mal, pois cada indivíduo adoece a sua maneira... assim como me pede exames de sangue e dos ossos do meu corpo, desejaria que o meu médico me examinasse considerando o meu espírito tanto quanto a minha próstata. Sem um reconhecimento desses, não sou mais que uma doença. (Relato de Anatole Paul Broyard [1920-1990] na New York Times Magazine em 1990, ensaísta norte-americano, pouco antes de morrer de câncer de próstata, em Boston.)

Alternativa ao modelo científico-biológico estrito

A tecnologia e a ciência predominam na área da saúde devido a suas enormes contribuições para a qualidade de vida dos seres humanos. Esse predomínio levou os profissionais de saúde (PS) a se interessar menos pelo seu lado humanístico que, segundo Edmund Daniel Pellegrino (1920-2013), apresenta dois componentes: um afetivo e outro cognitivo, que devem se complementar para formar PS competentes, atenciosos e com conhecimento.

Pellegrino ainda afirma que o PS vive no limiar de uma rebelião metafísica, que, por um lado exalta o homem e por outro o esconde por trás da tecnologia e da organização massificante.

Luiz Roberto Londres (1940-) afirma que é necessário o estudo do pensamento – logosofia (do grego, *logos* [ciência] + *sophia* [sabedoria]) – nas relações paciente-profissional (RPP). Mais precisamente, afirma ser imprescindível para a área da saúde o estudo e a transmissão do conhecimento médico – iatrosofia (do grego, *iathros* [curador, médico] + *sophos* [sábio]).

Minhas preocupações iniciais sobre as RPP ocorreram quando alunos de Estomatologia ficaram curiosos em saber como explicar o resultado de um exame histopatológico que revelava um carcinoma epidermoide oral a um paciente.

Como não era conveniente conversar com o paciente e seus familiares sobre o assunto diante de toda a classe, apenas alguns estudantes foram convidados para observar como o assunto deveria ser abordado. Ressalta-se aos alunos que, de algum modo, a verdade deve ser informada e que existem várias maneiras de fazê-lo – considerando-se as variáveis em relação à percepção sobre o psicológico do paciente –, que não devem intervir, mas servem para análise – gestual e palavras – e discussão sobre todo o processo em um outro momento, sem a presença do paciente e dos acompanhantes.

Reparou-se que não era mais possível ensinar sobre doenças malignas e ignorar o que havia por trás delas. O convite está feito para meus colegas docentes.

Ao serem instigados sobre o tema, procurou-se ajuda inicial na Tanatologia, a ciência que estuda a morte. Ela daria informações sobre o comportamento e a mente de quem tem sobre si a ameaça de morte.

Nessa busca, encontrou-se o clássico *Sobre a morte e o morrer*, de Elizabeth Kübler-Ross (1926-2004), psicóloga suíça, cujo conteúdo aborda os estigmas e a amorosa preocupação familiar.

Os escritores norte-americanos Otto Carl Simonton (1942-2009), oncologista e radioterapeuta, sua esposa Stephanie Matthews-Simonton, psicóloga (1943) e James L. Creighton (1941), psicólogo, revelam, em sua obra de 1987, alguns aspectos do estigma, aos quais acrescentam-se outros:

- O câncer ainda é tido como sinônimo de morte e é algo que precisa ser escondido
- O contato com o paciente com câncer funcionaria como uma violação de outro tabu – a morte
- A palavra câncer é "maldita, execrável, repugnante e discriminatória"
- As mentiras repetidas sobre o câncer fortalecem o medo da doença e da morte no paciente
- A imagem predominante da doença reflete conceitos como "alguém morreu após longa enfermidade", "se espalha pelo corpo", "se difunde", e "tomou o corpo todo"
- As sequelas mais temidas são a dor e a mutilação
- O câncer pode atingir áreas do corpo como ânus, vagina, mama, próstata, pênis e, acrescentam os estomatologistas, a face, a fala e a comunicação
- Na hierarquia dos órgãos, o câncer pulmonar é menos embaraçoso, e as doenças hematológicas as mais etéreas
- Nos tumores sólidos, a imagem revela veracidade devido à possibilidade de serem palpados

4 Fundamentos de Odontologia | Estomatologia

- Nenhuma mudança ambiental ajuda. A batalha é dentro do corpo
- O tratamento é agressivo e pode causar sequelas consideráveis
- Certos tratamentos são inacessíveis, pois podem estar indisponíveis no atendimento público, não terem cobertura dos planos de saúde ou serem impagáveis – como acontece atualmente com os anticorpos monoclonais e outras terapias
- O câncer revela que o corpo é falível e finito e faz o paciente encarar a possibilidade de sua vida ter chegado ao fim
- O câncer pode ser uma das causas para o paciente solicitar o suicídio assistido – que não é a mesma coisa que a eutanásia.

Os autores citados observaram quatro etapas psicológicas que ocorrem quando do redirecionamento à saúde:

- Com o diagnóstico de uma doença potencialmente mortal, o paciente adquire uma nova perspectiva em relação aos seus problemas
- O paciente decide mudar o seu comportamento e tornar-se uma pessoa diferente
- Os processos físicos do corpo reagem aos sentimentos de esperança e há um renovado desejo de viver, criando um ciclo reforçado, a partir do novo estado mental
- O paciente curado mostra-se "melhor do que antes", pois adota uma atitude diferente e mais positiva em relação à vida. Ele passa a ter esperança de que as coisas vão melhorar e deixa de ser vítima.

Após o estudo da Tanatologia para compreender algumas questões, aos poucos percebeu-se que as RPP são muito mais abrangentes do que essa ciência, e, assim, os temas começaram a prosperar nas salas de aula. Temas esses que mereceriam discussões muito mais amplas das aqui condensadas. Quiçá ser objeto de um livro específico. No momento jogamos para Eólio, o guardião dos ventos, depois veremos.

Por tudo o que foi abordado, volta-se à iatrosofística e a importância de sua prática com muita reflexão. E é a isso que se quer instigar.

E por falar nisso, Immanuel Kant (1724-1804), filósofo, físico e matemático alemão, apresentou entre os princípios éticos citados em sua obra *Fundamentação da metafísica dos costumes* o conceito diferencial no qual pondera que as coisas que existem no mundo possuem valores relativos, e as pessoas possuem um valor (ou preço) em si mesmas, por terem autonomia e racionalidade inerentes. Esse valor é absoluto, não podendo as pessoas serem empregadas como meios para quaisquer outros fins. As coisas que têm preço podem ser trocadas por equivalentes, mas o ser humano está acima de qualquer preço. O ser humano é dotado de um valor inseparável, que é a dignidade.

Por que estudar as relações paciente-profissional?

Cada indivíduo tem seu conjunto de percepções e cognições e essas não são necessariamente iguais às nossas. Nosso ponto de vista pode ser apenas uma das maneiras de examinar uma situação. (Sarah Edelman [1939], pesquisadora palestrante universitária, educadora e psicóloga australiana.)

- Não importa qual a queixa principal ou o procedimento técnico que se está realizando ou no qual se especializou, as RPP sempre estarão sendo estabelecidas e o diploma do PS não certifica seu equilíbrio mental e emocional para penetrar na mente das pessoas que sofrem

- Quando se estudam as RPP, identificam-se e desenvolvem-se habilidades e conhecimentos que já se possui, e são usadas sem se perceber nas relações com as pessoas e, agora, com o paciente (PAC). Habilidades e conhecimentos são enriquecidos ao se acrescentar aos seus aspectos intuitivos virtudes tecnocientíficas que se aliam à formação e à prática profissional. Assim, sem aprender verdades absolutas, torna-se esse tema objetivo e racional, pois devido ao seu desconhecimento, ele é tratado de maneira subjetiva e intuitiva
- Além disso, o PS deve atentar aos aspectos mais importantes dessas relações que antes passavam despercebidos, deve-se esclarecer que o objetivo do estudo das RPP não é aprender a lidar com os problemas orgânicos dos pacientes, mas aprender a lidar com as pessoas em sua essência. Antes de atribuir uma causa psicológica a um sintoma, é preciso investigá-la extensamente para descartá-la das causas físicas
- Para conseguir alcançar um dos objetivos de uma consulta, que é trazer satisfação para ambas as partes envolvidas
- Para se obter sucesso profissional não só do ponto de vista financeiro, mas também da satisfação pessoal. Profissionais podem ser tecnicamente perfeitos e fracassar por não saberem se relacionar, e profissionais incompetentes podem ter sucesso porque dominam essa habilidade.

Reuniões profissionais

Cada vez mais se fortalece a necessidade de os PS promoverem grupos de discussão sobre variados assuntos.

Sugere-se que essas reuniões ocorram em ambientes associativos (associação de classe, sindicato e conselhos). O objetivo não é analisar os problemas psicológicos individuais, que merecem a atenção tradicional provida pelos profissionais ligados à saúde mental, mas as dificuldades profissionais. Nessas reuniões, os PS poderão apresentar suas próprias experiências enriquecendo a discussão.

Como sugestão, indica-se o grupo Balint (*Balint Group*), que é uma reunião de PS para tratar desses assuntos. O conteúdo de The Balint Society está disponível em http://balint.co.uk/about/introduction/. Indicam-se também "How to start a new Balint group" e outros *links* também mencionados na página.

Esse assunto é muito importante, pois sabe-se que as profissões relacionadas à saúde demonstram ter dificuldades psicogênicas com maior incidência que a população em geral, naturalmente ressalvando-se outras profissões igualmente afetadas.

De acordo com Forrest (1978):

A prática da odontologia é tanto recompensadora quanto exigente, e o bem-estar do dentista pode depender em grande parte o quanto ele aprende a manter as recompensas e demandas de seu trabalho em bom balanceamento. A fim de alcançar um desejável equilíbrio, ele precisa identificar os fatores de estresse e tensão e tomar medidas para eliminar, ou pelo menos diminuir, seu impacto negativo em sua saúde emocional. Isso pode envolver uma reavaliação de estilo de vida, hábitos de saúde e objetivos.

Rada e Johnson-Leong (2004) acrescem:

Dentistas encontram numerosas fontes de estresse profissional, começando na faculdade de odontologia. Esse estresse pode ter um impacto negativo sobre o sua vida pessoal e profissional.

Os PS devem ter muito cuidado para não ignorar os sinais que indicam o início dos distúrbios que podem, sem exageros, tornar-se devastadores.

Os PS não estão preparados, em sua formação acadêmica e educação continuada, para encarar as dificuldades relacionais com a carreira que abraçaram.

Profissão e arte médica

Com o advento do século XXI, as profissões de saúde apresentaram progresso tecnológico expressivo. Apesar disso, o PAC está sendo esquecido. Nunca tantos exames complementares foram solicitados, nem sempre por necessidade, o que, além de causar ônus, submete o PAC a desconfortos e apreensões.

A tecnologia não melhorou a qualidade do atendimento, e a falta de diálogo entre os envolvidos nas RPP é cada vez mais evidente. Isso tem causado desapontamento, insatisfação e desconfiança do paciente. De modo redundante, até para evitar demandas judiciais, muitas vezes geradas por essa desconfiança, o PS procura se cercar de exames que apresentem elucidação para o diagnóstico, mas servem também de material de defesa pessoal contra eventual contestação judicial.

Isso ocorre porque as RPP estão sendo esquecidas. Em ambiente universitário, elas são menosprezadas por alguns, que gostariam de "aproveitar" o tempo ensinando mais tecnologia a seus alunos.

A profissão de saúde é exercida desde a pré-história. No passado, ela apresentava virtudes atualmente esquecidas, pois eram exercidas por sacerdotes, curandeiros, xamãs, feiticeiros e pajés, que acumulavam outras funções na sociedade. Além de cuidarem da saúde, eram líderes espirituais e sociais, o que lhes possibilitava conhecer profundamente os membros das pequenas comunidades em que atuavam e unir a terapêutica física com a psicológica e a fé.

Quinhentos anos antes de Cristo, Alcmeão de Crotona, no sul da Itália, começou a dissecar animais, e esse processo evoluiu para dissecações humanas, até que Andreas Vesalius, em 1543, publicou seu famoso tratado de anatomia humana *De humani corporis fabrica*. O interesse das artes médicas estava voltado para o PAC-objeto, isto é, para um conjunto de órgãos e lesões nele provocadas pelas doenças.

A descoberta das bactérias levou à ideia da etiologia unitária, ou seja, à noção de que cada doença tem a sua causa, única, que é válida, se tanto, para explicar as doenças infecciosas, embora não seja apenas a presença do microrganismo a única causa da doença.

Esse conceito firmou-se com a enunciação dos critérios de Henle, em 1840, para determinar o envolvimento de um microrganismo como causa de uma doença específica. Esses critérios estabelecem que:

- O microrganismo deve estar presente em todos os casos da doença
- O microrganismo deve ser isolado em cultura pura e cultivado, fora do hospedeiro, em gerações sucessivas
- A cultura inoculada em um organismo suscetível deve reproduzir a doença.

Esses critérios foram retomados cerca de 40 anos depois por Robert Koch, tendo sido imortalizados como "postulados de Koch", que agregou mais um critério aos critérios de Henle:

- Reprodução da doença pela introdução de microrganismo em modelos animais.

No século XIX, a ciência médica era um conhecimento aplicado, guiado pela Química, Física e Biologia, em um modelo científico-biológico que admitia ser o organismo humano um sistema de reações físico-químico-biológicas, por meio das quais a fisiologia e a patologia humanas podiam ser explicadas e/ou manipuladas.

Nos dias de hoje, esse pensamento tem como corolário a Biologia Molecular. Alguns especialistas nessa área acreditam que, ao se entender o corpo humano em suas interações moleculares, se entenderá o ser humano como um todo.

Nada mais enganoso. Um biólogo molecular pode não ter contato com o PAC, mas o PS o faz constante e estreitamente. Portanto, ele deve individualizar o protocolo de tratamento sem violar os conhecimentos técnicos, éticos e morais, nos quais PAC e PS assumem suas responsabilidades.

No século XX, iniciou-se uma preocupação (insuficiente) com os mecanismos básicos da doença, como sua etiofisiopatogenia e suas relações com os fatores psicossociais.

O dualismo cartesiano entre corpo e alma foi contestado, na mesma época, pelo pensador holandês Bento de Espinosa (1632-1677), que acreditava que mente e corpo são um só e atributos da substância. Esta é Deus, no qual tudo é explicado.

De conceitos semelhantes surgiu o conceito de Medicina Holística (do grego, *holos,* todo), que pregava que o tratamento pode ser impessoal, mas a assistência ao PAC deve ser pessoal. O sofrimento humano é um sentimento pessoal e nem sempre o PAC consegue explicar o verdadeiro motivo (estímulo iatrotrópico) por que procurou o PS.

O holismo prega o contato direto com a realidade humana do PAC e admite que uma de suas reclamações mais frequentes seja contra a inabilidade do PS em se comunicar com ele. Para essa corrente de pensamento, o modelo científico-biológico não serve para examinar e compreender o pensamento e as emoções humanas. Além disso, o tratamento deve ser individualizado, de modo a tratar o paciente, não a doença.

O holismo vai além ao considerar que os organismos vivos e o meio ambiente agem integradamente.

O diagnóstico e o tratamento dependem da qualidade das RPP que, por si sós, têm potencial terapêutico, pois contribuem para a satisfação, adesão ao tratamento e, portanto, para os seus resultados.

As RPP incluem convivência harmônica, bioética e responsabilidade moral, pois não se mede um fato psicossocial usando exclusivamente critérios numéricos e matemáticos. Há necessidade de, pelo menos, dois referenciais: o corpóreo ou físico e o psicossocial.

Admite-se que cerca de 1/3 dos PAC de uma clínica apresente sintomas psicopatológicos ou psicogênicos.

Influência de Descartes na ciência

René Du Perron Descartes (1596-1650) – ou Renato Cartesius, como assinava em latim –, filósofo e cientista francês, teve importante influência na ciência, de modo geral, e nas artes médicas, particularmente. Muitos não notaram, mas a excessiva especialização nas profissões em geral e nas da saúde decorre de algumas de suas ideias.

Na sua obra *La Description du Corps Humain,* Descartes afirmava:

Se deixarmos de lado as atividades intelectuais e volicionais da "alma racional", o funcionamento da máquina corporal pode ser explicado por princípios puramente mecânicos.

6 Fundamentos de Odontologia | Estomatologia

Acreditava que o mundo inteiro, exceto Deus e a alma, operava mecanicamente e que, portanto, todos os acontecimentos naturais poderiam ser explicados por causas físicas, ou seja, o corpo humano era apenas sujeito às leis comuns da mecânica. Isso se tornou uma das ideias fundamentais da Fisiologia moderna.

No seu livro *Discour de la Methode (Discurso sobre o Método),* onde consta sua famosa frase *Je pense, donc je suis,* traduzida para o latim como *Cogito, ergo sum* e para nossa língua como "Penso, logo existo", introduziu uma metodologia científica racional e aparentemente incontestável, oriunda de seu pensamento filosófico e matemático, que prega:

- Nunca aceitar nada como verdadeiro sem ter conhecimento evidente da sua verdade
- Dividir cada uma das dificuldades examinadas em tantas partes quantas forem possíveis e em quantas necessárias para resolvê-las
- Conduzir os pensamentos de maneira ordenada, começando pelos mais simples e mais facilmente conhecidos, para então ascender, pouco a pouco, ao conhecimento dos mais complexos
- Fazer enumerações tão completas que assegurem não ter deixado nada de fora. Isso, que atualmente pode parecer um truísmo, revolucionou a pesquisa e propiciou fantástica evolução.

Analisando-se bem a segunda assertiva, constata-se seu bom senso inquestionável, mas que originou a superespecialização, que é útil, embora possa acarretar perda da noção de conjunto.

Com a superespecialização, surgem os cirurgiões-dentistas que, por não serem especialistas em endodontia, não são capazes de aplacar a dor de um PAC, pois não têm competência para trepanar o teto da câmara pulpar com uma broca esférica.

Descartes não parou por aí. Sobre a relação mente-corpo afirmou:

Existe uma incorporiedade da mente e uma distinção essencial entre mente e corpo. A mente não deixaria de ser o que é, mesmo que o corpo não existisse. O espírito e a matéria são coisas tão diferentes que um não pode exercer influência sobre o outro.

Com esta afirmação, ele nega a existência das doenças psicossomáticas. *Data venia,* Descartes, que teve influência marcante nas ciências, exagerou nessa dicotomia.

Essa filosofia científica promoveu a existência de PS reducionistas, que tratam órgãos e não pessoas, não cuidando do organismo como um todo e ignorando que o PAC tem mente, alma, espírito, psiquismo ou, como quiserem chamar, as dimensões humanas imateriais. A partir disso, têm origem os especialistas, subespecialistas e microespecialistas.

Descartes foi muito influenciado por Francis Bacon, filósofo e político inglês, um dos mais respeitáveis pensadores da filosofia moderna, que criou um processo de investigação e por esse motivo, é considerado o "Pai do Método Experimental".

Para Bacon, a ciência era uma técnica e os conhecimentos científicos deveriam ser considerados instrumentos práticos de controle da natureza. Ele pretendia demonstrar sua grande preocupação com os conhecimentos científicos na vida prática. A ciência deveria valorizar a pesquisa experimental com base na corrente empirista.

Bacon criou um padrão de investigação pelo método da indução, o qual se baseava na observação precisa e meticulosa dos fenômenos naturais. Segundo ele, essa metodologia estaria dividida em quatro etapas:

- Coleta de informações a partir da observação rigorosa da natureza
- Reunião, organização sistemática e racional dos dados obtidos
- Formulação de hipóteses segundo a análise dos dados obtidos
- Comprovação das hipóteses a partir de experimentações.

Alterações comportamentais requeridas nos planos de tratamento

O modelo tradicional considerava que, ao se estabelecer uma verdade científica sobre o modo de tratar uma doença, essa verdade seria imposta ao PAC, que deveria alterar ao máximo o seu comportamento para se adaptar à terapêutica ou para contribuir para a sua cura.

Como o protocolo tinha respaldo técnico bem estabelecido, era aplicado de maneira idêntica a todos os PAC. O PS não tinha que alterar seu comportamento. Não era ele que estava doente e sua função, como técnico, era aplicar seu conhecimento e provocar alteração comportamental no PAC.

A escola comportamentalista de Burrhus Frederic Skinner (1904-1990), psicólogo norte-americano, considerou que, "através de um reforço (ou estímulo) negativo ou positivo, influímos no comportamento ou resposta desejada". Assim, o curador pode influenciar o doente por meio de incentivos, e a resposta ou mudança comportamental é incumbência do PAC.

Por essa filosofia, mantinha-se o mesmo estilo tradicional: o comportamento do PS não mudava; o objetivo era mudar apenas o PAC. Com esse modo de pensamento, admitia-se que a habilidade clínica do PS, aliada aos seus conhecimentos técnicos, alcançava, inexoravelmente, o sucesso do tratamento.

Carl Rogers (1902-1987), psicólogo estadunidense, contribuiu para um modelo de tratamento adaptado às personalidades individuais. Ao defender uma terapia centrada no PAC, considerava que:

O terapeuta entra em relação pessoal e subjetiva com seu paciente, não como um cientista diante de um objeto de estudo, não como um médico que espera fazer diagnóstico e curar, mas de pessoa para pessoa... significa que ele considera o paciente como uma pessoa de valor incondicional, não importando qual seja a sua condição, seu comportamento e seus sentimentos.

Estabeleceu-se, assim, a personalização da terapêutica e a relação PAC-PS menos autoritária e unilateral e destituída de preconceitos de qualquer espécie. Nesses conceitos, propõem-se protocolos de tratamento em que PS e PAC não necessitem de tantas alterações comportamentais, desde que a terapêutica seja adaptada às necessidades deste último.

Por exemplo, suponha-se ter em tratamento periodontal um grupo de PAC normais e outro grupo com outras características pessoais, como falta de motivação, imunodeficiência, diabetes descompensado ou falta de habilidade motora.

Estabelecendo-se que o primeiro grupo deva voltar para controle a cada 6 meses, um protocolo mais racional para o segundo grupo não seria estreitar esse tempo, adaptando-o a cada situação em particular?

Considera-se que nem o PS nem o PAC devam alterar o seu comportamento, ou, se algo tiver que mudar, que seja para ambos: o PS alterando o seu modo de tratar o PAC, e o PAC mudando os seus hábitos ao higienizar a boca.

Com esse pensamento, admite-se que a habilidade clínica do PS aliada aos seus conhecimentos técnicos, a uma boa relação PAC-PS, à adesão *(compliance)* do PAC ao tratamento e à motivação de ambos podem ou não resultar no sucesso do tratamento.

Fatores envolvidos nas relações paciente-profissional

Uma das crenças irracionais comuns é a que o mundo deveria ser um lugar justo e que você deveria ser tratado de forma justa e não deveria sofrer. O mundo é cheio de injustiças! (Sarah Edelman, op. cit.)

Benefícios

Problemas sérios podem tornar-se mais angustiantes do que o necessário se exagerarmos na ênfase de suas consequências negativas. Ao sermos flexíveis, deixamos de exagerar o lado negativo de cada situação. (Sarah Edelman, op. cit.)

Em uma relação biunívoca e justa, as RPP somente serão satisfatórias se resultarem em benefícios recíprocos e de graus comparáveis para ambos os envolvidos.

Há necessidade de harmonizar e respeitar os direitos do PAC com a responsabilidade do PS, sem esquecer o vice-versa (Quadro 2.1).

Obstáculos

Vários fatores podem comprometer a RPP. Por exemplo, problemas pessoais do PAC e do PS podem interferir. O PS pode estar despreparado para lidar com o comportamento psicológico do PAC, assim como para lidar com as suas próprias emoções.

Um dos dois ou ambos podem não estar suficientemente motivados e a sociedade atual está privilegiando arquétipos do individualismo e da competitividade. Não esqueçamos que fazemos parte do inconsciente coletivo. (Carl Jung [1875-1961], psicoterapeuta suíço.)

O PAC, mal informado sobre questões técnicas, e o PS, que desconhece os princípios das RPP, podem não conseguir fazer escolhas e ter comportamentos conscientes.

O PAC pode estar temeroso e preocupado com o que o tratamento lhe trará e/ou em como suportará seus encargos financeiros.

Quadro 2.1	Benefícios para os integrantes da relação paciente-profissional.
Paciente	**Profissionais**
• Alívio de sofrimento, desconforto e angústia	• Sentimento de utilidade e altruísmo
• Tranquilização de seus temores e anseios	• Realização pessoal e profissional
• Recuperação da capacidade funcional e estética	• Prazer intelectual
• Cura da doença	• Reforço da autoestima
• Apoio empático	• Recompensa financeira
• Informação, esclarecimento, educação e orientação	
• Recuperação da autoestima	

PAC e PS sofrem graus variáveis de influência da sociedade e dos meios de comunicação, que nem sempre pontuam os fatos corretamente.

Embora o PAC esteja realmente interessado em sua saúde bucal, as condições para esse aprendizado nem sempre são as melhores, pois:

- Ele está frequentemente em uma postura desconfortável com a boca aberta
- Uma luz forte incide sobre os seus olhos e ele não vê muito bem o que o PS vê ou quer lhe mostrar
- A terminologia que o PS usa pode lhe parecer uma outra língua
- Ele pode se sentir inibido de fazer perguntas enquanto o PS coleta dados à anamnese
- O ambiente de consultório lhe é estranho, com muitas distrações visuais, táteis, sonoras e olfatórias
- O fator emocional está sempre presente, quer seja a causa dos sintomas orgânicos do PAC quer seja a consequência desses sintomas.

Primeiro contato

O primeiro contato com o PAC é frequentemente o mais crucial que o PS pode ter e cada profissional desenvolverá seu modo de fazê-lo.

Quando o PAC chega ao PS, provavelmente já passou por algum auxiliar. É importante ressaltar que a admissão do PAC por este vai refletir a filosofia do PS sobre os cuidados com o PAC. Desse modo, o PS incorre em um grande erro ao contratar uma recepcionista indiferente e fria, pois se arrisca a perder o PAC.

O PS deve desenvolver a habilidade de identificar, até certo ponto, os fatores subjetivos, motivacionais e comportamentais que estarão presentes durante o exame clínico. O PAC possivelmente demonstrará, além da necessidade de tratar-se, ansiedade, medo, perplexidade, raiva, pânico, mecanismos de defesa e preocupação com a duração do tratamento e seus custos.

O aparente comportamento hostil pode ser meramente um mecanismo de disfarce de todos esses fatores.

O PAC deverá ser recebido com um sorriso sincero, aperto de mão gentil e, necessariamente, chamado pelo seu nome. Ser um bom ouvinte vale muito a pena nesse primeiro contato e é fundamental que o PAC sinta que tem controle sobre a situação.

A primeira visita é uma introdução para o PAC sobre a forma que o PS pratica seus procedimentos e este deve se comportar com eficiência, assertividade e gentileza, tanto na anamnese como no exame clínico.

Se o PS tem o hábito de falar durante o exame clínico, deve modular o tom e o volume da sua voz e jamais demonstrar espanto ou irritação sobre o que descubrir.

Negociação

A excessiva necessidade de aprovação provoca ansiedade. O medo da desaprovação torna-nos relutantes a empreender riscos sociais ou reagir de modo assertivo ao lidar com outras pessoas. (Sarah Edelman, op. cit.)

Como os termos do contrato a ser estabelecido não são rígidos, haverá uma negociação prévia. É um processo em que duas partes ou duas pessoas ativas e de posse de poderes equitativos desejam exercer influências recíprocas, com a finalidade de alcançar seus respectivos objetivos.

É um processo em que se pretende chegar a um acordo entre duas partes; talvez seja a fórmula ideal para compreender os

Fundamentos de Odontologia | Estomatologia

sucessos e fracassos que ocorrem em sua realização. Negociar é buscar um acordo.

Nas RPP é uma estratégia para dirimir e solucionar as diferenças entre PAC e PS nos seus intentos de estabelecer um contrato consensual.

Deve ser deixada uma abertura para o PS alterar o plano de tratamento sem que isso signifique incoerência e insegurança. Ao contrário, revela maturidade, competência, noção de seus limites, respeito pelo PAC e tentativa de obter adesão do PAC ao tratamento.

Contrato e consenso

[...] os benefícios são bem aceitos enquanto é possível retribuí-los, mas quando grandes demais, suscitam ódio em vez de reconhecimento. (Públio Cornélio *Tácito* ou Caio Cornélio *Tácito* [56-117], em latim, Publius/Gaius Cornelius Tacitus, senador e historiador romano.)

Para que os benefícios sejam garantidos, é necessário haver um contrato de cooperação entre os envolvidos, ou seja, um acordo entre as partes que transferem entre si direitos e obrigações.

Há uma corrente que acredita na necessidade de formalização desse contrato por escrito, que deverá ser firmado por ambos. Em termos jurídicos isso é obrigatório. O que deve ser esclarecido é que ambas as partes gozam de privilégios e, principalmente, de obrigações, sem necessidade de ser rígidas.

Geralmente existe um consentimento explícito ou tácito para chegar a um diagnóstico, explicar a etiofisiopatogenia e instituir um tratamento para buscar a cura.

Cabe ao PS buscar um consenso sobre os procedimentos a serem adotados e estimular a adesão do PAC ao tratamento.

Se houver negação dessa conformidade, o PS deve procurar as origens de tal atitude para corrigir o que estiver errado ou, caso necessário, sustar a sua participação no tratamento por quebra de contrato, a menos que exista emergência, e tentar encaminhar o PAC para outro profissional.

O lado do paciente

Pode-se reconhecer se o diálogo interior é negativo ou auto-derrotista através das emoções perturbadoras que o antecedem ou o acompanham. (Sarah Edelman, op. cit.)

Responsabilidades do paciente

São responsabilidades do paciente:

- Caracterizar, tão honesta e exatamente quanto possível, os dados relatados e perguntados à anamnese. Ponderar seriamente sobre as recomendações do PS e procurar segui-las, embora não seja obrigado a fazê-lo
- Cooperar sinceramente com o PS
- Comparecer às consultas assiduamente e na hora combinada ou avisar o PS antecipadamente sobre a impossibilidade de comparecimento, ou indenizá-lo pelo tempo perdido caso não o tenha avisado com antecedência
- Pagar pelos serviços profissionais.

Condições pré-morbosas

Referem-se às situações da vida que favorecem previamente o aparecimento de doenças. Quanto maiores as mudanças de vida do PAC, maior a possibilidade de ele adoecer. Entre essas mudanças, são exemplos discórdias conjugais, separações, viuvez, perdas de qualquer natureza, mudança de emprego, aposentadoria e velhice.

Tanto a angústia e a ansiedade como a depressão podem causar comorbidades; entretanto, os dados disponíveis apontam que essa última pode ser pior (Quadro 2.2).

Quadro 2.2 Exemplos de doenças físicas relacionadas a depressão, ansiedade e outros transtornos psiquiátricos.

- Doenças infecciosas (causadas por baixa imunidade)
- Doenças neurológicas
  - Demência senil
  - Doença de Alzheimer
  - Acidente vascular encefálico
  - Doença de Parkinson
  - Esclerose múltipla
  - Epilepsia
- Distúrbios endócrinos
  - Hipo e hipertireoidismo
  - Doença de Addison
  - Doença de Cushing
  - Hiperinsulinismo
  - Diabetes
  - Menopausa
- Neoplasias
  - Carcinoma de pâncreas
  - Carcinomatose generalizada
  - Outras neoplasias malignas
- Doenças autoimunes
  - Líquen plano
  - Lúpus eritematoso sistêmico
  - Lúpus eritematoso crônico discoide
  - Artrite reumatoide
  - Poliarterite nodosa
- Doenças cardiovasculares
  - Hipertensão arterial
  - Angina
  - Infarto agudo do miocárdio
- Distúrbios nutricionais
  - Pelagra
  - Beribéri
  - Anemia perniciosa
  - Hipomagnesemia
  - Porfiria
  - Uremia
  - Obesidade
- Doenças do sistema digestório
  - Úlceras
  - Gastrites
  - Colites
  - Doença de Crohn
  - Bulimia
  - Anorexia
- Doenças relacionadas a dependência química
  - Etilismo
  - Cocainomania
  - Heroinomania
  - Uso abusivo de várias outras drogas ilícitas
  - Tabagismo

A depressão se caracteriza, em graus variados, por tristeza constante, humor deprimido, autodepreciação ou baixa auto-estima, desamparo, abandono, desesperança, desinteresse, anedonia (incapacidade de sentir prazer), anergia, desmotivação, dificuldades em tomar decisões, falta de memória, síndrome de pânico, insônia, ideias suicidas, carcinogênese e morte.

Atualmente a depressão é um dos transtornos psiquiátricos mais comuns, e antidepressivos são frequentemente utilizados no tratamento dos PAC.

A ansiedade ou angústia se mostra, em variados níveis, como sensação de medo, apreensão, tensão, vago desconforto, inquietação, irritabilidade, alucinações fugazes, tonturas, alterações da personalidade, perda da noção de realidade, diminuição da capacidade de concentração, falta de memória e incapacidade de julgamento.

Existe a possibilidade de mais de um fator estar presente, complicando o diagnóstico do médico ou do psicólogo. Muito comum na clínica é a existência de estados depressivos tratados com tranquilizantes menores, o que pode agravar a situação. A queixa de insônia pode ser assim tratada, quando sua causa é, com mais frequência, a depressão.

A urbanização da população brasileira e as condições sociais das grandes cidades são fatores que contribuem para essas duas condições.

Fase pré-consulta

Tempo que vai da conscientização do PAC sobre algo que está errado consigo até a primeira consulta com o PS. Os sintomas podem ser mal definidos ou agudos.

A avaliação da doença depende da imagem corporal, que é a percepção consciente ou não que a pessoa tem da estrutura, da aparência e das funções do corpo, associada a seus pensamentos, fantasias e idealizações sobre si. A imagem corporal é, ao mesmo tempo, objetiva e subjetiva. Nisso difere da opinião do PS, que tem uma imagem corporal do PAC geralmente mais objetiva.

A sintomatologia pode ter significados diferentes, sendo mais alarmantes quanto mais ameaçarem as funções vitais, ou quando forem mais visíveis: uma dor no peito preocupa mais que uma dor no dedo; um nódulo na coxa preocupa menos que um nódulo no rosto.

O significado simbólico da sintomatologia depende da estrutura psíquica do PAC, de seus antecedentes sociais e da própria sociedade em que vive e da localização da doença. Isso fica claro se uma pequena sintomatologia provoca reação psicológica muito intensa e teoricamente desproporcional.

A boca tem um significado simbólico particular. Pela boca o indivíduo pode se expressar e se saciar, ambos os fatores essenciais para o ser humano. A boca ainda pode ser utilizada como forma de expressar o afeto em palavras e como um órgão sexual.

A fome é aplacada pela ingestão de alimentos e vem sofrendo conotações históricas e morais na história humana.

Na Gênese bíblica (3:19) está escrito:

Com o suor do teu rosto comerás o pão, até que voltes a terra donde foste tirado. Porque és pó, e em pó te tornarás.

Maimônides (1135-1204), médico, talmudista e filósofo judeu, escreveu:

Aprendemos a refrear nossos desejos considerando comer e beber apenas como finalidade de vida.

Na teoria da libido de Sigmund Freud (1856-1939), mencionam-se algumas fases – oral, anal, fálica e latente – antes da fase genital. Interessa-nos aqui, logicamente, a fase oral.

Na fase oral, que vai do nascimento até 18 meses de idade, a psicologia é dominada pela necessidade de incorporar os alimentos, sendo a boca sua estimulação tátil e o ato de comer a principal fonte de satisfação e prazer. Desde o nascimento, necessidade e recompensa estão ligadas aos lábios, à língua e, um pouco mais tarde, aos dentes. O impulso instintivo do bebê é direcionado apenas a receber alimento e atenuar suas preocupações com fome e sede. Ao ser nutrido, ele é consolado, acalentado, agradado e, desse modo, no início, associa prazer e redução de tensão ao processo de alimentação.

Para Spósito, a boca é a primeira área do corpo que a criança domina; a maior parte da energia libidinal é para aí conduzida. À medida que ela cresce, outras áreas tornam-se importantes regiões de deleite, mas alguma energia é permanentemente implantada nos meios de gratificação oral. Na fase oral tardia, depois do aparecimento dos dentes, a criança agrega a gratificação de impulsos agressivos, manifestos em comportamentos como a ironia do adulto, a fofoca, surripiar o alimento de alguém, entre outros. A retenção de algum interesse em prazeres orais é normal. Este interesse só pode ser encarado como patológico se for o modo dominante de gratificação.

Por essa razão, as crianças nessa faixa etária levam tudo que encontram à boca. Por mecanismos de regressão, o PAC poderá voltar a esse estágio no decorrer de tratamento ou consulta e se tornar dependente receptivo e egocêntrico, próprio desse estágio de desenvolvimento. Esses sentimentos ressurgem toda a vez que a pessoa se sente insegura e/ou ansiosa. A excessiva preocupação com a boca é própria dos narcisistas, autocentrados, ansiosos, frustrados e inseguros.

A regressão pode ser considerada como a volta transitória a estágios evolutivos da personalidade anteriores aos da faixa etária do PAC, substituindo as funções da personalidade recém-adquiridas. Geralmente é causada por medo e ansiedade.

Fixação é a permanência da personalidade do indivíduo em estágios evolutivos da personalidade anteriores aos da faixa etária em que se encontra. A fixação pode ocorrer porque a passagem para uma fase adiante está carregada de enorme ansiedade inconsciente.

Enquanto a regressão é desencadeada pelas circunstâncias e pela incapacidade que a pessoa tem de lidar sozinha com a doença, a fixação é um estado permanente.

É esperado que o PAC apresente graus variáveis de infantilização frente a um fato extremamente assustador (regressão), mas nem tanto que seja o tempo todo imaturo (fixação).

Quando o PAC infantiliza, perde a lógica e a realidade do pensamento, alimenta fantasias e se torna rejeitante, inamistoso, beligerante, exigente e irado, apresenta uma estrutura comportamental que, provavelmente, teria com seus pais.

Para aceitar a doença, o PAC poderá usar as seguintes estratégias:

- Enfrentá-la com coragem
- Ignorá-la tanto quanto possível
- Ajustá-la às suas condições de vida (e vice-versa)
- Desesperar-se
- Tornar-se afetivamente carente
- Regredir.

Essa adaptação à doença poderá envolver as seguintes posturas:

- Manter o equilíbrio emocional perante o estresse causado pela doença
- Preservar as relações sociais, que podem ficar tensas

10 Fundamentos de Odontologia | Estomatologia

- Resguardar a estrutura familiar das dificuldades emocionais, funcionais e financeiras
- Enfrentar corajosamente as situações adversas: a incapacidade, a dependência de familiares e estranhos, o desconforto causado pela doença ou pelos procedimentos diagnósticos e terapêuticos que virão
- Ter uma formação reativa: aumentar ainda mais seu grau de atividade para provar a si mesmo e aos outros que mantém força e capacidade de controle sobre a situação
- Apresentar medo da morte ou insegurança sobre seu futuro e o de seus familiares
- Apresentar os cincos estágios do moribundo de Elizabeth Kübler-Ross: negação, ira, barganha moral, depressão e aceitação (descritos adiante). A negação pode levar ao adiamento da consulta, justificado por uma série de alegações, como falta de tempo, de dinheiro, medo, vergonha, expectativa de cura espontânea, más experiências pregressas, tentativa de automedicação e procura de métodos alternativos.

Tais sentimentos independem de cultura, inteligência e conhecimento. É conhecida a dificuldade que se tem em tratar médicos, que costumam sofrer de "esmeraldite" (a doença da pedra usada em seus anéis de formatura); de dentistas, que costumam sofrer de "granadite" (sua pedra é a granada); e dos executivos em geral, que sofrem de "executivite" ou da "moléstia das reuniões". Todos eles contumazes proteladores de consultas.

O medo e a preocupação diante da doença são, até certo ponto, normais.

A vergonha, que alguns sentem, pode estar associada a fraqueza, inferioridade, culpa e punição. Em algumas situações a vergonha é fruto do preconceito e da ignorância. É o caso, por exemplo, das doenças estigmatizadas pela sociedade, como o câncer, as doenças sexualmente transmissíveis (sífilis, gonorreia, síndrome da imunodeficiência adquirida [AIDS] e outras) e os transtornos mentais.

Transferência é a adoção inconsciente, em um momento atual, de um comportamento aprendido com um fato ocorrido. Pode ser também um motivo para adiamento da consulta ou uma série de sentimentos contra o PS, que podem ou não ter respaldo real (geralmente não têm). A consulta será adiada porque, "no passado, quando o mesmo fato me aconteceu, sofri muito, paguei muito ou perdi muito tempo"; se tiver que extrair um terceiro molar, por exemplo, "provavelmente vai inchar muito, porque, na última vez que fiz isso...".

Poderá até ser fonte de preconceitos: "na última vez que isto ocorreu, fui atendido por uma mulher, um nissei, um PS alto, um judeu, um italiano etc.; e agora, eis que me encontro na mesma situação."

A contratransferência é o mesmo sentimento no sentido inverso, do PS para o PAC: "toda vez que extraio um dente do siso do lado esquerdo, ou de uma mulher etc." O PS pode direcionar seus sentimentos a PAC que nada têm a ver com ele, mas fazem parte de sua vida pessoal. A contratransferência pode ser adotada com um único PAC ou com certos tipos de PAC com personalidade e grupos etários, raciais, religiosos ou sexuais. É importante que se esteja atento aos sentimentos que certos PAC evocam sem causa aparente ou concreta.

Transferência e contratransferência podem ser específicas e inespecíficas, positivas e negativas. Serão específicas quando direcionadas a um fato ou pessoa, e inespecíficas quando mais genéricas. Serão positivas quando trouxerem benefícios para as RPP, e negativas quando as prejudicarem. Por exemplo, se o ambiente familiar onde cresceu foi bom, o PS pode ser encarado como bondoso, poderoso e onipotente, como as crianças idealizam os pais. Sofrerá regressão se o PS não corresponder a essas expectativas.

Os efeitos positivos da transferência manifestam-se pela colaboração nos exames, nas manobras difíceis, na adesão ao tratamento, diminuindo a ansiedade e aumentando as possibilidades de cura. Uma transferência positiva exagerada pode ser negativa, pois o PAC poderá se apaixonar pelo PS. Em uma situação de transferência, o PS deve tomar cuidado para não ser sedutor.

Se o ambiente familiar foi ruim, poderão ocorrer desapontamentos, humilhações, hostilidades, agressividade e desarmonias. Em geral a hostilidade com o PS é socialmente aceitável.

A transferência negativa provoca reserva, desconfiança, má cooperação, ansiedade, depressão e, até mesmo, agravamento da sintomatologia.

O lado do profissional de saúde

Podemos gastar nossa energia a brandir o punho ao céu e pedir que as coisas não sejam como são ou aceitar que vivemos em um mundo imperfeito e nos concentrar nas coisas que estão sob o nosso controle. (Sarah Edelman, op. cit.)

Um ataque ocasional de raiva geralmente não é um problema. São a intensidade e a duração dele e o modo como agiu que determinam se ele foi cabível ou não. Sentir raiva interfere na capacidade de pensar clara e racionalmente. (Sarah Edelman, op. cit.)

Responsabilidades do profissional de saúde

São responsabilidades do PS:

- Envidar todos os esforços para se manter atualizado
- Empenhar-se em empregar todos os recursos terapêuticos disponíveis e orientar sobre a prevenção dos possíveis problemas
- Individualizar a seleção de métodos de diagnóstico e de terapêutica, com base criteriosa nos conhecimentos científicos disponíveis e avaliando as relações entre risco, benefício e custo
- Respeitar os horários e as datas das consultas
- Respeitar a autonomia do PAC, isto é, sua capacidade de governar a si próprio, decidindo entre as opções oferecidas e deliberando sobre a sua vida, informá-lo, esclarecê-lo e estimulá-lo a participar das decisões
- Reconhecer suas limitações, solicitar interconsultas e fazer encaminhamentos para outros profissionais e instituições mais capacitadas, de acordo com o perfil pessoal e socioeconômico do PAC
- Respeitar o código de ética estabelecido e guardar sigilo.

Escolha da profissão

A arte de viver consiste, ante de mais nada, parece-me, em não brigar consigo mesmo sobre a decisão que tomou ou o ofício que exerce. (Émile-Auguste Chartier [1868-1915], jornalista e escritor que assinava sob o pseudônimo de Alain.)

Um dos fatores que leva alguém a escolher a profissão odontológica é o ideário social. Nos últimos anos, houve uma queda de prestígio devido à proliferação desenfreada de cursos de graduação, pós-graduação e especialização sem qualidade técnica e docente, movida mais por interesses de uma indústria do ensino do que pelo interesse em ajudar a população carente desses serviços.

Tudo isso ocorreu com a pífia atuação dos organismos responsáveis pela educação, das entidades representativas da classe, mais interessadas em promover cursos para prover sua sobrevivência, e dos próprios profissionais que não têm ainda consciência de classe desenvolvida.

Em 2019, a Ordem dos Advogados do Brasil (OAB) reprovou, na sua primeira fase, 32,96% de 105.000 inscritos à obtenção do registro profissional; e, na segunda fase e final, dos 27.681 (26,36%) foram aprovados. Em 2018, foram aprovados 22,50%; em 2017, 11,06%; e, em 2016, 16,88%. Acresce-se que a OAB costuma dar uma distinção às Faculdades que demonstraram que seus alunos tiveram bom desempenho e informam ao Ministério da Educação para aumentar a vigilância naquelas em que seus alunos tiveram nota zero.

É o caso de se especular sobre o que aconteceria se nossos Conselhos aplicassem filtros semelhantes. Torna-se evidente que somente a validação do diploma não basta; é necessária a instituição da obrigatoriedade da educação continuada. É possível fazer uma especialização e 30 anos depois manter o título de especialista sem nunca mais ter realizado um curso de atualização na área?

Em decorrência de vários fatores, houve a proletarização da atividade, à mercê da exploração de convênios que proliferam por oportunismos econômicos, explorando PAC de um lado e profissionais do outro. Essas instituições não se preocupam com a qualidade dos serviços oferecidos, o que é comprovado pela existência de tabelas não reajustadas por mais de uma década, totalmente alheias ao que ocorre na economia do país. E pensar que ainda mantêm o termo honorário, que contém, na sua etimologia, a palavra honra. A grande oferta de mão de obra, ainda que às vezes desqualificada, facilita esse vampirismo apoiado no inexorável efeito econômico: quando a oferta de mão de obra é alta, os salários caem.

A proletarização impede a necessária atualização continuada do conhecimento e a atualização material. Esta produz um abismo entre o que a ciência é capaz de fazer e a capacidade de a população ter acesso a esses benefícios.

Enganam-se os que pensam que isso vem favorecendo a população carente, que continua desprovida da atenção à saúde, pois seus salários não cobrem as necessidades mais fundamentais, quanto mais os altos custos cobrados pelos convênios. Assim, a população de desdentados continua a crescer.

Apesar disso, a profissão ainda mantém seu respeito e prestígio na sociedade e no núcleo familiar.

Conscientemente ou não, existem fatores de ordem psicológica na escolha da Odontologia como profissão, que incluem:

- Ajudar outros seres humanos (altruísmo e humanitarismo)
- Capacidade de suprir suas necessidades narcisistas de aprovação e aceitação
- Manter em alta a autoestima
- Idealização real ou fantasiosa do curso de graduação ou do próprio exercício profissional
- Ser resultado de um *voyeurismo* inconsciente, pois possibilita o contato íntimo com os fatos da vida de outros seres humanos
- Busca de poder sobrenatural ou super-humano, já que tem uma aura (falsa) de infalibilidade e onipotência
- Influência de amigos e parentes próximos, ainda que a real vocação possa ou não estar presente
- Medo inconsciente da morte.

Existem fatores de ordem intelectual e pessoal que, pelo menos teoricamente, os PS têm ou deveriam ter, que incluem:

- Dotes intelectuais e conhecimento geralmente acima da média populacional

- Serem estudiosos e dotados de ambições intelectuais
- Ambição e apego ao sucesso acima do normal
- Interesse pelas ciências naturais, biologia e fisiologia do corpo humano
- Interesse em lidar com outras pessoas
- Serem cuidadosos, meticulosos, organizados e trabalhadores.

As pessoas podem escolher a profissão por motivos puramente financeiros, julgando que alcançarão um poderio econômico por intermédio dela.

Existem muitas dificuldades para escolha consciente e que vai de encontro à verdadeira vocação: a pouca idade na época da escolha, o obstáculo dos exames vestibulares, a falta de um processo de escolha mais apurado, falta de conhecimento sobre as atividades profissionais e falta de dinheiro para suportar as demandas do curso de graduação.

Requisitos do profissional "ideal"

Para cada alma há uma ideia que lhe corresponde e que é como sua fórmula; e andam as almas e as ideias procurando-se umas às outras. (Miguel de Unamuno y Jugo [1864-1936], ensaísta, romancista, dramaturgo, poeta e filósofo.)

É um pensamento distorcido ser incapaz de reconhecer que a maioria das situações não é fantástica ou desastrosa (branco ou preto), mas se encontra em um ponto intermediário. (Sarah Edelman, op. cit.)

São necessários vocação, talento, capacitação e aptidão em todas as atividades humanas. Algumas qualidades são realmente fundamentais, mas a sociedade também idealiza o PS de acordo com seus fantasiosos requisitos.

Alguns desses requisitos são:

- Conhecimento e habilidade motora
- Atualização continuada e amplo conhecimento técnico – para alguns, até ilimitado conhecimento técnico
- Ter cultura geral para poder se relacionar com todo tipo de PAC
- Desenvolver consciência social, política e humanística
- Ser capaz de se comunicar com os outros
- Priorizar a pessoa do PAC, ter empatia e interesse pelo bem-estar do próximo
- Estar sempre disposto a atender às necessidades dos PAC
- Ser um bom ouvinte
- Ter capacidade de observação e saber usar racionalmente esse atributo
- Conhecer suas limitações
- Ser tolerante, receptivo e flexível frente ao comportamento do PAC e da sua doença
- Ao mesmo tempo, tem que ser dedicado, cumpridor, responsável e pontual, capaz de estar disponível a qualquer hora do dia ou da noite, se a situação assim requerer
- Colocar o PAC e a profissão acima de qualquer outro aspecto da sua vida como ser humano
- Gozar de boa saúde para poder oferecer disponibilidade sem interrupções "indesejáveis"
- Estar disponível apesar de estar enfrentando problemas pessoais.

Estudante no início do atendimento clínico

O PS graduado já tem um modelo pessoal de adaptação, enquanto o estudante tem uma experiência de vida comparativamente mais limitada.

12 Fundamentos de Odontologia | Estomatologia

A interação interpessoal ainda não aconteceu na prática e, pela primeira vez, é responsável sobre o bem-estar de outra pessoa. Nada mais natural que o estudante apresente mais ansiedade, insegurança e incertezas do que gostaria de admitir.

Podem ocorrer problemas de autoestima se ele se comparar a seus mestres, que têm muito mais experiência. A baixa autoestima pode levá-lo a sentir-se envergonhado, tímido e humilhado.

A tentativa de superar esse quadro pode desencadear uma postura reativa, pela qual procurará demonstrar mais segurança e habilidade do que realmente tem, o que ocasionará atitudes ousadas e temerárias.

Poderá sentir-se muito ansioso quando ouvir a intimidade do PAC e, pior ainda, quando se deparar com problemas incuráveis, poderá sentir repugnância.

Se essa problemática não for bem conduzida, sofrerá danos irreparáveis em sua capacidade de interação com os PAC e criará rapidamente maneirismos espúrios.

Existe a descrição de uma síndrome do 5º semestre, que, na verdade, se refere ao início das atividades clínicas. O "quadro clínico" dessa síndrome inclui: tensão, angústia, ansiedade, preocupação, medo, insegurança, baixa autoestima, sensação de incapacidade, consciência exagerada de suas limitações e incompetência e cobrança exacerbada de si.

O estudante deve ter em mente que não é o único, nem o primeiro, a passar por isso. Dessa compreensão sairá a cura. É importantíssimo que o estudante dialogue com seus colegas e professores. E estes devem estar atentos e ter sensibilidade para detectar essas dificuldades e se oferecer para ajudar.

Um serviço de psicologia de apoio ao estudante teria um papel fundamental nessas questões. Eis um dos motivos que nos levaram a pensar e escrever sobre esses assuntos.

Intuição do profissional de saúde

Todo o conhecimento humano começou com intuições, passou daí aos conceitos e terminou com ideias. (Immanuel Kant [1724-1804], filósofo alemão.)

Apesar de ser possível e necessário aprender RPP, nem sempre se valoriza a intuição. Esta pode ser conceituada como a capacidade de escutar a "voz interior", também conhecida como "mestre interior", sem o uso do raciocínio lógico ou pensamento analítico. Não é um conceito místico.

É o acesso ao conhecimento que todos possuem antes de usar a intelectualização e a racionalização do fato. Todos que fazem psicanálise acabam por acessar conhecimentos que sempre estiveram consigo. Apenas desconheciam que os tinham.

Segundo Freud, a Psicanálise ajuda a acessá-los. A maioria das respostas sobre como lidar com os outros está dentro de si.

Em muitas situações duvidosas, o que melhor se pode fazer é deixar a voz interior do inconsciente prevalecer sobre a voz exterior do consciente. Nas RPP deve-se sempre atentar para os efeitos e as impressões que se está causando ao PAC e, naturalmente, vice-versa.

No seu encontro com o PAC, cada gesto, movimento, postura e palavra tem grande efeito nele. Embora se valorize enormemente a intuição, as RPP são um desafio a ser enfrentado não somente com ela, mas também com preparo técnico. Este suprirá as deficiências de desenvolvimento pessoal e da capacidade de intuir de cada um.

Necessidade de autoconhecimento e conhecimento do ser humano

Conhece-te a si mesmo (do latim, nosce te ipsum). A frase, escrita em grego, está no frontispício do templo de Apolo, em Delfos.

A ciência da saúde lida com a biologia e sua arte com a biografia; e o homem, muito mais que um ser biológico, é um ser biográfico instalado, isto sim, em sua biologia. (Luiz Roberto Londres [1940], cardiologista carioca.)

O PS necessita de autoconhecimento e conhecimento sobre psicologia humana para evitar conflitos entre ele e o PAC e poder carregar a carga emocional profissional de maneira madura, racional e bem-humorada. Esses conhecimentos podem ou não ser parte da estrutura pessoal do indivíduo.

Se ele não tem essas qualidades, deve procurar desenvolvê-las por meio de trabalho pessoal ou ajuda de profissionais habilitados. Pode ser adequado tratamento psicanalítico ou outra metodologia.

A carga emocional presente nas profissões de saúde e o alto nível de responsabilidade requerida tornam essa necessidade imperiosa.

Entre os vários questionamentos que devem ser feitos estão:

- Quem sou eu e o que desejo para mim?
- Quais são minhas limitações pessoais, culturais, sociais e econômicas?
- Como e por que me relaciono com outros seres humanos e, particularmente, com os PAC?
- Que imagem projeto para as pessoas?
- Essa imagem corresponde às minhas expectativas e às dos outros?
- Que tipo de PS sou ou desejo ser?
- Qual a minha capacidade técnico-científica?
- Estou disposto a dar ao meu PAC o que ele espera de mim?
- Quem são meus PAC?
- Que níveis econômicos, financeiros, educacionais e culturais eles têm?
- Quais são suas fontes de renda?
- Quais são essas rendas?
- Seus valores coincidem com os meus?
- O que esperam de mim?
- Como entendem a Odontologia?
- Que tipo de clínica pretendo ter?
- Como farei para concretizar isso?
- O que é minha classe profissional?
- Em que país, estado e município vivemos?
- Quais as nossas aspirações comunitárias?
- Quais as categorias sociais predominantes?
- Quais os problemas sociais gerais e da saúde?
- Quais os serviços odontológicos que estão disponíveis?

O desconhecimento do seu interior (autoconhecimento) e dos seres humanos pode desencadear a síndrome do esgotamento profissional (SEP), conhecida também como síndrome de *burnout,* uma resposta ao estresse crônico.

Afeta principalmente indivíduos encarregados de cuidar de pessoas e, em vista disso, mantêm contato direto com elas. Por exemplo, cirurgiões-dentistas, médicos, enfermeiros, assistentes sociais, professores e psicólogos, entre outros.

A SEP caracteriza-se por:

- Exaustão emocional com falta de energia e sentimento de esgotamento físico e mental

- Sintomatologia psíquica: agressividade, isolamento, mudanças bruscas de humor, irritabilidade, dificuldade de concentração, lapsos de memória, ansiedade, depressão, pessimismo, negativismo, baixa autoestima, despersonalização (tratar pessoas e colegas como se fossem objetos) e diminuição ou abolição da realização profissional
- Sintomatologia física: cefaleia, enxaqueca, cansaço, sudorese, palpitação, pressão alta, mialgias, insônia, crises de asma e distúrbios gastrintestinais
- Diminuição ou abolição da realização profissional; absenteísmo.

Empatia do profissional de saúde

Quando se tira conclusões precipitadas sobre o que as pessoas estão pensando podemos acertar mas, na maioria das vezes, erramos em cheio! (Sarah Edelman, op. cit.)

Apesar de tudo eu ainda creio na bondade humana. (Anne Frank [1929-1945], adolescente alemã de origem judaica, posteriormente levada para um campo de concentração.)

Não deve ser confundida com simpatia, embora esta também seja necessária. Empatia é a capacidade de se colocar na posição ou situação de outra pessoa, por identificação temporária, para poder melhor compreendê-la.

A temporariedade do processo é necessária, pois logo a seguir deve-se ser empático com o próximo PAC, e assim por diante. De preferência, para salvaguardar a nossa saúde emocional, deve-se procurar esquecer esses problemas.

A empatia é mais do que conhecer o que se vê. É a produção de uma emoção provocada pela imagem vista. Uma condição básica para que o ser humano seja um ser social.

A falta de empatia explica muitas das queixas que os PAC têm dos profissionais de saúde. É importante para avaliar e compreender o significado do exame clínico e os aspectos biopsicossociais das doenças. O desenvolvimento da empatia é um fator fundamental para a melhoria das RPP.

Antipatia pelo paciente

A raiva é como ingerir veneno e esperar que a outra pessoa morra. (Sarah Edelman, op. cit.)

Tudo que irrita-nos nos outros pode levar-nos a uma melhor compreensão de nós mesmos. (Carl Gustav Jung, op. cit.)

Dificilmente se é indiferente às pessoas conhecidas, inclusive aos PAC. Pode-se sentir simpatia e caminhar para a sintonia e a empatia, mas se pode sentir antipatia, até mesmo por mecanismos de contratransferência, encontrando, assim, dificuldades no relacionamento.

Quando se sente antipatia à primeira consulta, é possível que haja melhores sentimentos à medida que se vai conhecendo mais a outra pessoa. Uma pessoa que se julgue calada e vaidosa à primeira consulta, poderá se revelar tímida e retraída em segunda análise. Ela pode estar em um processo de transferência porque foi maltratada pelos profissionais que a antecederam. Caberá ao PS usar os conhecimentos de RPP para contornar o problema.

Nem sempre isso acontece, podendo até mesmo se intensificar, e o melhor que se faz é, delicadamente, encaminhar o PAC para um colega; até porque será pouco provável que ele não perceba seus sentimentos.

É muito penoso prestar um serviço repetidas vezes sem que haja um grau de afetividade entre os protagonistas. Sem esta, a relação se torna enfadonha e pesada. Tudo o que o PAC falar provocará irritação.

Quando graduados, os PS têm a doce ilusão de que se darão bem com todos os PAC. Infelizmente, isso não é possível. Algumas pessoas apresentam complexidades emocionais tamanhas que mesmo os profissionais de psicologia mais habilitados não resolvem facilmente. Que se dirá de odontólogos, com deficiência de formação nesses assuntos?

Quando se encaminha um PAC indesejado, pode-se ter três pessoas felizes: o PS que o encaminha e o PAC e o PS para o qual o primeiro é encaminhado.

Rompimento da relação por iniciativa do profissional de saúde

Nós poderíamos ser muito melhores se não quiséssemos ser tão bons. (Sigmund Freud [1856-1939], médico neurologista austríaco e criador da Psicanálise.)

Se o indivíduo é passivo intelectualmente, não conseguirá ser livre moralmente. (Jean William Fritz Piaget [1896-1980], biólogo, psicólogo, educador e epistemólogo suíço.)

O paciente que procura um PS carrega uma história psicossocial, construída por múltiplos fatores, que mesmo PS muito experientes ligados à saúde mental têm dificuldades em remodelá-la e direcionar o paciente para comportamentos mais saudáveis e serenos e mais voltados para sua felicidade – qualidades que todos nós delas precisamos.

A não ser que sejamos PS com especialização em distúrbio dessa natureza, poucos sabem como alterar esses conjuntos disfuncionais aprendidos conscientemente ou não.

Os PS às vezes tratam pacientes difíceis de lidar, devido ao seu descumprimento, atitude abusiva, perturbadora e até desrespeitosa ou apenas com descompasso de personalidade.

Alguns pacientes não pagam suas contas, mas ficam surpresos quando o médico não quer mais gastar tempo com eles.

Exceto emergências, não há obrigação de continuar em um relacionamento que não está servindo bem ao PAC nem ao PS. Em princípio o PS deve ter compreensão de que o PAC não está saudável e isso deve ser respeitado.

Muitos PS preferirão manter condições insatisfatórias, evitando colocar sua segurança em mínimo perigo e suportando suas frustações, evitando decepcionar ou estressar PAC, mesmo quando estes, algumas vezes, tiram proveito da circunstância. Por vezes é difícil escolher entre nossos interesses profissionais e nossos interesses pessoais, e agir de acordo com estas diferenças.

Diante de situações não delimitadas, que fogem ao controle ou intimidam; diante de decisões não satisfatórias ou incômodas, um "não" terá um efeito benéfico.

Sempre que houver emoção e sacrifício pelo outro e tal empenho não tiver explicação, eis um bom momento para dizer não. Quando se age passivamente ou contra a própria aspiração a fim de não conflitar com o outro, eis outra ocasião para dizer não.

O problema do comportamento do PAC varia de ser perturbador em salas de espera, em não pagar as contas, até a apresentação de ações judiciais.

O comportamento do PAC está provavelmente alinhado a uma curva de Bell como muitos aspectos da vida: alguns são bastante passivos, a maioria é colaborativa e respeitosa, e

14 Fundamentos de Odontologia | Estomatologia

alguns, no lado oposto da curva, são agressivos, disruptivos e extraordinariamente difíceis. Ninguém quer lidar com outra pessoa que se comporta dessa maneira. Não é surpresa que os PS também não queiram.

Muitas pessoas acreditam que um PS não pode terminar o tratamento de um PAC. Eles citam os direitos dos pacientes, ou a ética de "primeiro, não fazer mal".

Na verdade, nenhum desses é um motivo pelo qual um PS deve aceitar um PAC em sua prática.

Devem ser interrompidas as relações que se tornaram descontroladamente venenosas ou disfuncionais. E deve-se fazê-lo da maneira correta, para evitar acusações de abandono. Não é muito fácil apontar esse *modus faciendi*, mas pode-se sugerir alguma orientação.

A documentação é fundamental. Nos prontuários, depois dos dados clínicos dos procedimentos realizados, usa-se a letra grega "psi" (Ψ), não por acaso o começo da palavra psicologia, para começar a descrever os desvios da relação PS-PAC oriundas dos dois lados. Devem ser documentados todos esses comportamentos e interações que levaram à decisão da ruptura.

Se um paciente aborrecer ou for grosseiro com a recepcionista ou com o PS, deve ser registrado. Deixe claro para qualquer pessoa que possa ler o seu prontuário mais tarde sobre o motivo pelo qual a decisão foi tomada.

Comunique por escrito. Os pacientes podem não levar a sério as exposições verbais. Deve-se pedir ao PAC que procure um novo PS, mas ele deve receber uma notificação por escrito. Não deve haver dúvida quanto à decisão que está sendo tomada.

Não é necessário explicar por que se está rompendo com o PAC. A maioria deles já sabe. Explicações só levam a mais argumentação e querelas. Se for dito ao PAC que ele estava maltratando a recepcionista ou ferindo a dignidade do PS, ele retornará com uma lista de infrações cometidas por ela ou pelo PS. No momento em que se toma essa decisão, deve existir um grau de convicção, provavelmente não há mais espaço para negociação. Se não houver convicção, a ação não deverá ser tomada.

Deve-se enviar a carta registrada. Esta é a prova de que o PAC recebeu a mensagem e não poderá alegar que não foi notificado. Legalmente, não importa se ele realmente recebeu a carta. Se o PS fez uma tentativa honesta de notificá-lo, isso é o suficiente.

Não convém terminar a relação imediatamente. É interessante permanecer disponível por algum período, pois, caso ocorram emergências, não se configurará abandono. Pode ser estabelecido um tempo para que o PAC procure outro PS. Provavelmente, após receber a carta, o PAC não deve mais querer ver o PS. Se ele não encontrou um novo PS em um tempo razoável, previsto e combinado, o problema é dele. Foi notificado e falhou em agir, e o PS não pode ser responsabilizado pela falta de ação do PAC.

Sugira maneiras pelas quais ele pode encontrar novo PS. Se o PAC tem um convênio, deve procurá-lo na listagem dos credenciados. Novamente o PS estará ajudando o PAC a obter novos serviços profissionais e isso não pode ser visto como abandono.

O atendimento à saúde é feito no mundo real, onde todos os tipos de personalidades existem. Às vezes, as personalidades simplesmente se chocam e a relação passa a ser nociva, seja culpa do PS ou do PAC. De qualquer maneira, o PS não deve ser forçado a praticar a seu trabalho em condições de intensa adversidade.

Isso é desgastante e leva a estresse, angústia, depressão, esgotamento (*burnout*) e acabam sendo prestados cuidados inadequados aos PAC – o PAC específico e os outros que nada têm a ver com isso. Tanto os PAC quanto os PS se beneficiam quando esses relacionamentos terminam. No entanto, isso deve ser feito de maneira adequada e os demais pacientes nunca devem sofrer por causa disso.

Cumpre esclarecer que a recusa do PS, nos moldes aqui elencados, não configura ato ilícito previsto no artigo nº 186 do Código Civil de 2002 – "aquele que, por ação ou omissão voluntária, negligência ou imprudência, violar direito e causar dano a outrem, ainda que exclusivamente moral, comete ato ilícito". Os PS têm o direito de recusar determinado atendimento quando ocorrerem fatos que possam prejudicar a relação PS-PAC.

No Código de Ética em Odontologia, no capítulo II, artigo 5º, que trata dos direitos fundamentais, lê-se:

IV – recusar-se a exercer a profissão em âmbito público ou privado onde as condições de trabalho não sejam dignas, seguras e salubres;

V – renunciar ao atendimento do paciente, durante o tratamento, quando da constatação de fatos que, a critério do profissional, prejudiquem o bom relacionamento com o paciente ou o pleno desempenho profissional. Nestes casos o profissional tem o dever de comunicar previamente, por escrito, ao paciente ou seu responsável legal, fornecendo ao cirurgião-dentista que lhe suceder todas as informações necessárias para a continuidade do tratamento;

VI – recusar qualquer disposição estatutária, regimental, de instituição pública ou privada, que limite a escolha dos meios a serem postos em prática para o estabelecimento do diagnóstico e para a execução do tratamento, bem como recusar-se a executar atividades que não sejam de sua competência legal; e,

VII – decidir, em qualquer circunstância, levando em consideração sua experiência e capacidade profissional, o tempo a ser dedicado ao paciente ou periciado, evitando que o acúmulo de encargos, consultas, perícias ou outras avaliações venham prejudicar o exercício pleno da Odontologia.

Regulação da agressividade do profissional de saúde

A dor da ansiedade por antecipação é invariavelmente maior que a dor das situações que passamos. (Sarah Edelman, op. cit.)

Uma neurose é sinal de acúmulo de energia no inconsciente, ao ponto de ser uma carga capaz de explodir. (Carl Gustav Jung, op. cit.)

O exercício clínico requer atitudes agressivas. Ninguém consegue extrair um terceiro molar incluso, controlar uma hemorragia de emergência ou cuidar de uma parada cardiorrespiratória sem apresentar um pouco de agressividade. Mas tem que haver controle dos impulsos agressivos do PS de modo a sublimá-los (agressividade sublimada).

Em Psicologia, o termo "sublimação" se refere a mecanismo de defesa pelo qual a energia psíquica de tendências e impulsos inaceitáveis primitivos se transforma e se direciona a metas socialmente aceitáveis, isto é, o inconsciente desloca energia de certas tendências desaprováveis para realizações consideradas "elevadas". São impulsos usados para proporcionar ajuda efetiva ao PAC ou salvar-lhe a vida. É o que ocorre, por exemplo, em salas de pronto-socorro.

Se houver hesitação, timidez e repulsa diante de sangue ou medo de causar dor, não serão realizadas as cirurgias, não serão solicitados alguns exames complementares nem se tomarão medidas terapêuticas específicas.

Se esses impulsos estiverem em conflito, haverá inibição funcional, perda do poder decisório, preocupação excessiva, sentimentos de culpa e prejuízos para o PAC.

Existem certas falácias sobre este assunto. Uma delas é que o PS deve ser totalmente isento de sentimentos e pensamentos agressivos. Outra é que pensamentos agressivos, agora não sublimados, contra o PAC são tão reprováveis quanto os atos agressivos e, por isso, devem provocar sentimentos de culpa. E, finalmente, que todos os pensamentos desse tipo devem ser aniquilados.

Claro que o PS pode sentir raiva do PAC, da mesma maneira que este pode sentir o mesmo pelo PS. Como acontece com todo ser humano, quando o PS dedica afetividade ao seu PAC gostaria de ser pago na mesma moeda. A hostilidade reprimida pode até levar à negligência.

Regulação da autoestima do profissional de saúde

Não há razão para que tudo ocorra com eu gostaria, mas raramente isso é algo terrível ou catastrófico. Frustrações fazem parte da vida. (Sara Edelman, op. cit.)

A autoestima do PS pode ser mantida e exacerbada por desamparo, dependência, carência e submissão dos PAC, em uma sociedade que outorga poderes especiais aos PS.

A capacidade de curar pode simular que tenham uma magia conferida que lhes aproxima dos poderes normalmente atribuídos às divindades.

Se eles não tiverem consciência disso e se distanciarem da humildade, alguns problemas poderão surgir, como:

- Onipotência, onisciência, grandiosidade, soberba, vaidade, autoritarismo e autocracia
- Incapacidade crescente de reconhecer as próprias limitações
- Relutância em ouvir outras opiniões
- Dificuldades em receber *feedbacks* realistas de PAC e de colegas
- Incapacidade ou relutância em delegar poderes e funções
- Uso do PAC como prova de sua habilidade profissional
- Adoção de procedimentos que excedem as necessidades ou o bom-senso
- Irritabilidade com os PAC que se "recusam" a curar o que procuram tratá-lo de igual para igual
- Exagero nos valores do prestígio profissional
- Comportamento peremptório e impositivo
- Exageros nos discursos, explicações, pedagogia e andragogia. Conferências para um único ouvinte
- Escoramento da autoestima na fraqueza temporária do PAC
- Autoestima baseada no poder, admiração ou adoração do PAC ou nos resultados dramáticos dos tratamentos
- Uso do PAC para benefício do PS e não o contrário.

Talvez a virtude mais difícil de entender e praticar seja a humildade, que parece fora de lugar em uma cultura médica caracterizada pela arrogância, assertividade e senso de direito. Por mais contracultural que seja a humildade não precisa sugerir fraqueza ou falta de autoconfiança. Pelo contrário, a humildade exige resistência e resiliência emocional. A humildade na medicina se manifesta como autoconsciência inabalável; abertura empática para os outros; e um

profundo apreço e gratidão pelo privilégio de cuidar de pessoas doentes. O orgulho justificado pelas realizações da medicina não deve excluir nem diminuir nossa humildade como curadores. (Coulehan, 2010.)

O profissional de saúde deve dizer "eu não sei"

Sábio é aquele que conhece os limites da própria ignorância. (Sócrates [469 a.C.-399 a.C.], filósofo grego.)

Faça o que pode, mas não espere ser onipotente, aceite que algumas coisas estão além do seu controle. (Sarah Edelman, op. cit.)

Uma das consequências da vaidade exacerbada ou do narcisismo é o medo de admitir o desconhecimento. Uma das alegações para tal comportamento é que essa confissão levaria o PAC a perder a confiança no PS.

Ao narcisismo, junta-se a onipotência. As ideias de onipotência vêm desde a infância, quando a criança cria para si um mundo em que tudo é permitido. Na fase adulta, há resíduos da personalidade infantil, já que o desenvolvimento emocional ocorre pela conexão e desconexão com etapas anteriores.

O sentimento de onipotência está intimamente relacionado ao autoritarismo. Quanto maior a necessidade de onipotência, maior a necessidade de se obter o poder.

Alguns PAC têm realmente a fantasia de que o PS sabe tudo. Este não pode alimentar tal ilusão. A maioria das pessoas gostaria que ele soubesse tudo, mas sabe que isso é impossível, sobretudo se estiver sendo atendida por um estudante.

A verdadeira desconfiança virá se o PAC perceber que o PS está mentindo ou fingindo ter o conhecimento.

Entretanto, quanto maior a onipotência, maior a frustração, porque a onipotência é, evidentemente, ilusória.

Admitir o desconhecimento tem suas compensações, pois o PAC:

- Saberá que será bem tratado por um PS íntegro
- Perceberá a honestidade do "eu não sei"
- Perceberá que o PS buscará a resposta correta.

Tolerância do profissional de saúde

A responsabilidade da tolerância está com os que têm a visão mais ampla. (George Eliot, pseudônimo de Mary Ann Evans [1819-1880], romancista autodidata inglesa.)

Procuremos sempre olhar as virtudes e as coisas boas que vemos nos outros e tapar-lhes os defeitos com nossos grandes pecados. (Santa Teresa de Ávila ou de Jesus [1515-1582], freira carmelita espanhola.)

O PAC tem sua individualidade e esta é diferente da do PS, que deve evitar exprimir suas crenças e juízos pessoais.

A aprovação do PS é importante para o PAC. Se for reprovado, tende a ser seletivo no que diz ou informa, em uma tentativa de obter aprovação. Aquele não deve modular neste a doença, sua sintomatologia e o seu comportamento frente a esses fatores de acordo com seu modo de vê-los.

A tolerância para com os outros depende da tolerância que se tem consigo.

Existe uma lenda grega sobre a atividade de um salteador de estrada que, além de roubar, colocava suas vítimas em um leito. Se elas excediam as dimensões, as pernas eram cortadas; se menores, as vítimas eram esticadas com cordas até que ficassem do tamanho do leito. Assim, colocar o PAC no leito de Procusto

Profissional de saúde diante de paciente emotivo

Chorar é diminuir a profundidade da dor. (William Shakespeare [1564-1616], poeta, dramaturgo e ato inglês, em Henrique VI, 3ª parte, Ato II.)

O homem pode dar ordens ao universo, mas não às suas glândulas lacrimais. (Benoite Groult (1920-2016) e Flora Grout [1924-2001], feministas francesas, em O Feminino Plural.)

Na nossa sociedade, o choro pode ser entendido como sinal de fraqueza e covardia. Daí as pessoas se envergonharem quando choram.

Diante de certas emoções, o choro pode ser a única maneira de desabafar. E a pessoa pode, assim, compartilhar seus sentimentos.

O PS deve permitir que haja essa expressão, podendo demonstrar empatia e solidariedade segurando as mãos do PAC e oferecendo-lhe um lenço para diminuir o constrangimento e desconforto por ficar molhado.

O auxiliar poderá ficar calado ou se manifestar com frases que demonstrem compreensão diante do que está acontecendo.

Provavelmente, o diálogo fluirá com facilidade assim que o PAC se acalmar.

Profissional de saúde diante de paciente agressivo

Geralmente, a agressividade não é pessoal, mas contra o sofrimento com o qual não se sabe lidar. É preciso lembrar que o PAC é a parte mais fragilizada das RPP.

Não cabe ao PS revidar a agressão. Seu papel é escutar e permitir o desabafo, afirmando, empaticamente, que entende o que está se passando.

Em casos extremos e raros, o PS se verá obrigado a impor limites, demonstrando que o procedimento está interferindo no bom andamento do tratamento e no relacionamento.

Se os esforços não derem resultados, o melhor é encaminhar o PAC para outro PS, com o qual, talvez, a agressividade possa ser amenizada.

Imposição de limites

Em raras ocasiões, a habilidade interpessoal não é suficiente para impor limites ao PAC. A irritação deste nunca deve ser rebatida no mesmo tom. O melhor é escutar, compreendendo que o PAC se encontra emocionalmente desajustado. Mais adiante se colocam limites com delicadeza e com firmeza e determinação.

Maneirismo profissional

A excessiva necessidade de aprovação provoca ansiedade. O medo da desaprovação torna-nos relutantes a empreender riscos sociais ou reagir de modo assertivo ao lidar com outras pessoas. (Sarah Edelman, op. cit.)

Espécie de armadura ou carapaça social atrás da qual o PS se esconde para ocultar sua maneira de ser, suas preocupações, hesitações e incertezas, sua timidez e sua inabilidade em manter as RPP. É uma espécie de papel teatral que se escolhe de acordo com a personalidade.

Seu problema é ser repetitivo e estereotipado para todas as situações das RPP, não se flexionando frente a novas situações e relacionamentos humanos cambiantes. O PS somente se dará bem quando houver adaptação do estilo escolhido ao estilo do PAC.

O papel que escolher pode ser do tipo "alegre ou brincalhão e jovial", ou "frio e calculista", ou "severo e reservado" ou até "bom e permissivo" na especialidade de Odontopediatria.

Segundo o psicanalista alemão Erich Fromm (1900-1980), o maneirismo pode representar enorme esforço pessoal e ser um caminho seguro para a depressão. É muito difícil deixar de ser quem é para assumir uma atuação teatral constante. Pior ainda tentar trocar de papel constantemente para adaptá-lo a todos os PAC que se atende.

Claro que não se deve levar problemas pessoais para o consultório, mas agir constantemente à revelia deles é um caminho para o céu ou para a loucura.

Preconceitos

Época triste a nossa em que é mais difícil quebrar um preconceito do que um átomo. (Albert Einstein [1879-1955], físico, cientista e pensador alemão.)

Como todo ser humano, o PS pode ter os seus preconceitos em relação a pessoas, comportamentos e doenças, dependendo da sua personalidade e história de vida.

Ele pode ter normas sobre como as pessoas devem tolerar seus males, como e quando devem ter medo, queixar-se ou pedir ajuda. Como visto, colocar as pessoas no seu leito de Procusto. Assim, costuma dividir seus PAC em bons e maus, realizando julgamentos morais e intelectuais.

Obviamente, as pessoas ficam doentes e sentem as doenças à sua moda. Elas têm comportamentos sexuais, falam e sentem prazer como querem.

Não é papel do PS fazer julgamentos sobre seus PAC. Toda vez que perceber o preconceito rondando sua mente, deve se policiar e afastar tais pensamentos.

A diferença entre PS e PAC não está nos seus valores. O curso que o PS fez não o torna, obrigatoriamente, uma pessoa melhor, nem a falta dele o torna um ser humano pior.

A diferença entre o PS e o PAC está apenas no repertório de habilidades. A relação é de ajuda. Esses papéis e as habilidades requeridas podem um dia se inverter. Um dentista pode ser mais habilitado a tratar dos dentes de um mecânico, mas, no dia em que seu carro quebrar é ao mecânico que ele deve procurar.

O paciente e o profissional de saúde como objeto sexual

É completamente incompreensível o interesse pelo assunto depois de tantos anos de uso. (Millôr Fernandes [1923-2012], escritor, cartunista, desenhista e filósofo do cotidiano.)

As RPP estão sujeitas à erotização – e não estamos nos referindo, por ora, ao assédio sexual explícito – devido à confidencialidade inerente, à privacidade e à proximidade e ao contato físico de ambos, durante o tratamento, e à intimidade que pode se estabelecer.

Esse sentimento pode ser explicado por motivos absolutamente naturais, mas pode decorrer de sedução consciente ou inconsciente.

Ambos podem ter comportamentos sedutores por várias razões: carência afetiva, interpretação imatura das RPP, regressão ou transferência (quando o outro "assumirá" os papéis materno, paterno ou outro qualquer) ou, simplesmente, atração física.

Se, de um lado, não é necessário sentir culpa equiparando pensamentos a atos, estes destruirão as RPP, que passarão a ser outro tipo de relações: o das relações amorosas. Estas poderão trazer a ambos alguns sentimentos negativos: culpa, lamentações, traumas, perda da respeitabilidade, fofoca e críticas (inclusive de outros PAC).

O PAC poderá demonstrar implicitamente seu interesse. Nesse caso, o PS usará sua habilidade de comunicação interpessoal para captar a situação e continuar tratando do PAC, fingindo desconhecimento; entretanto, mais atento às posturas do PAC.

Se a carência afetiva do PAC for muito grande, ele poderá criar pretextos para vir ao consultório, com invenção de queixas e sintomas e demorando além da conta para se curar.

O PAC poderá também se manifestar explicitamente, declarando sua afeição amorosa pelo PS. Nesses casos, ele será obrigado a comunicar sua percepção do que está ocorrendo. Isso será feito de maneira delicada, procurando não passar uma ideia de rejeição a uma pessoa que tem carência afetiva.

Se não houver um esvaziamento de "entusiasmo", o melhor será encaminhar esse PAC para outro PS.

O PS também pode se apaixonar pelo PAC e também adotar uma postura sedutora. Ele deve fazer um autoexame, pelo qual pensará nas seguintes questões: o estado do seu suprimento afetivo, emocional e sexual e se sente ou não solidão.

Todo sentimento faz parte da natureza humana e não deve ser visto com severidade nem levar a um complexo de culpa.

Por outro lado, os sentimentos poderão ser legítimos e, se encarados com maturidade, podem provocar gratificações pessoais relevantes.

Se ambos sentem as suas carências e há correspondência bilateral, se não querem usar o outro em uma relação imatura e efêmera e se a relação trouxer gratificação para ambas as partes, que sejam felizes.

O que se aconselha, em qualquer das hipóteses, é que as novas relações sejam desenvolvidas em outro terreno, diferente do ambiente de trabalho.

Assédio sexual

O assédio sexual é ilegal em todos os ambientes sociais e de trabalho e na maioria das nações do mundo.

Entretanto, uma pesquisa de Garbin et al. (2010) mostrou que 15% de 208 estudantes de Odontologia relataram terem sido assediados sexualmente por um PAC, por parente de um PAC ou por um professor. Estudantes do sexo masculino apresentaram probabilidade três vezes maior de serem sexualmente assediados do que estudantes do sexo feminino. Além disso, 25,4% dos estudantes relataram ter testemunhado assédio sexual no ambiente escolar. A maioria dos alunos não se sentiu preparada profissionalmente para responder a comportamentos sexuais indesejáveis. Os autores concluíram que há necessidade de programas contínuos de educação sobre assédio sexual para estudantes e funcionários da universidade. O aumento do conhecimento sobre o assédio sexual durante a graduação pode preparar melhor os profissionais da área odontológica para responder ao assédio sexual durante sua prática clínica.

A lei que dispõe sobre o crime de assédio sexual (nº 10.224, de 15/5/2001) introduziu no Código Penal o artigo nº 216-A, com a seguinte redação:

Assédio sexual

Art. 216-A. Constranger alguém com o intuito de obter vantagem ou favorecimento sexual, prevalecendo-se o agente da sua condição de superior hierárquico ou ascendência inerentes ao exercício de emprego, cargo ou função. Pena de detenção de 1 (um) a 2 (dois) anos.

Consoante o disposto no artigo 2º, a lei entrou em vigor na data de sua publicação, em 16 de maio de 2001. Portanto, pode-se dizer que o crime de assédio sexual tem assento no ordenamento jurídico-penal brasileiro desde essa data.

Não pode esse diploma legal alcançar (retroativamente) fatos ocorridos antes dessa data. Os fatos precedentes devem continuar regidos pelo direito precedente (constrangimento ilegal, importunação ofensiva do pudor, perturbação da tranquilidade etc.).

Sucintamente, assédio sexual, de acordo com o texto legal que entrou em vigor, nada mais é que um constrangimento (ilegal) praticado em determinadas circunstâncias laborais e com uma finalidade especial (sexual). Três, por conseguinte, são as características desse delito: (a) constrangimento ilícito (constranger significa compelir, obrigar, determinar, impor algo contra a vontade da vítima etc.); (b) finalidade especial (vantagem ou favorecimento sexual); (c) abuso de uma posição de superioridade laboral.

Mais recentemente foi aprovada a lei da "importunação sexual" que agrava as penas citadas. O crime de importunação sexual consiste na prática de ato libidinoso a fim de satisfazer desejo próprio ou de terceiro, contra alguém, e estabelece a pena de até 5 anos de prisão.

Abordagem à sexualidade do paciente

Onde a força oprime, a lei se quebra. (Mateo Alemán [1547-1614], escritor espanhol, em Guzmán de Alfarache, 1ª parte, VII.)

Acredita-se que essa abordagem é necessária, mas é muito natural que alguns estudantes encontrem dificuldade de realizá-la. Se for necessário, pode-se informar o PAC sobre a finalidade do questionamento, que não é julgar o PAC e, sim, ajudá-lo.

Uma postura séria mantida durante todo o exame clínico pode possibilitar que as perguntas mais íntimas não constranjam o PAC.

Durante a anamnese, o PS deve fazer as perguntas com naturalidade, não demonstrando serem especiais nem fora de contexto em relação às demais. Deve também se manter impassível diante de todas as respostas.

Poderá fazer perguntas menos diretas. Em vez de perguntar se o PAC já teve relacionamentos sexuais, pode perguntar como anda sua vida sexual.

Perguntas feitas sobre os riscos de contaminação com as hepatites B e C poderão dar pistas sobre os riscos de contaminação com o vírus da imunodeficiência humana (HIV), já que são muito semelhantes. A princípio, tudo o que for relatado será verdadeiro. Pode não ser a verdade objetiva, mas será, pelo menos, a verdade subjetiva.

As respostas podem ir contra o que o PS prefere para si, o que pode causar certo desconforto para ele, que deve fazer um esforço para manter a neutralidade e, assim, atender o PAC com mais facilidade. Ele deve avaliar o nível de informação, distorções e preconceitos que o PAC tem sobre a sexualidade.

Se, durante o questionamento, o PAC demonstrar agitação, o PS pode deixar as perguntas para outra oportunidade.

Fundamentos de Odontologia | Estomatologia

A mesma decisão deverá ser tomada se o PAC, abertamente, negar-se a falar sobre o assunto.

Pessoas idosas terão maior dificuldade em responder. Um antigo livro sobre sexualidade humana, de Masters e Johnson, colocava-a em uma linha em que, nos dois extremos, estavam a preferência "totalmente heterossexual" e a "totalmente homossexual". Pontos entre os extremos nessa linha apresentavam outros termos: "geralmente heterossexual, eventualmente homossexual", de um lado, e "geralmente homossexual, eventualmente heterossexual", do outro. No centro da linha, "tanto hétero como homossexual". O que o gráfico dizia, enfim, é que a sexualidade humana suporta inúmeras variáveis, não merecedoras de julgamento sobre o que é ou não é normal. A palavra-chave é respeito.

Relação paciente-profissional no exame clínico

Ser assertivo significa que você está disposto a expressar seus pensamentos, sentimentos e necessidades de uma maneira que leve em conta os direitos de outras pessoas. Isso não significa que somos superiores ou inflexíveis. (Sarah Edelman, op. cit.)

Apesar do que foi abordado no Capítulo 4, *Metodologia do Exame Clínico Estomatológico*, apresentam-se algumas observações pertinentes à RPP sob o ponto de vista psicossocial.

Obtenção da confiança

A confiança que temos em nós mesmos reflete-se em grande parte, na confiança que nós temos outros. (François La Rochefoucauld [1613-1680], nobre, moralista e pensador francês.)

É o que todos os PS querem obter dos PAC. Nunca é demais enfatizar o valor da primeira impressão nas relações humanas. Além da postura do profissional, todo o ambiente do consultório influencia.

A recepção, nunca sala de espera, deve estar limpa, conservada, bem decorada, pintada com cores relaxantes ou luminosas, com a disponibilidade de música ambiente relaxante, revistas interessantes e atualizadas, temperatura agradável, água e acesso ao banheiro. O(a) recepcionista deve manifestar tratamento amistoso, carinhoso e respeitoso.

O consultório, além de bem instalado sem ostentações, deverá estar limpo, bem conservado, com os instrumentos mais agressivos fora da visão do PAC, e permitir privacidade. O PAC que tudo ouvir, enquanto estiver na recepção, dificilmente se exporá quando estiver sendo submetido à anamnese dentro do consultório. O diálogo deverá ser feito sem interrupções. Estas podem ofender ou irritar o PAC.

O PS deve ter boa aparência, estar limpo, arrumado e vestindo roupas discretas sem, necessariamente, serem ostensivas. O PAC será acolhido pelo nome e cumprimentado verbal e não verbalmente, indo o PS ao seu encontro, dando-lhe a mão e conduzindo-o ao consultório.

Após as primeiras consultas, toda modificação que o PAC apresentar deve ser comentada, como modo de individualizá-lo. Por exemplo, "Bela blusa", "Belo terno", "Este corte de cabelo lhe caiu muito bem" etc.

Tentar-se-á o conforto físico do PAC. Por exemplo, "Está com sede?", "O ar condicionado está bem assim?", "Quer que eu abra a janela?".

O melhor lugar para a primeira entrevista é a mesa, com cadeiras colocadas na mesma altura, para que ambos fiquem no mesmo nível, "olho no olho" com o PAC. Deve-se assumir uma postura física adequada, lembrando-se que existe uma comunicação verbal e outra não verbal, que incluem:

- Manter fisionomia receptiva e tranquila
- Não colocar as mãos sobre a barriga
- Não ficar olhando com frequência para o relógio
- Ficar de frente e ligeiramente curvado em direção ao PAC. Não escarrapachar na cadeira
- Estabelecer distância adequada: nem tão próximo nem tão separado
- Sempre manter o contato visual
- Conforme a necessidade, por exemplo, quando o PAC chorar, pode-se tocar-lhe as mãos
- Concentrar-se no que o PAC relata e evitar fazer qualquer outra coisa
- Manter o(a) recepcionista fora do consultório, pois isso poderá inibir o PAC.

Pressões do tempo

Podemos vender nosso tempo, mas não podemos comprá-lo de volta. (Fernando Pessoa [1888-1935], poeta, filósofo, dramaturgo, ensaísta, tradutor, publicitário, astrólogo, inventor, empresário, correspondente comercial, crítico literário e comentarista político português.)

Se o PAC esperar demasiadamente para ser atendido, ficará irritado, desamparado, se sentirá menosprezado e ofendido, e demonstrará esses sentimentos contra o PS.

É preciso organizar bem a agenda. Nada justifica o fato, em alguns consultórios, de os PAC ficarem esperando horas ou a marcação horária ser coisa absolutamente destituída de importância. Se houver atrasos, o PS deve apresentar suas desculpas aos PAC que esperam.

Existe uma palavra que atrapalha totalmente o que se afirma: o encaixe, isto é, marcar mais de um PAC para o mesmo horário, contrariando as leis da Física.

O tempo não sofre expansão de acordo com nossa ganância de ganhar pela consulta marcada. Os encaixes somente devem ser realizados em casos excepcionais, em caráter de emergência.

Se o PS nunca consegue chegar em determinado horário porque tem outras atividades, qual o sentido de continuar marcando PAC para esse horário, se nunca vai cumprir o combinado?

O PS apressado é um frequente alvo de queixas dos seus PAC. E, com razão, a pressa poderá levar a diagnósticos apressados e, portanto, errados.

Consultas excessivamente curtas não são muito produtivas. É uma das causas de perambulação de PAC por vários consultórios até que sejam atendidos como devem.

Gastam-se tempo, conhecimento e energia. Qual o sentido de as consultas serem gratuitas? Se você tem um convênio que assim considera, deve procurar mostrar a verdade. Se for um PAC particular, pior. Muitos PS sérios e competentes são obrigados a se explicar aos PAC porque cobram consultas onde se dedicam muito a eles, por causa de outros afoitos que não cobram, mas também não fazem.

Mesmo em instituições em que não é dado tempo, dever-se-ia evitar desculpas como: "O tempo é curto"; "O sistema de saúde está falido"; "O salário é baixo"; "Não temos condições" etc. Não são boas desculpas para maltratar pessoas. "Pode não ser o mais adequado, mas é tudo o que posso fazer" podem ser pensamento e atitude muito melhores.

Escuta

Esta –, deixa que eu te diga –, nunca mais ouvirás/Se é que algum dia ouviste. (Alphonsus de Guimaraens Filho [1870-1921], pseudônimo de Afonso Henrique da Costa Guimarães, escritor e poeta simbolista mineiro, em *Discurso no deserto.*)

Ser ouvido é o desejo primário do PAC. Somente este ato já tem efeito terapêutico. Para aprender a ouvir, é preciso ter interesse pelas pessoas. Quando o PAC percebe que é compreendido pelo PS, a anamnese flui muito melhor. Imagine usando a empatia, como o PAC deve estar se sentindo ao relatar o que está relatando.

O respeito ao PAC e o tato reforçam a sua autoestima, pois, ao revelar sua doença, pode se sentir inferiorizado, envergonhado e ter uma baixa na autoestima. O desrespeito, o desinteresse, a ironia, o humor de mau gosto em hora imprópria e o elogio fácil insultam, intimidam e paralisam.

Durante a escuta, deve-se estar atento às seguintes manifestações: tom de voz, vocabulário, dislalias, gagueiras, velocidade, suspiros, chiados, dispneias etc. Quando se conversa com alguém, ouvem-se as palavras e também as pausas. As pausas podem servir para ganhar um tempo para formar uma frase ou ter uma lembrança completa, censurar um material, criar um efeito dramático ou se preparar para mentir.

Durante os silêncios, pausas mais longas, deve-se prestar atenção aos sinais não verbais de angústia nas atitudes passivas do PAC, deixando ao PS a iniciativa, e ao fato de estar ofendido, inibido ou intimidado.

Informações não verbais

É verdade que se mente com a boca; mas a careta que se faz ao mesmo tempo diz, apesar de tudo, a verdade. (Friedrich Nietzsche [1844-1900], filósofo, filólogo, crítico cultural, poeta alemão.)

Existem momentos na vida da gente, em que as palavras perdem o sentido ou parecem inúteis, e, por mais que a gente pense em uma forma de empregá-las elas parecem não servir. Então a gente não diz, apenas sente. (Sigmund Freud, op. cit.)

Um livro clássico de Pierre Weil, *O corpo fala*, oferece importantes dados sobre a comunicação não verbal, e os livros de programação neurolinguística complementam o assunto com muita propriedade.

Modo de ser, aparência, modo de vestir, distintivos, *bottons*, insígnias, bijuterias, joias, penteados e outros fatores revelam muito sobre o PAC.

Gestos e expressões faciais, olhar, enrubescimento, sudorese, tremores nas mãos, mordiscamento dos lábios, tiques nervosos, lacrimação, bruxismo, forma de sentar são outros fatores a observar.

Contribuições da individualidade do paciente

Um dia será o mundo com sua impessoalidade soberba versus a minha extrema individualidade de pessoa, mas seremos um só. (Clarice Lispector [1920-1977], escritora brasileira, nascida na Ucrânia, em *Uma Aprendizagem ou O Livro dos Prazeres.*)

Conforme exposto no Capítulo 4, *Metodologia do Exame Clínico Estomatológico*, o foco não se limita à identificação do PAC, abrangendo sua total biografia. Somente de posse dela pode-se individualizar o atendimento a ele.

Esses dados envolvem nome, sexo, idade, estado civil, raça, nacionalidade (país onde nasceu), naturalidade (cidade e estado onde nasceu), história individual, tipo de personalidade, laços familiares, classe social, comunidade onde vive, religião, ideologia política, educação recebida, relações sociais que mantém, reações ao meio, comportamento e experiências nas relações médicas e odontológicas anteriores.

Queixa principal

Nunca deverá ser menosprezada, embora nem sempre seja o problema mais importante que o PAC apresenta. Geralmente é carregada de interações biopsicossociais, como acontece de modo mais evidenciado quando o PAC é poliqueixoso, o que levará à tarefa de separar o real do irreal. Deve-se considerar também que o idoso poderá ser poliqueixoso com justas razões, pois realmente tem várias doenças concomitantes.

História da doença atual

Uma preocupação exagerada com a sintomatologia deverá ser observada com cuidado, podendo ser indício de psicopatologia subjacente.

Exame físico

Parte do exame clínico que mais causa apreensão. O PAC deve receber explicaçõcs sobre o procedimento. O examinador deve pedir que o examinado manifeste imediatamente qualquer desconforto que sinta. Ele usará de delicadeza, técnica, habilidade, firmeza e respeito pelo pudor do PAC, levando em consideração a sensibilidade individual.

O examinado pode sentir ansiedade, vergonha e humilhação diante da exposição da doença ou da sua fraqueza, da eventual repugnância e da expectativa de dor e desconforto. Também sentirá medo do diagnóstico e das eventuais más notícias.

É importante que o examinador mantenha atitude e fisionomia impassíveis diante de qualquer anormalidade observada. Manterá silêncio enquanto examina. Não é interessante ir relatando o que encontrar. Expressões de susto, repugnância, nojo, preocupação e tristeza são desastrosas.

Comunicação do diagnóstico

O que mais torturava Ivan Ilych era a mentira, aquela mentira que, por alguma razão, todos compartilhavam, de que ele estaria doente e de nenhuma forma se encontrava no leito da morte, e que bastava ele ficar calmo e se deixar curar para que tudo terminasse bem [...] e essa mentira o torturava. Torturava-o que ninguém quisesse aceitar o que todos sabiam, que ele mesmo sabia, mas que preferissem mentir-lhe sobre sua condição desesperadora, e não só desejavam que ele mesmo participasse dessa mentira, mas o obrigavam a isso. (Liev Nikoláievich Tolstói [1828-1910], escritor russo, em *A morte de Ivan Ilitch.*)

A pergunta que sempre é indagada é: mentir ou não mentir? Nossa opinião é jamais mentir. Mesmo que seja a chamada mentira abençoada, assim cunhada por Miguel Couto, efetuada por pretensa compaixão. O que pode haver são as muitas maneiras de dizer a verdade e a melhor oportunidade de fazer isso. Existem duas verdades: a rígida verdade científica e a flexível verdade médica ou terapêutica.

20 Fundamentos de Odontologia | Estomatologia

O PAC precisa ser preparado para aceitar a verdade e, para isso, não existem fórmulas rígidas. Mesmo diante dos quadros mais graves, deve-se fazer declarações positivas. Ao se dizer que os recursos terapêuticos estão avançados, não se estará mentindo.

O objetivo fundamental da comunicação do diagnóstico é trazer benefícios para o PAC, não lhe causar danos e respeitar seu direito de autonomia. Os benefícios são amenização das incertezas, alívio dos temores reais e irreais, melhor compreensão, adesão ao tratamento e prevenção e promoção das RPP com respeito e confiança bilaterais. Os malefícios serão praticamente de natureza emocional.

Deve-se escolher o momento adequado para falar, sem retardar demasiadamente por causa do aumento da expectativa e do dano psicológico. A antecipação de frases do tipo "acho que" é pouco inteligente, irresponsável e causa frustração e desconfiança.

Deve-se ter uma visão global dos problemas envolvidos no caso, cautela com o que vai ser dito e considerar a capacidade intelectual e o estado emocional do PAC. Ao informar o PAC, usam-se cordialidade, empatia, clareza, segurança, franqueza, sinceridade, simplicidade, interesse genuíno e sensibilidade. Se o PS for abrupto, haverá prejuízos psicológicos e das RPP. Se triste e excessivamente piedoso, causará desesperança.

É sempre necessário verificar se as informações foram bem compreendidas. O PAC, dependendo de cada caso, precisará de apoio familiar e psicológico. O PAC com mau prognóstico deverá ser tratado com alguns cuidados:

- Deve ser acolhido com palavras e gestos afetuosos, com uma postura profissional de receptividade
- Deve-se permitir que o PAC manifeste seus sentimentos, que serão ouvidos atentamente
- Deve-se aguçar a capacidade de observação para captar suas necessidades e desejos
- O PS deve demonstrar disponibilidade, empenho, consideração, sensibilidade, compreensão e amor. Se o acompanhante tiver boa habilidade de se comunicar, poderá contribuir para que o PAC tenha uma morte com dignidade.

Cinco estágios do moribundo de Elisabeth Kübler-Ross

Não há erros, nem coincidências. Todos os eventos são bênçãos dadas a nós para aprendermos. (Elisabeth Kübler-Ross [1926-2004], psiquiatra suíça, mais tarde radicada nos EUA.)

Assim sempre empurrados para novas margens/Para a noite eterna, levados sem retorno/Não poderemos lançar âncoras um só dia?/Oh tempo! Suspendei seu voo/E vós horas propícias, suspendei vosso curso!/Deixai-nos saborear as rápidas delícias/Dos mais belos dos nossos dias. (Alphonse Marie Louis de Prat de Lamartine [1790-1869], escritor e poeta francês, em *Le Lac* [*O Lago*].)

Elisabeth Kübler-Ross, psicanalista suíça, radicada nos EUA, fez um estudo longitudinal com PAC que estavam para morrer (nesse estudo foi desconsiderada a causa). O comportamento geral pode ser esquematizado em cinco fases que se sucediam. Tais estudos ajudam o clínico a compreender o que se passa na mente dos PAC que recebem um diagnóstico grave com prognóstico sombrio.

A primeira fase é a da negação. Nela, o PAC se recusa a aceitar o diagnóstico e manifesta incredulidade: "Não é possível que isso esteja ocorrendo comigo" ou "Eu não mereço tal situação". Uma das consequências possíveis é a procura de outros profissionais para obtenção de notícias mais animadoras. Claro que isso vai acarretar apenas perda de tempo, se o primeiro diagnóstico estiver correto. O prognóstico pode piorar devido ao retardamento do início da terapêutica.

A segunda fase é a da ira. O PAC demonstrará raiva contra tudo e todos. Reclamará do PS, dos auxiliares, dos exames complementares e da terapêutica. Nessa fase, o PAC poderá se tornar pouco cooperativo. É preciso que a equipe profissional entenda que essa raiva não é pessoal.

A terceira fase foi chamada de barganha moral. O PAC tentará colaborar para ver se consegue sair do seu problema. Essa tentativa de negociação é bem ampla e poderá ter conotações religiosas. "Se Deus me livrar disso, prometo mudar meu estilo de vida ou meu comportamento" etc. Nessa fase, o PAC aceita com facilidade todas as recomendações que lhe são feitas, aumentando sua adesão ao tratamento. Ao contrário da fase anterior, nesta se mostrará extremamente simpático.

A quarta fase é a da depressão. Diante da inexorável evolução da sua doença, apesar dos esforços despendidos, o PAC torna-se melancólico, indiferente e desesperançado em relação ao tratamento. É uma fase em que também será pouco cooperativo, mostrando-se apático diante do que ocorre.

A quinta fase é a da aceitação. Segundo Kübler-Ross, a manifestação da clemência divina. O PAC se aquieta e se conforma com seu destino. Começa mesmo a se preparar para o inevitável, procurando organizar sua vida prática, organizando papéis, dívidas, conta bancária e seguros de vida.

Como a psicologia humana é mais complexa do que esquemas rígidos, as fases, apesar de predominantemente sequenciais, podem se misturar. Assim, o PAC ora se mostrará com raiva, ora depressivo, ora negociando, e assim por diante.

Da compreensão desses mecanismos advém um melhor posicionamento em relação aos PAC.

Bibliografia

Arranz P, Barbero JJ, Barreto P, Bayés R. Intervención emocional en cuidados paliativos – modelos e protocolos. Barcelona: Ariel; 2003.

Benjamin HH. Cáncer – Recuperar el Bienestar. Barcelona: Robin Book; 1997.

Bizzarri MA. Mente e o Câncer. São Paulo: Summus; 2001.

Cinotti WR, Grieder A, Springob HK. Applied Psychology in Dentistry. Saint Louis: Mosby; 1972.

Conselho Regional de Odontologia de São Paulo. Código de Ética Odontológica. Disponível em: <http://www.crosp.org.br/busca/index/0/c%C3%B3 digo%20 de%20%C3%A9tica.html>.

Coulehan J. On humility. Ann Intern Med. 2010;153(3):200-1.

Coulehan JL, Block MR. A Entrevista Médica. Porto Alegre: Artes Médicas; 1989.

Edelman S. Basta Pensar Diferente. São Paulo: Fundamento; 2014.

Forrest WR. Stresses and selfdestructive behaviors of dentists. Dent Clin North Am. 1978;22(3):361-71.

Garbin CA, Zina LG, Garbin AJ, Moimaz SA. Sexual harassment in dentistry: prevalence in dental school. J Appl Oral Sci. 2010;18(5):447-52.

Gomes LF. Lei do assédio sexual (10.224/01): primeiras notas interpretativas. Disponível em: <www.mpsp.mp.br/portal/page/portal/documentacao/ SRC%2002_11.pdf>.

Groopman J. Como os médicos pensam. Rio de Janeiro: Agir; 2008.

Guimarães Jr. J. Exame de validação e educação mandatória continuada na Odontologia. Disponível em: <http://estomatologista.blogspot.com. br/2012/12/exame-de-validacao-e-educacao.html>.

Guimarães Jr. J. Existem diferenças entre as raças? Disponível em: <http://estomatologista.blogspot.com.br/2012/01/existem-diferencas-entreas-racas. html>.

Guimarães Jr. J. Os malefícios da rivalidade na escola. Disponível em: <http://estomatologista.blogspot.com.br/2012/02/os-maleficios-da-rivalidad e-na-escola. html>.

Guimarães Jr. J. Relações paciente-profissional: base para o sucesso clínico. Parte I. Rev APCD. 1993;47(2):1013-8.

Guimarães Jr. J. Relações paciente-profissional: base para o sucesso clínico. Parte II. Rev APCD. 1993;47(3):1069-74.

Haddou M. Como dizer não: pare de fazer o que você não quer. Rio de Janeiro: Elsevier; 2004.

Kant I. Metafísica dos costumes. 3. ed. São Paulo: Edipro; 2017.

Kübler-Ross E. Morte – estágio final da evolução. Rio de Janeiro: Record; 1975.

Kübler-Ross E. Sobre a morte e o morrer. São Paulo: Edart; 1969.

Londres LR. Iátrica – a arte clínica. Rio de Janeiro: Nova Fronteira; 1997.

López MO. Processo diagnóstico nas decisões clínicas. Rio de Janeiro: Revinter; 2001.

Maldonado MT, Canella P. Recursos de Relacionamento para Profissionais de Saúde. Rio de Janeiro: Reichmann & Affonso; 2003.

Millán LR, De Marco OLN, Rossi E, Arruda PCV. O universo psicológico do futuro médico. vocação, vicissitudes e perspectivas. São Paulo: Casa do Psicólogo; 1999.

Miranda CF. Atendendo o paciente. Belo Horizonte: Crescer; 1996.

Pellegrino ED. Humanism and Physician. In: Knoxville TN. The University of Tennessee Press; 1979.

Perestrello D. A Medicina da pessoa. 4. ed. Rio de Janeiro: Atheneu; 1989.

Rada RE, Johnson-Leong C. Stress, burnout, anxiety and depression among dentists. J Am Dent Assoc. 2004;135(6):788-94.

Rosa CAP, Picarelli C, Ortona C, Mazzucatto MALA, Moreira RD. Relação médico-paciente – um encontro. São Paulo: Conselho Regional de Medicina do Estado de São Paulo; 2017.

Simonton OC, Matthews-Simonton S, Creighton JL. Com a vida de novo: uma abordagem de auto-ajuda para pacientes com câncer. São Paulo: Summus; 1987.

Spósito FJ. Desenvolvimento psíquico da criança. Disponível em: <http://www.florijane.com/Antigo%20Site/desenvolvimento_psiquico.htm>.

Vieira I. Conceito(s) de burnout: questões atuais da pesquisa e a contribuição da clínica. Rev Br Saúde Ocup. 2010;35(122):269-76.

Princípios de Biossegurança em Odontologia

3

Jayro Guimarães Júnior

Introdução

Neste capítulo serão apresentados resumidamente os principais itens em biossegurança odontológica no trabalho clínico com o paciente (PAC). Os detalhes devem ser aprofundados em livro dedicado exclusivamente ao assunto. Neste capítulo, o tema principal é o uso de barreiras físicas conhecidas como equipamentos de proteção individual (EPI).

É importante enfatizar que os PAC e profissionais de saúde (PS) são expostos a todo momento a microrganismos patogênicos durante seu trabalho. Dentre esses microrganismos, os mais comuns são as bactérias, mas também se tem contato com vírus, príons, fungos e protozoários.

Esses microrganismos podem ser transmitidos para os profissionais, em consultórios odontológicos, do seguinte modo:

- Contato direto com sangue e fluidos bucais e outros contaminantes originados no PAC
- Contato indireto com objetos contaminados (p. ex., instrumentos, equipamento ou superfícies)
- Acidentes perfurocortantes
- Contato com gotículas contaminadas das mucosas conjuntival, nasais e orais espirradas a curta distância por tosse, espirro ou fala
- Inalação de aerossóis suspensos no ar por longos períodos.

O PS não está sujeito apenas aos riscos de natureza biológica, mas também aos de origem física (ruídos produzidos por equipamentos de ultrassonografia e radiografia, radiações não ionizantes e, em alguns casos, até as ionizantes, e acidentes provocados por materiais perfurocortantes); riscos de origem química decorrentes de contato pelas vias respiratória e cutânea, e riscos ocupacionais exemplificados pela lesão por esforços repetitivos.

Atualmente o procedimento que prevalece é a adoção de precauções padrão (antigamente denominadas precauções universais), o que significa empregar as mesmas medidas de biossegurança a todos os PAC, considerando que todos podem oferecer riscos potenciais de transmissão, tendo ciência disso ou não.

As precauções padrão (mais apropriadamente denominadas precauções padronizadas) foram ampliadas e estabelecem padrões para proteção de profissionais e PAC contra patógenos que podem se disseminar por sangue e outros fluidos orgânicos secretados ou excretados, pele (que perdeu a integridade) e mucosas. Nessas medidas preventivas incluem-se manilúvio (do latim, *manus* [mãos] + *luere* [lavar]), cuidados com o manuseio de instrumentos contaminados, esterilização e desinfecção, higiene do ambiente, utilização de dique de borracha para minimizar espirros, uso de aspiração potente para minimizar o aerossol, uso de EPI e descarte adequado de resíduos.

Entre as medidas a serem adotadas, devem-se oferecer treinamento inicial e continuado de todos os envolvidos em ambientes acadêmicos (professores, alunos e funcionários); imunoprofilaxia (adoção de todas as vacinações disponíveis contra infecções relacionadas); e quimioprofilaxia pós-exposicional (realização de terapia antes da instalação de doenças e após contaminações reconhecidas, como quando ocorrem acidentes perfurocortantes). É o que determina a Norma Regulamentadora (NR) 32 estabelecida pelo Ministério do Trabalho e Emprego.

Medidas gerais de biossegurança

Higienização das mãos

A higienização das mãos (HM) – ou degermação das mãos – é um procedimento técnico considerado uma das mais importantes medidas de biossegurança que não deve ser confundido com uma "lavadinha".

A HM reduz o potencial patogênico desta parte dos membros e é considerada a maneira mais simples de diminuir a infecção cruzada no ambiente clínico.

A microbiota das mãos (e seu comportamento) foi inicialmente descrita em 1938. Ela abriga microrganismos residentes e transitórios; estes são removidos mais facilmente e, felizmente, são mais patogênicos que os primeiros, que são eliminados mais lentamente.

No exame físico e nos procedimentos não cirúrgicos, a HM pode ser realizada com água e detergente líquido, com ou sem antisséptico. O objetivo da antissepsia antes dos procedimentos cirúrgicos é eliminar a microbiota transitória, reduzir a residente e prevenir a introdução de microrganismos na ferida cirúrgica, se as luvas contiverem microperfurações ou forem acidentalmente rompidas.

Os microrganismos das mãos podem multiplicar-se rapidamente na pele umedecida sob as luvas, se as mãos forem degermadas apenas com detergentes e sem o uso de antissépticos com efeitos residuais. Estes devem reduzir a contagem de microrganismos, agir rapidamente e apresentar efeito residual e não devem ser irritantes e alergênios. Entre os antissépticos mais comuns, os mais recomendados são as soluções de clorexidina a 2% (preferencialmente) ou de iodopovidona.

Não serão descritas aqui todas as etapas da técnica do manilúvio, no entanto, é válido enfatizar que o ensaboamento deve ser profuso, da prega do cotovelo às pontas dos dedos, que o uso de escova macia melhora o desempenho e que não se deve usar toalha contaminada para enxugar as mãos, particularmente no preparo pré-cirúrgico.

O uso de luvas não diminui a importância de se fazer um rigoroso manilúvio. Este deve ser realizado imediatamente após a remoção das luvas, que podem conter microperfurações, já que na remoção pode ocorrer contaminação das mãos; além disso, o uso de luvas, por si só, provoca proliferação de bactérias no local selado.

O álcool gel a 70% é o substituto ideal do manilúvio tradicional. Pesquisas recentes mostraram sua maior eficiência comparando-se com o sistema "água e sabão". Atualmente recomenda-se seu uso para as mãos sem sujidades visíveis e até mesmo quando estão comprovadamente contaminadas e sujas, mas essa recomendação ainda está em fase experimental, sendo ainda vigente o procedimento anterior.

Em sua aplicação devem-se fazer os mesmos movimentos realizados no sistema "água e sabão" até que seja totalmente absorvido, a partir da aplicação inicial de uma quantidade comparável a uma moeda de R$1,00 (um real), ou seja, não basta dar uma "molhadinha" nas bactérias.

Não deve ser substituído pelo álcool a 70% comum, que é útil para a limpeza de superfícies, mas provoca desidratação da pele.

Equipamentos de proteção individual

São barreiras mecânicas designadas para proteger a pele, as mucosas oculares, nasais e bucais, os cabelos, as roupas e os pés contra a contaminação por sangue e outros fluidos orgânicos.

Na atividade odontológica, há situações que não ocorrem em outras profissões de saúde. Os instrumentos cirúrgicos e rotatórios (p. ex., alta rotação, seringas tríplices e raspadores ultrassônicos) criam uma névoa visível e espirros que contêm gotículas de saliva, sangue, microrganismos e outras partículas. Os espirros alcançam uma distância curta e se depositam no piso, sobre as superfícies operatórias ou sobre os profissionais e o PAC.

A névoa visível pode conter partículas invisíveis e respiráveis do aerossol, com diâmetro inferior a 10 μm, e não deve ser confundida com a névoa e os espirros. Os aerossóis podem ficar suspensos no ar por longos períodos e ser inalados. O uso de dique de borracha e de aspiradores de alta potência minimiza a névoa e o aerossol.

Os EPI incluem luvas, máscara ou respirador, óculos, escudo facial, gorro e avental. Alguns incluem também os propés, mas estudo mais aprofundado mostra que seu uso ainda é controvertido, havendo prós e contras; geralmente mais contras. Já se ouviu dizer que eles somente devem ser indicados para preservar pisos de museus.

Os EPI devem ser colocados somente dentro do ambiente de trabalho e removidos antes de abandoná-lo. EPI reutilizáveis devem ser lavados com água, sabão e hipoclorito de sódio a 1% e ser trocados assim que visivelmente contaminados. Não mais se aceita que os profissionais trabalhem apenas com uniformes, calças ou saias, camisas ou blusas.

As máscaras devem fornecer filtração maior que 95%, por isso são denominadas respiradores N95 ou PP2 dos microrganismos, além de proteger contra névoas, espirros e aerossol.

Infelizmente, constatou-se a maioria das máscaras disponibilizadas no mercado brasileiro não tem essa capacidade. A proteção necessária apenas foi atestada em alguns respiradores (N95, N99 e N100), que deverão ser adotados na prática clínica, se quisermos atingir essa eficiência. Eles têm capacidade filtrante muito superior e possibilitam melhor adaptação à face do operador. Essa atenção deve ser redobrada nos casos de doenças sabidamente transmitidas pelas vias respiratórias, como, por exemplo, em PAC portadores de tuberculose.

Interessante notar que para PS que têm barba, há vazamento mesmo em respiradores.

Sabe-se que máscaras e respiradores não devem ser tocados durante os procedimentos e que perdem eficiência quando umedecidos. Nestas últimas condições, a resistência ao fluxo de ar aumenta na área umedecida, forçando o ar a exalar pelas bordas. Quando as máscaras e respiradores ficam molhados, devem ser substituídos tão logo quanto possível. Sua remoção deve ser feita tocando-se exclusivamente nos seus elásticos de contenção.

Os demais EPI devem ser usados para prevenir a contaminação oriunda do ambiente externo ao local de atendimento e proteger os PS da contaminação originária do PAC, e vice-versa.

Os aventais preferidos são os de manga longa, para proteção dos braços.

Luvas de procedimento ou estéreis são EPI descartáveis, não devendo ser reaproveitadas sob nenhuma hipótese. Procedimentos invasivos não devem ser feitos com luvas de procedimento, já que eles requerem esterilidade. Devem ser trocadas entre PAC ou quando se nota perfuração.

As microperfurações das luvas causadas pelo uso variam de acordo com material, duração e tipo de procedimento realizado. A frequência dessas perfurações varia de 6 a 16%, não sendo definida, por falta de estudos, a periodicidade com que as luvas devem ser trocadas durante os procedimentos.

Durante a conduta, as luvas entram em contato com muitos materiais e produtos químicos que podem comprometer a integridade do látex (material de que são feitas). Seria importante que os fabricantes informassem a compatibilidade de suas luvas com esses diversos produtos.

A lavagem das luvas com detergentes, clorexidina ou álcool pode favorecer o aparecimento de microperfurações; por isso, essa atitude não é recomendada. Se as mãos estiverem umedecidas com álcool antes de calçar luvas, devem ser secadas rigorosamente, pelos mesmos motivos.

Devido às limitações apontadas, alguns estudiosos aconselham duplo enluvamento, pois perceberam que, quando com esse cuidado, a luva interna apresenta menos perfurações que a externa. Assim, o duplo enluvamento pode oferecer melhor proteção ao operador. Aparentemente, essa prática não diminui a destreza e a sensibilidade necessárias ao trabalho.

A luva de vinil não é recomendada em outros países, pois apresenta qualidade inferior e risco de contaminação muito maior quando comparada à de látex. A Resolução da Diretoria Colegiada (RDC) nº 55/2011 da Agência Nacional de Vigilância Sanitária (Anvisa), em vigor desde maio de 2012, exclui as luvas de vinil e de borracha sintética do sistema de certificação compulsória do Instituto Nacional de Metrologia, Qualidade e Tecnologia (Inmetro), ou seja, estes modelos não passarão mais por avaliação de qualidade, sendo comercializadas livremente no mercado nacional sem comprovação de eficácia, diferentemente das luvas de látex, que continuam tendo sua qualidade verificada a cada 6 meses, conforme disposto na Portaria nº 233 do Inmetro, de 30 de junho de 2008.

Outro risco da luva de vinil é o fato de ela apresentar bis(2-etil-hexil)ftalato (DEHP) na sua composição, um componente prejudicial que pode ser transferido da luva para o organismo e apresenta toxicidade, especialmente em meninos em fase de desenvolvimento.

Em casos de hipersensibilidade às luvas de látex tradicionais, a recomendação é a sua substituição por luvas de látex sem pó (*powder free*) e/ou luvas de borracha sintética, como a nitrila.

Para lavagem de instrumentais não se recomenda o uso de luvas de látex, que não têm a resistência suficiente; as adequadas são as de polinitrila (luvas domésticas ou de jardinagem).

Campos e coberturas das superfícies clínicas

As superfícies clínicas podem ser diretamente contaminadas por fluidos provenientes do PAC ou dos membros da equipe odontológica e por instrumentos, equipamentos, mãos e luvas. No Quadro 3.1 são listados alguns exemplos dessas superfícies.

O uso de barreiras de proteção pode prevenir a contaminação dessas superfícies. Sua importância aumenta quando há superfícies difíceis de limpar e desinfetar.

As barreiras incluem folhas de policloreto de vinila (PVC) e de alumínio de uso doméstico, sacos de papel, canudinhos de refresco, bicos plásticos para seringas tríplices, mangueiras de cobertura de PVC ou de tecido não tecido (TNT), campos cirúrgicos estéreis de TNT e outros materiais impermeáveis.

Essas barreiras contaminam-se pelo uso, por isso devem ser substituídas a cada troca de PAC, enquanto os PS permanecem enluvados.

Após sua remoção, os profissionais devem examinar as superfícies para verificar se não ficaram inadvertidamente manchadas. De todo modo, as superfícies devem ser limpas e desinfetadas com produtos químicos que eliminem vestígios de vírus, como HIV, HVB, HVC. O álcool a 70% é eficiente, exceto contra o *Clostridium difficile,* que só é sensível às soluções de hipoclorito de sódio.

Os PS devem exigir dos fabricantes informações sobre a compatibilidade dos materiais que fabricam com os vários desinfetantes e como eles devem ser desinfetados.

Durante a desinfecção, os PS devem estar protegidos por EPI para evitar intoxicação. Um erro comum é a utilização de luvas de látex nessas tarefas. Elas não oferecem resistência

Quadro 3.1	Exemplos de superfícies facilmente contamináveis.

- Manoplas dos refletores
- Interruptores
- Aparelhos radiográficos
- Teclados de computadores
- Lápis e canetas
- Embalagens de materiais odontológicos
- Pontas de embalagens de resinas compostas
- Ponta de fotopolimerizadores
- Puxadores de gavetas
- Torneiras
- Armários odontológicos
- Cadeiras odontológicas e mochos
- Telefones
- Maçanetas das portas
- Mangueiras

suficiente, e as tarefas não exigem refinado trato. Novamente frisando, as luvas de polinitrila (luvas domésticas ou de jardinagem) são as mais adequadas.

Sugadores de saliva

Nos ejetores de baixo volume, ocorre um fluxo de retorno quando a pressão no interior da boca do PAC é menor do que a do sugador. Estudos demonstraram que esse fluxo de retorno provoca a injeção dos microrganismos que estavam na mangueira do ejetor quando o PAC sela a boca no ejetor de saliva. Este defluxo tem o potencial de produzir infecção cruzada. Ocorre também quando se usam simultaneamente o sugador de baixo volume e um de alto volume. Embora não haja relatos de efeitos deletérios para a saúde, trata-se de um efeito, no mínimo, desagradável.

Medidas de biossegurança para procedimentos específicos

Antissepsia pré-operatória

Bochechos ou embrocações antissépticas devem ser realizados antes de qualquer procedimento para reduzir a microbiota bucal e, consequentemente, a contaminação do aerossol produzido e a bacteriemia induzida por procedimentos invasivos.

A região perioral deve sofrer antissepsia, porque é impossível não a tocar com a luva estéril, ainda que se use um campo fenestrado. Costuma-se friccionar gaze ou mecha de algodão com clorexidina a 2% (preferencialmente) ou iodopovidona a 1%.

Manejo nas radiografias odontológicas

Quando se obtêm radiografias, corre-se o risco de infecção cruzada. O procedimento deve ser realizado usando-se EPI.

Uma boa medida é encapar os filmes com embalagem normalmente usada para acondicionar dispositivos (*slides*) antes de sua montagem. Desse modo, a embalagem original de cor branca dos filmes não entra em contato com os fluidos bucais.

O cirurgião-dentista cuidará da colocação do filme na boca do PAC e o aparelho será disparado por auxiliar, que, por sua vez, não tocará no PAC, exceto para colocar as proteções plumbíferas. O primeiro retira o posicionador com o filme, rasga cuidadosamente a sobre-embalagem e empurra o filme sobre o balcão clínico, descartando-a em lixeira para material contaminado. O auxiliar apanhará o filme e cuidará da revelação, sem levar a contaminação para a caixa de revelação.

De todo modo, a caixa de revelação deverá ser lavada e desinfetada diariamente. Os posicionadores serão lavados e autoclavados, se forem termorresistentes, ou esterilizados quimicamente se não o forem.

Manejo de biopsias

Para proteger as pessoas que manejam ou transportam os frascos que contêm material de biopsias, deve-se usar frascos à prova de vazamento. Um fragmento de PVC interposto entre o frasco e sua tampa rosqueada ajuda o velamento. O frasco deve ser embalado com o mesmo material usado para embalar instrumental a ser esterilizado, devidamente selado.

Fundamentos de Odontologia | Estomatologia

Na coleta do material, deve-se tomar o cuidado de não encostá-lo na parte externa do frasco. Se isso acontecer, o frasco deverá ser desinfetado.

O frasco deve ser etiquetado com o símbolo de risco biológico, ainda não obrigatório no Brasil devido à amplitude do mercado nacional.

Manejo de dentes extraídos

Descartados em frascos fechados e igualmente etiquetados com o símbolo de risco biológico. São potencialmente infectantes. Uma boa medida é que sejam limpos e desinfetados ou esterilizados antes do descarte.

Quando preservados pelo formol não oferecem riscos de contaminação cruzada.

Os dentes que contêm amálgama de prata não devem ser incinerados, pois haverá exalação de mercúrio.

Anestesia | Tubetes anestésicos

Os tubetes anestésicos não são estéreis e não podem ser misturados com material estéril, mas devem ser desinfetados (Quadro 3.2).

Princípios básicos para os cuidados com o material cirúrgico e a cirurgia

A habilitação para a prática cirúrgica, a terapêutica medicamentosa e a biossegurança são ensinadas em disciplinas que frequentemente estão ao final do curso de Estomatologia clínica.

Caberá aos docentes desta disciplina determinar quando os alunos estarão preparados para realizar biopsias. Não há como definir esse momento devido às variabilidades dos diversos currículos.

São abordados alguns cuidados básicos para que sirvam de introdução à necessidade de realização destes procedimentos. Cada conteúdo curricular deverá buscar solução para os problemas pedagógicos envolvidos na ordenação das várias disciplinas dentro do mesmo.

Técnica asséptica

O objetivo da técnica asséptica é proteger o PAC, prevenindo ou minimizando a infecção pós-operatória, criando condições e padronizando procedimentos para evitar a contaminação microbiana em campos estéreis, equipamentos estéreis e no local da cirurgia.

A equipe cirúrgica pode ser considerada "estéril" – quando, usando EPI estéril, manipulará o material processado para estas condições – e "não estéril", circulante ou volante – quando não se enquadra nestas condições. O PAC deverá ser coberto com campo fenestrado estéril.

Nos Quadros 3.3 a 3.5 são apresentados o passo a passo da assepsia nos preparos pré-cirúrgico, transoperatório e pós-operatório.

Quadro 3.3   *Checklist* do preparo pré-cirúrgico.

- Identificação do paciente e leitura atenta do prontuário (p. ex., comorbidades, alergias e outros dados que podem interferir no procedimento)
  - Procedimento a ser realizado
  - Disponibilidade dos exames complementares (p. ex., radiografias e exames laboratoriais)
  - Aderência do paciente aos cuidados pré-operatórios
- Recursos para atuar em situações emergenciais
  - Observar se o lavabo e o material estão prontos para a realização da higiene das mãos
  - Verificar se os desinfetantes estão disponíveis
- Campo operatório
  - Situação da área cirúrgica (p. ex., organização, presença de objetos desnecessários, limpeza etc.)
  - Desinfecção das superfícies que poderão entrar em contato com as mãos do operador e auxiliar(es)
  - Disponibilidade dos instrumentos cirúrgicos, EPI e outros itens (p. ex., suturas, lâminas de bisturi, anestésicos, gases, paramentação etc.)
  - Funcionamentos dos instrumentos mecânicos (aspiradores, rotatórios, iluminadores etc.)
  - Verificar possíveis falhas nas embalagens (contaminação) antes de o material ser distribuído no campo cirúrgico estéril (presença de indicadores químicos externos e internos nos pacotes, integridade e validade dos pacotes)
  - Itens que exibam a data de validade de um fabricante serão considerados inseguros para uso após essa data. Em caso de dúvida sobre a esterilidade do item embalado, ele não será considerado estéril. Isso inclui: itens encontrados em áreas não monitoradas; indicação de que a embalagem está molhada, pacote que já tenha sido usado; pacote que mostre evidências de esmagamento, perfurações ou furos
  - Sempre que um item estéril tiver tocado em algo comprometedor (não estéril) sólido ou líquido, o conteúdo da embalagem, o avental ou o campo estéril envolvidos devem ser considerados contaminados
  - Imersão dos tubetes anestésicos em desinfetante
- Antissepsia friccional das regiões periorais e intraorais (bochechos). Pode ser realizada pelo auxiliar volante devidamente equipado com luvas de procedimento, máscara, gorro e óculos

---

Quadro 3.2   Procedimentos para desinfecção de tubetes anestésicos.

- Devem vir esterilizados e embalados
- Utilizar álcool a 70º por fricção ou imersão; imersão prolongada enrijece as borrachas
- Iodopovidona a 2%, 10 min, por imersão; imersão prolongada corrói a ponta metálica
- Clorexidina a 0,12 a 2% por imersão (mais indicado)
- Anestésicos desinfetados não podem ser colocados junto com material esterilizado, nem tocados por luvas estéreis. Materiais desinfetados nunca devem se misturar aos esterilizados
- A esterilização a vapor pode degradar o conteúdo, sobretudo a epinefrina
- Toda imersão prolongada provoca riscos de contaminação química da solução anestésica

---

Quadro 3.4   Técnica asséptica transoperatória.

- Somente itens estéreis serão usados em campo estéril. Todo material que acidentalmente toque em superfície não estéril deve ser descartado
- Todas as superfícies planas devem estar secas e sem poeira antes de cobri-las com o campo cirúrgico. A umidade pode trespassá-lo, e a poeira pode se espalhar pelo ar e pousar no campo estéril
- Se o campo cirúrgico não cobrir toda a superfície, uma margem de 3 cm de sua borda não será considerada estéril
- Os pacotes devem ser abertos o mais próximo possível do início do procedimento cirúrgico. O potencial de contaminação aumenta com o tempo, e as partículas agitadas pelo movimento do pessoal podem fixar-se nas superfícies horizontais

(continua)

Quadro 3.4 — Técnica asséptica transoperatória. (*continuação*)

- Grandes pacotes devem ser abertos em uma superfície plana. Itens grandes e/ou pesados são difíceis de abrir assepticamente enquanto são mantidos na mão do assistente
- As bordas dos pacotes não são consideradas estéreis
- Se o auxiliar estiver bem capacitado, deverá fazer a higienização técnica das mãos e não precisará usar luvas para abrir os pacotes, todavia sem tocar nos seus conteúdos
- A abertura dos pacotes deve ser gerenciada para que suas bordas e lados externos não toquem no campo estéril ou nos seus conteúdos
- As bordas dos pacotes devem ser descoladas – sem que o auxiliar toque no conteúdo – e não rasgadas ao abrir, e seu conteúdo não deve ser empurrado ou derrubado no campo cirúrgico. O descolamento deve expor os instrumentos de modo que possam ser apanhados com as mãos enluvadas e estéreis
- O material cirúrgico deve ser disposto no campo cuidadosamente e na ordem em que serão usados
- O material estéril deve ser manuseado o mínimo possível. O aumento da manipulação aumenta o potencial de contaminação
- Os itens que possam ser adicionados ao campo cirúrgico devem ser conferidos quanto a sua esterilidade
- O material que seguramente não será mais usado pode ser retirado do campo cirúrgico
- Uma vez que o paciente tenha entrado no recinto cirúrgico, onde os materiais estéreis tenham sido abertos, estes devem ser descartados e/ou considerados contaminados no caso de o procedimento ser cancelado ou se eles não forem usados
- O auxiliar não deve tocar ou mesmo passar as mãos sobre as áreas estéreis. O derramamento invisível de pele carregada de microrganismos pode contaminar itens ou áreas estéreis
- Os profissionais "estéreis" devem ficar próximos ao campo cirúrgico. Se precisarem mover-se ao redor do campo cirúrgico, deverão fazê-lo de frente para o mesmo. Nunca oferecer as costas ao campo cirúrgico
- O paciente deverá ser coberto com campo fenestrado estéril
- O pessoal "estéril" deverá vestir o EPI de acordo com o padrão técnico usado para cada elemento a fim de não contaminá-lo. O pessoal "não estéril" volante deve ajudar a vesti-lo, se treinado para isto. É um pouco enfadonho ler todo o processo. Aconselha-se observar os vários vídeos disponíveis em inúmeros *sites* existentes na internet
- Sequência para vestir EPI: aventais (ou capotes) → gorro → máscara → óculos → luvas

Quadro 3.5 — *Checklist* no pós-operatório.

- Confirmação sobre as condições para o paciente receber alta (p. ex., hemostasia, bem-estar, dores, ambulação etc.)
- Sequência para retirar EPI: luvas → gorro → máscara → óculos → aventais (ou capotes)
- Instruções pós-operatórias, receitas e confirmação sobre a compreensão do paciente sobre as mesmas
- Preenchimento do prontuário
- Agrupamento do instrumental em uma cubeta com umectante sobre o mesmo ou imersão do mesmo em água e encaminhamento para a área suja de processamento
- Registro de defeitos no instrumental mecânico
- Embalagem do material e preenchimento das informações a serem enviadas ao laboratório. Proceder ao encaminhamento

Bibliografia

Artico G. Eficácia do ácido peracético na desinfecção de instrumentos contaminados [Dissertação de Mestrado]. Orientador: Jayro Guimarães Júnior. Programa de Pós-graduação da Faculdade de Odontologia da Universidade de São Paulo. São Paulo, 2007.

Graziano KU, Silva A, Psaltikidis. Enfermagem em centro de material e esterilização. Barueri, SP: Manole; 2011.

Guimarães Jr. J. A detecção de pacientes contaminados pelo HIV completou 30 anos, mas o vírus existe há bastante mais tempo. Disponível em: http://estomatologista.blogspot.com.br/2011/12/deteccao-de-pacientes-contaminados-pelo.html.

Guimarães Jr. J. Alerta. Onde, quando e como ocorrem os acidentes perfurocortantes? Disponível em: http://estomatologista.blogspot.com.br/2012/02/alerta-onde-quando-e-como-ocorrem-os.html.

Guimarães Jr. J. Biossegurança e controle das infecções cruzadas em consultórios odontológicos. São Paulo: Santos; 2002.

Guimarães Jr. J. Biossegurança – O que é "ar-not". Disponível em: http://estomatologista.blogspot.com.br/2011/11/biosseguranca-o-que-e-ar-not.html.

Guimarães Jr. J. Casos de AIDS aumentaram na América Latina, segundo OMS. Disponível em: http://estomatologista.blogspot.com.br/2011/12/casos-de-AIDS-aumentaram-na-america.html.

Guimarães Jr. J. Infecção hospitalar causada por anti-séptico oral. Disponível em: http://estomatologista.blogspot.com.br/2012/04/infeccao-hospitalar-causada-por.html.

Guimarães Jr J. Novo vírus mortal está bem adaptado para infectar humanos. Disponível em: http://estomatologista.blogspot.com.br/2013/02/novo-virus-mortal-esta-bem-adaptado.html.

Guimarães Jr. J. O problema das luvas como segunda pele. Disponível em: http://estomatologista.blogspot.com.br/2012/03/o-problema-da-luva-como-segunda-pele.html.

Guimarães Jr. J. Os fungos Candida albicans sabem quando atacar. Disponível em: http://estomatologista.blogspot.com.br/2012/07/os-fungos-candida-albicans-sabem-quando.html.

Guimarães Jr. J. Paciente morreu após cirurgia odontológica de rotina. Um alerta sobre o uso de antibióticos. Disponível em: http://estomatologista.blogspot.com.br/2012/10/paciente-morreu-apos-cirurgia_14.html.

Guimarães Jr. J. Perfurações em luvas de látex. Disponível em: http://estomatologista.blogspot.com.br/2012/03/perfuracoes-em-luvas-de-latex.html.

Guimarães Jr. J. Uma das superbactérias: a KPC – um alerta sobre o uso indiscriminado de antibióticos. Disponível em: http://estomatologista.blogspot.com.br/2012/06/uma-das-superbacterias-kpc-um-alerta.html.

Hinrichsen SL. Biossegurança e controle de infecções. 2. ed. Rio de Janeiro: Guanabara Koogan; 2013.

Kawagoe JY. Higiene das mãos: comparação da eficácia antimicrobiana do álcool – formulação gel e líquida – nas mãos com matéria orgânica [Tese de Doutorado]. Escola de Enfermagem da USP. São Paulo; 2004.

Moraes PC. Avaliação do poder de filtração das máscaras cirúrgicas e respiradores como equipamento de proteção individual para profissionais de saúde [Dissertação de Mestrado]. Orientador: Jayro Guimarães Júnior. Programa de Pós-Graduação da Faculdade de Odontologia da Universidade de São Paulo. São Paulo; 2003.

Perea-Pérez B, Santiago-Sáez A, García-Marín F, Labajo González E. Proposal for a 'surgical checklist' for ambulatory oral surgery. Int J Oral Maxillofac Surg. 2011;40:949-54.

Rodrigues EAC, Richtmann R. IRAS – Infecção Relacionada a Assistência à Saúde. São Paulo: Sarvier; 2009.

Metodologia do Exame Clínico Estomatológico

4

Jayro Guimarães Júnior

*Muitas e muitas vezes eu saí para meu consultório à noite sentindo que não conseguiria manter meus olhos abertos nem mais um momento... mas quando eu via o paciente, tudo isto desaparecia. Em um instante, os detalhes do caso começavam a se organizar em um esquema identificável, o diagnóstico começava a se decifrar ou se recusava a mostrar-se claramente e a caçada começava. Ao mesmo tempo, o próprio paciente se tornava algo que precisava de atenção, as peculiaridades dele, as reticências e a sua franqueza. E, embora eu pudesse sentir-me atraído ou repelido, a atitude profissional que todos os médicos devem manter me sustentava e definia em que termos eu deveria proceder. (*Williams WC, 1984.)

O método usado no exame clínico (do grego, *kliné* [leito]; isto é, exame realizado à beira do leito) é o pilar de todo processo diagnóstico e sua riqueza de detalhes seria suficiente para produzir um livro apenas com essa temática, o que não é o objetivo desta obra. Sendo assim, toda informação apresentada deve ser reconhecida como elementar e merecedora de aprofundamento.

Conceitos semiológicos

Na área da saúde, a semiologia (do grego, *sémion* [sinal] + *logos* [estudo]) é o estudo dos sinais e sintomas de uma patologia ou condição clínica (sintomatologia ou quadro clínico).

É preciso que conceituemos com precisão as diferenças entre sinais e sintomas:

- Sinais: todo dado sobre a doença que pode ser percebido objetivamente e captado diretamente, pelos órgãos dos sentidos do profissional, durante o exame físico, frequentemente pelas lesões fundamentais; ou captado indiretamente por exames complementares
- Sintomas: tudo o que é percebido, sentido, vivenciado subjetivamente e relatado pelo paciente (PAC) na anamnese (p. ex., dor, parestesia, anestesia, queimação, sentimentos, opiniões, apreensões, percepções etc.).

A semiologia é dividida em:

- Semiotécnica (do grego, *pro* [antes] + *paideia* [ensino] + *eutikes* [disciplina]): conjunto de técnicas, recursos, manobras, métodos e procedimentos para obter e reconhecer os sinais e sintomas, isto é, a sintomatologia ou o quadro clínico
- Propedêutica clínica ou signologia: ordenação dos dados semiotécnicos obtidos visando dar-lhes um significado que leve às hipóteses diagnósticas e ao diagnóstico e, com este, à presunção do prognóstico
- Semiogênese: estudo dos mecanismos da formação da sintomatologia, ou seja, sua etiofisiopatogenia.

Os sinais de uma doença (alterações daquilo que é reconhecido como normal) são identificados a partir do conhecimento da anatomia humana, que ensinou as características da normalidade. A propedêutica clínica, a semiogênese e o prognóstico chegam ao profissional de saúde (PS) por meio dos conhecimentos anteriores obtidos nas disciplinas básicas, como, por exemplo, Patologia e Microbiologia.

Os indícios diagnósticos são fornecidos pelos sintomas ou sinais clínicos e/ou laboratoriais que, *per si*, não definem a doença, mas servem para a presunção de algumas hipóteses diagnósticas com base nesses dados.

Os critérios diagnósticos são fundamentados por uma sintomatologia que, por si só, direciona para uma doença, geralmente encurtando a listagem de hipóteses diagnósticas (ou diagnóstico diferencial), podendo ser até patognomônicos (do grego, *pathos* [doença] + *gnome* [marca]), quando restringem a hipótese a apenas uma doença.

Sinais e/ou sintomas patognomônicos levam ao diagnóstico final, pois somente podem se expressar em uma única doença (entidade diagnóstica).

Síndrome é uma associação de sinais e sintomas de outras doenças – logo, não são patognomônicos –, que costumam se apresentar em conjunto e, por isto, direcionam a uma entidade diagnóstica (do grego, *syn* [junto] + *dromos* [corrida]). As síndromes podem ser completas (com toda a sintomatologia presente) ou parciais (sem alguns sintomas característicos).

Semiografar refere-se à escrituração dos dados obtidos no exame clínico (do grego, *semion* [sinal] + *graphia* [representação gráfica]).

Material e equipamento

Para se realizar um exame estomatológico, são necessários alguns materiais e equipamentos, listados no Quadro 4.1.

Fundamentos de Odontologia | Estomatologia

Quadro 4.1	Material e equipamentos necessários para o exame clínico estomatológico.

- Equipo odontológico completo com boa iluminação
- Equipamento de proteção individual: avental, máscara, gorro, luvas de procedimento e óculos de proteção
- Afastador do tipo Minnesota*
- Algodão (em rolos e em manta) e compressas de gaze
- Pinça, espelho e explorador
- Seringa tríplice
- Sonda periodontal
- Fio dental
- Esfigmomanômetro, estetoscópio e termômetro
- Prontuário e caneta ou computador com aplicativo apropriado

*Por questão de biossegurança, deve-se evitar os afastadores de língua de madeira potencialmente contaminados, sobretudo os que ficam permanentemente expostos ao ambiente. São preferíveis os afastadores cirúrgicos ou os plásticos embalados pelo fabricante. Estes podem, inclusive, ser lavados e desinfetados, enquanto os primeiros podem ser esterilizados.

Prontuário

Todos os encontros entre o PAC e o PS envolvem o registro das informações (semiografia, notação dos sinais e sintomas) em um formulário próprio. Durante toda a sua vida, o PAC apresenta diversas manifestações de doenças que serão devidamente descritas em todos os detalhes na sua história médica pregressa.

Além do valor clínico, por registrar a visão integral do PAC, o prontuário é a principal base de dados nas auditorias jurídicas em eventuais litígios dessa natureza.

Ele é confidencial e seu acesso deve ser reservado somente aos PS envolvidos no tratamento do doente ou àqueles que fazem o gerenciamento da qualidade de atendimento e segurança do PAC.

Infelizmente, muitos PS não se aplicam em semiografar adequadamente esse importante documento, cabendo a quem os gerencia fazer o necessário controle de sua qualidade.

No ambiente universitário, institucional ou hospitalar, vários PS de diferentes áreas contribuem para o prontuário. É necessário certo grau de uniformização da semiografia para que os dados mantenham uma coerência geral.

O autor de cada registro deve fornecer um relato detalhado e acurado que possa ser compreendido por outras pessoas e registrar de forma clara sua identificação e o departamento ao qual está vinculado.

Uma boa regra para a semiografia dos sinais e sintomas obtidos no exame clínico nos prontuários em tais ambientes multiprofissionais é escrever não para si, mas para que outros leiam e entendam. As descrições devem ser detalhadas de modo que mesmo quem não presenciou o fato ou a manifestação clínica entenda que a informação está o mais próximo possível da realidade.

Durante a anamnese, o semiografista não deve olhar somente para o prontuário, mas manter periodicamente o contato visual com o PAC.

O prontuário relata a história clínica desde a primeira doença diagnosticada pelo PS até a morte do PAC. Um conjunto de dados relacionados a cada novo exame clínico será agregado sempre que uma nova queixa for apresentada.

Em situações emergenciais, as quais o PAC possa estar impedido de falar, as anotações da história médica pregressa e atual têm valor inestimável.

Além do exame clínico inicial, todas as consultas subsequentes devem ser datadas e semiografadas detalhadamente no item "evolução clínica" do prontuário, incluindo-se as alterações de sinais e sintomas, as solicitações de exames complementares e seus resultados, as providências terapêuticas e seus resultados (efeitos terapêuticos e colaterais).

Divisão do exame clínico

O olhar clínico tem propriedade de ouvir uma linguagem no momento em que percebe um espetáculo; na clínica o que se manifesta é o que fala. E quanto à oposição entre clínica e experimentação é que o clínico lê a natureza, aquele que faz a experiência a interroga. (Foucault M. O Nascimento da Clínica.)

Classicamente, o exame clínico se divide em uma fase subjetiva ou anamnese, na qual o PAC relatará principalmente sua percepção dos sintomas e descreverá o desenvolvimento dos sinais, e em uma fase objetiva ou exame físico, na qual o PS procurará descrever apurada e detalhadamente os sinais obtidos pelos órgãos dos sentidos e pesquisará alguns sintomas que poderão ser provocados por manobras, tais como palpação e percussão (Figura 4.1).

Anamnese ou exame subjetivo

A anamnese, o procedimento clínico mais sofisticado da Medicina, é uma técnica de investigação extraordinária: em pouquíssimas outras formas de pesquisa científica o objeto observado fala. (Feinstein A. Clinical Judgment.)

O termo anamnese origina-se do grego e significa recordar ou, mais precisamente, trazer de volta à memória (*ana* [trazer de volta] + *mnesis* [memória]).

Na anamnese vale dizer, identificar e recordar os eventos ligados à biografia – história de vida e história psicossocial –, queixa principal, história da doença atual, antecedentes hereditários, hábitos e vícios, história médica e tratamento médico atual do PAC.

É o ponto focal da relação PS-PAC e estabelece a primeira conexão interpessoal necessária aos cuidados com o doente. A maioria dos diagnósticos é baseada nela, desde que bem conduzida. Frequentemente sua duração é maior que a do exame físico.

Alguns profissionais acreditam que se possa fazer o exame físico antes da anamnese. Não é essa a opinião dos autores desta obra, apoiada pela maioria dos autores que conhecemos.

Existem muitos motivos para começar pela anamnese, entre eles o desejo que todo PAC tem de ser ouvido, a necessidade de conhecer a perspectiva do PAC sobre seus sintomas, para evitar a possibilidade de antecipar equivocadamente o diagnóstico diferencial – e até o diagnóstico final – e, sobretudo, perverter a espontaneidade e a veracidade da anamnese, conduzindo seus rumos para corroborar uma impressão clínica já presumida se a avaliação começar pelo exame físico.

A anamnese torna possível registrar os sintomas que motivaram a consulta e os dados relacionados que são imprescindíveis à elaboração do diagnóstico correto. Nela o PAC é a parte ativa e espontânea; ao PS cabe apenas orientar os subsídios para torná-los práticos e úteis.

Longe de ser tema secundário da educação dos PS, a anamnese e as interações PS-PAC estão no centro da metodologia do exame clínico e é fundamental para a formação dos que pretendem cuidar da saúde alheia.

4 | Metodologia do Exame Clínico Estomatológico 31

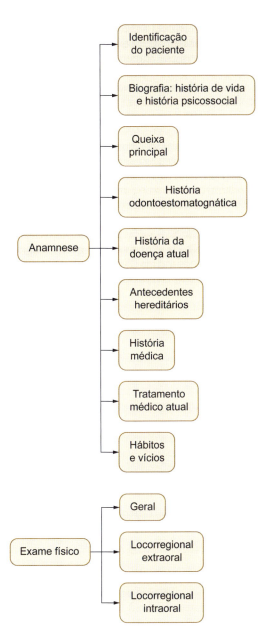

Figura 4.1 Fluxograma da metodologia do exame clínico estomatológico.

Por mais que se pretenda ensiná-la, a anamnese somente será bem feita com experiência, maturidade clínica e bom conhecimento de Psicologia. Não basta saber o que perguntar a cada tipo de PAC, mas como perguntar.

De modo geral, a ciência acredita que, como os dados subjetivos não podem ser determinados com acurácia, eles deixam de ter valor. No entanto, todo clínico experiente afirmará que, longe de estar na periferia da educação médica, a anamnese e as interações PS-PAC estão no coração do processo diagnóstico.

A desejada acurácia será mais bem obtida se o examinador abandonar crenças e preconceitos antes de fazer as observações; procurar compreender e não julgar; não tentar interpretar o sintoma prematura ou afoitamente e separar os dados do sistema de crenças e preconceitos do PAC, o que não significa ignorá-los. Desse modo, já é possível iniciar um relacionamento terapêutico.

A aparente ausência de reprodutibilidade dos dados é outro fator para se menosprezar a anamnese (Quadro 4.2).

Diferentes examinadores podem obter histórias diferentes em tempos distintos.

Ao final da primeira anamnese, já é possível ter uma boa compreensão não só dos problemas clínicos do PAC, mas também de sua personalidade.

Um profissional hábil e treinado em fazer anamnese dificilmente registrará no prontuário frases como "o PAC informa mal". Ele tem a consciência de que, em vez disso, provavelmente não soube obter a informação.

O psicólogo humanista americano Carl Ransom Rogers (1902-1987) enumerou algumas das qualidades pessoais essenciais que o PS deve possuir (Quadro 4.3).

A anamnese não é conversa social. No convívio social, um indivíduo pode ser considerado intrometido se perguntar "Como vai?" e outro pode achar normal e responder nos mínimos detalhes.

Na anamnese, o PS precisa saber e registrar até a intensidade dos sentimentos que cercam os fatos. Ele não deve ignorar ou minimizar os sintomas, mas intercambiar, isto é, reconhecer os sentimentos, avaliá-los cuidadosamente e conduzir a anamnese considerando esses sentimentos do PAC.

O PS pode também acrescentar dados que não foram expressos verbalmente, mas deduzidos por outros mecanismos de comunicação, como a comunicação não verbal.

O consultório, a clínica da faculdade ou o hospital não são os ambientes naturais do PAC, muito menos seus corredores, assim como vários estudantes o observando não o deixarão à vontade, apesar das necessidades do ensino.

Para amenizar essas condições, o local onde a anamnese é realizada deve proporcionar privacidade – pelo menos a possível –, calma, conforto, ininterrupção e, de preferência, que os interlocutores se sentem no mesmo nível do PAC.

Quadro 4.2	**Causas para a aparente falta de reprodutibilidade dos dados anamnésicos fornecidos pelo paciente (PAC).**

- PAC não valoriza seus sintomas. Aprende, porém, a perceber quais os sintomas são mais importantes para o profissional da saúde
- PAC pode aprender a considerar importantes fatos em que não havia sequer pensado antes
- PAC já organizou sua doença antes da consulta e procurará revelar os sintomas filtrados, censurados ou coerentes de acordo com suas hipóteses ou crenças de diagnóstico. Por exemplo, "tenho aftas". Geralmente o profissional da saúde tenta, sem menosprezo, não se deixar influenciar pelo autodiagnóstico feito pelo paciente
- PAC simples e conscientemente muda sua história, e o profissional da saúde não foi suficientemente hábil e não procurou ampliar a formulação de suas perguntas

Quadro 4.3	**Qualidades pessoais essenciais que o profissional de saúde deve apresentar, segundo Carl Rogers.**

- Respeito e consideração incondicionais: capacidade de aceitar o paciente, adiando seu julgamento crítico. Significa valorizar as peculiaridades e as crenças do paciente a despeito dos seus sentimentos pessoais
- Encarar os hábitos ou sentimentos dos pacientes como a melhor maneira de eles se adaptarem à sua doença ou às circunstâncias de sua vida
- Sinceridade e congruência: a capacidade de ser sincero em uma relação, não se escondendo atrás de um papel ou uma fachada (maneirismo). O primeiro teste dessa sinceridade ocorre no exame clínico
- Empatia: a capacidade de se colocar no lugar do paciente, percebendo com exatidão sua experiência e seus sentimentos, e de comunicar-lhe essa compreensão. Não confundi-la com pena ou compaixão

É melhor realizar o procedimento em uma mesa de escritório do que na cadeira odontológica, na qual o PS geralmente fica em posição mais alta do que o PAC e, ainda, com um feixe de luz sobre seus olhos.

A anamnese deve ser iniciada em um clima tranquilo. PAC e PS devem estar sentados confortavelmente, com os olhos na mesma altura. O PS deve cumprimentar o PAC, chamá-lo pelo nome – verificado anteriormente pelo encaminhamento, fichamento etc. –, apresentar-se, oferecer algumas informações pessoais, interessar-se pela conversa e explicar o motivo da mesma.

Em princípio, até mostras do contrário, o tratamento deve conservar a formalidade, evitando-se chamar o PAC de "mãe", "pai", "avozinha", "vovô", "tio", "querida" etc. Prefere-se "senhor", "senhora", "senhorita" etc.

Se o PS ainda for estudante, a condição deve ser revelada. Em um ambiente universitário ou hospitalar, o uso de crachás de identificação pelos profissionais e estudantes facilita bastante a memorização dos nomes e deve ser de uso comum.

Pontualidade, cortesia, interesse, atenção, aceitação, compreensão e desejo de atender o PAC serão bem-vindos. O entrevistador hábil deve ser calmo, tolerante e sem pressa.

O PS deve cuidar da sua postura. Uma posição muito à vontade pode dar a impressão de falta de interesse. Assim como o PS está observando o PAC, ele também está sendo avaliado por este. Evite expressões de aborrecimento, desaprovação, impaciência, raiva, tédio e escárnio. Lembre-se: o corpo fala.

A distância entre entrevistado e entrevistador deve ser razoável. Não muito perto, para não criar intimidade indesejável, nem muito longe, para não dificultar a comunicação.

Deve ser mantido contato visual. Se o PS olhar muito fixamente ou muito pouco pode desconcertar o PAC.

Os ruídos e as interrupções prejudicam muito, e a entrevista feita em ambiente acadêmico, com vários alunos participando da anamnese, pode ser inviável, dependendo do tema da conversa.

O tempo deve ser suficiente para a manutenção de uma conversa calma e descontraída. O entrevistador deve ter habilidade para saber estimular os PAC reticentes e conter e direcionar produtivamente os loquazes.

O PS deve evitar interromper o PAC frequentemente, a não ser que este esteja divagando exageradamente.

O PAC verborrágico poderá ser até mais difícil de entrevistar que o reservado. Ele deverá ser interrompido com cortesia e direcionado para fornecer as informações mais produtivas e indispensáveis ao diagnóstico.

Se o PAC for ansioso, melhor será identificar e acolher esse seu sentimento do que pedir para não ficar preocupado. Se o caso for de raiva ou choro incontrolável, permita que ele extravase essas emoções. Não convém rebater ou contrapor-se a um comportamento hostil. Poderá ser confortante tomar-lhe as mãos.

O PS deve estar atento aos sinais de depressão, tais como apatia, desinteresse, tristeza, melancolia, falta de concentração e irritabilidade, esta última mais nociva que a ansiedade.

O PAC com deficiência auditiva pode preferir comunicar-se por escrito e aquele com deficiência visual deve ser discretamente tocado para saber onde está o PS. Com o último não se deve levantar desnecessariamente o volume de voz, pois se estará confundindo a deficiência visual com a auditiva, o que é desagradável.

O primeiro julgamento do PAC baseia-se na aparência do PS. O uniforme completo ou um avental branco sobre roupa discreta aliada aos cuidados comuns de higiene e boa apresentação estabelece o seu papel na relação, neutraliza os gostos frequentemente divergentes de se vestir e faz parte dos requisitos mínimos de biossegurança e respeito ao doente.

A fonte da anamnese, também chamada de fonte da história, poderá ser o próprio PAC ou, em casos pediátricos, geriátricos ou em que haja impedimento de compreensão ou diálogo com PAC, o acompanhante deste, um amigo, a polícia ou o bombeiro que o socorreu, um médico que o atendia no hospital etc.

Fora dessas situações particulares, o PAC geralmente sente-se mais à vontade quando está sozinho para responder às perguntas. Quando se atendem adolescentes, isso fica muito claro.

Tradicionalmente, toda a anamnese é escrita (semiografada) de acordo com as palavras do PAC. O PS apenas organiza as informações em ordem e coerência cronológica.

Embora o PS dedicado a outras especialidades não faça diagnóstico psicológico, há interesse em avaliá-lo sumariamente e, eventualmente, encaminhar o PAC para outras especialidades mais habilitadas (Quadro 4.4).

O PS deve saber lidar com alguns diagnósticos estomatológicos que poderão impactar as emoções do PAC. Nesses casos, a ajuda de psicólogos não deve ser desprezada. Por exemplo, o diagnóstico de uma neoplasia maligna atinge não só o PAC como também seu círculo familiar e social. Para cuidar disso, existem os especializados em Psicologia Oncológica.

Quadro 4.4	Exemplos de dados clínicos que podem ajudar na observação do paciente sob o ângulo psicossocial.

- Aparência
  - Idade aparente
  - Asseio e apresentação geral
  - Comportamento e movimentos corporais (cumprimento, placidez ou inquietação)
  - Expressão facial (p. ex., sorridente e alegre ou raivoso e deprimido), tiques nervosos e olhar
  - Postura, atitude
  - Ambulação
  - Peso corporal (obesidade ou magreza)
  - Autoimagem
- Linguajar
  - Voz
  - Tom vocal (p. ex., amistoso ou não)
  - Fluxo verbal (mutismo ou logorreia)
  - Terminologia
  - Organização, lógica formal e coerência verbal
  - Dislexias
  - Alteração semântica psicótica
- Afetividade
  - Expressão
  - Relacionamento
  - Humor
  - Aproximação (p. ex., carinho) ou distanciamento (p. ex., repulsa)
- Conteúdo do pensamento
  - Preocupações e desesperança
  - Perseverança (repetição constante do mesmo tema)
  - Fenômenos psicóticos
  - Distorção da percepção
  - Desmotivação; ideação suicida
- Cognição
  - Consciência, atenção, orientação, memória (p. ex., lapsos repetidos)
  - Lastro de conhecimentos
  - Cálculo, abstração e julgamento

Comunicação não verbal e paralinguística

Embora os dados anamnésicos surjam aparentemente somente pelas palavras do PAC, muito importante no processo é a comunicação não verbal. Aproximadamente 70% da comunicação não é falada.

A comunicação não verbal ou comunicação de conduta refere-se a maneiras de expressão sem a utilização de palavras ou linguagem escrita e engloba cultura, gestos, trejeitos faciais, aparências, posturas corporais e distâncias físicas que são inconscientes. Pode se iniciar no aperto de mão e no sorriso assim que o PS se aproxima do PAC.

Na comunicação não verbal o PS atento poderá detectar sinais de medo, vergonha, raiva, culpa, ansiedade, depressão, desesperança, isolamento, negação, postura, deambulação etc.

Algumas doenças provocam deambulação característica, o que possibilita, ao vê-la, propor uma hipótese diagnóstica (p. ex., parkinsonismo, acidente vascular encefálico e distrofias musculoesqueléticas).

Conhecer a comunicação não verbal é importante, não apenas para fazer uma boa leitura da linguagem corporal de um indivíduo, mas do nosso próprio desempenho. A comunicação não verbal pode revelar sentimentos e emoções que o outro não verbaliza, mas que são importantes na anamnese. Ela enriquece a qualidade da emissão e da recepção das mensagens, valorizando a interação entre PS e PAC.

Existem aspectos físicos não verbais que devem ser considerados durante a tentativa de compreender o paciente mais abrangentemente (Quadro 4.5).

Para Weil e Tompakow, em *O corpo fala* (2003):

O corpo é um espelho revelador do inconsciente, é a projeção da mente. Ele mostra através de gestos inconscientes, algo que estamos sentindo, ou mesmo tentando esconder ou disfarçar, e não queremos falar. São muitos os sinais que o corpo pode dar: sorriso, postura do tórax, abdome, cabeça, gestos das mãos, dos braços, dos pés, das pernas, olhar, entonação da voz, dos ruídos e até mesmo da roupa que se está usando, revelando todo momento os sentimentos ou mesmo os pensamentos. Para que possamos entender o significado do gesto, precisamos fazer uma leitura corporal analisando o contexto da situação, que somente terá sentido quando os gestos apontarem uma congruência da comunicação corporal.

A paralinguística é a parte da linguística que estuda os elementos não verbais de comunicação utilizados para modificar sentidos e transmitir emoções. Estes elementos incluem o tom e o volume de voz, o ritmo da fala, as pausas utilizadas no discurso verbal, e demais atributos que transcendem a fala. A paralinguística torna possível entender os motivos pelos quais é extraído o significado não apenas do conteúdo literal das palavras, mas também da maneira como elas são expressas. A voz embargada, a falha na voz, o pigarrear, o falar mais baixo ou mais alto, a fala mais aguda ou grave são exemplos de paralinguagem.

Quanto maior for a coerência entre a comunicação verbal e a não verbal e a paralinguística, maior a veracidade do conteúdo veiculado.

Em uma interlocução, o PAC pode usar a paralinguística, ou seja, pausas antes de iniciar as frases responsivas às perguntas. As pausas também merecem atenta observação e merecem ser toleradas, pois o PAC pode estar em uma elaboração mental que poderá ser útil.

As pausas podem significar um tempo para o PAC rememorar ou arquitetar a resposta, a repreensão da informação, o advento de alguma emoção ou o preparativo para mentir (Quadro 4.6).

Habilidades clínicas na execução da anamnese

Como todo ato técnico-científico, a anamnese fundamenta-se em observação e mensuração e o meio de obter as informações.

As unidades básicas de observação são as queixas e a sintomatologia. As unidades de medida são as palavras e a comunicação não verbal. O instrumento para obter essas informações é o PS.

Para cumprir a tarefa, o PS deverá possuir algumas habilidades clínicas.

Habilidades interpessoais

Algumas pessoas parecem ter herdado o "gene do bom relacionamento, da simpatia e da empatia", além de ter vivenciado um ambiente familiar favorável que as aperfeiçoaram, e terão facilidade para passar, sem tropeçar, do conhecimento biológico das matérias básicas para a interpessoalidade da atividade clínica.

Outras não tiveram essas vantagens, mas poderão aprender se estiverem determinadas a superar suas carências e reconhecer que podem se aperfeiçoar.

Neste capítulo, hábeis ou não, herdando ou aprendendo, precisa-se considerar algo chamado de intuição: a competência para escutar sua "voz interior", ainda que na anamnese se esteja bastante preocupado com a voz do outro.

Na relação PAC-PS, ou seja, ajudado-ajudador, este é o mais responsável pela qualidade da interação.

Objetividade

Deve-se abandonar crenças, preconceitos e opiniões antes de começar a observar. Se o PS imediatamente começar a elaborar hipóteses diagnósticas e menosprezar o que PAC diz, pois a informação não se adéqua às suas suspeitas, ele não terá sido objetivo e incorrerá em um diagnóstico errado.

Quadro 4.5 Aspectos físicos não verbais que podem ser usados para melhor compreensão do paciente.

- Vestuário
- Insígnias e distintivos
- Uso de óculos
- Tabagismo
- Próteses e órteses ortopédicas
- Adereços e joias
- Condição econômica
- Higiene e cuidados pessoais
- Luto
- Uniformes profissionais civis ou militares
- Tatuagens

Quadro 4.6 Razões para a utilização de pausas pelo paciente durante a anamnese.

- Ganhar tempo para formar uma frase ou para ter uma lembrança completa
- Censurar uma informação
- Dramatizar para obter simpatia pela sua condição
- Preparar-se para mentir. Os silêncios podem ser sinais não verbais de angústia ou demonstração de que o PAC vai tornar-se passivo, deixando para o PS a iniciativa ou, ainda, sinais de ter-se inibido ou ter-se ofendido com alguma coisa

Na semiografia, na propedêutica clínica e na semiogênese, inicia-se a distorção provocada pela interpretação antecipada em vez da observação e da descrição correta do que se ouviu.

Ademais, a objetividade não deve separar apenas as interpretações do PS, mas igualmente as do PAC. As interpretações do PAC podem antecipadamente ser ditadas pelo que encontrou no "Dr. Google".

Precisão

Refere-se à variabilidade das observações feitas acerca de um fato, muitas vezes por simples desatenção aos detalhes.

As palavras são significados verbais que devem ser compreendidas com acurácia e devem ser semiografadas com detalhes e sem ambiguidades o quanto for possível.

As mesmas palavras poderão ser entendidas de maneiras variadas por diferentes pessoas.

Sensibilidade e especificidade

São termos muito usados quando mencionadas as propriedades dos testes laboratoriais. Neste contexto, a sensibilidade é a capacidade de se detectar a doença instalada e a especificidade, a capacidade de se excluírem outras doenças ou a presença de uma. Apenas pela anamnese, não se confirmará um diagnóstico com nenhuma dessas habilidades, mas se reduz o número de hipóteses e de exames complementares, após a adição do exame físico.

Reprodutibilidade

É um dos problemas da anamnese. Se alguns examinadores executarem-na em tempos diferentes, possivelmente encontrarão divergências que podem ir do diminuto ao decisivo. Isto ocorre por vários fatores que dependem dos interlocutores (PS ou PAC). Enquanto um PS experiente pode executá-la com habilidade, objetividade e precisão, um estudante inexperiente pode chegar mais perto da verdade porque usou um tempo maior, pois não sofreu a pressão do tempo, teve mais respeito, sinceridade e empatia ou proporcionou um ambiente mais descontraído, possibilitando maior intimidade.

Fatores psicossociais, espirituais e pessoais

Fatores psicológicos e sociais têm impactos óbvios nos estados de doença dos PAC, porém muitos PS se concentram nos sintomas do PAC e restringem-se em consultas funcionais. Eles relutam em perguntar sobre os aspectos psicológicos e sociais relevantes na história do PAC.

Como resultado, recebem muito pouca informação sobre fatores psicológicos, espirituais e sociais, que são tão importantes e fundamentais nos cuidados do PAC. No entanto, PAC e PS devem superar o condicionamento prévio de que informações pessoais e sensíveis não são bem-vindas ou consideradas relevantes, úteis e nececessárias.

Os PS, às vezes, argumentam que o PAC não deve ser submetido a uma investigação invasiva para evitar seu desconforto. No entanto, os PAC aceitam essa indagação mais frequentemente do que a evitam e podem até ansiar por ela.

Tipos de pergunta

A arte de interrogar não é tão fácil como se pensa. É mais uma arte de mestres do que de discípulos; é preciso ter aprendido muitas coisas para saber perguntar o que não se sabe. (Rousseau JJ. A nova Heloísa.)

Não é o momento para usar termos e jargões técnicos, porque não serão compreendidos; entretanto, se o PS prestou atenção na identificação do PAC, sua escolaridade, profissão e outros dados, poderá e deverá adequar o seu linguajar em função dessas percepções.

Questões abertas possibilitam ao perguntado discorrer livremente sobre um assunto. Por exemplo, "Conte-me o que o PS que você consultou antes lhe receitou" ou "Diga-me tudo o que lhe aconteceu". Detalhes que não foram esclarecidos nesse questionamento podem ser obtidos com perguntas fechadas, mais específicas.

Pergunta aberta é tudo que um PAC ansioso para ser ouvido aprecia. Pode ser útil, se o PAC tiver a capacidade de se expressar, mas perde a utilidade entre os PAC reticentes ou pouco comunicativos. O primeiro tipo poderá extrapolar despejando uma enxurrada de dados úteis e inúteis e, portanto, deverá ser guiado para falar apenas o que for pertinente. O segundo tipo deverá ser estimulado a falar para que sejam obtidos os dados necessários.

Perguntas fechadas são mais específicas e objetivas, demandando respostas curtas. Podem ser eficientes para obter informações, contornando a verborragia de certos PAC, mas o excesso de especificidade pode ser pouco esclarecedor. Por exemplo, "Há quanto tempo você apresenta esse problema?" ou "Quantos cigarros você fuma por dia?".

Perguntas direcionadas embutem uma resposta no seu conteúdo. Em geral, devem ser evitadas; apresentam risco entre os PAC que querem agradar o PS, pois poderão concordar com a indução da pergunta, sendo verdade ou não. Por exemplo, "Pelo tipo de dor que você relata, deve ranger os dentes quando dorme, não é verdade?" ou "Estas feridas na sua boca devem perturbar sua alimentação, não é mesmo?".

Perguntas contraditórias tentam conferir a veracidade de uma informação ou de achados suspeitos. Por exemplo, "Você afirma que escova cuidadosamente os dentes. Como se explica a quantidade de biofilme e tártaro presente neles?" ou "Você conta que ninguém lhe receitou esse medicamento, como, então, tomou conhecimento dele?". A agressividade desse tipo de pergunta pode ser amenizada se o PS admitir certa culpa ou falta de entendimento. Por exemplo, "Devo ter entendido errado, você disse que esse problema apareceu há 2 anos, como diz agora que procurou outro PS para tratá-lo há 3 anos?" ou "Admito que escove bem os seus dentes, entretanto, creia-me, não está surtindo um bom efeito. Por que será?".

Perguntas indiretas servem para esclarecer outro problema não exatamente contido em seus enunciados. Por exemplo, "Sua gengiva costuma sangrar?" pode ser usada para saber se o PAC está seguindo as instruções sobre higienização oral ou "Você está tomando aquele comprimido verde?" pode ser usada para saber se está tomando mesmo o comprimido receitado que, aliás, é vermelho.

A palavra latina *sic,* que quer dizer "assim" – por favor, não significa "segundo as informações do cliente" –, somente será usada se a informação for extraordinária, incomum ou suspeita, para demonstrar para outros que leiam o prontuário que o examinador também experimentou estranheza e tentou esclarecê-la, mas o PAC manteve-se irredutível em sua comunicação, ou seja, "falou assim mesmo". Se levada às últimas consequências, toda a anamnese seria "sic". Não é esse o objetivo, como explicado.

Identificação do paciente

Você não fala com pacientes; fala com um conjunto de crenças sobre o mundo. (Cassel EJ. Doctoring: The Nature of Primary Care Medicine. 1928.)

A identificação sumária do PAC é a única parte que pode ser feita pelo pessoal auxiliar. Nesse caso, antes de começar o exame clínico, o profissional deve ler esses dados para se situar e começar a chamar o PAC pelo seu nome e pela forma de tratamento compatível com o estado civil e a faixa etária, seguindo-se à sua própria apresentação e ao cumprimento, estendendo-lhe a mão.

Os dados que devem ser coletados constam no Quadro 4.7.

Estudos epidemiológicos mostram que algumas doenças são mais frequentes em determinados faixa etária, sexo, etnia, profissão e assim por diante.

Algumas informações, como idade, sexo, etnia etc., são necessárias para se estabelecerem as suspeitas diagnósticas: carcinomas ocorrem mais na meia-idade, e sarcomas ocorrem mais em PAC pediátricos; displasias fibrosas poliostóticas

Quadro 4.7	Dados coletados na identificação e na biografia do paciente.

Identificação sumária
- Nome
- Estado civil
- Sexo
- Raça ou etnia
- Idade
- Data de nascimento
- Profissão
- Nacionalidade (país)
- Naturalidade (cidade/estado)
- Procedência
- Endereços (comercial e residencial)
- Telefones (comercial e residencial)
- *E-mail*
- Fonte de encaminhamento (quem indicou)*

Identificação expandida – biografia e história psicossocial*
- Religião/crenças
- Número de filhos e irmãos
- Relações familiares: coesão e interdependência
- Tipo de habitação
- Hábitos nutricionais
- Vizinhança
- Relações sociais
- Filosofia de vida
- Grau de autoestima
- Estado psicológico
- Preocupações, medos, aversões e fobias
- Relações pregressas com outros dentistas
- Expectativas quanto ao futuro tratamento
- Interesses
- Preferências políticas
- História e filosofia de vida
- Nível cultural
- Ambiente cultural
- Satisfação e segurança profissional
- Renda
- História dos empregos
- Preferências e tempo dedicado ao lazer
- Preferências sexuais
- Padrões de sono

*Idealmente os encaminhamentos devem ser realizados ou recebidos por escrito e em papel timbrado.
**Nem sempre questionada na primeira consulta, mas necessário, ao menos, ser observada no decurso do tratamento, caso se queira tratar o PAC como um todo.

afetam mais o sexo feminino, e osteossarcomas, mais o sexo masculino; a anemia falciforme atinge mais a raça negra; talassemia e sarcoma de Kaposi clássico, não vinculado à infecção pelo HIV, ocorrem em nascidos ou oriundos das margens do Mediterrâneo; os que lidam profissionalmente com metais pesados podem apresentar, com maior frequência, linhas pigmentadas na gengiva, e os PS são mais suscetíveis às hepatites B e C; no norte do Brasil masca-se fumo de corda, ao passo que no Sul costuma-se beber chimarrão quente.

Assim sendo, a identificação do PAC pode oferecer pistas importantes sobre a construção de determinadas hipóteses diagnósticas.

Não só isso. Como é preciso obter uma visão mais abrangente do PAC por uma série de outras razões, comentadas no Capítulo 3, *Relações Paciente-Profissional | Evento Central das Ciências da Saúde*, a biografia do PAC é fundamental, mais importante que a identificação.

Embora ache-se que serão feitas perguntas em demasia, em uma anamnese formal, é necessário que se esteja interessado não somente na identificação do PAC, mas em sua biografia e história psicossocial.

Ainda que se opte por não questionar, é interessante saber do PAC sobre seus interesses, sua religião, sua filosofia de vida, suas preferências políticas, suas relações sociais e familiares, sua história e filosofia de vida, seu nível cultural, sua satisfação profissional, suas preferências de lazer, suas preferências sexuais, o grau de sua autoestima, suas preocupações e medos e tudo o mais que possa ser captado sobre sua individualidade.

Tais informações não serão tratadas como mera curiosidade, o comportamento, a conduta, a forma de comunicação e até as opções técnicas serão, dentro do possível, alteradas e adaptadas às características do PAC.

Queixa principal ou estímulo iatrotrópico

Toda a gente se queixa da sua falta de memória, mas ninguém se queixa da sua falta de senso. (Rochefoucauld F. Moralista francês.)

É o motivo pelo qual o PAC procurou o PS (do grego *iatro* [profissional] + *tropos* [direcionamento]). Nem sempre coincide com o problema mais importante do PAC. Ele poderá ir tratar de uma cárie e descobrir uma neoplasia maligna que ignorava.

Trata-se de uma notação sucinta. No máximo pode estar agregada à duração da queixa. Por exemplo, "bolinha na gengiva há 4 meses". Geralmente, quando prolongada, trata-se de história da doença atual.

Questões abertas: "O que o está incomodando?", "O que o trouxe à consulta?", "O que o trouxe ao consultório (ou faculdade)?", "O que você está sentindo?", "A carta de encaminhamento cita que você tem um problema. Pode me dizer qual é ele e há quanto tempo apareceu?".

Dependendo da gravidade da queixa principal, o exame clínico deverá ser sumarizado para seus itens imprescindíveis, e os procedimentos para amenizá-la imediatamente instituídos.

História odontoestomatognática

O nome indica que é muito mais que a história dental conforme consta em diversos prontuários impressos. Trata-se de conhecer todas as experiências que o PAC teve com seu sistema odontoestomatognático e as visitas anteriores que fez ao PS (Quadro 4.8).

Evidentemente, diante do obtido, serão tomadas as providências cabíveis.

36 Fundamentos de Odontologia | Estomatologia

Quadro 4.8 Questionamento para se obter a história odontoestomatológica.

O que, em sua opinião, é o seu maior problema odontológico?		
Quantas vezes por ano você vai ao dentista?		
Quando foi sua última visita ao dentista?		
Quantas vezes/dia você escova os dentes?		
Como costuma escovar os dentes: suavemente, fortemente ou com força média?		
Usa escova macia, média ou dura?		
Qual a marca da escova que usa?		
Instruíram-lhe como escovar e usar o fio dental? (Em caso positivo, segue o que lhe foi ensinado?)	Sim	Não
Indicaram-lhe algum tipo de pasta de dente? (Em caso positivo, qual?)	Sim	Não
Teve algum problema com o tratamento feito por algum dentista? (Em caso positivo, qual(is)?)	Sim	Não
Sente medo quando visita o dentista? (Em caso positivo, o que lhe causa medo?)	Sim	Não
Fez alguma cirurgia na boca? (Em caso positivo, por que foi feita? Teve muito inchaço após a cirurgia?)	Sim	Não
Sofreu algum traumatismo na face ou cabeça?	Sim	Não
Usou aparelho ortodôntico?	Sim	Não
Teve reação a anestésicos locais (aqueles que o dentista usa)?	Sim	Não
Tem ou teve herpes labial? Tem bolhas nos lábios repetidas vezes?	Sim	Não
Tem ou teve candidose (sapinho) bucal?	Sim	Não
Tem ou teve aftas bucais?	Sim	Não
Sente queimação e/ou desconforto na língua?	Sim	Não
Tem alguma dor nos dentes provocada por algum estímulo? (Em caso positivo, qual(is) é(são) o(s) estímulo(s): frio, calor, mastigação, doces, escovação, fio dental?)	Sim	Não
Sente dor espontânea (sem estímulo nenhum) nos dentes?	Sim	Não
Sente retenção de alimentos entre os dentes?	Sim	Não
Mastiga dos dois lados da boca? (Em caso negativo, qual o lado que prefere: direito, esquerdo? Por quê?)	Sim	Não
Algum alimento irrita os tecidos moles de sua boca? (Em caso afirmativo, quais alimentos? Em que lugar ou região?)	Sim	Não
Sente dor e/ou estalido (ruído) na articulação temporomandibular quando mastiga?	Sim	Não
Tem problemas nas glândulas salivares?	Sim	Não
Sente a boca seca com frequência?	Sim	Não
Costuma salivar exageradamente?	Sim	Não
Costuma respirar pela boca?	Sim	Não
Sua língua está sempre esbranquiçada?	Sim	Não
Sua língua já esteve enegrecida?	Sim	Não
Costuma ter rachaduras, fissuras ou feridas nos cantos dos lábios?	Sim	Não
Costuma ranger e/ou apertar os dentes? (Em caso positivo, somente à noite ou o dia inteiro?)	Sim	Não
Sente dores nos músculos da face quando eles são tocados?	Sim	Não
Sente fadiga nos músculos da face?	Sim	Não
Tem o hábito de roer unhas ou qualquer outro objeto?	Sim	Não
Tem o hábito de mordiscar o lábio ou a parte interna da bochecha?	Sim	Não
Costuma pressionar os dentes com a língua?	Sim	Não
Sente dificuldade para engolir?	Sim	Não
Sua gengiva sangra facilmente? (Em caso positivo, somente quando escova, espontaneamente ou quando encosta o rosto no travesseiro?)	Sim	Não
Já fez clareamento dental?	Sim	Não
Sabe como o clareamento dental pode ser feito?	Sim	Não
Sabe o que é placa bacteriana (ou biofilme dental) e como torná-la mais visível e controlá-la?	Sim	Não
Sabe o que é tártaro e onde ele se forma?	Sim	Não
Disseram-lhe que você tem tártaro e/ou placa bacteriana?	Sim	Não
Costuma ir ao dentista para remover a placa bacteriana e o tártaro? (Em caso positivo, com que frequência?)	Sim	Não
Tem algum dente com mobilidade ("amolecido")?	Sim	Não
Sabe que uma perda óssea pode ocorrer abaixo da gengiva?	Sim	Não
Sua gengiva está se retraindo dos dentes?	Sim	Não
Tem mau hálito?	Sim	Não
Tem cáries com frequência?	Sim	Não
Entende o que é oclusão traumática?	Sim	Não

(continua)

Quadro 4.8	Questionamento para se obter a história odontoestomatológica. (*continuação*)		
Sabe que um dente perdido deve ser substituído por prótese ou implante?		Sim	Não
Tem ou teria algum problema em usar dentes falsos?		Sim	Não
Fez tratamento de canal?		Sim	Não
Você está contente com a aparência dos seus dentes?		Sim	Não
Fez extração de algum dente do siso ou de outros dentes? (Em caso positivo, quantos? Qual o motivo? Houve algum problema pós-operatório?)		Sim	Não
Teve gânglios enfartados ("ínguas") na região da cabeça e do pescoço?		Sim	Não
Já operou algum tumor (crescimento, aumento de volume, "bolinha" etc.) na boca? (Em caso positivo, qual foi o diagnóstico?)		Sim	Não
Teve paralisia facial?		Sim	Não
Teve nevralgia facial?		Sim	Não
Teve algum problema com os dentes de leite?		Sim	Não
Teve algum problema nos ossos maxilares e na mandíbula? (Em caso positivo, o que foi feito e qual foi o diagnóstico?)		Sim	Não
Sente náuseas com facilidade? (Em caso positivo, sabe por quê?)		Sim	Não

História da doença atual

Quanto à dimensão física, é importante reconhecer que a presença de manifestação corporal não motiva necessariamente o indivíduo a buscar atendimento médico. Isto ocorre quando a manifestação causa incômodo por sua presença ou pelas interpretações a seu respeito, tornando-se um sintoma, e o indivíduo, um paciente. (Barsky AJ. Hidden reasons some patients visit doctors.)

A história da doença atual pode também ser entendida como história da queixa principal, com uma narrativa cronológica, clara e bem detalhada (Quadro 4.9).

Sem atropelar as evidências que se procura, o PAC deve ser sutilmente levado a relatar cronologicamente os acontecimentos, apesar de haver a tendência a começar a contar o estado atual do seu problema.

O entrevistador poderá usar alguns artifícios para conseguir o seu intento: facilitação, reflexão, esclarecimento, empatia, confrontação e interpretação.

A facilitação é usada quando o PS usa sua postura, sua comunicação não verbal e verbal para encorajar o entrevistado a falar. Utiliza a atenção, a inclinação do corpo para frente e palavras como "Continue", "Hum, hum", "Vamos adiante", "Estou entendendo", "Estou ouvindo", "E então?", "O que aconteceu depois?" etc.

Reflexão é a repetição das palavras do PAC procurando encorajá-lo a prosseguir. Por exemplo, após o PAC ter informado que a dor se irradia, o profissional diz: "Então ela se irradia?" E prossegue: "Para onde?".

O PS usa o esclarecimento quando, após uma afirmação do PAC, pergunta: "O que você quer dizer por...?".

A empatia é empregada quando, tentando se colocar no lugar do PAC, diz, por exemplo: "Entendo que isto deve incomodá-lo muito".

Um exemplo de confrontação: "Você diz que isto não o incomoda, mas seu rosto se contorce e suas mãos estão tremendo."

O PS usa a interpretação quando pergunta, exemplificando: "Você está, a todo o momento, falando em câncer, por acaso é isso que pensa ter?"

O processo inicia-se com questões abertas, isto é, genéricas e continua com questões fechadas, mais específicas. O ideal é que haja equilíbrio entre um tipo e outro. Por exemplo, "Qual a duração da sua dor de dente?"; "Onde você a sente?"; "Mostre-me onde é"; "Permanece aí ou se irradia?"; "Para onde?"

As questões não devem ser tendenciosas, como: "A sua lesão branca parece leite coalhado?" Prefira: "Com o que se parece sua lesão branca?" Se o PAC for incapaz de descrever, forneça resposta de múltipla escolha.

Faça uma pergunta de cada vez. Se você atropelar o PAC, ele ficará confuso. Use uma linguagem compatível com o presumível grau de entendimento dele.

As perguntas de foro pessoal e íntimo podem embaraçar o PAC e o PS; entretanto, uma postura séria e compenetrada pode ajudá-lo. O PS deve sempre observar os clínicos mais experientes, procurar cursos e leituras específicas e usar sua própria maturidade e experiência de vida.

Não é função do PS emitir opiniões e críticas sobre o uso de substâncias nocivas. Ele deve reunir os dados e planejar uma estratégia técnica para ajudar o PAC a evitá-las.

Quando conveniente, o clínico deverá usar uma frase transicional para passar de um assunto a outro. Por exemplo, "Gostaria agora de ouvi-lo sobre outro ponto".

A conclusão da anamnese poderá ser feita com uma frase do tipo "Você gostaria de falar mais alguma coisa?" ou "Acha que nos esquecemos de alguma coisa?".

Quando a queixa foi notada, pode ser diferente da sua verdadeira duração. A alteração pode estar lá sem que o PAC a note até que tenha uma dimensão mais perceptível ou haja um sintoma. É difícil, por exemplo, dizer que uma displasia fibrosa ou um querubismo estava presente desde que o PAC nasceu ou se apareceu meses ou até anos mais tarde.

O PAC pode não saber a origem provável de uma doença; eventualmente poderá associar o seu aparecimento a um fator causal, por exemplo, um traumatismo. Pode não saber informar, a princípio, a verdadeira duração da queixa, mas pode associá-la a um evento qualquer da sua vida pessoal.

Na história da doença atual, devem ser esclarecidos alguns problemas fundamentais relacionados com a sintomatologia da queixa, como mostram os Quadros 4.10 a 4.12.

Quadro 4.9	Sequência na história da doença atual.

- Data e descrição dos primeiros sinais e sintomas (sintomatologia)
- Caracterização da sintomatologia: percepção, periodicidade, frequência, alívios e agravamentos
- Desenvolvimento: evolução até o momento atual
- Exames complementares realizados, seus resultados e sua disponibilidade
- Tratamentos realizados por conta própria ou com a orientação de um profissional da saúde
- Estado atual da doença

38 Fundamentos de Odontologia | Estomatologia

Quadro 4.10	Problemas relacionados com a sintomatologia da queixa principal que devem ser esclarecidos na história da doença atual.

- Quando a queixa principal foi notada?
- Data e descrição dos primeiros sinais e sintomas
- Quais a origem e a localização da sintomatologia?
- O que acha que a pode ter causado?
- Qual a quantidade ou intensidade da queixa?
- Em que circunstâncias ela ocorre?
- Quais os fatores que a atenuam ou a agravam?
- Quais as manifestações associadas?
- Quais as preocupações adjacentes?
- Como a queixa principal está evoluindo?
- O que foi feito a respeito?
- Quais profissionais de saúde foram procurados?
- Quais os exames complementares solicitados e seus resultados?
- Quais os diagnósticos a que chegaram?
- Que tratamentos indicaram e quais foram os seus desfechos?
- Como a sintomatologia influi na vida do paciente?
- Qual a situação da queixa no instante do exame clínico?

Quadro 4.11	Anamnese sobre o perfil da dor.

- Perguntas diretas ou fechadas
  - Quando começou sua dor?
  - Qual a sua localização?
  - Até que ponto incomoda?
  - A que se assemelha a dor ou como se apresenta?
  - Quais os sintomas associados?
  - Quando você a sente?
  - Para onde se irradia?
  - Você range os dentes? O dia todo ou só à noite?
  - Quanto tempo dura?
  - O que alivia? O que agrava?
  - O que fez a respeito? Como foi tratada?
  - Tomou remédios? Quais?
  - Melhorou? Teve efeito?
- Topografia: localização anatômica. Por exemplo: superficial, profunda, visceral, neurogênica, psicogênica
- Quantificação: intensidade. Por exemplo: discreta, branda, suportável, intensa, insuportável e atroz
- Aspectos temporais: duração, frequência e sequência. Por exemplo: longa ou curta, contínua, intermitente, recorrente, súbita etc.
- Qualificação: linguagem descritiva. Por exemplo: formigante, urente, queimante, latejante, abrupta, surda, como se fosse uma facada, em aperto, como um beliscão etc.
- Aspectos fisiológicos associados: processos espontâneos que agravam ou aliviam a dor. Por exemplo: quando se toca na pele, quando se movimenta, junto com o batimento cardíaco, quando respira, quando mastiga, quando engole etc.
- Reação a medicamentos: medicamentos que aliviam ou não a dor
- Aspectos comportamentais e psicossociais: comportamento induzido ou associado à dor e seus significados psicossociais. Por exemplo: irritação, nervosismo, depressão, incapacitação, vergonha, dependência etc.

Quadro 4.12	Definição de termos relacionados com a dor.

- Alodinia: dor que ocorre sem estimulação nociva no local. Dor espontânea
- Analgenia: ausência de sensibilidade à dor
- Anestesia: ausência de toda sensibilidade
- Dor central: dor associada a lesão do sistema nervoso central
- Dor somática: sensação de dor que emana de pele, músculos, articulações, ossos ou tecido conjuntivo. Tem natureza cortante e, habitualmente, é fácil de localizar
- Dor visceral: tem origem nos órgãos internos, como no caso de crise biliar ou apendicite. É frequentemente vaga, contínua e bastante difícil de localizar
- Dor heterotópica: dor sentida em outra área, diferente do local de origem. Dor referida ou projetada
- Dor inflamatória: dor proveniente de tecido inflamado
- Dor nociceptiva: provocada por lesão ou dano tecidual. Os receptores nociceptivos são ativados nesse processo. Os nociceptores detectam os estímulos e os transmitem ao sistema nervoso central
- Dor neuropática: não é provocada por dano tecidual, mas por lesão ou perturbação funcional no próprio nervo. A dor é descrita como queimação, cortante e tipo choque elétrico. Os fatores que provocam a dor neuropática incluem perturbações metabólicas, como diabetes ou doenças infecciosas, como a provocada pelo herpes-zóster
- Dor musculoesquelética: dor somática profunda proveniente de músculos esqueléticos, fáscias e tendões (dor miogênica), ossos e periósteo (dor óssea) e articulações e seus componentes (dor artrálgica)
- Dor psicossomática: provocada por problemas psicológicos. Antes de realizar seu diagnóstico, todas as causas orgânicas devem ser excluídas
- Deaferenciação: efeito da eliminação da atividade neural aferente devido à interrupção de neurônio
- Desenervação: ressecção ou extirpação de nervos
- Disestesia: sensação anormal e desagradável
- Eritromelalgia: dor nas extremidades provocada por inflamações e hiperemia causada por neuropatia periférica, trombocitose, policitemia vera e algumas doenças autoimunes
- Hiperestesia: aumento de sensibilidade de qualquer tipo
- Hipoestesia: diminuição de sensibilidade de qualquer tipo
- Parestesia: sensação anormal desagradável ou não
- Dor pós-herpética: causada durante e, principalmente, após infecção pelo herpes-zóster, com ou sem os sinais clínicos
- Hipoalgesia: sensibilidade diminuída à dor estimulada ou provocada
- Hiperalgesia: sensibilidade aumentada à dor de estimulação ou provocada
- Dor aguda: manifesta-se por um período de tempo curto, menos de 1 mês. Funciona como sinal de alerta para inflamações, lesões traumáticas e doenças, como cólicas menstruais e odontalgia aguda
- Dor crônica: manifesta-se por um período de tempo muito longo, mais de 3 meses, e pode debilitar, exigindo maior atenção por parte de quem a está sentindo. Artrite, gota, câncer, odontalgia crônica são exemplos de doenças que causam esse tipo de dor
- Pulpalgia: dor odontogênica de origem pulpar
- Odontalgia: dor que é sentida em um ou mais dentes
- Neuralgia: dor neurogênica percebida ao longo da distribuição periférica de um nervo
- Limiar de dor: menor intensidade de estímulo capaz de causar dor

Tratamento médico atual

Registram-se doenças, duração, descrição detalhada do tratamento, acompanhamento profissional, adesão ao tratamento, e desfechos do tratamento e da doença.

É frequente a imprecisão ou omissão do PAC em revelar o tratamento médico atual, sobretudo quando faz uso de "produtos naturais". Muitos desses podem ter efeitos relevantes no tratamento. Por exemplo, alguns deles podem afetar a agregação plaquetária.

Se o PAC não consegue esclarecer os dados, pode-se solicitar que traga as receitas e/ou as bulas. Diante da variedade de medicamentos disponíveis, o PS provavelmente não conhecerá todos eles, mas tem a obrigação de consultar um guia terapêutico atualizado impresso ou digitalizado.

Os dados informados podem ter importância no diagnóstico da queixa principal. Alguns exemplos são: um PAC com disfunção renal queixa-se de aumento de volume nos ossos gnáticos e ao final do processo é diagnosticado com hiperparatireoidismo secundário a essa disfunção; PAC com história de artrite reumatoide queixa-se de disfunção da articulação temporomandibular (ATM), que é apenas parte do quadro geral.

Ainda que não tenha relação com a queixa principal, conhecer o tratamento médico atual possibilitará evitar interações medicamentosas entre o que se deseja receitar e o que está sendo usado, além de detectar reações colaterais dos medicamentos.

História médica pregressa

Obtêm-se o estado geral da saúde, de acordo com o conhecimento, a percepção ou opinião do PAC.

Como nem sempre essas informações são solicitadas, o PAC pode não os informar com a devida acurácia, respondendo apenas aquilo que no seu julgamento pode ter interesse para o PS. Logicamente, essa apreciação leiga prejudica a obtenção de dados importantíssimos para diagnóstico e tratamento individualizado.

Recomenda-se que a história médica pregressa seja obtida com denodo, persistência e aparente redundância. Caso contrário, ela será registrada como "Nada digno de nota" (n. d. n.) ou "o Paciente não soube informar". Na verdade, foi o PS que não soube perguntar.

Se as respostas do PAC fossem fornecidas espontânea e fluentemente, nenhuma redundância e nenhum esforço seriam necessários. Por exemplo, pergunta-se primeiro sobre as doenças que teve; se nada teve, pergunta-se se já procurou um médico e por que razão, se nunca procurou, pergunta-se se já foi hospitalizado; se nunca, se já fez alguma cirurgia; e, por fim, faz-se uma revisão dos sistemas. É o método "saca-rolhas", apresentado no Quadro 4.13.

A anamnese sobre tabagismo, etilismo e drogas recreacionais pode conter perguntas que provoquem constrangimento, entretanto, são necessárias, pois podem elucidar as causas dos problemas apresentados pelo PAC.

Ao PS não cabe fazer julgamentos. O assunto merece tratamento técnico e servirá somente para ajudar o PAC, por meio de orientação sábia e ponderada.

As perguntas sobre vício em substâncias psicotrópicas e álcool podem seguir o mesmo questionamento sobre tabagismo. Eventualmente, o assunto pode ser mais bem introduzido se o PS perguntar primeiramente sobre a presença desses vícios em outros integrantes da família.

Em caso positivo do uso de tabaco, seguem-se perguntas sobre tipo e quantidade diária; em caso positivo sobre consumo abusivo de álcool, seguem-se perguntas sobre o tipo de bebida que usa e as doses diárias que costuma ingerir; no caso de substâncias psicotrópicas, perguntam-se o tipo, a assiduidade e a forma de aplicação.

Alguns PAC são dependentes químicos de alguns fármacos e não acreditam que o sejam. Um exemplo típico é o uso abusivo de tranquilizantes menores.

Obter a história médica pregressa e o tratamento médico atual não terá nenhum valor se não se souber o que fazer com as informações ou de que forma isso alterará o plano de tratamento. Recomenda-se que os cursos de graduação ministrem esse conteúdo e que os PS mantenham-se atualizados (educação continuada) e consultem guias médicos.

Obter dados importantes sobre o PAC e nada fazer a respeito de suas correlações deixa de ser exame clínico, passando a ser mero *voyeurismo*.

Quadro 4.13 — Dados que devem ser referidos na obtenção da história médica pregressa.

- Doenças próprias da infância (DPI) (época e consequências): sarampo, rubéola, parotidite epidêmica (caxumba), coqueluche (tosse comprida), escarlatina, varicela (catapora) e poliomielite (paralisia infantil)
- Doenças físicas da puberdade e da idade adulta (época e consequências)
- Doenças psiquiátricas e psicológicas da puberdade e da idade adulta (época e consequências): ansiedade, nervosismo, depressão, distúrbio bipolar, bulimia, anorexia, esquizofrenia, psicose e outras
- Acidentes e traumatismos (época e consequências)
- Cirurgias (época e consequências)
- Hospitalizações (época e consequências)
- Revisão de órgãos e sistemas (se ainda necessária) (época e consequências):
    - Pele: erupções, nódulos, úlceras, pruridos, ressecamento, discromias, alopecia e onicomicoses
    - Olhos, nariz, orelhas, faringe e laringe: acuidade da visão (uso de óculos e lentes de contato), oftalmalgias, lacrimejamento, diplopia, glaucoma, catarata, resfriados frequentes, obstruções nasais, secreções ou pruridos nasais, epistaxes, sinusopatias, tonsilites etc.
    - Pescoço: nódulos, bócio, dor e rigidez
    - Mamas: nódulos, dores, secreção mamilar e autoexame
    - Sistema respiratório: tosse, escarro, hemoptise, sibilos, asma brônquica, bronquite, enfisema, pneumonia, tuberculose e pleurisia
    - Sistema cardiovascular: cardiopatias, hipertensão, febre reumática, sopros, toracalgias (anginas), palpitações, dispneia, ortopneia, dispneia paroxística noturna, edema, exames recentes, claudicação, dores ou edema nas extremidades, varicosidades e tromboflebite
    - Sistema digestório: disfagia, odinofagia, azia, úlceras, gastrites, náuseas, vômito, regurgitação, hematêmese, dispepsia, evacuações, obstipação, diarreias, sangramento retal, melena, hemorroidas, abdominalgias, flatulência excessiva, icterícia e hepatopatias
    - Sistema urinário: frequência das micções, poliúria, nictúria ou noctúria, ardência ou dor ao urinar, hematúria, incontinência, litíases, disfunção e infecções (uretrites, pielites, nefrites e uretrites)
    - Sistemas genitais e reprodutores:
        - Masculino: hérnias, secreções ou ulcerações penianas, dor ou nódulos testiculares, doenças sexualmente transmissíveis (DST), problemas sexuais e orientação sexual
        - Feminino: menarca (idade), regularidade menstrual, sangramento (quantidade), dismenorreia, tensão pré-menstrual, menopausa (idade e sintomas), reposição hormonal, DST, pruridos, nódulos, ulcerações, gestações, partos, abortos, anticoncepcionais e dispareunia
    - Sistema musculoesquelético: mialgias, artropatias, artralgias, artrite, rigidez, gota, lombalgia, toracalgias e cervicalgias
    - Sistema neurológico: desmaios, vertigens, convulsões, debilidade, paralisia, dormência, formigamento e tremores
    - Sistema hematológico: anemias, policitemia, linfocitoses, linfopenias, plaquetopenia, equimoses, hemorragias, transfusões e neoplasias
    - Sistema endócrino: tireoidopatias, paratireoidopatias, diabetes (tipos 1 e 2 ou insípido), hiperinsulinismo, hipofisopatias e adrenopatias
- Alergias: causas
- Perigos ambientais (no lar, trabalho e escola)
- Tabagismo: tempo, quantidade por dia, tipo (tabaco, charutos ou cachimbo)
- Etilismo: tempo, tipo (destilado ou fermentado), doses/dia
- Outras drogas (recreacionais ou não): tempo, tipo, frequência

---

Exame físico ou exame objetivo

Enquanto na anamnese os sintomas podem ser descritos pelas palavras usadas pelo PAC, no exame físico realizado pelo profissional, a semiografia deve conter termos técnicos precisos. A leitura de uma dessas descrições dá uma ideia muito aproximada do grau de detalhamento e conhecimento que o profissional tem.

40 Fundamentos de Odontologia | Estomatologia

Uma boa parte dos PAC se sente ansiosa nesse momento. Uma demonstração clara disso é quando o PAC mantém a mão à frente da boca assim que sua prótese é retirada e diz frases parecidas com "o senhor não vai acreditar no que vai ver".

O bom clínico estará atento a tais sentimentos, será delicado e tentará amenizar o estado de espírito do PAC. Após explicar brevemente o que será realizado e os eventuais desconfortos, fará um exame meticuloso, abarcante, completo, ordenado e sistemático, sem ser ríspido, causar desconforto, perdas desnecessárias de tempo e receios. Tentará parecer calmo, organizado e competente, evitando expressar, verbalmente ou não, descontentamento, desaprovação, sobressalto ou inquietação, mesmo frente a alterações aparentemente graves ou condutas condenáveis de outros profissionais.

O estudante neófito poderá se sentir inseguro e temeroso, entretanto deverá ter em mente que, no devido tempo, apresentará desenvoltura necessária. Enquanto isso não ocorre, não convém que se comprometa oferecendo hipóteses de diagnóstico além da sua capacidade momentânea, deixando isto para os professores mais experientes.

Recursos semiotécnicos

Para o exame físico, o PS usa recursos semiotécnicos que correspondem aos seus órgãos dos sentidos, como mostra o Quadro 4.14.

Inspeção

O posicionamento do PAC é importante para uma boa inspeção. Muitas vezes se solicita que mude a posição do corpo e da cabeça, para melhorá-la.

A inspeção é tão importante que pode ser a causa de um dos principais defeitos do exame físico: o examinador restringir-se somente a ela e não usar os outros recursos semiotécnicos.

É facilitada pela aspiração constante da saliva ou secagem com gaze ou ar comprimido e, no exame intraoral, pelo uso de espelho clínico, afastadores, boa iluminação e lupa.

As gazes também são usadas para o tracionamento da língua, permitindo melhor visualização.

As próteses removíveis e totais devem ser retiradas assim que examinadas em posição quanto a qualidade, oclusão, estabilidade e retenção.

A capacidade de procurar, perceber e distinguir alterações de cor, superfície, textura, contorno e tamanho está entre os principais requisitos desejáveis em um clínico. Para isso, ele deve conhecer as variações da normalidade.

Quadro 4.14	Recursos semiotécnicos usados no exame físico.

- Inspeção: exige a utilização do sentido da visão. Tem como objetivos detectar dismorfias, discromias e lesões fundamentais mucosas, cutâneas e linfonodais, distúrbios de desenvolvimento, próteses e outros dispositivos
- Palpação: obtenção do dado por tato e pressão (para regiões mais profundas do corpo). Identifica modificações em estrutura, superfície, espessura, choque de retorno, consistência ou dureza (pétrea, flácida, borrachoide etc.) e volume
- Percussão: é uma forma de palpação em que, por pequenos golpes diretos (com os dedos ou mãos) ou indiretos (com instrumentos; por exemplo, cabo do espelho), é possível escutar sons. Cada estrutura tem um som característico
- Ausculta ou auscultação: procedimento que detecta sons do organismo, exceto que, diferentemente da percussão, esse procedimento usa a audição ou instrumentos para magnificar o som (p. ex., o estetoscópio)
- Olfação: pouco usada em Odontologia, mas pode contribuir para o exame clínico

---

A transiluminação é um recurso semiotécnico de inspeção que emprega uma fonte de luz para passá-la através de objetos capazes de transmiti-la. Podem-se utilizar os fotopolimerizadores de compósito como fonte luminosa. O método é usado, por exemplo, para a inspeção de tecido cariado interproximal e cavidades sinusais.

A diascopia é um procedimento que emprega uma lâmina de microscopia para comprimir uma área, "isquemiá-la", e observar o que acontece imediatamente após a descompressão. É usada em lesões com alteração de cor para distinguir se decorre de conteúdo intra ou extravascular. Se a origem for hemática, a compressão empalidecerá o conteúdo intravascular, mas não o extravasado. Se a origem for de um pigmento qualquer que esteja nos tecidos adjacentes aos vasos, a coloração não irá esmaecer com a compressão.

A inspeção pode ser direta (sem o uso de instrumentos) e indireta (com instrumentos: microscópio, lupas, espelho etc.).

Palpação

Possibilita a obtenção de informação que não se tem pela simples inspeção. O examinador consegue perceber alterações mais profundas e avaliar sua alteração tátil superficial e espessura, consistência, tamanho, compressibilidade, envolvimento dos planos teciduais de pele e mucosa, infiltração, delimitação, mobilidade, sensibilidade à palpação (que nem sempre corresponde à sensibilidade relatada na anamnese), alteração de temperatura e, importante, linfadenomegalia.

A palpação direta pode ser bimanual ou palmopalmar (com ambas as mãos); bidigital (com dois dedos de uma mão ou das duas mãos); e digitopalmar (um dedo de uma mão apoiando-se na palma da outra mão e com o objeto entre os dois). A palpação indireta é realizada com instrumentos (p. ex., explorador ou sonda periodontal).

Pode ser uni ou bilateral. No primeiro caso, exemplifica-se com a palpação bidigital de um nódulo em uma das bordas linguais. No segundo, a palpação digital da ATM de um lado comparada com a mesma palpação da articulação do lado oposto.

Pela palpação, pode-se isquemiar uma região onde se suspeita haver concentração vascular, detectar aumento de temperatura, sentir crepitação em superfície óssea devido ao adelgaçamento da cortical ou ao choque de retorno quando o conteúdo intraósseo for líquido.

Percussão

A percussão foi introduzida no exame físico pelo médico vienense Joseph Leopoldo Auenbrugger (1722-1809), em 1761, que percutia a caixa torácica do PAC para avaliar seus órgãos internos. A ideia veio-lhe após ter aprendido com seu pai, um comerciante, a percutir barris de vinho para saber se estavam ou não vazios.

Na percussão, costumam-se usar pancadas rápidas e controladas com as pontas dos dedos, com a ponta de um dedo sobre a região ungueal de um dedo da outra mão (percussão direta) ou instrumentos variados (percussão indireta) nas estruturas que se quer analisar. Nesta última costuma-se usar o cabo do espelho.

Além da observação do som produzido, frequentemente fazem-se comparações entre a sensibilidade de um local e a de outro assemelhado.

Na percussão de dentes inicia-se a certa distância do local pesquisado para que o PAC se acostume com as sensações normais e possa facilmente relatar sensibilidade em um dente afetado.

Auscultação

Podem-se ouvir, por exemplo, os sons emitidos pelos movimentos da ATM, o roçar de fragmentos de osso fraturado e os sons cardíacos.

É direta quando não se usam instrumentos e indireta quando são utilizados (p. ex., estetoscópio ou instrumentos para percussão).

Olfação

Podem-se obter as alterações das halitoses, do uso de bebidas alcoólicas, o odor cetônico dos diabéticos descompensados, o odor pútrido das necroses teciduais e a emanação intensa das secreções purulentas produzidas pelas bactérias anaeróbicas.

O reconhecimento de um odor específico depende da experiência do examinador, como mostra o Quadro 4.15.

Divisão do exame físico

O exame físico – não confundir com exame clínico – pode ser dividido em geral e locorregional e, este último pode ser subdividido em extraoral e intraoral. Na fase geral, o estomatologista observará todas as regiões possíveis do corpo, excetuando-se a cabeça e a região cervical. Na fase locorregional extraoral examinará as duas regiões mencionadas e na fase locorregional intraoral inspecionará a cavidade oral e a orofaringe.

Exame físico geral

O PAC que procura ajuda médica é um indivíduo, o que significa ser uma unidade indivisível. O exame físico exclusivo da sua boca sempre constituirá uma abordagem parcial, e não global. Uma atenção mais ampla a esse indivíduo diferenciará o verdadeiro perito em saúde de um técnico.

O exame físico começa pela ectoscopia (do grego, *ektós* [fora, superficial] + *skopein* [ver]), isto é, a análise superficial ou externa do PAC, que alguns chamam de somatoscopia (do grego, *sôma*, *sómatos* [corpo] + *skopein* [olhar]).

Podem-se observar sexo, estado geral de saúde, idade aparente, estatura, biotipo, tegumento visível, postura, motricidade, ambulação, maneira de cumprimentar e apertar a mão, vestimenta, higiene pessoal, odores, expressões faciais, fácies, afetividade, reação às pessoas presentes, fala, níveis de percepção e consciência, se vai à consulta só ou acompanhado e a aparente influência do acompanhante sobre o PAC.

Quadro 4.15	Causas de halitose.

- Má higiene dental e lingual
- Periodontopatias, pericoronarite, pulpite exposta e cáries
- Gengivite ulceronecrosante aguda e outras doenças orais ulcerativas ou não
- Xerostomia
- Respirador bucal
- Tabagismo
- Etilismo
- Rinite, sinusite e outras infecções do trato respiratório superior
- Tonsilite e cáseos tonsilares
- Bronquite e asma brônquica
- Pneumonia, abscessos e neoplasia pulmonares
- Liberação respiratória de substâncias químicas voláteis sulfurosas ou não
- Distúrbios gastrintestinais (p. ex., úlcera, gastrite, infecção pelo *Helicobacter pylori* e refluxo gastresofágico)
- Ingestão de alguns alimentos
- Desidratação
- Diabetes e outras doenças metabólicas
- Medicamentos

▶ Avaliação presencial do paciente

O estado geral de saúde pode oferecer algumas dúvidas, quando os desvios não são tão acentuados.

Idade aparente maior do que a cronológica pode indicar uma vida sofrida, cheia de privações de toda ordem, além de conflitos de ordem psicológica ou social. Idade cronológica avançada poderá indicar maior probabilidade de periodontopatias, leucoplasias, líquen plano, carcinoma epidermoide, herpes-zóster, sialoadenites, ameloblastoma, pênfigo vulgar, penfigoide, mieloma múltiplo, doença de Paget do osso e leucemias crônicas. Na juventude são mais comuns cáries, tumor odontogênico adenomatoide, mixomas, sarcomas, periostite proliferativa e mononucleose infecciosa.

Quando um adulto tem mais de 1,90 m, fala-se em gigantismo; quanto tem menos de 1,20 m, em nanismo. No primeiro caso, poderão estar envolvidas as síndromes de Marfan, Klinefelter, hipogenitais e hiper-hipofisárias. No segundo, hipotireoidismo, hipo-hipofisarismo, hipovitaminose D, síndromes de Down e Turner, osteogênese imperfeita e displasia cleidocranial.

Como se percebe, o exame físico começa pela simples presença do PAC (Quadro 4.16).

Quadro 4.16	Exame físico geral – exemplos de condições clínicas observadas pela presença do paciente.

- Pulpite aguda ou abscesso dentoalveolar: mãos na face, face contraída e inquietação
- Nevralgia trigeminal: paciente não deixa que lhe toquem na face
- Assimetrias faciais
- Ausência de cuidados odontológicos
- Vergonha do estado da saúde bucal
- Halitoses
- Gigantismo
  - Hipogenital (com deficiência sexual)
  - Hiper-hipofisário (sem deficiência sexual)
  - Síndrome de Klinefelter (XXY)
  - Síndrome de Marfan: gigantismo, aracnodactilia, face estreita e alongada, alterações do colágeno, gigantismo, aneurisma da aorta, frouxidão ligamentar, fragilidade capilar
- Nanismo
  - Hipotireoidismo
  - Hipo-hipofisarismo
  - Hipovitaminose D: raquitismo
  - Síndrome de Down (trissomia do 21)
  - Síndrome de Turner
  - Acondroplasia
  - Displasia cleidocranial
  - Osteocondrose juvenil
- Gravidez
- Ascite denunciando cirrose: paciente delgado com abdome volumoso (retenção hídrica), cabeça e tórax para trás
- Voz: disfonia ou disartrias
- Ambulação
  - Eubasia: ambulação normal
  - Disbasias (uni ou bilaterais): distúrbio de ambulação
- Parkinsonismo: tremor fino na cabeça e mãos, sinal de "contar moedas" ou "rolar pílulas", corpo inclinado para frente e pernas arqueadas
- Síndrome cerebelar: instabilidade ambulatória ("andar de ébrio"), pernas separadas
- Fácies dimórficas: síndromes de Down, Treacher-Collins, Peutz-Jeghers, Cushing e Pierre Robin, acromegalia, doença de Adams

42 Fundamentos de Odontologia | Estomatologia

▶ *Gênero ou sexo*

Existem doenças que afetam mais comumente um dos gêneros, que mostra maior predisposição, podendo, inclusive, apresentar impacto e sintomatologia diferentes no outro gênero.

Um dos exemplos é a depressão. As mulheres são 2 a 3 vezes mais propensas do que os homens a apresentar os efeitos da depressão. Elas também a sofrem de modo diferente dos homens. São mais propensas também a transtornos do sono e perda de apetite.

No entanto, as mulheres apresentam, infrequentemente, infarto agudo do miocárdio, que é mais comum entre os homens.

O Quadro 4.17 lista as predisposições diferentes das doenças estomatológicas entre os gêneros (ou sexos).

O sexo do PAC não deve ser confundido com sua sexualidade. Apesar dos inegáveis progressos na abordagem à sexualidade humana – sobretudo após o aparecimento da síndrome da imunodeficiência adquirida (AIDS) – o assunto é ainda considerado um tabu.

Além das informações gerais sobre o PAC, o conhecimento sobre a sua orientação sexual pode facilitar a construção das hipóteses diagnósticas em determinadas condições clínicas e nos cuidados do tratamento de forma geral como um dos dados obtidos da história da doença e do tratamento médico em andamento. Esses cuidados justificam seu interesse em abordar tais assuntos com o PAC.

A primeira condição-chave para que o PS se credencie para esse enfoque é a sua postura. A segunda é ser imparcial.

Lamentavelmente, os cursos acadêmicos não auxiliam muito nessa formação profissional. O que se recomenda é o autodidatismo, já que o conteúdo não pode ser ignorado, inclusive para uma concepção de vida madura.

Uma boa anamnese deve ser feita com leveza, tato, seriedade, respeito e garantia de confidencialidade.

A necessidade de aprofundamento das informações pelo PS será intuída a partir da história conjunta de DST e de alguns hábitos ou vícios.

▶ *Harmonia dos segmentos do corpo, ambulação e atitudes*

As relações entre o tamanho da cabeça e o do corpo, entre o comprimento dos membros superiores, inferiores e do tronco, e entre a face e o crânio, por exemplo, sofrem alterações de acordo com idade, sexo, fisiologia e doenças.

Ao nascimento, o tronco é relativamente longo em relação aos membros inferiores. Aproximadamente aos 10 anos, os dois segmentos ficam aproximadamente igualados.

Em virtude de hipotireoidismo congênito, as proporções corpóreas permanecem infantis. Devido a hipogonadismo e

síndrome de Marfan, há crescimento contínuo das epífises, o que provoca aumento dos segmentos inferiores do corpo em relação aos superiores. Acondroplasia provoca encurtamento das extremidades. Esses exemplos servem para ilustrar como podem ser detectadas inicialmente, durante o exame geral, algumas doenças congênitas e adquiridas.

A maturação do esqueleto (idade óssea) pode ser aferida por métodos imaginológicos que detectam o crescimento das epífises nos ossos de mãos e punhos.

A figura de uma mulher grávida, com o abdome aumentado e tórax e cabeça inclinados para trás, para ajudar na manutenção do equilíbrio, é uma condição facilmente observável ao exame físico geral.

A aparência de um homem magro com abdome e inclinação corpórea semelhantes ao da mulher poderá sugerir ascite cirrótica (devido a etilismo) e consequente coagulopatia.

Um PAC com alterações na coluna vertebral (p. ex., escoliose, cifose e lordose) pode ser portador de doença fibro-óssea benigna.

O baqueteamento digital – isto é, dedos com a forma de baquetas, utilizadas em instrumentos de percussão – pode ter várias causas, entre as quais a hipoxia e a neoplasia maligna pulmonar.

Um homem de idade avançada, cabeça e corpo inclinados para frente, com as pernas ligeiramente flexionadas, friccionando os dedos das mãos como se contasse dinheiro e com leve tremor generalizado pode representar a figura clássica do portador de parkinsonismo. Se o tremor for muito sutil, para confirmar o diagnóstico basta pedir que estique os dedos de uma das mãos com a palma voltada para baixo, devendo-se colocar uma folha de papel no seu dorso.

PAC sentado na sala de recepção com a palma da mão na face pode ser um indicativo de odontalgia. Tentar proteger a face para que o PS não a toque pode sugerir que o PAC esteja protegendo a zona de gatilho de uma nevralgia trigeminal. Se cobrir a boca e pedir imediatamente um guardanapo para esconder a prótese total, mostra constrangimento por ser desdentado.

O portador da síndrome cerebelar, uma ataxia (distúrbio) da marcha, tem instabilidade ambulatória ("andar de ébrio") e, por isso, caminha com as pernas separadas.

A ptose palpebral pode ser consequência de miastenia *gravis*, lesão do nervo oculomotor, disfunção dos nervos simpáticos que preservam o tônus palpebral causando ptose unilateral (síndrome de Horner) ou senilidade.

▶ *Tegumento visível*

A hidratação da pele pode fornecer indícios sobre a hidratação de todo o corpo, as alterações no tegumento e na regulagem da temperatura corpórea. A pele demasiadamente seca pode indicar desidratação.

Para avaliação do turgor ou turgidez (elasticidade) e da mobilidade da pele, segura-se e traciona-se levemente, com a ponta dos dedos, uma dobra de pele do dorso da mão ou do antebraço do PAC e se solta. Se o turgor estiver normal, a pele se eleva facilmente e, ao ser liberada, volta em 3 s à posição anterior. O PAC com turgor diminuído não apresenta capacidade rápida de recuperação à condição natural da pele. A redução do turgor o predispõe a lesões cutâneas.

Haverá menor mobilidade com edema, esclerodermia e redução do turgor devido a desidratações.

A palidez da pele, isto é, falta de oxi-hemoglobina, é observada em anemias e redução do influxo sanguíneo, por exemplo, com desmaios e insuficiência arterial. A palidez pode ser

Quadro 4.17	Exemplos de doenças bucais com predisposição por determinado gênero.	
Gênero masculino	**Gênero feminino**	
• Carcinoma epidermoide	• Displasia cemento-óssea florida	
• Carcinoma *in situ*	• Displasias fibrosas monostóticas	
• Carcinoma verrucoso (de Ackerman)	• Displasias fibrosas poliostóticas	
• Dermatite herpetiforme (de Duhring-Brocq)	• Gengivite descamativa	
• Estomatite nicotínica	• Glossodinia	
• Leucoplasia	• Granuloma piogênico	
• Melanoma	• Lesão central de células gigantes	
• Queratoacantoma	• Língua geográfica	
• Querubismo	• Osteomielite crônica esclerosante difusa	
• Sarcoma osteogênico	• Síndrome de Sjögren	

confirmada nos leitos ungueais, nos lábios e nas mucosas, particularmente nas mucosas palpebrais.

A icterícia poderá ser observada nas regiões palmares e faciais e confirmada na mucosa da esclerótica. Uma de suas causas poder ser a hepatite.

Múltiplas lesões de carcinoma basocelular podem surgir devido à síndrome basonévica (ou de Gorlin-Goltz).

As unhas devem ser avaliadas quanto a coloração, espessura, formato e curvatura. A coloração das unhas é um indicador da oxigenação sanguínea do corpo. Cianose provoca uma aparência azulada na base da unha, que será confirmada em lábios, mucosas bucal e lingual. A palidez transparente pode ser decorrente de anemia.

A palpação ungueal avalia a circulação capilar. Nela, o PS aperta suavemente o dedo do PAC e observa a coloração da base da unha. A seguir, com o polegar, aplica uma pressão moderada na base da unha e descomprime rapidamente. Durante a isquemia provocada pelo pressionamento, a base da unha fica empalidecida, mas a coloração rosada deve retornar imediatamente após a liberação da pressão. A falha nesse mecanismo de retorno rápido indica insuficiência circulatória.

As unhas em forma de colher (coiloníquia), ou seja, côncavas, são ocasionalmente notadas quando há anemia ferropriva, a mais comum no nosso meio.

▸ Sinais vitais

Se não forem verificados no exame físico, devem ser questionados na anamnese. Eles demonstram o funcionamento e as alterações da função corpórea. Por estarem incluídos na própria existência da vida, recebem o nome de sinais vitais (Quadro 4.18).

PRESSÃO ARTERIAL

A pressão arterial (PA) depende da força de contração do coração transmitida pelo sangue na parede das artérias. Na sua mensuração, obtêm-se em milímetros de mercúrio (mm/Hg) a PA sistólica ou máxima resultante da contração ventricular, e a PA diastólica ou mínima resultante do relaxamento e da dilatação ventriculares. Estilo de vida, gênero, doenças, exercícios e fatores nutricionais, metabólicos, constitutivos, hereditários, étnicos, ponderais, ambientais e etários influem na PA.

Embora rigorosamente a normalidade da PA possa variar de acordo com essas condições, considera-se, de modo geral, o valor ótimo de PA menor que 120×80 mmHg e o valor normal de PA menor que 130×85 mmHg. Acima desses valores o PAC pode ser considerado hipertenso. PAC com PA abaixo de 100×60 mmHg é denominado hipotenso.

A PA é chamada de convergente quando suas duas leituras se aproximam (pressão diferencial baixa) e de divergente quando elas se distanciam (pressão diferencial alta). PA excessivamente convergente é perigosa, pois quando, hipoteticamente, as PA mínima e máxima se igualarem, o coração não conseguirá bombear sangue.

Quadro 4.18	Sinais vitais.

- Pressão arterial
- Pulso arterial
- Ritmo respiratório
- Temperatura corpórea
- Peso e altura

Quadro 4.19	Técnica de aferição da pressão arterial.

- Explicar o procedimento ao paciente
- Permitir que o paciente repouse por 5 min
- Lavar as mãos
- Desinfetar com álcool a 70% olivas, campânula e membrana (ou diafragma) do estetoscópio
- O paciente poderá estar sentado ou deitado com o braço comodamente apoiado no mesmo nível do coração.* Se não for possível mantê-lo nesse nível, o examinador deverá apoiá-lo
- Afastar as vestes da área de trabalho
- Colocar o esfigmomanômetro** de Riva-Rocci com a borda inferior cerca de 2 cm acima da prega do cotovelo, unindo-o com justeza, mas sem compressão ou frouxidão
- Colocar a membrana do estetoscópio de Bowles ou Ford na fossa cubital do braço, localizada em uma depressão medial do tendão do músculo bíceps e as olivas nas orelhas, com a curvatura voltada para frente. Evitar deixar as mangueiras cruzadas, pois, desse modo, podem produzir ruídos; deixar o manômetro em uma posição de leitura bem visível
- Localizar, por palpação, a artéria radial colocando três dedos, exceto o polegar, na prega do punho, no lado atrás da direção do dedo polegar. Manter os dedos em posição
- Fechar a válvula de ar e insuflar rapidamente o manguito, mantendo os dedos sobre a artéria radial, sentindo o pulso até o seu desaparecimento
- Insuflar mais de 20 mmHg acima da pressão que fez desaparecer o pulso radial. Continuar com os dedos na prega do punho
- Apoiar o diafragma e desinflar o manguito vagarosamente, prestando atenção no estetoscópio (audição), no manômetro (visão) e no pulso radial (tato)
- Os primeiros sons de Korotkoff ouvidos e a volta concomitante do pulso radial correspondem à pressão arterial diastólica. Retirar os dedos da prega do punho que somente têm serventia para a pressão arterial sistólica
- Continuar desinflando até que os sons desapareçam após ficarem abafados: tem-se a pressão arterial diastólica
- Retirar todo o ar do manguito e remover os instrumentos
- Se necessário, repetir o procedimento, após alguns minutos
- Anotar os valores obtidos
- Desinfetar novamente
- Lavar as mãos

*Se o braço estiver acima do nível do coração, a pressão arterial aferida estará erradamente mais baixa e, se estiver abaixo, estará erradamente mais alta. **Os manguitos habitualmente usados têm tamanho médio. Nos braços mais volumosos que a média, deve ser usado manguito mais largo; nos menos volumosos, manguito mais estreito. Manguitos infantis são mais estreitos que os de adultos.

Não se deve fundamentar o diagnóstico de PA apenas em uma leitura. São obrigatórias várias leituras para estabelecer o diagnóstico (Quadro 4.19). Se a primeira leitura apresentar valor relativamente alto, deve-se então aferi-la novamente, em seguida, mais 2 vezes e, em pelo menos, mais dois outros dias, para assegurar o diagnóstico de hipertensão arterial. As leituras repetidas servem para evitar, por exemplo, a "síndrome do avental branco", em que a PA pode estar aumentada pela ansiedade causada pelo primeiro contato com o PS.

Entretanto, se o valor for excessivamente alto em duas aferições, considera-se que o PAC está em emergência e deve ser medicado e a PA acompanhada por um médico.

Se forem necessárias aferições sucessivas de PA, por exemplo, durante um ato cirúrgico ou habitualmente em PAC de risco, o manguito deve ser mantido no braço sem causar compressão.

PULSO ARTERIAL

É a onda de expansão dos vasos arteriais consequente aos batimentos cardíacos.

A frequência normal do pulso arterial do adulto em repouso está entre 60 e 90 ciclos/minuto; em idosos varia de 70 a 80, e em infantes, de 90 a 140 ciclos/minuto.

Embora o pulso arterial possa ser sentido em várias artérias (temporal superficial, carótida, ulnar, poplítea, femoral, tibial posterior e pediosa [no dorso do pé]), na maioria das vezes se palpa a artéria radial na prega do punho com três dedos da mão, excetuando-se o polegar, pois a própria pulsação desse dedo pode confundir o examinador.

O pulso radial deve ser aferido bilateralmente, buscando sua simetria. Quando se suspeitar de parada cardíaca e o pulso estiver muito debilitado, deve-se palpar a carótida, que tem calibre maior (Quadro 4.20).

A onda pressórica do pulso é mais rápida que o fluxo sanguíneo real. O pulso é afetado por vários fatores: força e volume sistólicos (suficiência ou insuficiência cardíaca), velocidade da ejeção cardíaca (ritmo cardíaco: taqui ou bradicardia), resistência periférica e elasticidade dos vasos periféricos e obstrução aórtica (estenose) na saída ventricular. Os vasos dos idosos têm menor elasticidade, o que torna o pulso mais "agudo" (Quadro 4.21).

A frequência é fisiologicamente aumentada durante exercício, calor, inspiração, excitações emocionais, atividade sexual e após as refeições, e diminuída durante o sono e a expiração. Será patologicamente elevada em hipertermia (aproximadamente 8 batimentos para cada grau de temperatura), anemia, dor aguda, hemorragia maciça, cardiomiopatias, taquicardia sinusal; ocorrem taquicardias paroxísticas essenciais devido a hiperparatireoidismo e ação da atropina. Há taquisfigmia em convalescença de doenças infecciosas (p. ex., da gripe), arteriosclerose, icterícia, mixedema e bloqueio cardíaco e por ação de digitálicos.

O pulso magno pode decorrer de insuficiência aórtica, quando às vezes também é célere, e pode ser nomeado como "em martelo d'água", por se assemelhar com a batida seca do moinho movido a água.

O pulso parvo pode surgir devido a estenose mitral e aórtica e hipovolemia.

A sucessão de batimentos em intervalos regulares caracteriza o pulso normal. Há pulsos permanentemente irregulares (p. ex., disritmias sinusais, devido à retenção de sangue nos pulmões durante a inspiração). Batimentos "soltos" e aleatórios ocorrem em contrações prematuras (batimentos antes da contração ventricular) e podem aparecer duplos (pulso bigeminal) ou triplos (pulso trigeminal) seguidos de uma pausa.

RESPIRAÇÃO E VOLUME RESPIRATÓRIO

A frequência respiratória normal (eupneia) é de 8 a 16 ciclos/minuto, em adultos, e de até 44 ciclos/minuto em lactentes. Cada ciclo corresponde a uma inspiração e uma expiração. A relação entre ciclos respiratórios e a frequência do pulso arterial é de 1:4 (p. ex., respiração de 15 ciclos/minuto:pulso de 60 ciclos/minuto) (Quadro 4.22).

As alterações do ritmo respiratório são denominadas dispneias (bradipneia ou taquipneia). A dispneia dificultada, na qual o PAC usa músculos acessórios, é conhecida como dispneia laboriosa.

Na dispneia sibilante, os sons respiratórios parecem assobiar; na dispneia de Cheyne-Stokes, os ciclos aumentam e diminuem de frequência alternando com apneias; e na dispneia de Kussmaul, alternam-se inspirações profundas, apneias e expiração suspirosa.

Na dispneia suspirosa ou estertorosa, o PAC entremeia inspirações profundas e ocasionais com um ritmo respiratório normal. Costuma aparecer em indivíduos com transtornos psicológicos de ansiedade ou emocionais.

A taquipneia rápida e superficial pode denotar, por exemplo, anemia, neuropatia, doença pulmonar obstrutiva (asma brônquica ou enfisema), fibrose ou edema pulmonar, insuficiência cardíaca, infecção nas passagens de ar dos pulmões em crianças (bronquiolite) e pneumonia, bronquite ou outra infecção pulmonar, fibrose intersticial pulmonar, tromboembolia pulmonar (embolia pulmonar) e câncer de pulmão.

O termo "hiperventilação" é usado quando ocorre respiração rápida e profunda, com aumento do volume respiratório, devido a ansiedade ou pânico (hiperventilação psicogênica). A alteração volumétrica relacionada ao aumento metabólico, como acontece durante o exercício, é chamada de hiperpneia.

Bradipneia é a redução do número dos ciclos respiratórios, geralmente abaixo de 8 ciclos/minuto. Pode surgir em inúmeras situações, como lesões neurológicas e depressão dos centros respiratórios por medicamentos (opioides ou benzodiazepínicos).

Ortopneia é o aparecimento ou adensamento da sensação de dispneia ao se passar para a posição em decúbito horizontal. O sintoma tende a ser aliviado, parcial ou totalmente, com a elevação da porção superior do tórax pela introdução de mais travesseiros ou pelo alteamento da cabeceira da cama.

Quadro 4.20 Técnica de palpação do pulso arterial.

- Explicar o procedimento ao paciente
- Lavar as mãos
- Colocar o paciente em repouso, sentado ou deitado, com o braço apoiado na cama ou na mesa e as palmas das mãos voltadas para cima
- Colocar os dedos indicador, médio e anular sobre a região da artéria fazendo leve pressão para não comprometer a pulsação
- Se desejar palpar o pulso radial, localizar por palpação a artéria radial colocando os três dedos, excetuando-se o polegar, na prega do punho, no lado atrás da direção do dedo polegar
- Sentir bem o pulso antes de começar a contagem
- Contar os ciclos durante 1 min. Se necessário, repetir a contagem
- Fazer o mesmo com a artéria contralateral
- Anotar
- Lavar as mãos

Quadro 4.21 Características observáveis na aferição do pulso arterial.

- Frequência: pulso rápido, taquicardia ou taquisfigmia (*pulsus frequens*); ou lento, bradicardia ou bradisfigmia (*pulsus rarus*)
- Volume: grande ou com pressão alta (*pulsus magnus*) ou pequeno ou com pressão baixa (filiforme ou *pulsus parvus*)
- Onda: rápida (*pulsus celer*) ou longa (*pulsus tardus*)
- Ritmo ou intervalos: regulares ou iguais (*pulsus regularis*) ou irregulares ou desiguais (*pulsus irregularis*)
- Tensão: duro, forte ou firme (*pulsus durus*), mole ou flácido (*pulsus molis*), fraco ou débil (pulso filiforme ou *pulsus filiformis*)

Quadro 4.22 Técnica para observação dos ciclos respiratórios.

- Deitar ou sentar o paciente
- Lavar as mãos
- Pedir ao paciente que fique em silêncio
- Colocar a mão no pulso para disfarçar a contagem
- Observar e contar os movimentos de abaixamento e elevação do tórax durante 1 min
- Cada inspiração e expiração são iguais a 1 ciclo
- Lavar as mãos
- Anotar

A ortopneia ocorre em portadores de insuficiência cardíaca congestiva ventricular do lado esquerdo do coração. Associa-se a congestão pulmonar ou edema pulmonar. A ortopneia intensificada durante o sono provoca a taquipneia paroxística noturna.

Apneia é a cessação total dos movimentos respiratórios por um período de tempo prolongado ou definitivo. A apneia ocasional é uma das principais causas dos transtornos do sono.

A hipopneia é uma respiração mais superficial. O PAC com síndrome da apneia obstrutiva do sono pode permanecer sem respirar durante minutos, o que produz queda acentuada da oxigenação do sangue, surgimento de disritmia cardíaca e, eventualmente, morte. Esse quadro é frequentemente responsável pelos transtornos do sono.

ALTURA

Os longilíneos estão mais propensos às seguintes condições: maior tendência à classe II de Angle, maior tendência à respiração bucal, maior incidência de transtornos cardiovasculares, respiratórios e digestivos, maior tendência à introversão. Costumam ser mais taciturnos, austeros de sentimentos, mais reflexivos e místicos, facilmente irritáveis, mais sensíveis à dor e apresentam maior incidência de dismenorreia e displasia mamária.

Os brevilíneos estão mais propensos às seguintes condições: maior tendência à classe III de Angle, maior incidência de gota e de diabetes e maior tendência à obesidade.

Os normolíneos estão mais propensos às seguintes condições: maior tendência à oclusão normal ou à classe I de Angle, maiores tenacidade e perseverança, são mais cumpridores e fiéis, têm maior resistência à dor e maior tendência às doenças osteoarticulares. São mais detalhistas e preferem que o tratamento lhes seja bem explicado.

PESO

Fornece informações sobre o estado nutricional do PAC, podendo classificá-lo como de peso normal, magro e obeso. Na área da saúde, observam-se tanto o problema da magreza, representado pela subnutrição, como o da obesidade, que provoca uma série de problemas de saúde.

Pessoas muito musculosas podem ter peso acima do normal sem serem obesas, e os idosos com músculos atrofiados podem ter depósitos de gordura acentuados, apesar de o peso estar dentro dos parâmetros normais.

A avaliação do peso está sendo substituída pelo índice de massa corpórea (IMC). O cálculo do IMC é representado por uma fórmula muito simples: IMC = peso (em kg) ÷ altura (em metros) ao quadrado, ou simplesmente IMC = $p \div h^2$.

IMC abaixo de 20 significa que o peso está abaixo da faixa considerada normal. É possível que seja do tipo longilíneo e, nesse caso, seu percentual de gordura corpórea pode estar normal.

IMC entre 20 e 25 indica que o peso está na faixa considerada normal. Frequentemente, isso corresponde às mais baixas taxas de mortalidade em relação ao peso. Se o PAC não sofre de diabetes, hipertensão arterial ou excesso de colesterol e triglicerídios e, ainda assim, deseja emagrecer, provavelmente o motivo é estético.

IMC entre 25 e 30 e cintura de até 89 cm indica que o PAC está com excesso de peso. Como a medida da cintura está abaixo de 90 cm, provavelmente não apresenta excesso de tecido adiposo no interior do abdome. Esse tecido adiposo, chamado de gordura visceral, é o que mais acarreta riscos à saúde. Portanto, o PAC se situa em um grupo de menor probabilidade de complicações, como diabetes, hipertensão arterial e hipercolesterolemia. Mesmo assim, é aconselhável que procure seguir uma dieta.

IMC entre 25 e 30 e cintura igual ou superior a 90 cm mostra que o PAC está com excesso de peso. Como a medida da cintura está acima de 90 cm, provavelmente está acumulando excesso de tecido adiposo no interior do abdome. Esse tecido adiposo ou gordura visceral é o que mais traz riscos para a saúde. O PAC encontra-se em um grupo de maior probabilidade de complicações, como diabetes, hipertensão arterial e hipercolesterolemia.

Quando o IMC está entre 30 e 35, considera-se que o PAC apresenta obesidade leve. Ele se situa em um grupo de maior probabilidade de complicações, como as citadas anteriormente, e precisa perder peso.

IMC entre 35 e 40 mostra que o PAC tem obesidade moderada. Seu excesso de peso já pode estar provocando risco muito elevado de complicações metabólicas, como diabetes, hipertensão arterial e hipercolesterolemia, além de predispor a doenças osteoarticulares diversas. Deve procurar um especialista e fazer um tratamento para emagrecer.

Se não conseguir emagrecer com uma orientação adequada sobre dieta e exercícios físicos, pode ser necessário o uso de medicamentos, desde que sob supervisão de profissionais habilitados.

IMC maior que 40 indica obesidade mórbida, o que leva a maior risco de diversas doenças. Seu tratamento em geral é muito difícil, mas necessário. Nas três últimas faixas de IMC referidas, perdas moderadas de peso (cerca de 10%) já podem reduzir significativamente os riscos de complicações metabólicas. Se o PAC não conseguir emagrecer com orientação adequada sobre modificações dietéticas e práticas de atividades físicas, justifica-se o uso de medicamentos, desde que sob a supervisão de um médico.

A obesidade pode promover o aparecimento dos seguintes problemas: diabetes, gota, doenças cardiovasculares, hérnia de hiato, artroses, menor abertura bucal, menor movimentação da ATM, maior volume lingual, menor capacidade respiratória e menor docilidade no manejo cervical.

Assim como a obesidade, a magreza também pode ser indício de doenças ou condições clínicas, como: desnutrição (causa ou efeito), úlceras gastrintestinais crônicas, hipertireoidismo, insuficiência adrenal crônica (doença de Addison), insuficiência hipofisária, hemopatias, anorexia nervosa, tendência à lipotimia, fadiga e falta de dinamismo.

TEMPERATURA

A temperatura corporal resulta do equilíbrio entre a produção e a perda de calor do organismo, mediado pelo centro termorregulador hipotalâmico. O centro hipotalâmico termorregulador é sensível a variações de neurotransmissores, como a serotonina e a norepinefrina, e de hormônios, como a progesterona e o luteinizante.

A temperatura pode ser aferida na região axilar, inguinal, bucal ou retal (Quadro 4.23). Embora menos real, a temperatura axilar é a mais comumente apurada. Seu valor normal em adultos está entre 36 e 37,8°C. Chamamos a atenção para o símbolo representativo de graus Celsius que é °C e deve ser afastado do numeral, assim como se afastam outros símbolos, por exemplo, 38 kg.

Denomina-se febre ou pirexia o aumento patológico e generalizado da temperatura corpórea; hipertermia ou hiperpirexia, elevação da temperatura do corpo ou de uma parte do corpo acima do valor normal; e hipotermia ou hipopirexia, redução da temperatura do corpo ou de uma parte do corpo abaixo do valor normal.

Durante a menopausa, as mulheres podem se queixar de fluxos ou ondas de aumento de temperatura (fogachos) decorrente da alteração dos níveis de estrogênio e do estímulo maior

Fundamentos de Odontologia | Estomatologia

Quadro 4.23	Técnica de aferição da temperatura corpórea pelas regiões axilar e oral.*

- Temperatura axilar
  - Lavar as mãos
  - Explicar o procedimento ao paciente
  - Desinfetar o termômetro com algodão embebido em álcool a 70% e seguir as instruções do fabricante para sua inicialização
  - Enxugar a axila com a roupa do paciente (a umidade abaixa a temperatura da pele, afetando a mensuração)
  - Colocar a extremidade do termômetro com reservatório de mercúrio no côncavo da axila, de maneira que o bulbo fique em contato direto com a pele
  - Pedir ao paciente para comprimir o braço de encontro ao corpo
  - Após 5 min, retirar o termômetro, ler e anotar a temperatura, acrescentando a letra A para indicar o local
  - Desligar e desinfetar o termômetro com algodão embebido em álcool a 70%
  - Lavar as mãos
- Temperatura oral**
  - Lavar as mãos
  - Explicar o procedimento ao paciente
  - Colocar o bulbo do termômetro no ventre lingual, solicitando ao paciente que o mantenha no local
  - Após 7 min, retirar o termômetro, ler e anotar a temperatura, acrescentando a letra O ou B para indicar o local
  - Desligar, lavar e desinfetar o termômetro com algodão embebido em álcool a 70%

*Existe um movimento internacional para abolir os termômetros de mercúrio. Quando usado o termômetro de mercúrio, deve-se verificar se a marcação está abaixo de 35°C antes da aferição; se não estiver, deve-se sacudi-lo para que volte a essa marca. **Não deve ser usado esse local se o paciente estiver inconsciente ou em delírio, com distúrbios mentais, problemas respiratórios, e em crianças. Não se deve usar a boca quando ela apresentar lesões.

do sistema simpático pelos receptores beta-2-adrenérgicos. A ativação adrenérgica contribui para a redução da chamada zona termoneutra (zona de variação normal da temperatura corpórea). Os sintomas vasomotores ocorrem em resposta a pequenas variações de temperatura corpórea. O aumento do intervalo entre os ciclos menstruais (ciclo longo) é resultante da redução da progesterona.

Exame físico locorregional extraoral

▶ Fácies

Fácies é palavra de origem latina do gênero feminino, com o mesmo sentido da palavra "face" em português. Em Semiologia, a fácies expressa o aspecto geral do rosto do PAC, no qual se revelam sinais sugestivos de determinadas doenças ou situações clínicas. Seguem-se alguns exemplos.

Na síndrome nefrótica, a face está edemaciada e lívida. O edema costuma aparecer primeiramente na região periorbital e a rima ocular pode se assemelhar a uma fenda.

Na síndrome de Cushing, uma hiperfunção do córtex da suprarrenal, tem-se a fácies cushingoide, também conhecida como "face em lua cheia", em que as regiões genianas são coradas, com hirsutismo, isto é, crescimento excessivo de pelos, e pele acneica. Acompanham hipertensão arterial, giba (depósito adiposo da região dorsal), astenia muscular e estrias purpúreas na pele.

Na síndrome de Down, a fácies apresenta fissuras orbitais oblíquas, prega epicântica, pavilhões auriculares pequenos, ponte nasal deprimida, língua protrusa, hipertelorismo e

manchas de Brushfield na íris (manchas cinza-esbranquiçadas na periferia da íris, lembrando grãos de sal).

Na síndrome de Turner, a fácies mostra micrognatia, implantação baixa dos pavilhões auriculares, prega epicântica e rima bucal semelhante à dos peixes.

A linfadenomegalia parotídea bilateral pode decorrer de diabetes, cirrose e parotidite epidêmica, e a linfadenomegalia parotídea unilateral, de parotidite epidêmica e de tumores que, quando levam à paralisia facial, podem sugerir malignidade.

Na acromegalia, o aumento do hormônio do crescimento provoca hipertrofia do esqueleto e a face fica abrutalhada, alongada e com as bossas frontais e a mandíbula proeminentes. Ocorrem também macroqueilia, macroglossia, prognatismo mandibular, nariz e fronte protuberantes, cifose vertebral, hipertensão e intolerância à glicose.

No mixedema, causado por estágio avançado de hipotireoidismo, a face fica edemaciada, cabelos, pelos e pele ficam ressecados, e ocorre alopecia. Acompanha-se de letargia, aumento de peso, intolerância ao frio, perda de memória, deterioração intelectual e voz grossa (observado à anamnese).

A exoftalmia e o bócio são manifestações clínicas da doença de Graves, uma forma de hipertireoidismo que também acompanha proptose, edema conjuntival, baqueteamento digital, onicólise, taquicardia, sudorese, hipertermia da pele, tremores e miastenia.

No hipoparatireoidismo, há parestesia nas comissuras labiais, nos dedos e artelhos e irritabilidade nervosa e muscular. Ao se percutir o nervo facial, à frente do trago auricular, ocorrerá uma contração momentânea da comissura labial ipsilateral (sinal de Chvostek).

▶ Seios paranasais

De todos os seios paranasais, somente os maxilares e frontais estão acessíveis ao exame clínico. Procuram-se sinusopatias, sendo uma delas a sinusite. Esta pode ser causada por rinite (congestão nasal, coriza), muitas vezes originada por um vírus (que também pode levar à infecção bacteriana secundária), infecções bacterianas, resfriado, alergias, problemas dentais, mergulho em água fria, problemas com dismorfismo nasal, pólipos nasais, fibrose cística, diminuição da autóclise ciliar e ar seco.

A sinusite pode ser aguda, quando os sintomas duram até 4 semanas; subaguda, quando duram de 4 a 12 semanas; e crônica, quando perduram por 3 meses ou mais.

A sinusite aguda geralmente é causada por infecção bacteriana nos seios paranasais resultante de infecção do sistema respiratório superior. A sinusite crônica se refere ao inchaço e à inflamação dos seios paranasais por longo período, que podem derivar de bactérias ou fungos.

Algumas algias sinusais podem ser confundidas com odontalgias.

Pode-se notar hiperestesia dos seios frontais, pressionando-se para cima, com os dois polegares, a região das sobrancelhas, sem comprimir os globos oculares, ou hiperestesia dos seios maxilares, pressionando de maneira idêntica logo abaixo das proeminências anteriores dos ossos zigomáticos.

As regiões mencionadas podem ser testadas colocando-se um dos dedos indicadores sobre as mesmas áreas e percutindo-se com os dedos médios da outra mão a região ungueal dos dedos indicadores. Pode-se testar bilateralmente e perguntar ao PAC sobre as diferenças de sensibilidade entre um lado e outro.

O fotopolimerizador de compósitos pode ser usado como transiluminador dos seios da face. O consultório tem que ficar às escuras. O PAC é colocado na cadeira, quase em decúbito dorsal total, e pede-se para que ele abra a boca.

A luz deve ser colocada na pele em frente aos seios maxilares, direcionada para a região palatina do mesmo lado. Se o seio estiver normal, uma transiluminação perfeita aparecerá na região palatina.

A luz deve ser colocada abaixo da sobrancelha de ambos os lados, logo acima da comissura palpebral interna e direcionada para a região dos seios frontais, enquanto se coloca uma das mãos sobre a ponta do fotopolimerizador para não ser ofuscado. Do mesmo modo, se o seio frontal estiver livre de obstruções, haverá passagem de luz à região frontal inferior.

Na sintomatologia da sinusite aguda, incluem-se dor, febre, mal-estar, astenia, obstrução nasal, disosmias, rinorreia, alterações qualitativas do muco, mau odor, tosse e descarga retronasal.

▸ Olhos

Não se abordam neste capítulo o exame da acuidade visual e outros procedimentos de competência dos oftalmologistas.

As anomalias oculares podem sugerir que outras estruturas faciais ou sistêmicas estejam alteradas.

A blefarite é uma inflamação das pálpebras frequentemente acompanhada de crostas ou escamas.

O lacrimejamento exagerado pode ser consequente a inflamação conjuntival ou corneana, ectrópio – alterações palpebrais que determinam o afastamento da margem palpebral de sua posição anatômica em contato com a conjuntiva bulbar; tornando-se evertida –, ou obstrução da drenagem lacrimal. Líquido purulento nos orifícios lacrimais sugere infecção e obstrução do canal nasolacrimal.

A exoftalmia – protrusão anormal do globo ocular – pode sugerir doença de Graves, quando bilateral e com tumoração ou inflamação na órbita.

A esclera branca pode apresentar, na periferia, discreta coloração amarelada que não deve ser confundida com icterícia. Em PAC de etnia negra, traços de pigmento marrom encontrados na esclera são normais.

O hipertelorismo – aumento da distância interglobular ou aumento da largura da ponte nasal – está presente em várias síndromes: Apert, disostose craniofacial de Crouzon, Greig e Down, por exemplo.

A esclerótica azulada faz parte da osteogênese imperfeita e da doença de Ehlers-Danlos; quando amarelo-acinzentada, por exemplo, sugere anemia falciforme, e amarelada, sugere excesso de caroteno, doença hepática, biliar ou pancreática, ou anemia hemolítica.

Xeroftalmia ou ceratoconjuntivite seca ocorre em síndrome de Sjögren, artrite reumatoide, lúpus eritematoso sistêmico, hipovitaminose A e obstrução das glândulas lacrimais.

A ptose palpebral pode ser consequência de miastenia *gravis* e lesão do nervo oculomotor. A disfunção dos nervos simpáticos que atuam no tônus palpebral causa ptose unilateral própria da senilidade e da síndrome de Horner.

A diplopia ocorre quando o PAC vê duas imagens do mesmo objeto. Pode ser unilocular e binocular. Ocorre por várias causas, sendo uma delas a fratura do assoalho da órbita.

A anisocoria é percebida quando o PAC tem assimetria entre as duas pupilas.

O exantema palpebral é o nome que se dá ao edema palpebral, que pode ser unilateral ou bilateral.

O PAC nota moscas volantes quando percebe opacidades que se movem no campo visual que não correspondem a objeto externo verdadeiro.

Na proptose, ou exoftalmia, ocorre a protrusão de um ou de ambos os globos oculares. Ocorre em algumas doenças como, por exemplo, doença de Graves, hipertireoidismo e na doença de Cushing.

▸ Músculos mastigatórios e faciais

A palpação bilateral dos músculos faciais pares possibilita ao clínico comparar as diferenças de sensibilidade entre eles.

A palpação das regiões masseterinas é feita por compressão digital ou bidigital. Aumento da sensibilidade pode indicar bruxismo e outras parafunções mastigatórias. Quando isso ocorre, convém palpar bilateralmente os músculos temporais nas regiões parietais cranianas, a região da ATM e os músculos pterigóideos laterais intraoralmente, atrás e ligeiramente acima das tuberosidades maxilares. Possivelmente esses locais mostrarão algum grau de sensibilidade dolorosa.

Pelos músculos faciais, pode-se ter noção de distúrbios de movimento facial. A fasciculação, que é uma contração ou um tremor contínuo e involuntário que pode ser visível sob a pele, ocorre nas neuropatias dos nervos motores.

A mioquimia, uma contração tremulante e fina, involuntária, mais ou menos contínua, da musculatura, ocorre em algumas doenças hereditárias, metabólicas, neuromusculares e miopáticas (p. ex., esclerose múltipla), ansiedade, desgaste muscular crônico causado por esforços musculares repetitivos e depleção do potássio. Há mioquimia, por exemplo, nas contrações repetitivas das pálpebras.

O espasmo hemifacial, uma contração involuntária, unilateral e aleatória dos músculos faciais, frequentemente circunscrita aos músculos orbiculares, sugere miastenia (fraqueza muscular).

O repuxamento da face para um dos lados, com a paralisia do lado oposto, a impossibilidade de franzir a testa e fechar a boca e a dificuldade de fechar as pálpebras desse mesmo lado são sinais típicos da paralisia de Bell, que é uma atrofia do nervo facial.

▸ Articulação temporomandibular

Dores miofasciais e temporomandibulares nas ATM são comumente relatadas em PAC. Todos os PAC devem ser examinados quanto a possível assimetria facial e limitação em abertura, desvio ou fechamento.

O exame físico da ATM consiste em sua palpação suave e bilateral com os dedos indicador e médio, com a boca fechada e na abertura máxima, na região anterior ao trago da orelha externa e, logo atrás do trago, por dentro da concha da orelha externa, com o dedo mínimo; na mensuração da abertura máxima com um paquímetro, na sua ausculta com estetoscópio e observação de possíveis desvios laterais durante a abertura.

Durante a palpação, solicita-se ao PAC que abra e feche a boca repetidamente para se avaliar qualquer crepitação, clique sintomático ou estalo. Estes também podem ser detectados colocando-se as pontas do quinto dedo nos canais auditivos externos.

Sons detectados com o estetoscópio podem sugerir, mas não garantem anormalidade.

A cabeça da mandíbula (côndilo) normalmente gira e avança com a boca se abrindo. O PS pode sentir isso colocando os dedos sobre os côndilos em frente das orelhas externas.

Se o côndilo não se mover para frente e para baixo ao longo da inclinação da articulação enquanto o PAC abre a boca, há indicação de que os músculos ou algo dentro do conjunto articular está criando obstáculos ou impedindo o movimento para a frente (translação). Um clique pode ser sentido sob os dedos do PS. Isso também indica anormalidade.

Dor à palpação ou edema são sinais de inflamação na ATM (capsular ou interna) que, juntamente com desvio lateral, limitação da abertura, dor durante a mastigação, travamento, otalgia, salto e estalido (som descontínuo e seco) ou crepitação (som contínuo semelhante ao amassamento de papel-celofane) da cabeça articular (côndilo) ou das superfícies articulares e mialgia dos músculos mastigatórios, em conjunto ou não, sugerem a disfunção temporomandibular (DTM).

A dor depende da integridade das estruturas neurais. Quando existe degradação dos ligamentos, ela, paradoxalmente, diminui.

O Questionário para Triagem de Dor Orofacial e DTM recomendado pela American Academy of Orofacial Pain foi aplicado por Manfredi *et al.* (2001), que, posteriormente, fizeram exame clínico específico para diagnóstico da DTM. Para esses pesquisadores, o questionário, relacionado no Quadro 4.24, foi útil e viável para uma pré-triagem da DTM, principalmente para os distúrbios miogênicos, mas não deve ser o único recurso utilizado para o diagnóstico.

Algumas causas de DTM apontadas são osteoartrose, deslocamento de disco articular, inflamações primárias (artrite reumatoide e espondilose anquilosante) ou secundárias (lúpus eritematoso sistêmico e gota), fratura, luxação, anquilose, hiperplasia de cabeça articular, lesões fibro-ósseas benignas e neoplasias benignas e malignas.

▶ Glândulas submandibulares, parotídeas e submentuais

As glândulas salivares são exócrinas, fazem parte do sistema digestório e incluem duas grandes cadeias bilaterais (parotídeas e submandibulares) e outra singular (sublingual). Há também muitas pequenas glândulas acessórias na cavidade oral, na faringe e na laringe.

Quadro 4.24	Questionário para Triagem de Dor Orofacial e Disfunção Temporomandibular recomendado pela American Academy of Orofacial Pain.		
Nome, sexo, idade e data de nascimento			
Tem dificuldades e/ou sente dor para abrir a boca, por exemplo, ao bocejar?		Sim	Não
Sua mandíbula fica "presa", "travada" ou sai do lugar?		Sim	Não
Tem dificuldades e/ou sente dor ao mastigar, falar ou usar seus ossos gnáticos?		Sim	Não
Percebe ruídos na articulação dos seus ossos gnáticos?		Sim	Não
Seus ossos gnáticos ficam rígidos, apertados ou cansados com regularidade?		Sim	Não
Sente dor nas orelhas, têmporas ou bochechas ou ao redor delas?		Sim	Não
Sente dores de cabeça, dores no pescoço ou nos dentes? (Em caso afirmativo, especificar a região)		Sim	Não
Sofreu algum traumatismo recente em cabeça, pescoço e osso gnáticos?		Sim	Não
Percebeu alguma alteração recente na sua mordida?		Sim	Não
Fez tratamento recente para um problema não explicado na articulação mandibular?		Sim	Não
Usou algum aparelho?		Sim	Não

Adaptado de Manfredi et al., 2001.

As glândulas salivares secretam a saliva, que desempenha função lubrificante para as mucosas e facilitadora da mastigação e da deglutição. A saliva é em grande parte composta de água, mas também contém eletrólitos, mucina e enzimas digestivas, sobretudo amilase. Estas enzimas são importantes para a digestão de carboidratos. A saliva é essencial para a saúde dental, ajudando a limpar os dentes, bem como para a manutenção de um pH que dificulte a formação da cárie dental.

O diagnóstico de doenças das glândulas salivares depende da queixa principal e da história cuidadosa da doença atual e do exame clínico das glândulas e de seus efluentes.

À anamnese, se a queixa principal do PAC for a dor, o examinador deverá tentar determinar início e duração dos sintomas e, particularmente, procurar estabelecer se há relação com a mastigação, já que, nela, o fluxo salivar aumenta. Outros detalhes sintomatológicos a serem investigados na história da doença atual são: aumento de volume, hipertermia e/ou calafrios e sinais logísticos, alterações qualitativas e quantitativas do fluxo salivar e paralisia facial (se a glândula afetada for a parótida).

Esse último dado é importante, pois o nervo facial passa através da glândula parótida e, às vezes, a paralisia é o sinal inicial de uma neoplasia parotídea maligna infiltrando esse nervo. É muito raro a paralisia facial ocorrer devido a tumores benignos.

Para o exame físico das glândulas salivares maiores (parótida, submandibulares e sublinguais), realizam-se frequentemente a palpação e a inspeção do efluente salivar.

A glândula parótida localiza-se na superfície lateral do ramo mandibular através da pele pré-auricular e dobra-se em torno da borda posterior da mandíbula. Em geral, pressionando-se a glândula na sua superfície lateral contra o ramo mandibular vertical verifica-se uma consistência macia e um volume pouco palpável e discreto. A borda anterior da glândula pode ser mais bem definida quando o PAC cerra os dentes e tensiona o músculo masseter.

As secreções da parótida são transportadas para a cavidade oral através da carúncula parotídea (antigamente, ducto de Stensen) e entram na cavidade oral pela mucosa da bochecha, em frente ao primeiro ou ao segundo dente molar superior. O ducto é visível como uma pequena pápula nessa região, mas pode apresentar variações anatômicas nos padrões de normalidade.

A observação cuidadosa dessa pápula durante a palpação da glândula normalmente revelará saliva proveniente do pequeno orifício. Às vezes, é útil secar a mucosa na vizinhança do orifício com gaze, a fim de visualizar a efluência salivar mais facilmente. A saliva da glândula parótida normalmente é clara, com baixa viscosidade e incolor. O PS deve observar a salivação atentamente para perceber se há pus, muco mais viscoso ou partículas na secreção.

As glândulas submandibulares situam-se no compartimento submandibular localizado na borda inferior do corpo da mandíbula e podem ser palpadas tanto pela via extraoral, sob a pele, como pela intraoral, pelo assoalho oral ou, melhor ainda, bidigitalmente ou com os dedos de uma das mãos no assoalho e os da outra na pele da região glandular.

Em geral a glândula é flácida e móvel e não deve ser mais fibrosa à palpação. O ducto submandibular (ex-Wharton) segue superior e anteriormente para esvaziar ao lado do frênulo lingual na carúncula sublingual. O orifício de saída da saliva do ducto é visível na parte superior de uma pápula nessa área. Mais uma vez, a observação do fluxo salivar durante a palpação é útil. As glândulas submandibulares são mais associadas à formação de cálculos (sialolitíase) do que as outras glândulas salivares porque são mais mucoides; os ductos apresentam curvatura porque a glândula se encontra em posição inferior em relação ao orifício de saída. Isto causa estase salivar no ducto, que provoca o aparecimento de um fenômeno de retenção salivar conhecido por rânula.

As glândulas sublinguais encontram-se logo abaixo da mucosa do assoalho da boca e esvaziam a saliva diretamente nela ou nos ductos submandibulares. Não são muito palpáveis quando estão normais, nem as aberturas dos seus ductos costumam ser visíveis. A palpação dessas glândulas pode ser realizada pelas vias intra e extraorais isoladamente ou em conjunto, por manobra bidigital ou digitopalmar.

A formação de saliva é um fenômeno complexo. Cristais podem se formar na saliva, o que cria um *nidus* para a formação de cálculos semelhantes ao que ocorre no sistema urinário. Esses sialólitos podem causar obstrução do ducto com rápido inchaço e dor na glândula e, finalmente, inflamação e infecção (sialoadenite). Mais comumente, isso ocorre nas glândulas submandibulares e raramente na glândula sublingual. Pode haver infecção mesmo sem a formação de cálculos.

Na verdade, qualquer condição que diminua o fluxo salivar (sialosquese) pode causar infecção (sialoadenite infecciosa) e a secura da boca (xerostomia). Na população mais idosa, as atrofias das glândulas, os efeitos de fármacos e a desidratação podem comprometer o fluxo salivar e causar sialoadenite bacteriana supurativa.

A síndrome de Sjögren também pode produzir aumento difuso e/ou localizado das glândulas. Essa síndrome é distinguida por xeroftalmia e xerostomia e pode ser acompanhada por numerosas doenças autoimunes, tais como artrite reumatoide, lúpus eritematoso e polimiosite. Histopatologicamente, as glândulas mostram hiperplasia epitelial ductal intralobular e infiltração linfocitária crônica.

Existem também infecções virais primárias que podem afetar as glândulas salivares, das quais a mais conhecida é a parotidite infecciosa epidêmica aguda (caxumba). A caxumba é uma infecção caracterizada por edema uni ou bilateral da parótida, febre e, às vezes, orquite (Guimarães Jr., 2007). Na AIDS, as parótidas principalmente encontram-se hiperplasiadas e causam dismorfismo e assimetria facial.

As glândulas salivares podem sitiar variedade de cistos, neoplasias malignas em 25% dos casos (p. ex., carcinoma mucoepidermoide e carcinoma adenoide cístico) e benignas, em 75% dos casos, (p. ex., adenoma pleomórfico e cistoadenoma papilífero adenomatoso), descartados os fenômenos inflamatórios e os de retenção de muco; os aumentos de volume produzidos por nódulos ou tumorações devem ser biopsiados de modo aberto ou por punção aspirativa com agulha fina (PAAF) para exame histopatológico.

O aumento assintomático e difuso das glândulas salivares, particularmente da parótida, pode ocorrer em associação a algumas condições: etilismo, má nutrição, diabetes, obesidade e infiltração gordurosa.

Na síndrome de Frey, o PAC apresenta rubor e sudorese na região parotídea, em geral durante a mastigação, podendo se instalar no pós-operatório imediato ou tardio (mais frequente) dessa glândula. É causada pelo cruzamento da inervação das glândulas sudoríparas da pele e de ramos simpáticos da parótida.

▶ Glândula tireoide

Geralmente a glândula não é visível e não é palpável em condições de normalidade, exceto quando o PAC é longilíneo, magro e com pescoço longo. Nesse caso, é possível perceber a região do istmo central glandular.

O examinado deve voltar-se levemente para o lado a ser examinado para que haja relaxamento dos músculos cutâneos.

O polegar de uma das mãos, juntamente com os dedos indicador e médio do examinador, deve afastar a cartilagem tireóidea para um dos lados para deslocar a traqueia para o mesmo lado, enquanto o polegar da outra mão se apoiará sobre a borda do músculo esternocleidomastóideo, e os dedos indicador e médio sobre a borda posterior do mesmo músculo.

Os lóbulos da glândula serão palpados com o polegar na frente do músculo e os dedos indicadores na sua porção posterior. O lóbulo esquerdo geralmente é maior que o direito.

Nesse momento, solicita-se que o PAC degluta a seco ou com água e será notada a elevação da glândula.

A palpação de ambos os lóbulos poderá ser realizada com ambos os polegares colocados medialmente ao músculo esternocleidomastóideo, quando o PAC voltará o pescoço ligeiramente para frente.

▶ Cadeias linfonodais craniocervicais

A região a ser examinada tem os seguintes grupos (cadeias) de linfonodos: submentuais, submandibulares, parotídeos, linguais, zigomático, bucinatório, nasolabial, tonsilar, cervicais inferiores profundos, cervicais anteriores inferiores, cervicais anteriores superficiais e profundos, cervicais laterais, jugulodigástrico, pré-auriculares, mastóideos (anteriormente chamados de pós-auriculares) e occipitais (Lopes, 2004).

A palpação dos linfonodos, geralmente feita com os dedos indicador e médio, pode ser pela frente ou por trás do PAC, se viável, com ele sentado. De modo geral, prefere-se realizar a palpação com a localização do PS atrás do PAC (Quadro 4.25).

O que se procura e o que deve ser semiografado são as características dos gânglios palpáveis e, portanto, alterados, já que gânglios normais não são palpáveis, e não há interpretação dos achados, que deve ser deixada quando estivermos construindo as hipóteses diagnósticas. Classicamente, o que se pretende fazer é diferenciar os gânglios de natureza inflamatória dos de natureza neoplásica maligna metastática ou primária. Tais descritores estão no Quadro 4.26. Escreve-se primeiro o nome da cadeia e seu lado (quando for bilateral).

Os termos "homolateral" e "ipsilateral" são usados nos descritores e significam "do mesmo lado". Por exemplo, linfadenomegalia ou linfadenomegalia ipsilateral à lesão primária significam aumento de volume linfonodal drenando o mesmo lado da lesão causal. O termo contralateral é empregado com o significado de "do outro lado".

As linfadenomegalias podem ser primárias (p. ex., linfoma) ou secundárias (p. ex., metástase de neoplasia maligna ou drenagem de processo inflamatório ou não localizado distante do linfonodo), locais ou sistêmicas (quando várias cadeias são afetadas).

As linfadenites (inflamação, geralmente infecciosa, não o aumento de volume) podem ser primárias (p. ex., tuberculose ganglionar) ou secundárias (p. ex., drenagem das várias infecções da boca: abscessos dentários, actinomicose e paracoccidioidomicose etc.).

Existem linfadenites associadas a medicamentos (p. ex., hidantoína, sulfonamida, fenilbutazona, indometacina, salicilatos, alopurinol, carbamazepina, atenolol, captopril, primidona, hidralazina e paracetamol).

Exame físico locorregional intraoral

A boca é uma estrutura anatômica bastante acessível à exploração física para o PS, e até para o PAC. Se isso facilita a tarefa do cirurgião-dentista, traz, por outro lado, aumento de sua responsabilidade. O PAC pode não procurar um médico a cada semestre ou ano, mas, geralmente, é estimulado a fazê-lo com

50 Fundamentos de Odontologia | Estomatologia

Quadro 4.25 Linfonodos frequentemente mais palpados no exame físico estomatológico.

- Linfonodos submentuais: localizados no plano sagital mediano, dentro do trígono submentual, justapostos ao músculo milo-hióideo, drenam a linfa do lábio inferior, dos dentes inferoanteriores, de parte do assoalho oral e parte anterior da mandíbula. Durante a palpação, o profissional de saúde deve se localizar atrás da cadeira e, com a mão esquerda, empurrar gentilmente o paciente para frente, sem desviar do plano sagital, para não diminuir a tensão do músculo platisma e outros músculos mais profundos, e com a mão direita palpar os linfonodos submentuais, levando-os de encontro à face interna da região submentual do osso mandibular
- Linfonodos submandibulares: localizados bilateralmente na face medial da porção posterior do corpo mandibular, na mesma região das glândulas submandibulares, drenando a linfa da região geniana, borda lateral e região posterior da língua, tonsilas, assoalho posterior, nariz, palato, mucosa labial, porção lateral dos lábios, glândulas submandibulares e parótida e parte do pescoço. A palpação das cadeias submandibulares pares (direita e esquerda) é realizada inclinando-se a cabeça do paciente lateralmente em relação ao plano sagital, para relaxar a musculatura, na direção do lado que se irá palpar com os mesmos dedos citados, tracionando-os do plano sagital para a face medial da região posterior do corpo e região do ângulo mandibular e deslocando os dedos para a região anterior
- Linfonodos cervicais anteriores profundos direitos e esquerdos: palpados com os dedos por trás e sobre o músculo esternocleidomastóideo, levando-os desde a apófise mastóidea até a região supraclavicular, onde se correm os dedos na fossa supraclavicular da região próxima ao esterno até a região do acrômio. Esses linfonodos compreendem duas cadeias: jugular anterior e justavisceral. A cadeia jugular anterior segue o trajeto da veia jugular e é tateada com os dedos na porção anterior do músculo esternocleidomastóideo desde o ângulo mandibular até a extremidade esternal da clavícula. Logo abaixo do ângulo mandibular, localiza-se o gânglio tonsilar. A cadeia justavisceral se subdivide em pré-laríngea, pré-tireóidea, pré-traqueal e laterotraqueal. Quando há dúvida quanto à existência de um linfonodo supraclavicular anterior profundo alterado, pede-se ao paciente para tossir, o que pode ajudar na sua exteriorização
- Linfonodos cervicais superficiais posteriores direitos e esquerdos: são palpados com os dedos na porção anterior do músculo esternocleidomastóideo desde o ângulo mandibular até a extremidade esternal da clavícula. Logo abaixo do ângulo mandibular localiza-se o gânglio tonsilar
- Linfonodos das cadeias occipitais direita e esquerda: são tateados deslizando-se os dedos desde o occipício até a região da nuca
- Linfonodos de cadeias pré-auriculares e mastóideas direita e esquerda: são palpados adiante e atrás da orelha externa, com os dedos indicador e médio

---

o profissional de Odontologia. Se este compreender que não deve examinar apenas dentes e seu periodonto, mas todas as áreas sob sua responsabilidade, terá a oportunidade de fazer um diagnóstico que, em certos casos e com precocidade, poderá salvar a vida de seu paciente.

Durante o exame físico locorregional intraoral, o PAC deverá estar confortavelmente sentado na cadeira odontológica, que deverá estar inclinada em várias posições para facilitar a iluminação e a visualização das estruturas a serem examinadas.

A linha de visão do profissional deverá estar no mesmo nível da cavidade oral.

▸ Lábios e vestíbulo oral

Ainda com o PAC de boca fechada, observam-se simetria, textura, higidez, tamanho e coloração dos lábios (arco de Cupido, cristas filtrais direita e esquerda, vermelhão, tubérculo do lábio superior, rima da boca, comissuras e sulco mentolabial).

Solicita-se que o PAC entreabra os lábios e, por palpação, examinam-se os seus tecidos procurando alterações de consistência, aspecto e sintomatologia à compressão suave.

A boca será mais aberta e o lábio inferior será evertido com uma ou duas mãos para que se façam a inspeção e a palpação bidigital. Aproveita-se para inspecionar todos os dentes inferiores. O lábio inferior será separado dos dentes para exame visual e tateamento do fundo de sulco, frênulo e bridas laterais. A localização e o volume dos frênulos podem ser significativos para tratamentos periodontais, ortodônticos e protéticos.

Aproveita-se, a seguir, para inspecionar todos os dentes inferiores, sua oclusão e os tecidos periodontais. Na etnia negra, a gengiva pode se apresentar acastanhada devido à quantidade de melanina (melanoplaquia), sem que haja anormalidade.

Seguem-se a eversão do lábio superior e a sua projeção para anterior com os mesmos objetivos, agora observando-se e palpando-se frênulo, bridas laterais, mucosa alveolar, fundos de sulco superiores e os dentes superiores, sua oclusão e os tecidos periodontais.

▸ Assoalho oral e face medial do corpo da mandíbula

Passa-se a examinar o assoalho da boca, solicitando que o PAC abra a boca e levante a língua. A movimentação desta e seu frênulo é analisada; pede-se que o PAC a eleve, procurando tocar o seu ápice no palato duro, e, alternadamente, nos dentes superiores posteriores direitos e esquerdos. Com a língua alçada, inspecionam-se e palpam-se o assoalho e a face medial do corpo da mandíbula à procura de alterações de higidez, coloração, consistência e sensibilidade à palpação.

A ponta do dedo indicador deverá percorrer, de cada lado e junto ao assoalho, desde o frênulo central, passando pelas carúnculas submandibulares, até a região mais posterior possível, quando se estará palpando, entre outras estruturas, o trajeto dos ductos das glândulas submandibulares.

Outra forma de palpação a ser usada é a digitopalmar, na qual coloca-se um dedo no assoalho e levam-se suas estruturas em direção à palma da outra mão, espalmada nas regiões submentual e cervical. As doenças mais comuns no assoalho bucal poderão se manifestar por quaisquer das lesões fundamentais, além de se poder encontrar estruturas calcificadas correspondentes aos sialólitos.

Quando se corre o dedo pelo assoalho, a face medial da mandíbula é também palpada. Protuberâncias bilaterais (nódulos ou tumores) recobertas por mucosa normal podem decorrer de toros mandibulares.

Quadro 4.26 Diferenciação clínica entre as linfadenomegalias inflamatórias e as neoplásicas malignas primárias e metastáticas.

Etiologia	Aumento de volume	Superfície	Infiltração	Mobilidade	Sensibilidade (à palpação)	Hipertermia*	Consistência
Inflamatória	Presente e limitado	Lisa	Não	Sim	Sim	Sim**	Borrachoide ou fibrosa
Neoplásica	Presente e ilimitado	Bosselada***	Sim	Não	Não§	Não#	Pétrea ou dura

*Aumento de temperatura. **Mais frequente em processos inflamatórios agudos. ***Lesão tumoral que se apresenta com bossas, irregularidades ou protuberâncias. §Inicialmente pode estar sensível. #Conhecido classicamente como "nódulo frio", embora esteja na temperatura corpórea.

▸ Língua

A língua é examinada inicialmente em repouso, e depois pede-se ao PAC que a eleve em direção ao palato e a tracione para os dois lados.

Inspecionam-se e palpam-se ventre, ápice, bordas e dorso da língua, esses dois últimos nos seus três terços (anterior, médio e posterior), após realizada apreensão com uma compressa de gaze para que não escape. No ventre examinam-se o frênulo e as pregas franjadas sublinguais. No dorso, visualizam-se presença e integridade das papilas fungiformes, foliáceas e valadas. Estas são frequentemente confundidas com uma doença pelo PAC.

São comuns em PAC de meia-idade ou mais varicosidades linguais no ventre e nas bordas laterais da língua.

Os terços posteriores das bordas e do dorso são de difícil visualização e palpação, mas se deve gentil, delicada e, ao mesmo tempo, decididamente, tracionar bem a língua para a frente, direita e esquerda, evitando-se o risco de deixar algo para trás, metafórica e literalmente.

▸ Mucosas das bochechas

As mucosas das bochechas (antigamente, jugais) direita e esquerda, terços anterior, médio e posterior, são examinadas por inspeção, palpação bidigital e digitopalmar e tração para anterolateral. Nota-se a desembocadura dos ductos parotídeos – a carúncula parotídea (ex-ducto de Stensen) – na região à frente dos primeiros e segundos molares, e costuma-se comparar um lado com o outro para avaliar a simetria. Alguns neófitos desavisados poderão confundi-los com doença; a existência de simetria descarta tal possibilidade.

Secam-se as carúnculas parotídeas com gaze ou jato de ar e verificam-se a volta do efluente salivar e as características desse fluido. Desvio de quantidade, consistência, viscosidade, fluidez e transparência poderá levar à suspeita de sialoadenite uni ou bilateral das parótidas. Ao correr o dedo das carúnculas parotídeas para posterior, se estará percorrendo o ducto parotídeo.

Retículo esbranquiçado plano e/ou ligeiramente papular, reflexo de hiperqueratose e traumatismo, na correspondência entre os dentes em oclusão, que vai da comissura labial ao ligamento pterigomandibular, denunciará a linha alba (linha de mordida). Pode ser intensificada pelos excessivos traumatismos durante a mastigação ou por hábito parafuncional.

Pápulas amareladas, principalmente no terço posterior, podem ser consequência de grânulos de Fordyce – glândulas sebáceas ectópicas.

▸ Rebordos alveolares

São examinados e palpados afastando-se as mucosas das bochechas e solicitando ao PAC a oclusão dental.

A expansão dos rebordos alveolares pode revelar sinais de aumento de volume dos ossos gnáticos.

▸ Mucosas dos palatos

Devem ser avaliados, por inspeção e palpação, os palatos duros e moles, analisando-os por sua consistência, superfície, coloração e mobilidade espontânea ou provocada, ao se pedir que o PAC pronuncie a primeira vogal com a boca aberta.

O palato duro tem a membrana mucosa firmemente aderida ao osso e sua queratinização aumentada, sobretudo, em tabagistas, o que contribui para a cor rosa pálida com tonalidade azulada, indicando sutil vascularização. No seu terço anterior, apresenta as rugosidades palatinas; na linha mediana, a rafe palatina e, no terço posterior, as depressões das duas fóveas palatinas. Em todo o palato duro, observam-se numerosas glândulas salivares menores.

Em tabagistas, as glândulas salivares menores do palato duro apresentarão pontos eritematosos ou pápulas esbranquiçadas com o centro eritematoso, evidenciando mucosite da estomatite nicotínica.

À palpação do palato duro, podem-se sentir crepitação, possibilidade de depressão e choque de retorno, demonstrando osteólise de causas variáveis. Nódulo ou tumor de formato variado, recoberto de mucosa normal, pode falsear a presença de toro palatino – um desvio de desenvolvimento sem significado patológico.

A mucosa do palato mole é mais fina que a do palato duro. As glândulas salivares e os vasos sanguíneos produzem uma coloração mais escura que a da mucosa do palato duro.

O limite entre o palato duro e o mole é evidenciado quando se solicita ao PAC dizer prolongadamente a vogal "A". À palpação, deve-se tomar cuidado com a produção do reflexo de vômito. Com a paralisia do palato mole, que é inervado pelos nervos glossofaríngeo e vago, ele descenderá no lado afetado.

▸ Regiões retropalatinas e orofaríngeas

Dos palatos, segue-se, por continuidade, para examinar fauces, úvula, pilares tonsilares anterior (arco palatoglosso) e posterior (arco palatofaríngeo), região tonsilar e orofaringe. Se necessário, abaixa-se a língua para facilitar esta manobra.

Eventualmente, a úvula poderá estar bífida ou ausente por agenesia ou por exérese cirúrgica.

Em geral, em adultos, as tonsilas não ultrapassam muito os pilares tonsilares, sendo mais visíveis em crianças, e apresentam coloração idêntica às das demais mucosas.

Elaboração do diagnóstico diferencial, hipóteses diagnósticas ou diagnóstico de trabalho

Antes e depois de uma consulta, o paciente já leu o Dr. Google e pode confiar mais nele do que no profissional de saúde. (Guimarães Jr.)

Seja cuidadoso em ler no Google sobre o que seu paciente está sentindo. Você pode matá-lo por erro de digitação. (Guimarães Jr.)

É um exercício de probabilidade em que se consideram todos os dados obtidos até esse ponto e se usa a propedêutica clínica, isto é, o raciocínio clínico hipotético-dedutivo para se levantarem hipóteses de diagnóstico, hierarquizando esses dados, da possibilidade mais viável para a menos viável (Figura 4.2). Na listagem usam-se os nomes das entidades nosológicas, ou seja, os nomes oficiais das doenças.

São de muito valor os conselhos de Kathryn Montgomery (2006): "quando você ouve tropel de cascos, não pense em zebras"; é um aforismo que deve ser uma regra de ouro na construção das hipóteses de diagnóstico. A epidemiologia lembra aos PS que a mesma sintomatologia é compartilhada em alguns diagnósticos e, provavelmente, não indicará o mais raro na lista – as zebras –, provavelmente são cavalos. O axioma simboliza o raciocínio prático usado pelo PS na tarefa incerta de chegar ao diagnóstico de um PAC.

Alguns PS preferem semiografar com D1, D2, D3, D4 etc. Veja que, na Figura 4.3, os dados levantados (E) coincidem mais com a hipótese D1, representada pela área de E, e, a partir daí, as probabilidades são decrescentes.

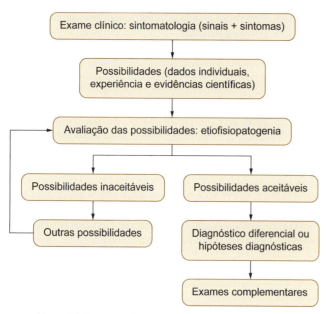

Figura 4.2 Fluxograma da construção do diagnóstico diferencial.

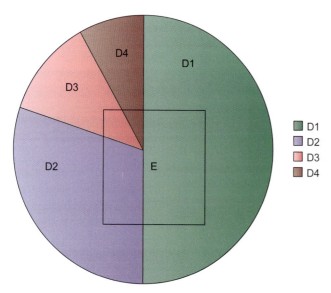

Figura 4.3 Hierarquização do diagnóstico diferencial. E = dados coletados do exame clínico; D1 a D4 = hipóteses diagnósticas ordenadas pelas probabilidades.

Outro modo de realizar a notação é: doença A × doença B × doença C etc., de maneira probabilística decrescente. A semiografia das hipóteses diagnósticas é sempre hierarquizada do mais provável ao menos provável (ainda que possível).

Somente após se elencarem as hipóteses é que se pode solicitar, quando necessário, exames complementares que ajudem no seu esclarecimento. Sem isso, será dar um aleatório tiro no escuro.

Exames complementares

Antes de solicitar um exame complementar, deve-se decidir a conduta a ser empregada se: (1) o resultado for positivo e (2) o resultado for negativo. Se ambas as respostas forem iguais, não solicite o exame.

Jamais se iluda. Quem chega ao diagnóstico e será responsável por ele é o PS e não os exames complementares ou qualquer outro recurso semiológico. O PS levará em conta os resultados dos exames complementares, mas não poderá dispensar os outros dados obtidos no exame clínico. Se os resultados dos exames não se coadunarem com os dados do exame clínico, o PS deverá questioná-los, repeli-los, repeti-los ou substituí-los.

A limitação qualitativa e quantitativa dos exames complementares é necessariamente feita após refletido diagnóstico diferencial.

Os exames complementares são muito variáveis e serão mais bem discutidos no Capítulo 5, *Métodos Diagnósticos*.

Os pedidos de exames laboratoriais complementares, por exemplo, de sangue e de urina, os radiográficos, os tomográficos, os de ressonância magnética, e as internações solicitadas por cirurgiões-dentistas não poderão mais ser rejeitados pelos planos de saúde.

A capacitação é válida também para profissionais que não pertençam à rede credenciada no convênio e foi publicada pela Agência Nacional de Saúde Suplementar (ANS) na Súmula Normativa nº 11, de 20 de agosto de 2010.

De acordo com esta súmula, o cirurgião-dentista tem autonomia, inclusive, para requerer a internação em casos relacionados à Odontologia e/ou à medicina conjuntamente. Nesse último caso, a equipe cirúrgica continua a ser chefiada por um médico, conforme determina o artigo 6º da Resolução do Conselho Federal de Odontologia (CFO) nº 003/99, respaldada pela Resolução do Conselho Federal de Medicina (CFM) nº 1.536/98.

A cobertura dos procedimentos odontológicos ocorrerá, respeitando-se o rol de procedimentos previstos pela ANS.

Esta agência reguladora governamental reiterou o estabelecido pela Portaria do Ministério do Trabalho e Emprego nº 397, de 2002, sobre a Classificação Brasileira de Ocupações (CBO) em relação à competência do cirurgião-dentista para solicitar exames complementares, como radiografias, ressonância magnética, solicitação de risco cirúrgico e exames de laboratório em geral, e internação, em sua área de atuação.

A avaliação vem proteger e respeitar o direito dos PAC que possuem ou não plano de saúde, uma vez que, na maioria das vezes, quando recebiam do seu cirurgião-dentista prescrição, solicitação de exames ou de internação tinham que "revalidá-los" com um médico, por meio de nova consulta, majorando as despesas das operadoras e aumentando o tempo de espera para o início do tratamento das doenças orais de repercussão sistêmica, muitas vezes de progresso rápido ou em estágios avançados.

As operadoras de planos e seguros de saúde, e respectivas redes credenciadas, já estão devidamente notificadas sobre esta Súmula Normativa.

O ofício, assinado pelo procurador da República Fabiano de Moraes, lista algumas recomendações e solicita que seja dada ampla divulgação aos acordos feitos, comunicando-se a abusividade da conduta em não autorizar exames e/ou procedimentos para um PAC internado: adotem-se as medidas legais e administrativas visando restringir práticas abusivas por parte das operadoras no cumprimento da explicação adotada pela ANS; e informe-se prontamente ao Ministério Público Federal quando verificada a inadimplência dos procedimentos por qualquer operadora.

Diagnóstico

O termo "diagnóstico" vem do grego *dia* (através) + *gnosciem* (conhecer).

O objetivo maior da metodologia do exame clínico é a identificação da doença do PAC. Ela será informada ao PAC e tratada pela dupla PS-PAC.

Pode-se chegar ao diagnóstico com ou sem a ajuda de exames complementares. É o que se faz no diagnóstico de ulceração aftosa recorrente ou de infecção herpética recorrente, em que o exame físico poderá dar a resposta a um PS experiente.

Prognóstico

Depende do diagnóstico encontrado e será elaborado de acordo com o conhecimento do profissional sobre a doença descoberta. Além do tipo de doença, depende de outros fatores: dano anatômico e funcional, efetividade dos recursos terapêuticos disponíveis, estado geral e condições psicológicas do PAC.

A comunicação do diagnóstico e do prognóstico mereceria um capítulo à parte. Para enfatizar o problema, o educador Lev Vygotsky comentou, em *Pensamento e Linguagem*, de 1934:

o pensamento não se expressa simplesmente em palavras, também encara o que existe através delas. Este fato implica no estudo dos diferentes planos que vão desde a linguagem externa até o motivo que sugere um pensamento.

Isto significa dizer que há diferença entre o que se fala e o que se entende. É aqui que também se manifesta o que você aprendeu sobre o PAC durante o exame clínico, sobretudo durante a anamnese.

Tratamento

É parte da cura o desejo de ser curado. (Sêneca.)

Variará de acordo com o diagnóstico encontrado. Cada PAC tem suas identidades biológica, psicológica e social que precisam ser levadas em consideração no tratamento. Um exame clínico competente pode obter esses dados essenciais para a escolha de uma decisão terapêutica. A isso se chama diagnosticar o PAC e não diagnosticar a doença.

Padronizar uma conduta provoca grandes inconveniências. Em qualquer terapêutica, deve-se pensar na relação entre benefícios, custos e riscos.

O tratamento deverá ser, quando possível, específico (p. ex., uso da penicilina para tratamento da sífilis).

Será inespecífico, quando se receitar corticosteroide para um edema pós-operatório.

Será de suporte, quando se procurar melhorar as condições gerais do indivíduo para conseguir combater mais efetivamente a doença (p. ex., receitar vitaminas para um PAC subnutrido ou hidratar outro desidratado).

Será sintomático, quando se tentar aliviar os sintomas (p. ex., uso de analgésicos para dores causadas por uma úlcera bucal). Será empírico, quando não existirem dados que comprovem sua efetividade (p. ex., antibióticos receitados sem cultura e antibiograma), será de escolha, quando baseado nesses exames.

A substância falsa, sem atividades terapêuticas, que se assemelha a uma apresentação (comprimido, cápsula, drágea etc.) verdadeira é denominada placebo.

O tratamento é profilático, preventivo ou preemptivo quando feito para deter, prevenir ou antecipar uma situação ou ocorrência (p. ex., prescrição de antibióticos e/ou anti-inflamatórios antes de uma cirurgia bucomaxilofacial).

Quando se faz o diagnóstico clínico e se tenta tratar a doença com um medicamento específico, sem nenhum exame complementar, diz-se estar fazendo um teste terapêutico diagnóstico.

Qualquer que seja a modalidade, ela fará parte de um conjunto denominado planejamento terapêutico.

Um dos problemas a enfrentar no tratamento é a adesão do PAC. Nem sempre ele segue o esquema proposto pelo profissional, por uma série de razões, desde pessoais até financeiras, passando pela confiança em quem receitou.

Acompanhamento

Todo tratamento deve seguir um acompanhamento – muitas vezes conhecido pelo anglicismo *follow-up* – para vigiar seus resultados. Independentemente disso, algumas doenças são recidivantes, por esse motivo, o exame clínico deve ser repetido periodicamente.

A periodicidade dependerá da doença e dos mesmos fatores citados no prognóstico, do estado geral e/ou das doenças sistêmicas do PAC. Por exemplo, pode-se decidir que os problemas periodontais devam ser revisados a cada semestre, entretanto, frente a um PAC diabético ou a um que não tenha aderido às instruções de higiene, pode-se estreitar esse prazo.

Observação e conceituação da competência clínica de estudantes de Estomatologia

Considera-se muito complexo avaliar a competência clínica de estudantes de Estomatologia com objetividade. Por outro lado, o ensino dessa disciplina não dispensa o atendimento de PAC – a atividade clínica só se aprende com a prática e a evolução dos alunos – e o processo de ensino precisa de avaliação.

Os itens listados no Quadro 4.27 e sua aplicação prática também podem ser gravados para discussão posterior em classe. Gravações das atuações dos professores poderão ser modelos. Ambos os registros são eficientes recursos pedagógicos. Por motivos éticos e legais, os PAC deverão concordar, por escrito, com os registros.

O Quadro 4.27 é uma sugestão – certamente com algumas falhas –, que poderá, minimamente, despertar a discussão entre discentes e docentes.

Mais difícil ainda é a atribuição de notas, daí a opção por conceitos (Quadro 4.27). O importante é chegar a um acordo entre os membros da equipe docente sobre os itens prioritários e os conceitos a serem atribuídos, assim como assegurar a transparência do que for acordado para os discentes.

54 Fundamentos de Odontologia | Estomatologia

Quadro 4.27	Disciplina de Estomatologia: observação e conceituação da competência clínica.				
Aluno:		**Data:**			
		Conceitos			
Itens avaliados		**Ótimo**	**Bom**	**Regular**	**Baixo**
1. Apresentação e atitude profissional					
2. Iniciativa					
3. Recepção do paciente					
4. Organização da área de trabalho e dos instrumentos					
5. Equipamentos de proteção individual e prevenção de infecções cruzadas (biossegurança)					
6. Posicionamento do paciente e do aluno					
7. Identificação do paciente					
8. História da doença atual					
9. História odontoestomatológica					
10. Antecedentes médicos					
11. Tratamento médico atual					
12. Antecedentes familiares					
13. Hábitos e vícios					
14. Exame físico geral					
15. Exame físico locorregional extraoral					
16. Exame físico locorregional intraoral					
17. Diagnóstico diferencial					
18. Solicitação de exames complementares					
19. Realização de exames complementares (p. ex., biopsia)					
20. Informações clínicas escritas para o laboratório					
21. Comunicação e orientação ao paciente					
22. Habilidade na relação paciente/profissional					
23. Conhecimentos teóricos/básicos demonstrados					
Totalização					

Bibliografia

Barsky AJ. Hidden reasons some patients visits doctors. Ann Intern Med. 1981;94:492-8.

Bell WE. Dores Orofaciais. 3. ed. Rio de Janeiro: Quintessence; 1991.

Berman AC, Chutka DS. Assessing effective physician-patient communication skills: "Are you listening to me, doc?" Korean J Med Educ. 2016;28(2):243-9.

Bickley LS, Szilagyi PG. Bates Propedêutica Médica. 12. ed. Rio de Janeiro: Guanabara Koogan; 2018.

Broca PV, Ferreira MA. A equipe de enfermagem e a comunicação não verbal. Rev Min Enferm. 2014;18(3):697-702.

Coleman GC, Nelson JF. Princípios de Diagnóstico Bucal. Rio de Janeiro: Guanabara Koogan; 1996.

Coulehan JL, Block MR. A entrevista médica. Porto Alegre: Artes Médicas; 1989.

Crozier E, Sumer BD. Head and neck cancer. Med Clin North Am. 2010;94(5):1031-46.

Epstein O, Perkin GD, de Bono DP, Cookson J. Exame Clínico. 3. ed. Rio de Janeiro: Elsevier; 2004.

Foucalt M. O nascimento da clínica. 2. ed. Rio de Janeiro: Forense; 2005.

Genovese WJ. Metodologia do exame clínico. São Paulo: Pancast; 1992.

Genovese WJ, Guimarães Jr. J. Sinais vitais. In: Genovese WJ. Metodologia do Exame Clínico. São Paulo: Pancast; 1992. pp. 117-32.

Genovese WJ, Guimarães Jr. J, Marcucci G, Silva SS, Santos GG. Semiologia óssea. In: Genovese WJ. Metodologia do Exame Clínico. São Paulo: Pancast; 1992. pp. 259-84.

Gregori C, Andriolo A. Propedêutica clínica odontológica. São Paulo: Sarvier; 2006.

Grist WJ. The Salivary glands. Chapter 131. In: Walker HK, Hall WD, Hurst JW, editors. Clinical Methods: The History, Physical, and Laboratory Examinations. 3rd ed. Boston: Butterworths; 1990.

Guimarães Jr J. A estomatologia no âmbito hospitalar. Disponível em: <http://estomatologista.blogspot.com.br/2012/09/a-estomatologia-no-ambito-hospitalar.html>.

Guimarães Jr J. A estomatologia pode fazer biópsia, mas biópsia não é sinônimo de Estomatologia (ou voyeurismo ao alcance de todos). Disponível em: <http://estomatologista.blogspot.com.br/2012/09/a-estomatologia-pode-fazer-biopsia-mas.html>.

Guimarães Jr J. Critérios diagnósticos para síndrome de Sjögren requerem atenção multidisciplinar. Disponível em: <http://estomatologista.blogspot.com.br/2012/03/criterios-diagnosticos-parassindrome-de.html>.

Guimarães Jr J. Errar é humano? Primeira parte. Disponível em: <http://estomatologista.blogspot.com.br/2011/11/errar-e-humano-primeira-parte.html>.

Guimarães Jr J. Errar é humano? Quinta parte. Disponível em: <http://estomatologista.blogspot.com.br/2012/03/errar-e-humano-quinta-parte.html>.

Guimarães Jr J. Errar é humano? Segunda parte. Disponível em: <http://estomatologista.blogspot.com.br/2011/11/errar-e-humano-segunda-parte.html>.

Guimarães Jr J. O estomatologista e o diabetes – uma relação necessária. Disponível em: <http://estomatologista.blogspot.com.br/2011/12/o-estomatologista-e-diabetes-uma-uniao.html>.

Guimarães Jr J. O que a estomatologia pode fazer pelos pacientes e pelos profissionais da saúde? Disponível em: <http://estomatologista.blogspot.com.br/2012/07/o-que-estomatologia-pode-fazer-pelos.html>.

Guimarães Jr J. O que é estomatologia? Disponível em: <http://estomatologista.blogspot.com.br/2011/10/o-que-e-estomatologia.html>.

Guimarães Jr J. Odontologia e magia. Disponível em: <http://estomatologista.blogspot.com.br/2011/12/odontologia-e-magia.html>.

Guimarães Jr J. Quousque tandem abutere Catilina patientia nostra? Disponível em: <http://estomatologista.blogspot.com.br/2012/02/quousque-tandem-abutere-catilina.html>.

Guimarães Jr. J. Parotidite epidêmica ou caxumba. In: Estomatologia. Bases do Diagnóstico para o Clínico Geral. São Paulo: Santos; 2007. p. 209.

Kignel S. Exame clínico. In: Kignel S *et al.* Estomatologia. Bases do diagnóstico para o clínico geral. São Paulo: Santos; 2007.

Kignel S. O Diagnóstico. In: Kignel *et al.* Estomatologia. Bases do diagnóstico para o clínico geral. São Paulo: Santos; 2007.

Lee WS, Hwang JY, Lim JE, Suh SY, Park KH, Sung N-J. the effect of videotaping students' interviews with patients for interview skill education. Korean J Fam Med. 2013;34(2):90-7.

Lockhart PB, Hong CH, van Dierman DE. The influence of systemic diseases on the diagnosis of oral diseases: a problem-based approach. Dent Clin N Am. 2011;55(1):15-28.

Lopes A. Anatomia da cabeça e pescoço. Rio de Janeiro: Guanabara; 2004.

López M. O Processo Diagnóstico nas Decisões Clínicas – Ciência, Arte e Ética. Rio de Janeiro: Revinter; 2001.

Manfredi APS, Silva AA, Vendite LL. Avaliação da sensibilidade do questionário de triagem para dor orofacial e desordens temporomandibulares recomendado pela Academia Americana de Dor Orofacial. Rev Bras Otorrinolaringol. [online]. 2001;67(6):763-8.

Montgomery K. How doctors think: clinical judgment and the practice of medicine. New York: Oxford University Press; 2006.

Montini T, Noble AA, Stelfox HT. Content analysis of patient complaints. Int J Qual Health Care. 2008;20(6):412-20.

Paranhos LR, Caldas JCF, Iwashita AR, Scanavini MA, Paschini RC. A importância do prontuário clínico odontológico nas perícias de identificação humana. RFO. 2009;14(1):14-7.

Park Y. Negotiating last-minute concerns in closing korean medical encounters: The use of gaze, body and talk. Social Sc Med. 2013;97:176-91.

Porto CC (ed.). Semiologia Médica. 5. ed. Rio de Janeiro: Guanabara Koogan; 2005.

Rahman A, Tasnim S. Twelve tips for better communication with patients during history-taking. The Scient World J. 2007;7:519-24.

Rogers CR, Rosenberg RL. A Pessoa como centro. São Paulo: EPU; 1977.

Silveira AP, Gonçalves J, Sequeira T, Ribeiro C, Lopes C, Monteiro E *et al.* Geriatric oncology: comparing health related quality of life in head and neck cancer patients. Head Neck Oncol. 2011;13(3):3.

Siqueira JTT, Teixeira MJ. Dores orofaciais – diagnóstico e tratamento. São Paulo: Artes Médicas; 2012.

Vasconcellos MM, Gribel EB, Moraes IHS. Prontuário odontológico e o direito de propriedade científica. Rev Gaucha Odontol. 2007;55(1):83-8.

Weil P, Tompakow R. O Corpo Fala: a Linguagem Silenciosa da Comunicação Não Verbal. Petrópolis: Vozes; 2003.

Williams WC. The autobiography. In: The Doctor Stories New Directions. New York; 1984.

Yan K, Agrawal N, Gooi Z. Head and neck masses. Med Clin N Am. 2018;102(6):1013-25.

Zadik Y, Orbach H, Panzok A, Smith Y, Czerninski R. Evaluation of oral mucosal diseases: inter- and intra-observer analyses. J Oral Pathol Med. 2012;41(1):68-72.

Métodos Diagnósticos

5

Fernando Ricardo Xavier da Silveira | Geraldo Gomes dos Santos | Jayro Guimarães Júnior

Introdução

O método diagnóstico se complementa, muitas vezes, com o auxílio de exames subsidiários, dos quais o profissional de saúde (PS) lança mão, com vistas a alcançar uma das seguintes metas:

- Confirmação de diagnóstico: para confirmar hipótese diagnóstica formulada após exame clínico do paciente (PAC)
- Exclusão diagnóstica: para descartar determinado estado ou quadro clínico, que pode ocorrer em concomitância com o objeto da investigação. Pode-se citar, como exemplo, a necessidade de se descartar hipótese de gestação em PAC cujo exame subsidiário para elucidar determinado quadro clínico fosse contraindicado durante o primeiro trimestre da gravidez
- Prospecção em segmentos populacionais: muitas vezes determinada por legislação sanitária e procedida independentemente de suspeita clínica. É o caso, por exemplo, da sorologia para hepatite infecciosa e síndrome da imunodeficiência adquirida (AIDS) em doadores de sangue, ou protocolos de exames admissionais em empresas públicas e privadas.

Outros objetivos igualmente importantes não serão abordados, por não apresentarem relação com este capítulo (dentre eles, os direcionados a orientar prognóstico e alternativas terapêuticas). De qualquer maneira, em enfoque inicial mais direcionado à Estomatologia, o cirurgião-dentista buscará, em geral, um dos dois primeiros objetivos, sendo o terceiro reservado a serviços médicos.

Ainda genericamente, é necessário discutir alguns aspectos conceituais que dizem respeito aos exames complementares. São, na verdade, características que conferem maior ou menor grau de confiabilidade ao exame subsidiário, como:

- Especificidade: refere-se à propriedade de exame ou teste caracterizar apenas os indivíduos doentes (realmente positivos ou negativos para determinado teste, excluindo-se os falso-positivos ou falso-negativos)
- Sensibilidade: indica a propriedade de exame ou teste caracterizar uma doença, sem excluir indivíduos doentes, eventualmente classificados como saudáveis
- Acurácia: revela que a substância avaliada em um exame apresenta índice mais próximo do real

- Precisão: mostra a proximidade de valores reais em relação à repetição de determinado ensaio, para uma mesma substância, em mesma amostra.

Assim, o exame complementar ideal, não importando o tipo ou a especialidade a que se destina, deve ser o mais específico, sensível, justo e preciso, além de ter custo adequado para o PAC, fato que deve ser sempre considerado.

Para efeito de sistematização, com enfoque para o estudante de Odontologia, os exames subsidiários abordados serão subdivididos em categorias, dentro das quais serão discutidas as de uso mais comum na prática de Estomatologia Clínica.

Métodos radiológicos

Exames radiográficos

A utilização de exames radiográficos é bastante difundida e comum na prática clínica, constituindo-se valioso subsídio ao diagnóstico de uma série de alterações, quer dos dentes ou do complexo maxilomandibular e de estruturas circunvizinhas. Atualmente, as medidas de proteção contra radiação com baixa exposição do PAC o protegem da ação maléfica das radiações e o avanço da tecnologia dos aparelhos de radiografia possibilita que se obtenham imagens com resolução bastante satisfatória. Dependendo dos objetivos a serem alcançados com vistas ao diagnóstico, pode-se lançar mão de diversas técnicas radiográficas e suas principais indicações na prática estomatológica, ficando claro que, quando necessário maior aprofundamento, deverá ser consultada bibliografia apresentada ao fim deste capítulo.

Técnicas intrabucais

Denominadas assim pelo fato de o filme radiográfico estar posicionado dentro da cavidade bucal. São mais utilizadas no cotidiano da clínica odontoestomatológica, uma vez que a maioria dos consultórios possui, dentre seus equipamentos, um aparelho de radiografia. As indicações de uso das técnicas intrabucais referem-se mais ao diagnóstico de lesões dentárias e em áreas peridentais muito próximas. Genericamente, pode-se dizer que as técnicas intrabucais produzem radiografias com detalhes mais nítidos, porém limitadas a pequena área, correspondente ao tamanho do filme.

Radiografia periapical

Exame radiográfico mais comum, sendo, no meio odontológico, utilizado um conjunto de 14 radiografias, 7 para a região maxilar e 7 para a região mandibular. Cada conjunto delimita uma porção (Quadro 5.1).

As indicações para essa técnica decorrem de dados anamnéticos relacionados a antecedentes médicos, odontoestomatológicos e/ou familiares do PAC ou de sinais e/ou sintomas observados durante o exame físico. Assim, é necessário investigar a história de tratamentos periodontais ou endodônticos prévios (Figura 5.1); episódios passados de traumatismos; implantes; história familiar de alterações de desenvolvimento ou síndromes com manifestações no complexo maxilomandibular. Sinais e sintomas a serem considerados: lesões de cáries; dentes mal posicionados; mobilidade dentária; anodontia sem história de exodontia; sensibilidade dentária; odontalgias localizadas ou difusas; alterações de morfologia e/ou coloração dos dentes; cronologia de erupção alterada; assimetrias faciais; aumentos de volume maxilomandibular focal.

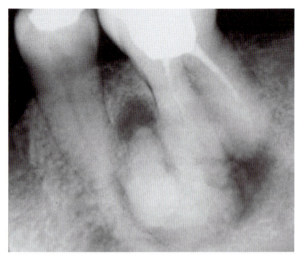

Figura 5.1 Radiografia periapical mostrando lesão em molar endodonticamente tratado.

Radiografia interproximal

Essa técnica possibilita avaliar as coroas dentárias e as cristas ósseas dos arcos em oclusão (Figura 5.2). A porção radicular não é visualizada, e a principal indicação é a suspeita de cáries interproximais. Possibilita também a avaliação de excessos proximais de restaurações.

Radiografia oclusal

Nessa técnica, o filme radiográfico é posicionado na superfície oclusal de um dos arcos, e o PAC cerra suavemente os dentes, fixando, assim, o filme entre os dois arcos dentais. A radiografia oclusal é indicada quando se necessita de uma visão mais ampliada da maxila e da mandíbula, realçando dentes ou tecidos adjacentes, dependendo da variação de angulação (Quadro 5.2). Suas principais indicações são em desdentados totais para investigação de raízes residuais, dentes inclusos ou áreas com lesões que, evidenciadas em radiografia periapical, não puderam ser totalmente observadas em razão das limitações de tamanho do filme (Figura 5.3).

Pode ser empregada também quando houver suspeita de sialolitíase em ducto submandibular (glândulas submandibulares) e, em traumatologia, para evidenciar alguns tipos de fraturas de maxila e mandíbula.

Técnicas extrabucais

Essas técnicas, nas quais o filme é posicionado fora da cavidade bucal, possibilitam maior visualização do complexo maxilomandibular e das áreas adjacentes, porém fornecem detalhes com menor precisão, se comparadas às técnicas intrabucais, notadamente a periapical.

Radiografia panorâmica

Radiografia extrabucal mais utilizada, daí seu destaque sobre as demais técnicas extrabucais. É indicada, em Estomatologia,

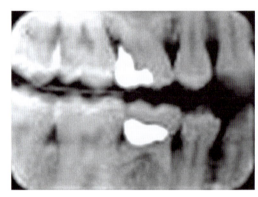

Figura 5.2 Radiografia interproximal evidenciando dentes em oclusão. Notar infiltração decorrente de cárie nas restaurações em molares (superior e inferior).

para investigação de lesões extensas acometendo maxila ou mandíbula, muitas vezes expressas por aumentos de volume nessas regiões, configurando, clinicamente, assimetrias faciais de aspecto variável (Figuras 5.4 e 5.5).

Outras situações clínicas incluem aquelas em que há impossibilidade de o PAC abrir a boca para a introdução dos filmes intrabucais.

Outras técnicas extrabucais

Neste item serão incluídas outras projeções extrabucais que podem contribuir para o diagnóstico de variadas situações clínicas. Detalhes mais específicos, como já frisado, deverão ser estudados em tratados de Radiologia, indicados na bibliografia, ao fim deste capítulo.

Em relação à classificação, as outras técnicas radiográficas extrabucais podem ser agrupadas em laterais, posteroanteriores (PA), axiais e técnicas para a região da articulação temporomandibular (ATM). As laterais compreendem técnicas

Quadro 5.1	Conjunto de radiografias periapicais para dentes permanentes (boca toda).						
	Dentes						
Região	Molares D	Pré-molares D	Caninos/laterais D	Incisivos D/E	Caninos/laterais E	Pré-molares E	Molares E
Maxila	18-17-16	15-14	13-12	11-21	22-23	24-25	26-27-28
Mandíbula	48-47-46	45-44	43-42	41-31	32-33	34-35	36-37-38

D, direito; E, esquerdo.

Quadro 5.2	Técnica oclusal e suas variações de angulação e incidência para as diversas regiões em maxila e mandíbula.			
Região	Dentes	Ângulo vertical	Ângulo horizontal	Incidência – raios X primário
Maxila	Total	+65°	0°	Glabela
	Incisivos	+65°	0°	Ápice do nariz
	Caninos	+65°	45°	Forame infraorbitário
	Pré-molares e molares	+65°	90°	Forame infraorbitário
	Seio maxilar	+80°	0°	Atrás da comissura palpebral
	Tuberosidade	+45°	45°	Região medial do assoalho
Mandíbula	Total	+90°	0°	Região medial do assoalho
	Parcial	+90°	0°	Lado a ser examinado
	Sínfise	−55°	0°	Sínfise

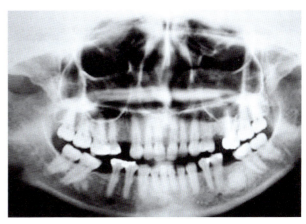

Figura 5.5 Radiografia panorâmica na qual se pode notar massa radiopaca circunscrita em mandíbula, entre pré-molares e molares esquerdos.

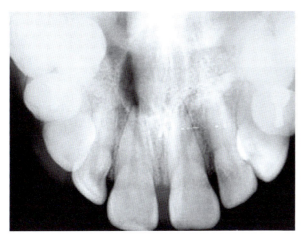

Figura 5.3 Radiografia oclusal de maxila sugerindo cisto nasopalatino.

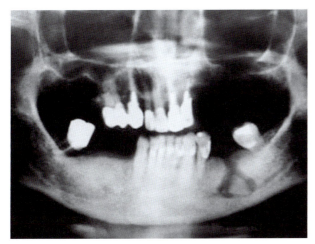

Figura 5.4 Radiografia panorâmica mostrando imagem radiolúcida em mandíbula, com radiopacidade em seu interior (raiz dentária).

para ângulo, corpo e ramo ascendente de mandíbula. Alguns desses métodos podem ser utilizados associados a contrastes, para estudo das glândulas salivares maiores (sialografias), por exemplo. Estes exames são invasivos e devem ter indicação precisa (Figura 5.6A). Para a região da cabeça, incluem-se as técnicas de perfil mole e perfil duro. Dentre as cefalométricas, uma técnica bastante utilizada é a telerradiografia cefalométrica (Figura 5.6B e C), que avalia o desenvolvimento craniofacial, sendo bastante difundida em Ortodontia. As tomadas PA incluem mandíbula, seio maxilar e seio frontal; a axial, também conhecida como incidência de Hirtz, que é bastante útil para evidenciar fraturas ou alterações no arco zigomático, mostra, também, a área basilar do crânio.

Finalmente, as radiografias para a região da ATM compreendem as incidências laterais, transcranial e transfacial, transorbital (anteroposterior) e inferossuperior. Para maior facilidade de consulta, as técnicas extrabucais, bem como suas indicações, estão resumidas no Quadro 5.3.

Tomografia computadorizada

Método de exame radiológico fundamentado no trabalho concomitante de um computador e um aparelho de raios X. Nesse método, os fótons de raios X, após atravessarem o corpo do PAC, são lidos e quantificados por um conjunto de detectores que encaminham as informações a um computador onde os sinais analógicos são processados, digitalizados e transformados em imagem (Figura 5.7). A obtenção da imagem na tomografia convencional é semelhante, diferenciando-se apenas na leitura das informações e maneiras de aquisição. No método convencional as imagens são obtidas no filme por projeção, enquanto na tomografia computadorizada (TC) a estrutura é decomposta pelos feixes de raios X e as imagens lidas nos detectores e finalmente digitalizadas, utilizando-se algoritmos matemáticos efetuados pelo computador. Em seguida, são armazenadas para posterior visualização e documentação. Pelo uso de monitor, essa decomposição ponto a ponto, derivada do movimento do tubo de radiografia ao redor do PAC, possibilita a individualização das estruturas contidas em um corte, sem superposição de imagens, proporcionando o estudo individual desses pontos.

Tomografia computadorizada espiral

A TC espiral (TCE) possibilita medição em velocidade maior com sistema de tubos emissor de raios X detector de rotação contínua. Tanto o tubo emissor de raios X como o arco do

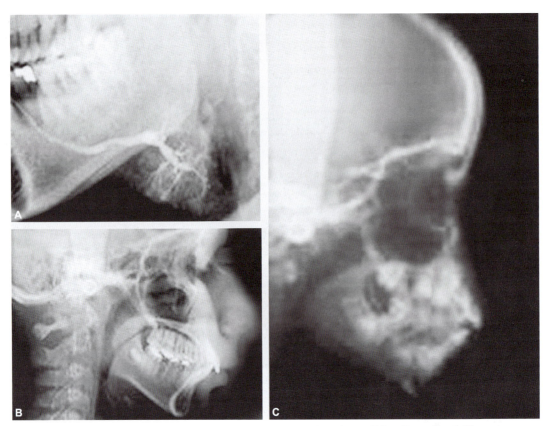

Figura 5.6 Sialografia de glândula submandibular (**A**) e telerradiografia – perfil duro (**B**) e perfil mole (**C**).

Quadro 5.3	Técnicas radiográficas extrabucais.	
Norma	**Região**	**Técnica**
Laterais	Mandíbula	Ângulo e ramo
		Corpo
	Cabeça	Perfil mole
		Perfil duro
	Cefalométrica	Telerradiografia
Posteroanteriores (PA)	Mandíbula	PA de mandíbula
	Seios maxilares	PA de seio maxilar
	Seio frontal	PA de seio frontal

detector giram continuamente e, assim, a radiação dispersa é suprimida de modo eficaz. Com a TCE é possível realizar medição contínua em até 24 s. Ela produz um volume ininterrupto e sem espaços, do qual podem ser definidos cortes adjacentes, ou mais de 300 seções superpostas. O tempo de exame, entretanto, é um fator crítico, particularmente para as aplicações nas quais é importante ter um fluxo constante de meio de contraste para todo o volume da porção do organismo estudada. A TCE tem apresentado aplicações importantes em Geriatria, Pediatria, Traumatologia e Cardiologia, devido à dificuldade desses PAC em se manter em apneia ou pela velocidade do ciclo cardíaco, que pode, pelo exame com equipamentos mais avançados, ser praticamente "congelado". Essa característica, associada a *softwares* modernos, possibilita, por exemplo, avaliação precisa das artérias coronárias. Volumes maiores também podem ser obtidos com eficiência, o que constitui fato importante nas reconstruções 3D. Cada exploração é realizada em rotação de 1 s, independentemente do local a ser estudado e da espessura

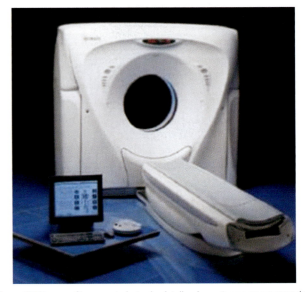

Figura 5.7 Tomografia computadorizada: detalhe do equipamento mostrando o computador, que compõe as imagens.

do corte, pela técnica conhecida como *multiscan* multirrotacional ou múltipla.

Em Estomatologia, o uso da TC, mais do que para diagnóstico, é indicado para investigação de uma série de lesões de natureza traumática ou neoplásica, por meio das quais, pela possibilidade de cortes seriados, é produzido estudo acurado da estrutura analisada e sua relação com as estruturas vizinhas (Figuras 5.8 a 5.10). Outro uso atual e bastante importante da TC é na área de Implantodontia, na qual se requer delimitação precisa da área da maxila ou mandíbula para colocação dos implantes (Figura 5.11).

Figura 5.8 Tomografia computadorizada revelando defeito ósseo (*seta*) na maxila anterior.

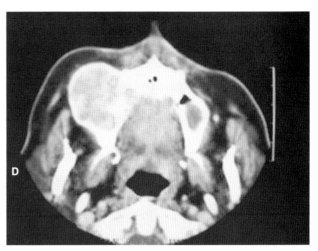

Figura 5.10 Tomografia computadorizada evidenciando aumento de volume maxilar com massa tumoral no seio maxilar direito.

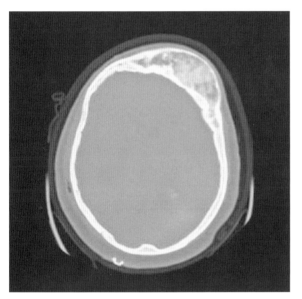

Figura 5.9 Tomografia computadorizada mostrando grande massa tumoral na cortical craniana (displasia fibrosa).

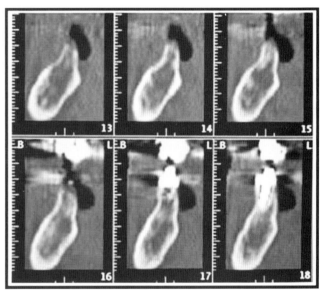

Figura 5.11 Tomografia computadorizada, em cortes seriados, mostrando implante unitário fixado ao osso alveolar em mandíbula.

Radiografia digital

Os sistemas de radiografia digital (Figura 5.12) trabalham com um sensor ligado a microcomputador, eliminando, assim, o uso de película periapical, a revelação química e, ainda, reduzindo em cerca de 90% o tempo de exposição do PAC à radiação.

Os sistemas possibilitam o estudo dessas imagens por meio de controle do contraste, inversão de cores e *zoom*, bem como da medição de distâncias (odontometria, cálculo de profundidade de bolsas). O *software* acoplado realiza um histograma dos tons de cinza, o que torna possível a análise da densidade da imagem radiográfica. As imagens capturadas pelo sistema também podem ser transmitidas entre microcomputadores. Embora seja muito utilizada em Endodontia, em Estomatologia clínica pode ser usada para todas as técnicas radiográficas intrabucais que utilizem película periapical, substituindo-a com vantagens em relação a menor exposição do PAC à radiação e economia de passos relacionados à revelação e à fixação da radiografia (Figura 5.13).

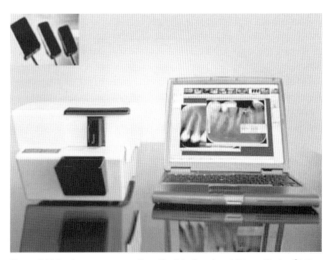

Figura 5.12 Equipamento para radiografia digital intrabucal (Digora Optime®). Notar acima, *à esquerda*, os sensores que substituem a película periapical.

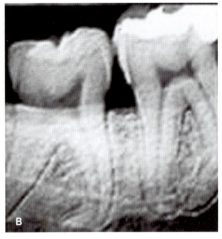
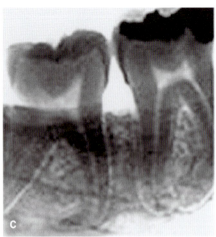

Figura 5.13 Radiografias digitais: digitalização normal (**A**); baixo relevo (**B**); negativo (**C**).

Métodos citológicos e biopsia

Exames citológicos

Consistem na obtenção de células superficiais, bem como material coletado de lesões da mucosa oral, para posterior aplicação de método de coloração e exame ao microscópio.

Citologia esfoliativa

Originalmente lançada na comunidade científica por Papanicolaou e Traut, em 1941, para observação e estudo de esfregaços das células da mucosa do colo uterino, é amplamente utilizada atualmente nos programas de prevenção de câncer de útero. Os autores estabeleceram critérios compatíveis com malignidade e, com base nesses critérios, a seguinte classificação:

- Classe 0: material insuficiente (o exame deve ser repetido)
- Classe I: células normais
- Classe II: células inflamatórias (sem características de malignidade)
- Classe III: células sugestivas de malignidade
- Classe IV: células fortemente sugestivas de malignidade
- Classe V: exame citológico conclusivo de malignidade.

Foi posteriormente estudada e adaptada para o diagnóstico do carcinoma epidermoide da mucosa bucal por inúmeros autores (Figura 5.14), com resultados bastante satisfatórios, sendo um método subsidiário bastante útil em Estomatologia clínica.

Deve-se ressaltar que esse método não substitui a biopsia. Entretanto, é indicada àquelas situações em que não há possibilidade de se proceder à biopsia, quer por impedimento clínico do PAC, quer por sua negação em se submeter a esse exame. A técnica é bastante simples, exigindo espátula metálica ou *citobrush* para coleta (evitam-se espátulas de madeira ou zaragatoas por causarem danos, principalmente desidratação, ao material coletado). O material raspado é aplicado sobre uma lâmina de vidro para microscopia, previamente identificada e fixada com solução de álcool-éter a 70% ou fixador específico em *spray* (Figuras 5.15 a 5.17), e posteriormente corado pelo método de Papanicolaou ou hematoxilina-eosina (HE), para observação em microscópio óptico. Existem recipientes próprios para o transporte da(s) lâmina(s), nos quais são acondicionadas

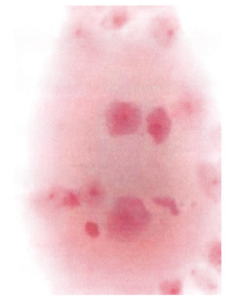

Figura 5.14 Citologia esfoliativa mostrando alterações compatíveis com malignidade de classe V.

imersas no meio fixador, evitando manejo inadequado. É também um exame útil para auxílio ao diagnóstico de doenças vesicobolhosas com manifestações na mucosa oral, de origem infecciosa (herpes simples e varicela-zóster), de hipersensibilidade (eritema polimorfo, síndrome de Stevens-Johnson), autoimunes (pênfigos e penfigoides) ou outras. Atualmente, a citologia de Tzanck, na técnica de imunofluorescência direta, confirma o diagnóstico, principalmente de pênfigo vulgar, de modo confiável, rápido, fácil, não invasivo e de baixo custo.

Outros exames citológicos

Além da citologia esfoliativa, existem outras situações clínicas nas quais se utiliza a mesma técnica de coleta, visando a outros diagnósticos que não sejam câncer oral. Em Infectologia, pode-se lançar mão dos esfregaços de mucosa oral para diagnosticar candidoses, paracoccidioidomicose e outras infecções por bactérias (Figuras 5.18 e 5.19). Na suspeita de viroses (estomatite herpética recorrente, lesões por vírus Epstein-Barr, entre outras), aplica-se o exame citológico de material raspado das lesões em busca de inclusões virais. Aplica-se, ainda, o exame

5 | Métodos Diagnósticos 63

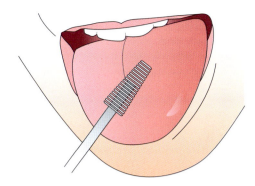

Figura 5.15 Detalhe da coleta de esfregaço lingual com o *citobrush*.

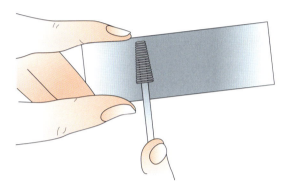

Figura 5.16 Aplicação do material coletado em lâmina para microscopia.

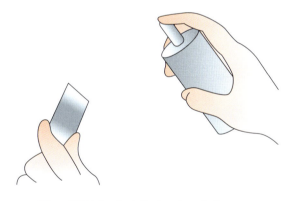

Figura 5.17 Aplicação do fixador sobre a lâmina.

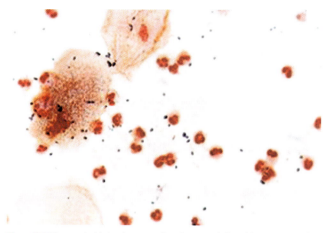

Figura 5.18 Exame citológico de mucosa bucal mostrando bactérias gram-negativas.

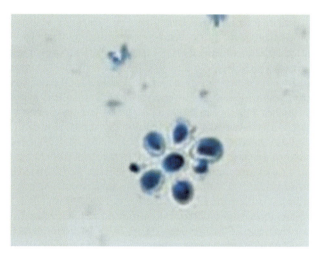

Figura 5.19 Exame citológico de lesões bucais causadas por paracoccidioidomicose.

citológico em Biologia Molecular para confirmação de paternidade, na suspeita de manifestações bucais de doenças sistêmicas autoimunes, principalmente pênfigo vulgar, bem como no material líquido coletado de lesões císticas.

Biopsia

A biopsia é um procedimento diagnóstico que consiste na remoção de um fragmento de tecido de um ser vivo para estudo das alterações eventualmente presentes. Deveria ser rotina nos ambulatórios odontológicos, visto ser, em geral, um exame tecnicamente viável do ponto de vista de execução, pelo clínico. Por motivos que não serão discutidos neste capítulo, acaba sendo uma prática mais rotineira para especialistas em Estomatologia e Cirurgia. É indicada, como primeira escolha, para investigação de lesões ulceradas ou não, com suspeita de malignidade (úlceras que não cicatrizam após 10 a 20 dias, placas ceratóticas ou máculas eritroplásicas, citologia esfoliativa com resultado de classes III, IV ou V), bem como de lesões ósseas, expansivas ou não e crescimentos da superfície da mucosa oral. Genericamente, podem-se dividir as biopsias em dois grupos principais: incisionais e excisionais. Nas incisionais, retira-se apenas um fragmento da lesão a ser examinada. São indicadas, como regra geral, quando há suspeita de neoplasia maligna, manifestação bucal de doença sistêmica ou lesões muito extensas na mucosa bucal, nas quais não haja indicação técnica para remoção em ato único. Cabe, aqui, discutir um caso especial, a suspeita de melanoma maligno oral (Figura 5.20). Como se trata de neoplasia maligna em geral agressiva (não obstante ser de frequência bastante baixa em cavidade bucal), vários autores discutem a validade ou não da manipulação dessa lesão pelo clínico ou pelo estomatologista, em razão do tempo decorrente entre o ato da biopsia e o encaminhamento posterior do PAC com o resultado ao oncologista, já que, como se sabe, o cirurgião-dentista não trata câncer.

Ponderam que ela pode se agravar consideravelmente ou mesmo ocasionar metástases, em razão da manipulação, preferindo-se, nesses casos, preconizar que se encaminhe o PAC diretamente ao oncologista a partir da suspeita diagnóstica. No ambulatório de Estomatologia da Escola Pública de

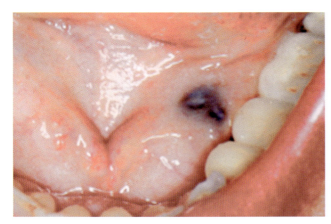

Figura 5.20 Lesão sugestiva de melanoma.

Odontologia da Universidade de São Paulo, opta-se por realizar sempre a biopsia. Nas lesões com mais de 3 cm, realiza-se a biopsia incisional, bem como nas menores de 3 cm desde que tenha sido formulada hipótese diagnóstica de neoplasia maligna. O PAC que procura a USP é, na maioria das vezes, desprovido de recursos para atenção à saúde, o que torna um risco maior a indicação a um serviço de Oncologia apenas com a suspeita clínica, pelo fato de o PAC não procurar o serviço ou demorar tempo excessivo. Nenhum dos casos de pacientes atendidos no Ambulatório de Estomatologia da USP sofreu mudança de prognóstico em razão de se ter procedido à biopsia. Todos os pacientes foram encaminhados aos centros de Oncologia com o resultado do exame histopatológico e submetidos a tratamento especializado.

Na biopsia excisional, remove-se todo o fragmento de tecido a ser examinado. Sua indicação é para lesões com pequena extensão, sem suspeita de malignidade, cujo exame complementar vai corresponder ao tratamento da lesão. Didaticamente, porém, é necessário enfatizar que biopsia é exame complementar e não tratamento. Na ficha clínica de um PAC no qual se realizou biopsia excisional, deve constar a informação no espaço correspondente aos exames complementares, sendo, no item relacionado ao tratamento, anotada remoção cirúrgica da lesão.

Não existem contraindicações absolutas à realização da biopsia. Estas são relativas e quase sempre dizem respeito ao estado geral ou à condição local da área a ser biopsiada. Essas condições devem ser sempre ponderadas no diagnóstico clínico. Para PAC diabéticos não controlados ou hipertensos graves, bem como com outras condições sistêmicas, deve-se entrar em contato com o médico, para encontrar as condições mínimas necessárias à consecução do exame. Em caso de suspeita de lesões benignas, pode-se esperar uma oportunidade para atuação com maior segurança. Quanto às condições locais, enfatizam-se os cuidados necessários à suspeita de lesões angiomatosas. Quando situadas na superfície da mucosa ou mesmo em situações mais internas, são mais fáceis de serem caracterizadas pelas variáveis morfológicas que apresentam. Deve-se ter bastante cuidado com as lesões intraósseas, das quais inicialmente se tem, muitas vezes, apenas o exame radiográfico, que não aponta se a lesão é ou não de natureza angiomatosa. Nesses casos, deve-se, antes da biopsia, proceder à punção, a fim de eliminar tal possibilidade.

A execução da biopsia deve seguir os padrões de biossegurança exigidos para atuação em clínica odontológica. Não serão abordados detalhes, em razão de, pela sua importância, serem discutidos no Capítulo 3, *Princípios de Biossegurança em Odontologia*. Na biopsia incisional, deve ser removido fragmento expressivo da lesão que contenha, também, margem de tecido clinicamente saudável (Figura 5.21).

Na biopsia excisional, deve-se remover a totalidade do tecido alterado, observando-se os cuidados necessários quando for exigida margem de segurança. Vale ressaltar que, mesmo quando não houver essa exigência, as bordas de todo o fragmento removido devem exibir tecido são (Figura 5.22). Outros tipos de biopsia incluem a técnica de aspiração e a punção aspirativa com agulha fina, esta última raramente utilizada em cavidade bucal.

Punção aspirativa com agulha fina

Outro tipo de biopsia, pouco utilizada em Estomatologia até poucos anos, diz respeito à punção aspirativa por agulha fina (PAAF). Trata-se de uma técnica que objetiva a obtenção de material para análise citológica, empregando-se uma agulha fina e uma seringa, acopladas a um sistema que produz vácuo (Figura 5.23). O material obtido, é, então, espalhado sobre uma lâmina, corado e examinado pelo patologista, que pode avaliar morfologicamente as células presentes.

Embora, teoricamente, possa ser realizada em qualquer órgão, a PAAF é mais utilizada em linfonodos, punção de tireoide, glândulas salivares maiores e mama.

Até cerca de uma década, esse método era raramente utilizado no diagnóstico das lesões na cavidade bucal, sendo atualmente mais difundido, sobretudo, no auxílio ao diagnóstico de lesões localizadas em glândulas salivares menores, na mucosa bucal.

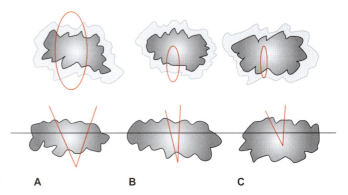

Figura 5.21 Esquema de biopsia incisional. **A.** Correta remoção de fragmento tecidual. **B** e **C.** Erros frequentemente cometidos, resultando em material insuficiente.

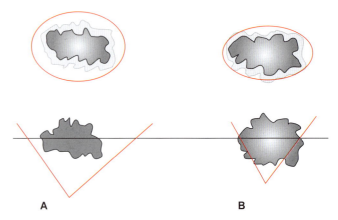

Figura 5.22 Esquema de biopsia excisional. **A.** Deve ser removida a totalidade da lesão e suas margens devem conter tecido saudável. **B.** Notar que não foi removida a totalidade da lesão e as margens não são adequadas.

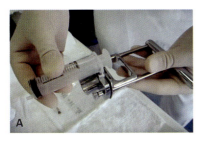

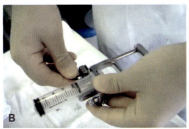

Figura 5.23 Punção aspirativa com agulha fina. **A.** Posicionamento da seringa na pistola de Franzen. **B.** Posicionamento correto da agulha no dispositivo aspirador. (Fonte: Acervo da Disciplina de Estomatologia Clínica da Faculdade de Odontologia da Universidade de São Paulo – FOUSP.)

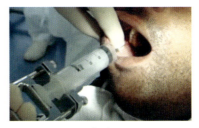

Figura 5.24 Punção aspirativa com agulha fina – posicionamento sobre a lesão cujo conteúdo vai ser aspirado. (Fonte: Acervo da Disciplina de Estomatologia Clínica da Faculdade de Odontologia da Universidade de São Paulo – FOUSP.)

Do ponto de vista de aspectos históricos, essa metodologia foi descrita por Kun, em 1847, portanto, há mais de dois séculos, sendo empregada pela primeira vez em glândulas salivares, por Dudgeon e Patrick, somente em 1927.

A evolução da tecnologia, com a criação da pistola aspirativa, por Franzen, possibilitou, a partir dos anos 1970, que a PAAF fosse incorporada ao arsenal de auxílio ao diagnóstico. Em seus primórdios, esse exame era empregado para distinguir neoplasias benignas de malignas. Atualmente sua utilização foi bastante ampliada, sendo usada para diferenciar processos inflamatórios, neoplasias benignas e malignas, evitando-se, em muitos casos, uma ação mais invasiva, com bastante segurança.

É uma técnica bastante simples, de baixo custo, relativamente indolor, podendo ser facilmente executada por apenas um profissional, em ambiente ambulatorial, seguindo-se as normas básicas de antissepsia e biossegurança. É um procedimento com altas especificidade e sensibilidade (80 a 100%) e acurácia (60 a 100%), cujo resultado pode ser obtido rapidamente, otimizando-se o tempo para o tratamento da lesão. Lembramos ao leitor que, no presente capítulo, em tópicos anteriores, são discutidos os conceitos e a obtenção de sensibilidade, especificidade e acurácia. Algumas desvantagens da PAAF são a impossibilidade de classificar adequadamente as neoplasias e a necessidade de treinamento adequado ao clínico e ao patologista para sua realização. Dentre as possíveis complicações, são descritas a possibilidade de disseminação de células neoplásicas, hemorragias, hematoma e edema no local da punção.

O material necessário para o exame compreende agulhas descartáveis de calibres 18 a 27, seringas descartáveis de 10 a 20 mℓ e um dispositivo de vácuo denominado pistola de Franzen.

A técnica consiste em, após realizada a antissepsia da região e a decisão sobre o uso ou não de anestesia infiltrativa local, introduzir a agulha, posicionada na seringa e esta, acoplada ou não ao dispositivo de vácuo, no interior da lesão, realizando-se movimentos de vaivém. Uma das mãos segura o conjunto, enquanto a outra deve fixar e imobilizar a lesão o máximo possível (Figura 5.24).

Após a coleta, a agulha é removida da seringa e esta é preenchida com ar, inserindo-se novamente a agulha. O material coletado é, então, depositado sobre uma lâmina de microscopia e se procede ao esfregaço. Este pode secar ao ar ou ser fixado em álcool ou *spray* para fixação de esfregaços. O ideal é a confecção de duas a três lâminas. O processamento pode ser executado, também, pela técnica de *cell block*, que se presta a analisar coleções líquidas com pouca presença celular.

Quando se utiliza a técnica de *cell block*, após remoção da seringa o material pode ser diluído em formol a 10% e transferido para um tubo de ensaio, sendo, então, centrifugado a 2.000 rpm durante 20 min. O material sólido obtido após essa centrifugação é transferido para papel absorvente, depositado em um cassete histológico e fixado em solução de formol a 10% por 24 h.

Após a fixação, o material poderá ser processado rotineiramente, seguindo-se os passos de desidratação crescente em etanol, diafanização em xilol, impregnação e inclusão em parafina, seguindo-se microtomia e coloração pelas técnicas Papanicolaou, HE e outras. As lâminas coradas, podem, finalmente, ser analisadas pelo patologista, à microscopia de luz (Figura 5.25).

O patologista, ao examinar os esfregaços, normalmente observa os critérios de celularidade (alta ou baixa), aderência (baixa ou alta) e morfologia (mono ou polimorfismo). A evidência de baixa celularidade, aderência celular e polimorfismo indica tratar-se de lesão benigna.

Ultrassonografia

Ultrassonografia ou ecografia é uma metodologia de imagem que utiliza a emissão de ondas sonoras com frequências acima de 20.000 Hz, portanto, acima do limite audível pelo ser humano. O som é uma forma de energia que se propaga por uma onda mecânica, cuja velocidade é diretamente proporcional à

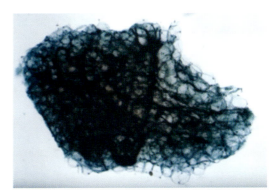

Figura 5.25 Punção aspirativa por agulha fina – lâmina preparada com material obtido de lesão de glândula salivar menor em palato.

densidade do meio. Assim, o som se propaga nos tecidos ósseos com o dobro da velocidade de propagação em tecidos moles e cinco vezes mais rapidamente que no ar (mas lembre-se de que o som não se propaga no vácuo).

Nos aparelhos de ultrassonografia, o ultrassom é gerado pelo transdutor, que fica em contato com a superfície do corpo humano a ser examinada. Existem diferentes tipos de transdutores, dependendo da estrutura orgânica a ser examinada (Figura 5.26). Costuma-se, por ocasião desse exame (quando a técnica utilizada é sobre superfície externa do corpo), aplicar um gel sobre a superfície cutânea a ser examinada, para que se eliminem bolhas de ar e outros resíduos, minimizando, assim, interferências externas que poderiam ter alguma influência na imagem produzida.

Do feixe sonoro emitido, uma fração é absorvida pelos tecidos e outra é refletida como impulsos elétricos, com características distintas, dependendo do órgão examinado e de seu conteúdo. Esses impulsos serão transformados em pontos que variam do branco ao preto, passando por uma escala intermediária de tons de cinza, formando a imagem no monitor do aparelho (Figura 5.27). Quando tecidos contíguos apresentam densidades diferentes, nessa interface ocorre brusca mudança de velocidade de propagação do feixe sonoro, ocasionando uma formação inadequada de imagem ecográfica.

Tecidos com maior densidade (p. ex., ossos) produzem imagens com sombra acústica distal. Estruturas contendo líquido em seu interior oferecem imagens anecoicas (há pouca absorção do feixe sonoro). Estruturas sólidas com menor densidade produzem imagens com reforço acústico posterior, sendo, às vezes, difícil diferenciá-las de líquidos espessos. Em relação à ecogenicidade, são utilizados os termos hiperecoico, hipoecoico, isoecoico e anecoico. Em Estomatologia, a ultrassonografia é utilizada para estudo das glândulas salivares maiores (Figura 5.28) e dos músculos da mastigação em alguns casos de distúrbios da ATM.

Quando se estudam as glândulas salivares maiores, a parótida é representada como uma estrutura ecogênica. Sua porção anterior profunda fica oculta pela projeção do ramo da mandíbula. As lesões focais das parótidas são bem definidas à ultrassonografia. Normalmente são hipoecogênicas, em comparação com o tecido glandular normal. Nesse aspecto, a ultrassonografia é vantajosa em relação à sialografia, com 100% de sensibilidade, contra 75% da sialografia. Possibilita diferenciar massas em situação intraglandular e justaglandular. Em casos duvidosos, é útil para diferenciar áreas patológicas focais das

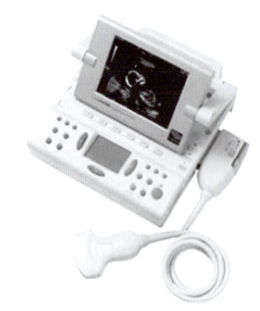

Figura 5.27 Detalhe do aparelho de ultrassonografia Medison®, modelo Mysono 201.

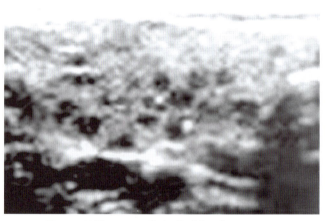

Figura 5.28 Ultrassonografia de glândulas salivares maiores.

difusas. Possibilita caracterizar variáveis, como difusa, multifocal, cística, entre outras. Entretanto, quando se tratar de delimitação de neoplasias malignas, deve-se preferir as TC e/ou a ressonância magnética (RM). Em doenças inflamatórias, é menos útil que a sialografia, embora esta técnica seja bastante invasiva.

Ressonância magnética

A RM é um exame subsidiário que possibilita produzir imagens seccionadas do corpo humano sem que haja exposição do PAC às radiações ionizantes. Essas imagens são obtidas pela interação dos núcleos de hidrogênio presentes nos tecidos humanos, que contêm água e lipídios, com intenso campo magnético e pulsos de radiofrequência. O contraste entre os diversos tecidos do corpo humano (normais e patológicos) é, assim, criado em função do número de átomos de hidrogênio existentes em determinado tecido e do meio onde se encontram. Trata-se de exame não invasivo, que, aliado à alta qualidade dos resultados, é reconhecido como excelente auxiliar em inúmeras especialidades. Atualmente a RM tem aplicações clínicas muito variadas, destacando-se, entre as mais importantes, o estudo de crânio,

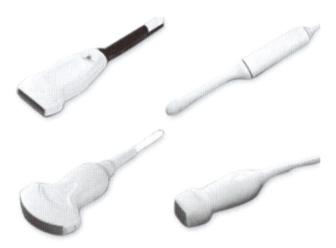

Figura 5.26 Diferentes tipos de transdutores empregados em ultrassonografia.

face, coluna e sistema musculoesquelético. Em Estomatologia, são várias as indicações: delimitação de neoplasias e estudo da ATM (Figura 5.29) são algumas delas. Segundo Katzberg et al. (1986), a RM, quando utilizada para investigação da ATM, possibilita o diagnóstico dos distúrbios internos, mostrando, por exemplo, o deslocamento discal com precisão. No entendimento de Santler et al. (1993), possibilita melhor visualização do disco articular quando comparada com outras técnicas, como radiografia transcraniana, tomografia e artrografia, pois a técnica não é invasiva, não usa radiação ionizante, a relação côndilo-disco é confiável e possibilita a detecção de processos inflamatórios. Infelizmente é uma metodologia com alto custo, sendo esse um fator limitante de sua utilização. Suas contraindicações são: portadores de clipes eletromagnéticos utilizados em cirurgias de aneurismas cerebrais, portadores de marca-passo cardíaco, indivíduos claustrofóbicos, gestantes e portadores de próteses valvares cardíacas.

Medicina nuclear

Cintilografia

A Medicina Nuclear abrange todos os procedimentos que envolvam a administração de substâncias com baixas taxas de radiação (menor que a emitida em uma radiografia de tórax) para se estudar a fisiologia dos diversos órgãos. É uma das mais modernas técnicas de investigação e vem se impondo gradativamente como excelente método de diagnóstico por imagem. Utilizando-se de pequenas quantidades de substâncias radioativas e equipamento especial (câmara de cintilação ou gamacâmara), são obtidas várias imagens do funcionamento dos órgãos a serem estudados sem a utilização de grandes quantidades de radiação, constituindo método não invasivo de diagnóstico. A gamacâmara é um equipamento dotado de um cristal de iodeto de sódio e tálio que interage com a radiação emitida pelo PAC, produzindo efeito fotelétrico, que é amplificado por válvulas fotomultiplicadoras e transformado em pulsos elétricos que são processados por sistemas especiais de computador e convertidos em imagens que, então, são avaliadas pelo médico.

A Medicina Nuclear não usa contrastes para obtenção de imagens, mas substâncias radioativas marcadas com radiofármacos. Esses traçadores podem ser injetados ou ingeridos, dependendo do tipo do estudo a ser realizado.

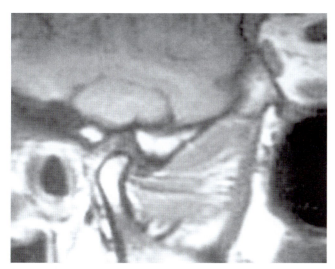

Figura 5.29 Ressonância magnética mostrando área da articulação temporomandibular.

Radioisótopos

Substâncias que emitem radiação, utilizadas no seu estado livre (não marcado) para obtenção de imagens. Os mais usados são: Tc-99m (tecnécio) para estudos da tireoide e de mucosa gástrica ectópica (divertículo de Meckel) e o I-131 (iodo), para estudos da tireoide e pesquisas de metástases de tumores tireoidianos. Os radioisótopos mais utilizados em Medicina Nuclear são: Tl-201 (tálio), Ga-67 (gálio), Sm-153 (samário), entre outros. As principais indicações em Estomatologia são: teste de captação e cintilografia de tireoide, para identificação de tireoide ectópica.

Pesquisa de corpo inteiro com I-131

Investigação mais sensível e específica para a detecção de metástases de tumores diferenciados da tireoide. Cintilografia de paratireoides cujos tumores podem ser identificados por cintilografia combinada da tireoide com Tl-201 e Tc-99m.

Cintilografia do esqueleto com/sem fluxo sanguíneo

Atualmente é o exame mais realizado em quase todos os serviços de Medicina Nuclear. É indicada principalmente à pesquisa de metástases ósseas, sendo, nesse contexto, o procedimento de escolha para estadiamento oncológico. Indicada também quando há suspeita de osteomielite aguda e crônica, osteoma osteoide, processos articulares, fraturas de estresse; para avaliação da integridade de próteses, investigação de dores ósseas, doenças sistêmicas; para diagnóstico de doença de Paget, displasia fibrosa (Figura 5.30) e hiperparatireoidismo. Além das cintilografias do esqueleto e dos tumores de tireoide, são importantes os seguintes estudos: cintilografia de corpo inteiro com gálio-67, na qual o radiofármaco se concentra em algumas neoplasias e em processos infecciosos, possibilitando detectar linfomas e metástases de melanoma; estudo dos linfomas, fundamental para avaliação da eficácia de um tratamento, uma vez que o tumor pode ser substituído por tecido fibrosado, continuando a ser detectado como massa nos exames radiológicos, o que não ocorrerá com o gálio, que só se concentrará se ainda houver tecido tumoral viável.

Cintilografia com gálio-67

Impõe-se em casos de febres não esclarecidas, sendo um exame de alta sensibilidade para abscessos por *Staphylococcus aureus* e osteomielites crônicas. Os exames com gálio devem ser agendados, pois o isótopo é produzido no exterior, sob encomenda.

Cintilografia com tecnécio-99m

A cintilografia das glândulas salivares maiores com tecnécio-99m (Tc-99m) torna possível sua avaliação funcional, bem como elimina a suspeita de adenomegalias cervicais próximo às submandibulares. O tecnécio, após administração intravenosa, é captado pelas glândulas maiores e excretado pelo epitélio dos ductos. As imagens são obtidas em gamacâmara, em duas etapas: na primeira observa-se o acúmulo do material radioativo; na segunda, após estímulo ácido, com suco de limão, avalia-se a drenagem. Assim, pode-se estudar a permeabilidade ductal em vários processos, como síndrome de Sjögren, neoplasias mistas de parótida, tumor de Warthin e adenoma pleomórfico. Também é bastante útil para avaliação glandular após tratamento radioterápico. O exame é contraindicado para gestantes e lactantes, devendo ser realizado somente em casos de extrema necessidade, em que se deve avaliar criteriosamente a relação risco-benefício.

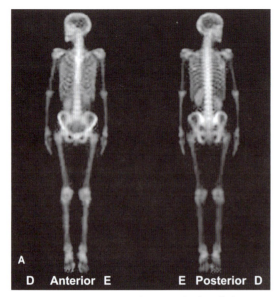 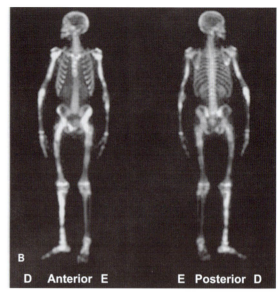

Figura 5.30 Cintilografia óssea. **A.** Normal. **B.** Evidência de displasia fibrosa.

Exames hematológicos

Aplicarei os regimes para o bem dos doentes, segundo o meu saber e a minha razão, nunca para prejudicar ou fazer mal a quem quer que seja [...] Se eu cumprir este juramento com fidelidade, goze eu a minha vida e a minha arte com boa reputação entre os homens e para sempre; se dele me afastar ou infringir, suceda-me o contrário. (Do juramento de Hipócrates.)

Desde o início da faculdade, o estudante de Odontologia pode querer se dedicar a procedimentos cirúrgicos, motivo de grande interesse para boa parte dos alunos. São pretensões legítimas e razoáveis e é dever dos nossos representantes de classe lutar para manter esses direitos respeitados e defendidos. Junto a essas prerrogativas, é dever ético dos profissionais adquirem as noções e habilidades compatíveis com o bem-estar dos PAC e os valores bioéticos e morais, evitando o erro médico, ou odontológico, neste caso. Nesse contexto, a educação continuada é um dever com que todos os profissionais deveriam se comprometer.

A cirurgia requer um planejamento sem o qual o fracasso será inevitável. A fase pré-cirúrgica inclui executar o exame clínico detalhado, ordenado, sistemático e completo. Essa metodologia é abordada no Capítulo 4, *Metodologia do Exame Clínico Estomatológico*. Um questionamento mais direcionado a problemas de hemostasia está elucidado no Quadro 5.4.

Alguns problemas sistêmicos poderão complicar, alterar o prognóstico ou até contraindicar, pelo menos temporariamente, cirurgias. Os PAC poderão relatar esses problemas durante a anamnese ou nem suspeitar deles. É dever do cirurgião-dentista investigá-los clinicamente e por meio de exames laboratoriais específicos.

Dependendo do número de dispositivos que serão necessários em uma cirurgia, esta pode ser classificada como de pequena ou grande extensão. Não faz sentido realizar a uma cirurgia sem saber com segurança se o PAC tem boa coagulação, cicatrização, resposta inflamatória e resistência às infecções ou apresentar anemia ou infecção. Esses dados guiarão o planejamento cirúrgico. Reconhece-se que os cirurgiões não incorrem com frequência nesse erro grosseiro, tão comum entre os cirurgiões-dentistas. Como diz Gustavo O. Kruger, autor do livro *Cirurgia buco-maxilo-facial*:

Os cirurgiões têm a obrigação de melhorar o tratamento progredindo no conhecimento cirúrgico. Se não fizermos isso, nossos pacientes vão pagar o preço da nossa carência.

Alguns desses exames complementares pré-operatórios serão discutidos neste capítulo.

Coagulograma

Parâmetro hemostático frequentemente usado para avaliação laboratorial inicial de PAC com distúrbios hemorrágicos e para avaliação da hemostasia pré-operatória. Compreende os seguintes exames: tempo de sangramento, tempo de coagulação, contagem de plaquetas, tempo de protrombina e tempo de tromboplastina parcial ativada. O conjunto desses exames torna possível a avaliação da hemostasia e detecta deficiências quantitativas e qualitativas das plaquetas, distúrbios vasculares e dos fatores de coagulação e presença de inibidores específicos e inespecíficos da coagulação.

Hemostasia é conceituada como a cessação do sangramento ou da hemorragia. A hemorragia desencadeada nos procedimentos odontológicos costuma ser autolimitante e cessa espontaneamente. Em casos de ser contínua, os principais meios de controle são a pressão direta, a oclusão de vasos com suturas, a pressão dos vasos com pinças hemostáticas ou o uso de vários produtos capazes de promover a formação do coágulo, como

Quadro 5.4	Questionamento para obtenção de história de distúrbios da hemostasia na anamnese pré-operatória.

- Você já sangrou por um tempo exagerado em algum acidente perfurocortante ou logo após extração dental?
- Alguma vez, após extração dental ou outro tipo de cirurgia, o sangramento voltou a ocorrer, no dia seguinte sem motivo aparente?
- Já desenvolveu hematoma incomum ao redor de incisão cirúrgica ou de ferida?
- Você já ficou com sua língua ou boca inchada após cortar-se ou morder aquele órgão, sua bochecha ou lábio?
- Costuma ter hematomas sem conseguir lembrar-se de ter batido ou lesionado o local?
- Algum parente próximo apresenta problemas de sangramento espontaneamente ou após ferimentos ou cirurgias?

adstringentes, celulose oxidada, gelatinas absorvíveis, trombina, crioterapia, eletrocoagulação, laserterapia, adesivos de cianoacrilato e vasoconstritores. Para considerar quais recursos poderão ser utilizados, é útil saber antecipadamente os dados do coagulograma do PAC.

A hemostasia envolve, resumidamente, os seguintes passos:

- Imediatamente após o traumatismo tecidual, ocorre a vasoconstrição, que envolve mecanismos neuronais, locais e humorais
- As plaquetas logo entram em contato com a parede do vaso lesionado, aderem aos tecidos subendoteliais lesados, difundem-se para cobrir a superfície lesada, liberam alguns compostos e se agregam formando um tampão no local da lesão
- Epinefrina e serotonina aumentam a vasoconstrição, enquanto a adenosina difosfato (ADP), liberada pelas plaquetas, aumenta a agregação plaquetária, recrutando novas plaquetas
- A prostaciclina, sintetizada pelas células endoteliais, diminui a liberação de ADP e o tromboxano A2, sintetizado pelas plaquetas, a aumenta
- As plaquetas agregadas expõem um fosfolipídio (FP-3) que age como ponto de encontro para os fatores da coagulação. As células endoteliais rompidas também o liberam, mas em quantidade bem menor
- Inicia-se o mecanismo intrínseco de coagulação, isto é, independente de substâncias originárias dos tecidos, com o fator plasmático XII
- A elastina e o colágeno expostos combinam-se com substâncias liberadas pelas plaquetas e pelos tecidos lesionados, dando início ao sistema extrínseco
- Os dois sistemas são conhecidos como "cascatas" da coagulação, o que significa que um fator formado vai ativar a produção de outro em um mecanismo sequencial. Na sequência da coagulação, os dois sistemas se unem em uma via comum
- A consolidação das plaquetas forma um coágulo de fibrina a partir do fibrinogênio. O fator XIII estabiliza o coágulo de fibrina e assegura que este sele o vaso danificado
- Enzimas fibrinolíticas digerem os materiais hemostáticos e o coágulo de fibrina de dentro para fora. A forma ativa do plasminogênio é a plasmina, que fragmenta as grandes moléculas de fibrina, mais fáceis de remover, restabelecendo-se as características primitivas dos tecidos.

Tempo de protrombina

Medido para analisar as vias extrínseca e comum de coagulação, avaliar a função hepática e monitorar a resposta à terapêutica anticoagulante. O uso deste tipo de medicamento poderá ser esclarecido à anamnese.

É um "tempo de coagulação" em condições especiais. Trata-se o sangue com citrato, recalcifica-se o soro separadamente e adiciona-se tromboplastina tecidual. A coagulação depende dos ativadores da via extrínseca: protrombina e fatores V, X e VII.

O tempo de protrombina é elevado nos defeitos dos fatores I (fibrinogênio), II (hipoprotrombinemia), V (fator lábil de Owren → para-hemofilia), VII (fator estável ou convertina), X (fator de Stuart-Prower), deficiências de vitamina K, má absorção de gorduras (icterícia obstrutiva, esteatorreia, doença celíaca, colite e diarreias crônicas), hepatopatias (intoxicação, hepatites e cirroses), medicamentos anticoagulantes (dicumarínicos e salicilatos) e outras causas. O tempo aumenta normal e ligeiramente em PAC com sudorese profusa devido a altas temperaturas ambientes.

Os valores normais, nos maiores de 6 meses de idade, são de 70 a 100% de atividade ou 10 a 20 s. Abaixo de 30% existem sérias consequências clínicas. Em termos cirúrgicos, aceita-se que PAC possam ser operados com 70% de atividade.

Tempo de tromboplastina parcial ativada

Medido para se avaliarem deficiências congênitas do sistema intrínseco, hemofilias A e B, monitorar o uso de heparina e avaliar defeitos de inibidores da coagulação. É um tempo de coagulação do plasma recalcificado em um tubo de ensaio, no qual se adiciona a cefalina em substituição ao fator plaquetário III. Pode ser também ativada pelo caulim. É o melhor teste para alterações da coagulação na via intrínseca (fatores VIII, IX, XI e XII) e da via comum (fatores X, V, protrombina e fibrinogênio). Consegue informar a atividade de todos os fatores de coagulação, exceto os VII e XIII.

Está prolongado nos defeitos dos seguintes fatores: I (fibrinogênio), II (protrombina), V (fator lábil), VIII (anti-hemofílico A), IX (anti-hemofílico B), X (fator de Stuart-Prower), XI e XII (fator de Hageman). Os valores são normais em trombocitopenias, disfunções plaquetárias, doença de von Willebrand e defeitos isolados do fator VII.

O valor normal, para os maiores de 6 meses de idade, é menor que 1,2 min, geralmente entre 60 e 70 s.

Tempo de coagulação

Varia de 5 a 10 min, mensura a capacidade de a fibrina formar o coágulo inicial e é relativamente sensível às deficiências de fibrinólise. Indica o estado dos fatores plasmáticos ativos no mecanismo de coagulação. É uma prova relativamente grosseira, não muito sensível e só detecta diáteses hemorrágicas pronunciadas. Quando o sangue é coletado em seringa plástica, o tempo de coagulação pode ser considerado normal até 15 min.

Há alguns métodos utilizados, dentre eles o de Lee & White, realizado em tubo de ensaio; o de Wright, feito em tubo capilar, e o de Milian-Morawitz, realizado em lâmina de microscopia. O primeiro é mais confiável, por ser mais fiel.

O tempo de coagulação apresenta-se aumentado em deficiências de alguns fatores plasmáticos (hemofilias A e B, para-hemofilia, hipoprotrombinemia, afibrogenemia hereditária), deficiência da vitamina K, choque anafilático e em virtude do uso de medicamentos anticoagulantes.

Tempo de sangramento

Avalia as alterações plaquetárias, quantitativas e qualitativas, e as vasculares. É normal quando as plaquetas estão presentes em uma concentração de pelo menos 100.000 por mm^3. Não é um exame feito *in vitro,* mas diretamente no PAC. A técnica clássica de Duke é a seguinte:

- Posiciona-se um esfigmomanômetro no braço do PAC, sendo inflado a 40 mmHg
- Realiza-se uma incisão de 1 mm de profundidade e 9 mm de comprimento na face flexora do antebraço. O sangramento é secado a cada 30 s até que estanque. O primeiro trombo plaquetário, que aparece após a vasoconstrição reflexa produzida pelo ferimento, cessa a hemorragia. Isso depende do número e da eficiência das plaquetas e da contratilidade capilar. Também são utilizados como locais de coleta a polpa digital do dedo médio ou o lóbulo da orelha
- O tempo de sangramento é mensurado desde o instante da incisão até sua cessação da hemorragia.

O valor normal para essa técnica é de 2 a 5 min.

É prolongado em plaquetopenias, trombastenias (número normal de plaquetas e má capacidade de aglutinação), insuficiências hepáticas graves e afibrogenemia.

Contagem de plaquetas

Índice quantitativo da capacidade de o PAC coagular. Pode ser denominada plaquetograma ou trombocitograma. No Brasil, este exame não é incluído no hemograma, sendo pago separadamente, quando solicitado; entretanto, os modernos contadores eletrônicos a fornecem em conjunto com os outros parâmetros do hemograma. Isso cria um problema para os laboratórios quando o contador eletrônico moderno apontar uma anormalidade na contagem de plaquetas não solicitada. O que fazer? Fornecê-la de maneira graciosa? Sonegar a informação? Incluir uma observação contemporizadora da questão, como "sugere-se a contagem de plaquetas" ou "aparente trombocitopenia"?

A contagem de plaquetas realizada ao microscópio está quase obsoleta. São utilizados contadores eletrônicos que as avaliam no mesmo canal de contagem de eritrócitos, discriminando-as por diferenças de volume. Em geral, as plaquetas têm menos que 20 fℓ (fℓ = fentolitros = $\ell \times 10^{-15}$), ao passo que os eritrócitos têm mais de 30 fℓ.

O plaquetograma não informa números exatos e padronizados entre laboratórios, mesmo porque esses números sofrem variações de ± 10 a 15% entre um dia e outro. Os números são aceitáveis para uma interpretação pré-operatória.

PAC com distúrbios de hemostasia devem ser cuidadosamente manipulados durante a cirurgia e ter o fechamento primário de suas feridas cirúrgicas maximizado com suturas extras; uma gaze umedecida com soro fisiológico deve ser deixada sobre ela, sob pressão moderada, durante 5 a 10 min. Se a hemorragia perseverar, devem-se usar substâncias como a epinefrina ou procoagulantes, como trombina ou colágeno. O PAC não terá alta hospitalar sem antes ouvir instruções que também serão levadas por escrito.

O material para coagulograma é o sangue venoso com citrato de sódio a 3,8% na proporção de 4,5 para 0,5, para o tempo de protrombina e tempo de tromboplastina parcial ativada e sangue com EDTA (1 a 2 mg de ácido etilenodiaminotetracético sódico ou potássico por mℓ de sangue coletado). A coleta lenta e difícil, por dificuldade de fluxo na veia puncionada, favorece a agregação plaquetária e a coagulação e deveria ser rejeitada. O exame da distensão em lâmina do sangue anticoagulado deve ser realizado antes de 4 h. Se o sangue tiver que ser transportado para outro laboratório, a distensão em lâmina deve ser feita no laboratório de origem. O ideal é passar o sangue no contador eletrônico até 5 min após sua coleta. Todas as amostras que apresentarem plaquetopenia devem passar por análise microscópica para descartar a hipótese de agregação plaquetária ou satelitismo (aderência de plaquetas aos neutrófilos).

O PAC deverá comprimir o local da punção para estancamento do sangue, pois o esparadrapo sem a compressão é insuficiente para a cessação da hemorragia, o que provocará um hematoma no local. Ele deve estar em jejum de pelo menos 4 h, após refeição leve, e devem ser anotados os medicamentos usados nos últimos 10 dias.

Os valores normais da contagem de plaquetas para ambos os sexos situam-se entre 150.000 e 450.000/mm³, média de 220.000 plaquetas por μℓ (μℓ = microlitros = $\ell \times 10^{-6}$). A função hemostática das plaquetas pode manter-se, mesmo com trombocitopenia, até 70.000 μℓ. Há uma relação inversamente proporcional entre o volume plaquetário médio e a contagem de plaquetas.

Trombocitose ou plaquetose é um mecanismo reacional e não uma hematopatia. Pode ocorrer em anemias ferroprivas, doenças inflamatórias crônicas, infecciosas ou reumáticas, no período pós-hemorrágico imediato, no pós-operatório, após traumatismos e esplenectomia e em síndromes mieloproliferativas.

Trombocitopenia ou plaquetopenia ocorre nas púrpuras trombocitopênicas imunológica, trombótica e genética (p. ex., síndromes de Wiskott-Aldrich, de Bernard-Soulier e das plaquetas cinzentas), após transfusões sanguíneas, durante o uso de alguns medicamentos (p. ex., quinidina, sulfas e clorotiazidas), em viroses febris (p. ex., mononucleose, dengue e AIDS), esplenomegalias com hiperesplenismo, coagulação intravascular disseminada, síndrome urêmico-hemolítica, neoplasias medulares, leucemias, anemia aplásica, necrose medular e na gravidez.

Prova do laço, teste de fragilidade capilar ou teste de Rumpel-Leede

Avalia a inteireza das paredes vasculares após a obstrução do fluxo venoso. Se elas estiverem anormais e, ainda, se houver defeito quantitativo ou qualitativo das plaquetas ou defeitos de coagulação, o sangue extravasará e serão produzidas petéquias.

Posiciona-se um esfigmomanômetro no braço do PAC e ele é inflado em um ponto mediano entre as pressões diastólica e sistólica do PAC. A pressão é mantida durante 5 min, e o dispositivo é desinflado. Examinam-se a fossa antecubital e o antebraço procurando-se as petéquias. Normalmente, verificam-se poucas; o normal é que sejam menos de dez. Se o PAC tiver os problemas apontados, as petéquias serão numerosas. Trata-se, portanto, de procedimento muito simples que poderia ser usado com mais frequência.

Eritrograma

Exame que avalia o eritrônio. Ele é conceituado como um órgão disseminado pelo organismo, constituído de duas partes: a concentração de eritrócitos circulantes e o tecido eritroblástico dentro da medula óssea que o origina.

Anemia é a redução da função do eritrônio correspondente a uma diminuição da hemoglobina (Hb), que pode ou não se acompanhar de decréscimo do número de eritrócitos. O aumento do eritrônio é denominado poliglobulia. Ocorre aumento isolado do eritrônio em policitemia *vera* (verdadeira), uma síndrome mieloproliferativa crônica.

Número de eritrócitos circulantes

Os valores variam de acordo com o sexo. No homem da raça branca, varia de 4,4 a 6 milhões por mm³, média de 5.200.000/mm³; e na mulher da raça branca, varia de 4,2 a 5,5 milhões por mm³, média de 4.800.000/mm³. Após os 65 anos, há progressivo e incerto decréscimo nesses valores, o que pode influenciar a resposta tecidual em cirurgias. Em indivíduos da raça negra, esses valores normais são 5% menores. A diferença entre os sexos tem causa hormonal: os andrógenos aumentam a sensibilidade dos eritroblastos à eritropoetina, e os estrógenos a inibem.

Valores reduzidos são chamados de eritrocitopenias, presentes nas anemias, e valores elevados são chamados de eritrocitoses. O termo refere-se somente aos eritrócitos circulantes, e não aos que estão ainda na medula. Quando, porém, a eritrocitose é acompanhada de aumento da dosagem de Hb e do hematócrito (Ht), pode-se também dizer que há poliglobulia.

Pode haver eritrocitoses em policitemia *vera*, policitemia secundária, síndrome de Cushing, fístula arteriovenosa pulmonar, doença cardíaca congestiva e tumores renais; e eritrocitopenias em leucemia, anemia aplásica, hemorragia, anemia falciforme e hipotireoidismo.

Podem ocorrer anemias por alterações qualitativas, embora quantitativamente os números possam ser normais ou quase normais. A contagem é feita em câmaras especiais ou eletronicamente, em contadores Coulter.

Hematócrito

Volume dos eritrócitos, expresso em porcentagem, em dada quantidade de sangue total. Classicamente, é obtido por centrifugação desse sangue a 11.000 rpm, mas atualmente é obtido eletronicamente pelo contador Coulter. Como este faz contagem acurada dos eritrócitos, o Ht vem perdendo seu lugar na clínica e cada vez é menos solicitado. Pode-se calcular o valor do Ht multiplicando-se o número da Hb, em gramas, por 3 ou utilizando a seguinte fórmula:

$$Ht = n^o \text{ de eritrócitos} \times \text{volume corpuscular médio}$$

Os valores normais para homens são de 41 a 51%, média de 46% e, para mulheres, de 37 a 47%, média de 42%.

Dosagem da hemoglobina

Dado mais importante para se avaliar um estado anêmico. A anemia é conceituada como deficiência de Hb e dosada pelo método da cianometa-hemoglobina (a Hb é transformada nesse pigmento) e pelo contador de Coulter. O valor médio é de 15,5 g ± 2,5 g/dℓ. O valor mínimo é de 15 g para homens e de 13,5 para mulheres.

Índices eritrocitários

Obtendo-se o número de eritrócitos, a dosagem de Hb e de Ht, podem-se calcular esses índices. São eles a Hb corpuscular média (HbCM), o volume corpuscular médio (VCM), a concentração de Hb corpuscular média (CHbCM) e o volume globular.

Hemoglobina corpuscular média

A HbCM é a quantidade média de Hb que existe em um eritrócito. O valor normal situa-se entre 24 e 33 μμg (micromicrogramas) ou pg (picogramas = 10^{-12} g). É calculada pela seguinte fórmula:

$$HbCM \text{ (em μμg ou pg)} = Hb \text{ (em g/d}\ell\text{)} \times 10/\text{eritrócitos (em milhões)}$$

A anemia será hipocrômica para valores < 24 pg e hipercrômica para valores > 33 pg. O valor clínico da HbCM fica reduzido ao se considerar que seus parâmetros seguem o VCM, ou seja, células grandes (macrocíticas) têm bastante Hb e células pequenas (microcíticas), pouca Hb. A presença simultânea de células normocrômicas e hipocrômicas é denominada anisocromia. Os termos "pecilocitose" ou "poiquilocitose" referem-se à presença de formas anormais de eritrócitos.

Volume corpuscular médio

Calculado dividindo-se o volume globular ou o Ht pelo número de eritrócitos presentes nesse volume. Os valores normais variam entre 80 e 98 μ^3 (micra cúbica) ou fℓ (fentolitro = 10 a 15 ℓ) e são iguais para ambos os sexos. O VCM tem relação inversamente proporcional ao número de eritrócitos. O cálculo é feito pela fórmula:

$$VCM \text{ (em μ}^3\text{)} = Ht \times 10/\text{eritrócitos (em milhões)}$$

O VCM classifica as anemias em normo, micro (< 80 fℓ) e macrocíticas (> 98 fℓ) e evidencia anemias com células maiores ou menores que o normal (ou seja, macro ou microcíticas). A presença simultânea de micrócitos e macrócitos é denominada anisocitose. As macrocitoses ocorrem em etilismo, hepatopatias, esplenectomia, anemias megaloblásticas, anemia refratária, síndrome de Down e com o uso de certos medicamentos (p. ex., zidovudina [AZT], carbamazepina, fenitoína, ácido valproico, primidona, ciclofosfamida e azatioprina). A microcitose ocorre em anemias ferropriva e sideroblástica, talassemia *minor* e síndromes mieloproliferativas.

Os aparelhos eletrônicos atuais, que se baseiam no princípio Coulter, avaliam simultaneamente o número de eritrócitos e o VCM.

Concentração de hemoglobina corpuscular média

É a relação expressa em porcentagem entre o valor da Hb contida em determinado volume de sangue e o volume globular, estando a normalidade entre 32 e 36%. Uma CHbCM de X% significa que X% do volume globular ou Ht é de Hb, isto é, a CHbCM indica a quantidade de Hb existente em determinado volume de sangue. O cálculo é feito pela fórmula:

$$CHbCM \text{ (em %)} = Hb \text{ (em gramas)}/Ht \times 100$$

Volume globular

Relação entre a porcentagem de Hb e o número de eritrócitos. Está baseado em parâmetro arbitrariamente estabelecido em que 100% dos eritrócitos correspondem a 5 milhões deles por mm^3. Fica dependendo do que se considera 100% ou valor normal de Hb e de eritrócitos. Conclui-se que é um dado relativo. O valor normal varia de 0,9 a 1.

Hemossedimentação

Também chamada de velocidade de hemossedimentação (VHS), trata-se de um exame inespecífico, mas bastante sensível nos rastreamentos de alguns processos nos quais essa velocidade está elevada. O sangue é tratado com anticoagulante e colocado em um tubo capilar de Wintrobe ou de Westergreen, no qual sedimentará durante 1 a 2 h. A velocidade desse processo será decorrente do volume de eritrócitos e da composição plasmática, particularmente do conteúdo proteico desta. Nas oligocitemias, a velocidade é maior; e nas policitemias, menor. No tubo de Wintrobe, a hemossedimentação normal (sem anemia) para o sexo feminino varia de 0 a 10 mm por hora e para o masculino é menor. Os valores aparecem alterados em tuberculose, processos inflamatórios, gravidez, doenças autoimunes, linfomas e leucemias e em febre reumática.

Anemias

Ocorre quando a concentração de Hb apresenta-se abaixo de 13 a 15 g/dℓ em pessoa do sexo masculino que está ao nível do mar e tem volume sanguíneo normal, e na mulher os números podem ser menores.

Uma vez detectada anemia no pré-operatório, será necessário interconsulta com hematologista.

Neste capítulo, não será feita uma descrição detalhada do assunto, apenas citação, classificação e conceituação dos principais tipos.

Classificação morfológica

Especifica sua morfologia eritrocitária (Quadro 5.5):

- Macrocítica: grande volume e geralmente com hipercromia; pode chegar a ser megaloblástica
- Microcítica: pequeno volume com hipocromia
- Normocítica: volume normal e geralmente com normocromia.

Classificação etiológica

Especifica a etiologia da anemia (Quadro 5.6):

- Por deficiência de eritropoese
- Por excesso de eritrocitólise.

Leucograma

O exame, também chamado de fórmula leucocitária, que identifica os leucócitos e suas alterações morfológicas (análise qualitativa) e os conta (análise quantitativa), é realizado modernamente nos contadores eletrônicos. Sofre influência de variações fisiológicas, como idade, sexo, raça, temperatura ambiente, repouso, exercício físico, ansiedade, depressão, alimentação, gravidez e período menstrual.

O número total de leucócitos circulantes varia de 4.000 a 10.000 por mm^3. Valores abaixo de 4.000/mm^3 evidenciam leucopenia e, acima de 10.000/mm^3, leucocitose. Esta reflete uma resposta da medula óssea a estímulos que aumentam a produção de linhagens neutrofílica (granulocitogênese) ou linfocítica (linfocitogênese). Esses estímulos podem ser de natureza inflamatória ou neoplásica, como ocorre em leucemias. As leucocitoses são, na maioria das vezes, causadas por infecções.

Contagem diferencial de leucócitos

Serve para diagnóstico inespecífico de infecções e inflamações e das doenças mieloproliferativas, mielodisplásicas, entre outras. O termo "granulocitopenia" refere-se à diminuição de todos os granulócitos: neutrófilos, eosinófilos e basófilos.

Neutrófilos

Representam entre 60 e 65% dos leucócitos. Dois a cinco por cento dessas células, os bastonetes, não apresentam seus núcleos segmentados. Sua principal função é a fagocitose.

Quadro 5.6	Classificação etiológica das anemias.

Por deficiência de eritropoese
- Carenciais
  - Ferropênicas ou sideropênicas
  - Hipovitaminoses: ácido fólico, vitamina B_{12}, piridoxina e riboflavina
  - Hipoproteicas
  - Deficiências de sais minerais: cobre e cobalto
- Eritroblastogênicas
  - Eritroblastopenias
  - Aplasia medular
  - Refratárias
    - Congênitas
    - Adquiridas
  - Hereditárias
- Mielogênicas
  - Neoplásicas
    - Leucemias
    - Mieloma múltiplo ou plasmocitoma
    - Carcinomas
    - Sarcomas
  - Mielofibroses
- Endocrinopáticas
  - Mixedema
  - Hipoadrenalismo
  - Hipertireoidismo
- Nefrogênica
  - Insuficiência renal
- Hepatogênica
  - Cirrose
- Inflamatória
  - Doenças inflamatórias crônicas

Por excesso de eritrocitólise
- Celulares
  - Defeitos de membrana
  - Deficiência enzimática
  - Hemoglobinopatias
  - Anemia sideroblástica
  - Porfiria
  - Hemoglobinúria noturna
  - Saturnismo
- Extracelulares
- Imunológica (produção de iso e autoanticorpos: autoimunidade)
  - Medicamentos
  - Hiperesplenismo: excesso de sequestração
  - Microangiopatias
  - Próteses cardíacas
  - Infecções (p. ex., *Clostridium* sp.)
  - Infestações (p. ex., malária)

Quadro 5.5	Classificação morfológica das anemias.	
Macrocítica	**Microcítica**	**Normocítica**

- Sem megaloblastose
  - Hemorrágica e hemolítica
  - Secundária a quimioterapias
  - Devido a hepatopatias
- Com megaloblastose
  - Deficiência de vitamina B_{12}
    ○ Anemia perniciosa: acompanhada de anisocitose e poiquilocitose
    ○ Gastrectomias
    ○ Má absorção intestinal
  - Deficiência de ácido fólico
  - Falha na síntese de DNA
	- Ferropriva
	  - Aumento da demanda
	  - Excesso de perda
	  - Má absorção
	  - Má nutrição
	- Sideroblástica
	- Talassemias
		- Hemorrágica aguda
		- Por deficiência de eritropoese
		  - Aplasia medular
		    ○ Adquirida
		    ○ Constitucional
		    ○ De linhagem medular única (monoclonal)
		  - Insuficiência renal
		  - Doenças crônicas
		  - Mixedema
		  - Neoplasias: leucemia ou mieloma múltiplo
		- Hemolítica

Seu aumento é denominado neutrofilia e sua redução, neutropenia. São causas de neutrofilia infecções bacterianas, virais ou fúngicas agudas, necroses teciduais (p. ex., traumatismos, pancreatite e infarto agudo do miocárdio [IAM]), reações de hipersensibilidade, insuficiência renal aguda, doença inflamatória aguda, neoplasia maligna com necrose, leucemias mielocíticas, policitemia *vera*, hemorragia ou hemólise aguda e exercício intenso. São causas de neutropenia infecções virais, fatores constitucionais, neutropenia idiopática, anemia aplásica, medicamentos citotóxicos e/ou hematotóxicos, radioterapia, infiltração medular e síndrome mielodisplásica.

O advento de células jovens precursoras de neutrófilos (metamielócitos, mielócitos e promielócitos), próprio das infecções agudas, é conhecido como desvio à esquerda. Schilling, quando classificou a maturidade dos neutrófilos, listou as formas mais jovens do lado esquerdo do seu esquema, daí o nome. Nessas condições, geralmente existe diminuição relativa de linfócitos (linfocitopenia relativa).

Eosinófilos

Representam 2 a 4% dos leucócitos. São capazes de fagocitar e se tornam ativos em fases tardias de inflamação. São ativos em reações alérgicas e parasitoses.

O aumento dessas células é denominado eosinofilia e sua diminuição, eosinopenia. São causas de eosinofilia doenças alérgicas, hipersensibilidade a medicamentos, infestações parasitárias, doenças do colágeno, linfoma de Hodgkin, leucemia crônica mielógena e doenças mieloproliferativas. São causas de eosinopenia estresses agudos (p. ex., traumatismos, cirurgias, IAM e inflamação aguda).

Basófilos

Representam 0 a 4% dos leucócitos. Estão envolvidos em respostas alérgicas agudas.

O aumento dessas células é denominado basofilia e sua diminuição, basopenia. São causas de basofilia estados de hipersensibilidade, leucemia mielógena crônica e policitemia *vera*. São causas de basopenia os estresses agudos.

Linfócitos

Representam entre 20 e 30% dos leucócitos. São responsáveis pelas imunidades humoral (linfócitos B) e celular (linfócitos T).

O aumento dessas células é denominado linfocitose e sua diminuição, linfocitopenia. São causas de linfocitose infecções virais (p. ex., hepatite A, mononucleose infecciosa, citomegalovirose, infecção pelo vírus da imunodeficiência humana [HIV] até que ocorra linfocitopenia, rubéola, sarampo e infecção herpética), coqueluche, sífilis, infecções crônicas, reações de hipersensibilidade a medicamentos, leucemias linfocíticas e doenças linfoproliferativas. São causas de linfocitopenia estresses agudos, uremia, doença cardíaca congestiva, linfomas, anemia aplásica, lúpus eritematoso e infecção pelo HIV após linfocitose inicial.

Monócitos

Representam 4 a 8% dos leucócitos. O aumento dessas células é denominado monocitose e sua redução, monocitopenia. São causas de monocitose infecções crônicas (p. ex., tuberculose, brucelose), doenças inflamatórias crônicas (p. ex., sarcoidose), neoplasias (p. ex., linfomas e leucemias), neutropenia e doenças mieloproliferativas crônicas. São causas de monocitopenia estresses agudos, anemia aplásica, pancitopenia e o uso de corticosteroides.

Exames sorológicos

Os exames sorológicos compreendem uma série de dosagens, visando à pesquisa, quer de anticorpos quer de antígenos, no soro e em outros materiais orgânicos, com fim diagnóstico ou de acompanhamento da evolução de quadro patológico após iniciado o protocolo terapêutico. São utilizados amplamente em Infectologia e também para detecção de doenças autoimunes, prospecção de neoplasias malignas e outras afecções. A metodologia é bastante diversificada e, em decorrência do progresso tecnológico, hoje se dispõe de inúmeras técnicas avançadas, seguras e de custo baixo. Entretanto, algumas metodologias antigas continuam sendo empregadas. É importante que se reveja, inicialmente, antes dos testes específicos, um sumário das principais metodologias em uso, para que o leitor, especificamente o estudante de Odontologia, possa ampliar seu conhecimento sobre essas técnicas, com o objetivo de aumentar suas opções, quando tiver que lançar mão desta classe de exames no exercício da clínica estomatológica.

Imunoprecipitação (floculação)

As metodologias iniciais visavam à detecção qualitativa de anticorpos, sendo realizadas em tubos de ensaio, com período de incubação variável. O resultado esperado era a obtenção de floculação observável do dado antígeno ensaiado, em suspensão. A utilização de matrizes para difusão em gel culminou com os testes de imunodifusão, em que se compara um soro padronizado com o resultado do soro a ser diagnosticado, em bandas específicas, aumentando, em muito, a precisão. Atualmente, a metodologia de imunoeletroforese possibilita a verificação da migração de anticorpos e antígenos e sua interação, em matriz de gel, sob a ação de um campo elétrico, produzindo resultados efetivos.

Neutralização

Bastante utilizada em Virologia, essa metodologia é empregada não para diagnóstico específico de doenças, mas, para confirmar a resistência do hospedeiro a determinadas infecções, já que se procura, com essa metodologia, verificar a neutralização de determinada toxina pela ação dos anticorpos específicos. Atualmente, esse tipo de teste é usado quase exclusivamente para a detecção de anticorpos após contaminação por doença viral ou após imunização contra essa doença (verificação de efetividade da vacina).

Aglutinação

Metodologia de maior precisão em relação à precipitação e à neutralização, possibilita a detecção de determinados anticorpos com titulações reduzidas. São utilizados partículas de carvão, látex e eritócitos revestidos com o antígeno específico. De igual modo pode ser usada a inibição de aglutinação, na qual há uma competição inibitória entre as partículas revestidas com o anticorpo e os anticorpos presentes no soro contra o antígeno solúvel. Esta última é para detecção de vírus com capacidade hemaglutinante.

Fixação do complemento

Baseada na inativação (fixação) por meio da ligação de seus fatores a complexos imunes. São utilizados eritócitos de carneiro revestidos de anticorpos (hemolisinas). Fixado o complemento, este não promove mais a aglutinação das hemolisinas. Embora seja um teste relativamente demorado, continua sendo usado para diagnóstico de várias doenças infecciosas.

Imunofluorescência

Busca a detecção de anticorpos por leitura em microscópio de luz ultravioleta, que possibilita identificar o componente fluorescente empregado na reação. Pode ser indireta ou direta. A diferença básica entre as duas técnicas consiste em que, na primeira, o componente fluorescente é um anticorpo anti-IgG ou anti-IgM humana, ao passo que na segunda é um anticorpo antiantígeno-problema (p. ex., contra determinado agente infeccioso ou componente tecidual). A imunofluorescência indireta é mais sensível que a direta, pois a reação ocorre em nível multimolecular; na direta se dá com apenas uma molécula do anticorpo conjugado. Entretanto, por isso, a imunofluorescência direta é mais específica que a indireta.

Ensaio imunoenzimático

Também conhecido como ELISA (*enzyme-linked immunosorbent assay*), é um exame cuja tecnologia está bastante desenvolvida, constituindo-se em um dos mais sensíveis à disposição, na atualidade, para a detecção de agentes infecciosos. Assim como a imunofluorescência, pode ser direto ou indireto. Geralmente, a detecção de anticorpos se faz pelo método indireto, no qual o conjugado utilizado consta de anticorpo-enzima-anti-IgG ou IgM humana. O resultado é lido em espectrofotômetro, e a cor, verificada a olho nu, relaciona-se à quantidade de anticorpo presente.

Reação em cadeia da polimerase

Os avanços recentes em Biologia Molecular possibilitaram o desenvolvimento de metodologias capazes de identificar, por meio de partículas de DNA amplificadas, inúmeros organismos biológicos, sendo essas técnicas aplicadas, também, na identificação de microrganismos, como bactérias, fungos, vírus e outros parasitos.

Todo organismo vivo apresenta sequências de nucleotídios no DNA que são únicas e específicas para cada espécie. Pela reação em cadeia da polimerase (PCR) é possível obter cópias de uma parte do material genético em quantidade suficiente que possibilite detectar e analisar a sequência que é alvo do estudo. Muitas vezes denominada "fotocópia molecular", a PCR pode amplificar qualquer sequência específica de DNA, a partir de amostras de diferentes materiais biológicos, como sangue, urina e outros fluidos corporais, cabelo e fragmentos teciduais (biopsias frescas ou em blocos de parafina). Amostras de microrganismos, células animais ou vegetais podem, também, ser detectadas.

Para execução da técnica da PCR, é preciso que se tenha conhecimento prévio da sequência do ácido nucleico que se deseja amplificar, dita "sequência-alvo." A partir disso, desenham-se dois iniciadores (*primers*) para dar partida ao processo de síntese em local específico. O *primer* é uma pequena sequência de nucleotídios que hibridiza no início da sequência-alvo a ser amplificada e da qual ele é complementar. Ao reconhecer o *primer*, a polimerase sintetiza uma cópia complementar, obedecendo à informação contida na sequência de DNA que será replicada. A PCR necessita, ainda, de desoxinucleotídios trifosfatados (dATP; dTTP; dGTP;

dCTP), quatro componentes químicos diferentes que atuam como se fossem tijolos na construção da molécula de DNA.

Os passos de execução da técnica são:

- Coleta da amostra biológica: deve-se considerar o objeto da pesquisa. Assim, se um PAC apresenta lesão na mucosa oral, deve ser coletada amostra dessa mucosa
- Extração do DNA do material coletado: essa extração segue protocolo básico, que varia em função da amostra utilizada. Basicamente, usam-se substâncias desproteinizantes, como o fenol-clorofórmio, que desnaturam e retiram as proteínas que estão acopladas ao DNA. A adição posterior de etanol fará com que o material genético precipite no tubo que, depois, será solubilizado para uso na reação
- Preparação da mistura de reação: a mistura de reação contém as substâncias necessárias para fazer novas cópias de DNA no processo da PCR. Em um tubo são colocados:
  - Solução tampão para manter a mistura de reação em pH e condições iônicas ideais para a reação
  - Desoxinucleotídios já mencionados
  - *Primers*
  - Taq polimerase
  - DNA extraído da amostra
- Reação propriamente dita: realizada em equipamento denominado termociclador, que aquece e resfria o tubo em vários ciclos consecutivos, amplificando o DNA. O tubo é aquecido de 90 a 96°C, ocasionando a desnaturação do DNA. Em seguida, a temperatura do termociclador diminui para promover a hibridização ou o anelamento. Nessa fase, os *primers* se ligam às suas sequências complementares no DNA
- Síntese pela polimerase: após cerca de 30 ciclos, o DNA estará amplificado em milhões de cópias
- Análise do produto de reação: por meio de gel de poliacrilamida, posteriormente corado pela prata, ou gel de agarose, corado por brometo de etídio. Em qualquer situação, o material amplificado é visualizado como uma banda, a ser analisada de acordo com seu peso molecular.

Apresentados esses aspectos conceituais, passa-se, agora, a estudar os exames sorológicos de interesse para a Estomatologia. Por motivos didáticos e para maior facilidade de consulta, será feita a divisão dos exames por blocos relacionados com as diversas doenças estudadas neste livro.

Doenças infecciosas

Dentro deste bloco, serão estudados os exames relacionados ao diagnóstico das doenças infecciosas, sempre pelos agentes etiológicos, a saber: sorologia para doenças bacterianas, fúngicas, virais e parasitárias.

Sorologia para doenças bacterianas

Sífilis

▶ *Anticorpos não treponêmicos/quantitativos*

Compreendem as reaginas, direcionadas contra antígenos lipídicos das células hospedeiras lisadas ou contra o próprio *Treponema pallidum.*

O teste de reagina plasmática é o exame mais utilizado: o soro do PAC passa por diluições em série, sendo o resultado obtido em função da maior diluição do soro que aglutina partículas de carvão revestidas de cardiolipina. São considerados positivos a partir de diluições de 1/32.

O VDRL (*Venereal Diseases Research Laboratory*) ainda é utilizado por vários laboratórios e difere do anterior por se adicionar, à cardiolipina, lecitina dissolvida em partículas de colesterol. O conjunto passa pela inativação do complemento, a 56°C, por 30 min antes da utilização. A aglutinação é, depois, observada ao microscópio.

▸ Anticorpos treponêmicos/qualitativos

Normalmente utilizados após os exames não treponêmicos, para confirmação de diagnóstico.

O FTA-ABS (*fluorescent treponemal antibody)* é um exame de imunofluorescência indireta, no qual o antígeno treponêmico é marcado com isotiocianato de fluoresceína. O resultado é positivo quando se observam, ao microscópio, os treponemas fluorescentes.

O MHA-TP (microaglutinação para *Treponema pallidum*) é um exame de hemaglutinação no qual eritrócitos de carneiro, sensibilizados com antígeno do *T. pallidum,* são misturados ao soro do PAC, sendo usados, para controle, eritrócitos não sensibilizados. Obtém-se resultado positivo com a aglutinação dos eritrócitos sensibilizados e a não aglutinação dos eritrócitos não sensibilizados.

O HATTS (teste de hemaglutinação treponemial para sífilis) é uma técnica idêntica à anterior, com a diferença de que neste caso são utilizados eritrócitos de peru.

É interessante ressaltar a importância dos exames não treponêmicos, tanto para investigação inicial, quanto para acompanhamento da resposta ao tratamento. Os anticorpos não treponêmicos aparecem entre 1 e 4 semanas de infecção, permanecendo com altos títulos até o tratamento ou em fases tardias da doença, quando não diagnosticada ou tratada de modo inadequado. Na vigência de tratamento adequado, os anticorpos não treponêmicos baixam rapidamente, sendo indetectáveis em pouco tempo. Não se deve esquecer que podem ocorrer resultados falso-positivos e, nessas condições, deve ser realizada a bateria treponêmica. Os "anticorpos treponêmicos", ao contrário dos não treponêmicos, são perenes, sendo bastante conhecida a terminologia "cicatriz sorológica". Recentemente, foi lançado o exame CMIA, ou imunoensaio quimioluminescente de micropartículas, com sensibilidade específica em 99% dos casos.

Estreptococcias

A pesquisa de anticorpos é indicada para diagnóstico das infecções estreptocócicas para *Streptococcus* do grupo A de Lancefield e pode detectar anticorpos para cinco enzimas diferentes: estreptolisina O (ASLO ou ASO); DNase B; hialuronidase; estreptoquinase e DNase, das quais as três primeiras são as mais utilizadas. Evidências de títulos quadruplicados são consideradas positividade para infecção estreptocócica recente, notadamente em PAC com febre reumática ou glomerulonefrite aguda pós-estreptocócica.

▸ Antiestreptolisina O

Nesse teste procuram-se quantificar se os títulos de ASLO estão elevados. É uma reação de neutralização, na qual títulos do soro do PAC são adicionados a uma quantidade sabida de estreptolisina e, posteriormente, são misturados a eritrócitos humanos. O resultado positivo consiste na maior diluição do soro capaz de impedir a destruição dos eritrócitos. É considerado positivo um título igual ou superior a 1/240.

▸ Anti-DNase B

Também é um exame de neutralização, no qual diluições do soro do PAC são misturadas a quantidades padronizadas de DNase B estreptocócica, sendo investigada a despolimerização do DNA. O resultado é obtido pela maior diluição do soro capaz de impedir a hidrólise do DNA.

▸ Anti-hialuronidase

Nesse exame, diluições diferentes do soro do PAC são incubadas com hialuronidase estreptocócica e depois adicionadas a hialuronato de potássio. O resultado positivo consiste na maior diluição do soro, na qual se pode evidenciar coágulo visível.

Sorologia para doenças fúngicas

Geralmente é de pouca utilidade para micoses superficiais ou PAC imunodeprimidos, cuja imunidade humoral esteja prejudicada. Não obstante, pode ser de grande valia em infecções persistentes e em não portadores de imunopatias. Serão aqui citados os exames correspondentes às micoses de interesse em Estomatologia, ou seja, candidíase, paracoccidioidomicose e histoplasmose.

Candida albicans (anticorpos totais no soro)

Útil para detecção de candidoses sistêmicas ou viscerais. Títulos iguais ou superiores a 1/64 são considerados positivos, sendo importante realçar a ocorrência de positividade cruzada com outras micoses. O fato de haver resultado negativo não descarta a doença. A fixação de complemento costuma propiciar falso-positivos (tuberculose e paracoccidioidomicose), bem como falso-negativos, tendo valor relativo. O imunoensaio por imunodifusão radial e a contraimunoeletroforese também não produzem resultados alentadores.

Paracoccidioidomicose

A infecção pelo *Paracoccidioides brasiliensis* pode ser diagnosticada pela dosagem de anticorpos totais no soro, sendo sugestiva com títulos iguais ou maiores que 1/16. Na vigência de quadros clínicos que sugerem a doença, títulos maiores podem ser observados. Costuma haver reação cruzada, principalmente com histoplasmose. Nesses casos, prevalece o maior título encontrado para o antígeno específico. A reação de fixação do complemento é outra da qual se pode lançar mão nessa doença, tendo significado qualitativo para resposta frente à terapêutica. Outras metodologias são imunofluorescência indireta, imunoensaio enzimático e anticorpos monoclonais, que possibilitam diagnosticar a doença com sensibilidade e especificidade de cerca de 80%.

Histoplasmose (anticorpos totais no soro)

Anticorpos contra *Histoplasma capsulatum,* agente etiológico da histoplasmose, são encontrados em cerca de 80% dos portadores da doença crônica, sugestivos da doença quando encontrados em títulos de 1/32 ou maiores. Pode ocorrer reação cruzada com paracoccidioidomicose e outras micoses, prevalecendo, nesse caso, o maior título encontrado para o antígeno específico. Após o início do tratamento, os títulos tendem a decrescer. A fixação do complemento é bastante utilizada, com cerca de 70% de sensibilidade nos quadros agudos. O imunoensaio por imunodifusão em gel detecta duas bandas de histoplasmina (M e H) e é mais específico que o de fixação do complemento, porém, menos sensível.

Sorologia para doenças virais

Hepatite A

▸ Detecção de anticorpos anti-VHA-IgG

Nesse exame é utilizado o método imunofluorimétrico e considerado positivo valor maior do que 10 mUI/mℓ. Teste útil para se verificar a imunidade contra a hepatite A após vacinação ou doença pregressa. Sua presença no organismo é perene. Não diagnostica a doença ativa.

▸ Detecção de anticorpos anti-VHA-IgM

Detecta a doença em atividade, estando presentes os anticorpos no soro do doente mais ou menos 1 semana antes do quadro clínico, permanecendo cerca de 3 meses no indivíduo doente. É positivo o resultado a partir de 10 mUI/mℓ.

Hepatite B

▸ Anticorpo contra antígeno de superfície (anti-HBs HVB)

Exame para acompanhamento da hepatite B aguda; positivo em 90% dos PAC que tiveram contato com o vírus. Na doença, o anticorpo surge em torno de 2 semanas após o desaparecimento do antígeno Austrália (HbsAg) e normalmente sua presença é perene. Confere imunidade contra a doença e seu valor é quantitativo, sendo útil para acompanhamento após vacinação. Resultados a partir de 10 mUI/mℓ são considerados expressivos na proteção contra a hepatite B.

▸ Anticorpo contra o antígeno E (anti-Hbe-HBV)

São empregados dois marcadores do sistema Hbe, que avalia a replicação do HBV. Assim, quando o antígeno Hbe está em atividade, significa que existe replicação viral. Quando o anticorpo anti-Hbe está reagente, o significado é de pouca ou nenhuma replicação viral. Existe, porém, uma variante por mutação do HBV, que confere capacidade de replicação viral mesmo em presença do anticorpo anti-Hbe. Nesses casos, a dúvida pode ser solucionada pela PCR para VHB.

▸ Anticorpo IgG contra antígeno central (anti-HBc-HBV)

Esse anticorpo indica o contato anterior com o HBV, não especificando se recente ou antigo. Para indivíduo vacinado, o exame é não reagente pelo fato de a vacina utilizar somente antígenos de superfície do HBV.

▸ Anticorpo IgM contra antígeno central (anti-HBc-HBV)

O anticorpo surge logo no início do quadro clínico da hepatite B, permanecendo nos primeiros 4 meses da doença. Nos portadores de hepatite B crônica, relaciona-se à replicação viral. É importante porque pode ser o único marcador da infecção com reação positiva no período de "janela imunológica" (período decorrido entre a negativação do HbsAg e a positivação do anticorpo anti-HBs).

▸ Antígeno de superfície (THBsAg-HBV)

Constitui a principal proteína do capsídio do HBV. É detectável 1 a 2 meses após o início da infecção, permanecendo positivo até 16 semanas depois do início do quadro clínico. Nos casos que evoluem para cura (cerca de 95% dos adultos), permanece no soro até o 6º mês da doença. Indivíduos positivos além do 6º mês são denominados portadores. Se não houver doença clínica, são denominados "portadores saudáveis".

▸ Antígeno E (HBeAg-HBV)

Indicador de replicação viral, presente nos portadores de hepatite B crônica. Esse antígeno positiva-se 1 semana após a positividade do HBsAg e se torna negativo 1 semana antes da negativação daquele.

▸ Detecção do DNA por PCR

Indicador mais sensível da replicação viral. O marcador sorológico é o HbeAg, ocorrendo, entretanto, em alguns casos, replicação viral na sua ausência (sugere vírus mutante *pré-core*). O resultado negativo significa ausência de replicação viral ou replicação abaixo de 1.000 cópias/mℓ, que é o limite do exame. A leitura é feita por eletroforese em gel de agarose e coloração por brometo de etídio. É um exame qualitativo.

▸ Detecção quantitativa do DNA por PCR

Teste mais sensível para indicar carga viral em hepatite B. O limite inferior é de 400 cópias/mℓ. Utilizado para prognóstico da doença e acompanhamento da resposta à terapêutica.

Hepatite C

▸ Detecção de anticorpos no soro

Verifica a presença de anticorpos anti-HBc após o contato do indivíduo com o HBc. É um ensaio imunoenzimático qualitativo.

▸ Detecção do RNA por PCR (sangue total)

Exame de alta sensibilidade para a detecção do RNA viral, do ponto de vista qualitativo, sendo o limite inferior equivalente a 50 UI/mℓ. Negatividade significa ausência de viremia ou replicação viral muito baixa. Positividade acompanhada de alterações constatadas pela biopsia de fígado significa doença em atividade.

▸ Detecção quantitativa do RNA por PCR

Exame para determinação da carga viral em hepatite C. HCV na circulação é um marcador de replicação viral. Altos níveis são encontrados em infecções agudas e em parcela dos portadores da doença crônica. Bastante usado pelos infectologistas para prognóstico, planejamento terapêutico e avaliação da resposta com hepatite C. É um teste quantitativo, com limite inferior equivalente a 600 UI/mℓ.

▸ Genotipagem no sangue total por sequenciamento genômico

O vírus da hepatite C tem variabilidade significativa e é agrupado por seis genótipos principais, cada um dos quais apresentando subtipos (1a, 1b, 1c etc.).

Esse exame descritivo é utilizado para prognóstico da doença, pois estudos indicam que portadores do HBC tipo 1 apresentam baixa resposta à terapêutica e, portanto, um prognóstico mais reservado em relação aos portadores de HBC com outros genótipos.

▸ ELISA (Immunoblot) no soro

Exame relativamente inespecífico que pode apresentar resultado falso-positivo. Os valores de referência são:

- Não reagente: índice abaixo de 0,9
- Indeterminado: entre 0,9 e 1,1
- Reagente: acima de 1,1.

Hepatite D

▸ Anticorpo IgG contra antígeno no soro

Exame imunoenzimático que possibilita o diagnóstico da hepatite D. O vírus delta está obrigatoriamente associado ao HBV e a associação é expressiva de doença grave.

Hepatite E

▸ Anticorpos IgG no soro

Realizado por ELISA, possibilita a detecção de anticorpos da classe IgG no soro. Ainda não existe disponibilidade desse exame no Brasil para caracterizar anticorpos da classe IgM contra o vírus HBE, de transmissão entérica, que causa hepatite semelhante à hepatite A. Incide preferencialmente em adultos jovens, adquirindo características particularmente graves em gestantes. Ainda não existem dados no Brasil para avaliação da incidência da doença, que é mais comum na Europa.

Herpes simples tipos 1 e 2

Detecta anticorpos da classe IgG (método imunoenzimático) contra HSV-1 e HSV-2 e IgM (imunofluorescência indireta) para HSV (não específico para os tipos 1 ou 2). Os valores de referência são os seguintes:*

- IgG:
  - Não reagente: inferior a 0,8
  - Indeterminado: entre 0,8 e 1,1
  - Reagente: acima de 1,1
- IgM: não reagente ou reagente.

Mononucleose infecciosa

▸ Vírus Epstein-Barr
ANTICORPOS IgG E IgM NO SORO

Realizado por imunofluorescência indireta, o exame possibilita qualificar essas classes de anticorpos contra o vírus Epstein-Barr (EBV), um herpes-vírus causador da mononucleose infecciosa. Pelo fato de crianças e jovens não produzirem anticorpos heterófilos, indica-se este exame para pesquisar anticorpos específicos contra o antígeno do capsídio do vírus. O diagnóstico clínico da doença é confirmado pela positividade de IgG e IgM, que são detectáveis a partir de 7 a 10 dias da doença. Por essa razão, em um resultado negativo na vigência de sintomatologia e leucograma com linfócitos atípicos, recomenda-se a repetição do exame. Por outro lado, positividade de IgM com negatividade sem soroconversão de IgG pode ser representativo de outro quadro infeccioso (citomegalia ou toxoplasmose). Resultado positivo somente para IgG indica infecção pregressa. Os resultados são expressos como não reagentes ou reagentes.

QUANTITATIVO NO SORO

Realizado por imunofluorescência indireta, é quantitativo para IgG e qualitativo para IgM. Os anticorpos IgM aparecem com 1 a 2 semanas da doença, permanecendo positivos por até 6 semanas. Os de classe IgG aparecem logo após as IgM e são perenes. Existem algumas evidências de que títulos elevados de IgG poderiam estar relacionados com fibromialgia e síndrome da fadiga crônica. No entanto, não há estudos para comprovar essas hipóteses.

---

*A relação DO/CO (densidade óptica/*cut off*) expressa que se o denominador CO for menor que o numerador DO o resultado será < 1, portanto negativo para infecção. Se ambos forem iguais, o resultado será 1, ou seja, indeterminado. Se DO for maior que CO o resultado será > 1, ou seja, positivo para infecção. Quanto maior for a DO, maior será a produção de Ac e mais intenso o processo inflamatório.

REAÇÃO DE PAUL-BUNNELL-DAVIDSOHN

Pesquisa a existência de anticorpos heterófilos (monoteste); é realizado pela absorção do soro por rim de cobaia e eritrócitos de boi. São bastante sensíveis e específicos, porém deve-se lembrar que crianças e jovens não produzem anticorpos heterófilos. Os valores de referência são:

- Não reagente: títulos inferiores a 1/56
- Reagente: títulos acima de 1/56.

Citomegalovírus

▸ Anticorpos IgG no soro

Realizada pelo método imunoenzimático, possibilita avaliar se um indivíduo já foi ou não infectado. Reação negativa significa que o indivíduo nunca foi exposto ao citomegalovírus (CMV). Os valores de referência são:

- Não reagente: inferior a 15 UA/mℓ
- Reagente: igual ou superior a 15 UA/mℓ.

▸ Anticorpos IgM no soro

Possibilita identificar indivíduos com infecção aguda pelo CMV ou com reinfecção causada por outros subtipos. A metodologia é a imunoenzimática, e os valores de referências são:

- Não reagente: inferior a 0,8
- Indeterminado: entre 0,8 e 1,2
- Reagente: superior a 1,2.

Síndrome da imunodeficiência adquirida

▸ HIV-1 | Anticorpos totais no soro

Para detecção da infecção pelo HIV-1 ou HIV-2, pois o exame não discrimina o tipo de vírus. São utilizadas duas técnicas diferentes de ensaio imunoenzimático. No caso de discordâncias ou concordâncias positivas, é obrigatório o teste de *Western blot*, que pode definir se o vírus é do tipo 1 ou 2. Os exames são altamente sensíveis e específicos. O resultado indica se é reagente ou não.

▸ HIV-1 e HIV-2 | Western blot para soro

Exame confirmatório da infecção pelo HIV, 1 ou 2, de acordo com a Organização Mundial da Saúde (OMS). Será considerado reagente o resultado positivo para proteínas de dois grupos gênicos diferentes, sendo um deles, obrigatoriamente, do envelope viral.

Caxumba

▸ Anticorpos IgG e IgM no soro

Possibilita confirmar o diagnóstico da doença em caso de reatividade para ambos os anticorpos. O resultado positivo somente para IgG confirma doença pregressa ou imunização vacinal. Os valores de referência para esse exame, que é realizado pelo método imunoenzimático, são:

- Não reagente: índice inferior a 1
- Indeterminado: índice entre 1 e 2
- Reagente: índice superior a 2.

Sarampo

▸ Anticorpos IgG e IgM no soro

Confirma o diagnóstico do sarampo quando regente para os dois anticorpos. A positividade para IgG somente confirma doença pregressa ou cobertura vacinal satisfatória. O exame é realizado pelo método imunoenzimático, com os mesmos valores de referência do exame anterior.

Fundamentos de Odontologia | Estomatologia

Rubéola

▸ Anticorpo IgG no soro

Utilizado para verificar imunidade contra a rubéola. A metodologia é a imunoenzimática, e os valores de referência são:

- Não reagente: inferior a 5 UI/mℓ
- Indeterminado: de 5 a 9,9 UI/mℓ
- Reagente: acima de 9,9 UI/mℓ.

▸ Anticorpo IgM no soro

Útil para confirmar infecção, mas em decorrência de sua permanência por longo período após a cura da doença (1 ano ou mais), deve ser solicitado teste de avidez de IgG no sangue total, para dirimir dúvidas. Os valores de referência para esse exame (pelo método imunoenzimático) são:

- Não reagente: índice inferior a 0,6
- Indeterminado: índice entre 0,6 e 0,79
- Reagente: índice superior a 0,79.

▸ Avidez de IgG no sangue total

Para confirmação ou não de doença ativa em caso de resultado de IgM positivo. Não pode ser feito em crianças com menos de 1 ano de idade. É realizado pelo método imunoenzimático (ELISA), e os valores de referência são os seguintes:

- Baixa avidez: índice inferior a 30% – doença ativa aguda
- Indeterminado: de 30 a 60% – não possibilita determinar
- Alta avidez: índice superior a 60% – doença pregressa.

Observação: para confirmação de infecção fetal, utiliza-se a detecção do RNA viral no líquido amniótico ou no sangue do cordão umbilical. Para isso, usa-se PCR qualitativa e detecção por eletroforese em gel de agarose, sendo o resultado positivo ou negativo.

Varicela-zóster

▸ Anticorpos IgG e IgM no soro

Realizado por imunoensaio enzimático. Positividade para IgM, soroconversão de IgG ou aumento significativo de seus títulos, entre duas amostras pareadas, coletadas em intervalo de 10 dias, são sugestivos de infecção recente.

Sorologia para parasitoses

Leishmaniose

▸ Intradermorreação de Montenegro

Exame mais empregado no diagnóstico da forma cutaneomucosa da leishmaniose, já que a pesquisa de anticorpos totais no soro confirma apenas a forma visceral. Consiste na injeção intradérmica, na face anterior do antebraço, de 0,1 a 0,2 mℓ de uma solução fenolada correspondente à concentração de 2 a 3 milhões de leptômonas por mℓ. A leitura é feita 48 a 72 h depois, sendo considerada positiva a presença de eritema papuloso maior que 0,5 cm na área de inoculação. Essa reação tem altas sensibilidade e especificidade para a leishmaniose tegumentar americana.

Toxoplasmose

▸ Toxoplasma gondii | Anticorpos IgG e IgM no soro

Exame pelo método imunoenzimático. Positividade de IgG revela que o indivíduo já teve a infecção. A detecção da IgM não pressupõe doença ativa, já que pode permanecer no organismo mais de 1 ano. Na vigência de IgM positiva, costuma-se solicitar o teste de avidez de IgG no soro. Os valores de referência são os seguintes:

- IgG:
  - Não reagente: inferior a 2 UI/mℓ
  - Indeterminado: entre 2,0 e 2,9 UI/mℓ
  - Reagente: acima de 2,9 UI/mℓ
- IgM:
  - Não reagente: inferior a 0,5
  - Indeterminado: entre 0,5 e 0,59
  - Reagente: acima de 0,59.

Doença de Chagas

▸ Trypanosoma cruzi | Anticorpo IgG no soro

Exame realizado por imunofluorescência indireta e ensaio imunoenzimático, possibilita verificar se o indivíduo foi infectado. Pode apresentar reação cruzada com *Leishmania brasiliensis*. Como na fase aguda da doença os parasitos estão na corrente sanguínea, pode ser útil o exame de esfregaço em microscopia para observar a presença do parasito. O resultado é qualitativo, expressando reatividade ou não.

Doenças autoimunes

Sorologia

Neste tópico, são apresentados alguns exames úteis para o diagnóstico das doenças autoimunes com manifestação oral. Muito embora a biopsia e a citologia sejam bastante utilizadas para diagnóstico dessas doenças, o estudante deve conhecer alguns testes sorológicos subsidiários básicos e acompanhá-los.

Imunofluorescência direta

Realizada a partir de biopsias de locais afetados ou de áreas próximas. O resultado é positivo para:

- IgG e C intercelular epidérmico: pênfigos vulgar e foliáceo e suas variantes. Presença em 100% dos casos de doença ativa
- IgG e C linear ou fibrilar ao longo da membrana basal (MB): penfigoide benigno de mucosa (penfigoide cicatricial); penfigoide bolhoso
- IgA granuloso, linear ou salpicado nas papilas dérmicas: dermatite herpetiforme
- IgA, IgG, IgM e C, linear na MB (banda lúpica): lúpus eritematoso sistêmico e cutâneo
- Corpos citoides com IgM e, em menor frequência, com IgA, IgG e, às vezes, depósito granuloso na MB: líquen plano.

Imunofluorescência indireta

Obtidas de amostras do soro:

- IgG cimento intercelular: relaciona-se com a doença ativa, mas não diagnostica (presente em 90% dos casos de pênfigo vulgar)
- IgG antimembrana basal: em porcentagem variada, nos penfigoides, não se relacionando com a doença ativa.

Exames bioquímicos

O sangue transporta um sem número de substâncias, para as mais diversas regiões do organismo humano. Portanto, é capaz de refletir os processos metabólicos em andamento, bem como alterações fisiopatológicas desses processos. Segundo Sacher e McPherson (2002), as substâncias qualificadas e quantificadas no sangue são classificadas em categorias ou grupos e incluem:

- Grupo das substâncias presentes no sangue com função na circulação: compreendem glicose, sódio, potássio, cloreto, bicarbonato, proteínas totais, albumina, cálcio, magnésio, fósforo, triglicerídios, colesterol, tiroxina, cortisol, vitaminas e proteínas individualizadas
- Grupo dos metabólitos (produtos de degradação, sem função no processo de depuração): creatinina, ureia, ácido úrico, amônia e bilirrubina
- Grupo de substâncias liberadas em decorrência de dano celular, em geral representado por enzimas e/ou proteínas, dentre as quais aminotransferases (alanina e aspartato), desidrogenase láctica, creatinoquinase, amilase, fosfatases (ácida e alcalina), ferritina e glutamiltransferase
- Grupo de medicamentos/substâncias: dentre os principais, citam-se antibióticos, anticonvulsivantes, álcool, salicilatos e vários outros.

A maioria dessas quantificações bioquímicas são medidas no soro, que é equivalente ao plasma, com remoção da protrombina, fatores V e VIII e fibrinogênio, conferindo mais confiabilidade, já que o emprego de anticoagulantes no plasma pode interferir no resultado de diversos exames. Evidentemente, serão referidos apenas exames com importância para a prática estomatológica.

Glicose

Os níveis séricos de glicose em jejum fornecem um indicativo bastante seguro do metabolismo geral da glicose. O Quadro 5.7, a seguir, demonstra as alterações mais comuns encontradas quando os valores mostram-se alterados nesse exame.

Não é escopo deste capítulo discorrer sobre os problemas pré e pós-operatórios do portador de diabetes que podem influenciar na produção e maturação do colágeno e, portanto, na cicatrização da ferida cirúrgica e na resposta inflamatória, mediada por células, o que pode significar baixa resposta às infecções e muitas outras complicações.

Irracional será arriscar uma cirurgia sem avaliar a glicemia do PAC. Uma boa anamnese que indagará os fatores hereditários tornará esta necessidade mais ou menos forçosa. O PAC é considerado compensado quando estiver normoglicêmico e aglicosúrico. Um PAC compensado pode ser considerado

normal para efeitos de cirurgia. Recentemente observou-se que o estresse cirúrgico pode descompensar o diabetes temporariamente no pós-operatório, o que leva a pensar na necessidade de dosar com frequência a glicemia, pelo menos por meio de glicosímetros.

Os glicosímetros são aparelhos de baixo custo e, cada vez mais, boa acurácia e fácil utilização que deveriam fazer parte do armamentário habitual do consultório odontológico. Considerando que metade dos casos de diabetes é oculta, certamente é mais útil que outros aparelhos oferecidos ao cirurgião-dentista, usados apenas para efeitos de *marketing*. Os pacientes diabéticos conscientizados costumam tê-los.

Glicemia em jejum

Coleta-se amostra de sangue venoso após jejum de 12 h, e a glicemia não deverá passar de 110 mg/dℓ.

Teste de tolerância à glicose ou curva glicêmica

Aferem-se a elevação e a queda da glicemia após alta dosagem de glicose ingerida em jejum de 12 h. Uma amostra é coletada antes dessa ingestão e outras são obtidas após 30 min, 1, 2 e 3 h. Em resultados considerados normais, a glicemia eleva-se a pico entre 15 e 60 min e não deve exceder 160 a 170 mg/dℓ. A partir desse pico, a glicemia deve diminuir lentamente até alcançar 120 mg/dℓ ou menos após 2 h.

Glicemia pós-prandial

O PAC em jejum ingere 100 g de glicose, e a coleta de sangue é feita depois de 2 h. Se a glicemia não voltar para 100 mg/dℓ, suspeita-se de diabetes.

Glicosúria

A glicose, normalmente, é filtrada e reabsorvida nos túbulos contornados distais dos glomérulos; entretanto, se a glicemia for maior que 160 a 180 mg/dℓ, excede o limiar renal e a glicose começa a aparecer na urina, o que é anormal. Por essa razão, os laboratórios podem coletar urina durante o teste de tolerância à glicose. Além do diabetes, outras causas de glicosúria são doença de Cushing, feocromocitoma, aumento da pressão intracraniana, dano hepático e gravidez.

Hemoglobina glicosilada (ou glicada)

A glicemia em jejum é um dado instantâneo e a hemoglobina glicosilada ou glicada é um dado que reflete o estado durante um intervalo de tempo (últimos 3 meses). Enquanto o primeiro exame indica o estado atual, esse exame é usado para controle do tratamento do diabetes, pois informa ao clínico se a eventual hiperglicemia é ocasional ou vem sendo mantida nos últimos 3 meses. O PAC pode alegar que está controlando bem sua glicemia; a HbA1c confirma esta alegação. O clínico poderá mostrar ao PAC que sua glicemia está descompensada e a partir de quando.

Parte da glicose circulante se fixa na Hb, mais particularmente a uma das suas frações, a A1c, e ali fica até que o eritrócito seja destruído, o que demora 3 meses. Essa fixação é diretamente proporcional à glicemia existente. Aí está a base do exame. Ele não substitui a glicemia diária e deve ser feito a cada 6 meses, de acordo com a American Diabetes Association.

Quadro 5.7	Alterações mais comuns e possíveis etiologias nos níveis de glicose sérica.
Hiperglicemia persistente	**Hiperglicemia transitória**
· Diabetes melito	· Feocromocitoma
· Síndrome de Cushing	· Hepatopatia grave
· Hipertireoidismo	· Estresse físico/emocional
· Acromegalia	· Choque
· Obesidade	· Convulsões
Hipoglicemia persistente	**Hipoglicemia transitória**
· Insulinoma	· Ingestão aguda de álcool
· Insuficiência adrenocortical (doença de Addison)	· Salicilatos
· Hipofunção da hipófise	· Hepatopatia grave
· Galactosemia	· Hipoglicemia funcional
· Tumores produtores de insulina	· Intolerância genética à frutose

Fundamentos de Odontologia | Estomatologia

O resultado é fornecido em porcentagem de fração hemoglobínica glicosilada. Um resultado de 7% significa que 7% da sua Hb está glicosilada. É desejável e demonstra bom controle se essa taxa estiver abaixo de 7%. Assim, evitam-se as complicações do diabetes para rins, fígado, olhos e nervos. Há uma relação entre a HbA1c e a glicemia.

O controle a médio prazo pode ser determinado pela dosagem de Hb glicosilada ou glicada nos eritrócitos. Pelo método de cromatografia líquida de alta *performance*, os valores de referência são de 4 a 6% (Quadro 5.8).

Depuração (*clearance*) da creatinina

Considera a creatinina sérica e a quantidade excretada em 1 dia, além de avaliar a função renal. Exige-se jejum de 3 h. Os valores de referência são, respectivamente: crianças até 6 anos = 0,3 a 0,7 mg/dℓ; de 7 a 12 anos = 0,4 a 0,8 mg/dℓ; em maiores de 12 anos: 0,8 a 1,2 mg/dℓ para sexo masculino e 0,6 a 1,0 mg/dℓ para sexo feminino.

Cálcio, magnésio e fósforo

Os dois primeiros ocorrem como cátions bivalentes, sendo importantes para ativação e condução neuromuscular. Pode-se dizer, genericamente, que metade do cálcio (Ca) e do magnésio (Mg) no organismo circula sob a forma iônica, livre. A outra metade circula ligada a proteínas de carga negativa, predominantemente a albumina, formando complexos aniônicos. A fração livre é ativa e a fração ligada não exerce função imediata no metabolismo do Ca. O Ca e o fósforo (P) são avaliados conjuntamente, do ponto de vista clínico. O fluxo desses íons é controlado pelo paratormônio (PTH), pela vitamina D e pela calcitonina. Diminuição na concentração de Ca livre estimula a produção de PTH, que atua no sentido de aumentar a reabsorção de Ca a partir dos ossos, e suprimindo sua perda pela urina. A vitamina D promove a absorção de Ca e do P pelo intestino, acelerando a renovação desses minerais no sistema ósseo. Os valores de referência para o Ca sérico são: 9 a 11 mg/dℓ; para o Mg, os valores são: 1,8 a 3,0 mg/dℓ (1,3 a 2,1 mEq/ℓ). Algumas condições de interesse clínico que interferem no metabolismo do Ca sérico estão descritas no Quadro 5.9.

Fosfatase alcalina e fosfatase ácida

Enzimas que degradam substâncias que contenham unicamente grupos fosfato, clivando a porção fosfato. Geralmente, exibem atividade em pH diferentes. As fosfatases ácidas (ACP) são ativas em pH 5, e as fosfatases alcalinas (ALP) são ativas em pH 9. A dosagem de ACP tem valor na detecção de neoplasias malignas prostáticas, metastáticas ou não. Também tem valor em Medicina Legal, já que o líquido seminal é rico em ACP e, devido à sua ausência quase total no meio vaginal, é utilizada atualmente para comprovação de estupro. As alterações na fosfatase alcalina podem ocorrer em diversas situações clínicas, relacionadas ao metabolismo de cálcio e fosfato. Os valores de referência, utilizando-se a metodologia cinética colorimétrica, são variáveis, segundo diversas faixas etárias, conforme descrito no Quadro 5.10.

Algumas das alterações mais comuns e que podem ser úteis na prática estomatológica estão relacionadas no Quadro 5.11.

Hidroxiprolina

Aminoácido presente em grandes quantidades no colágeno que constitui a matriz óssea. A excreção urinária da hidroxiprolina é um bom marcador do catabolismo ósseo. Assim, nos eventos em que haja reabsorção óssea, há aumento dos níveis de excreção urinária da hidroxiprolina. É bastante útil para avaliação e estudo do metabolismo ósseo em diversas condições clínicas, como: doença de Paget, fraturas ósseas em processo de consolidação, hiperparatireoidismo e metástases ósseas de neoplasias malignas. Aumentos menos marcantes podem ocorrer em raquitismo, osteomalacia, hipertireoidismo e acromegalia. A determinação na urina de 2 h após uma noite de jejum é preferida por alguns profissionais, porque facilita a coleta (a outra determinação se faz na urina de 24 h). O valor de referência para a urina de 2 h é de 7 a 21 mg de hidroxiprolina/g

---

Quadro 5.9 — Alterações mais comuns nos níveis séricos de cálcio.

Hipercalcemia (9 a 11 mg/dℓ)	Hipocalcemia (4,5 a 5,5 mEq/ℓ)
• Hiperparatireoidismo primário	• Hipoparatireoidismo
• Hiperparatireoidismo secundário – nefropatias	• Hipovitaminose D
• Neoplasias malignas	• Raquitismo resistente à vitamina D
• Mobilização esquelética	• Síndromes de má absorção
• Hipervitaminose D	• Ausência de resposta ao paratormônio
• Hipertireoidismo	• Pancreatite aguda
• Ingestão excessiva de cálcio	

Quadro 5.8 — Relação entre HbA1c (%) e glicemia (mg/dℓ).

HbA1c (%)	Glicemia (mg/dℓ)
4	60
5	90
6	120*
7	**150**
8	180**
9	210
10	240
11	270
12	300
13	330

*Limite desejável; **limiar renal da glicose.

Quadro 5.10 — Valores de referência dos níveis séricos de fosfatase alcalina.

Idade	Valor de referência
Recém-nascidos	150 a 600 U/ℓ
6 meses a 9 anos	250 a 950 U/ℓ
10 a 11 anos	Mulher: 250 a 950 U/ℓ
	Homem: 250 a 730 U/ℓ
12 a 13 anos	Mulher: 200 a 730 U/ℓ
	Homem: 275 a 875 U/ℓ
14 a 15 anos	Mulher: 170 a 460 U/ℓ
	Homem: 170 a 970 U/ℓ
16 a 18 anos	Mulher: 75 a 270 U/ℓ
	Homem: 125 a 720 U/ℓ
Maiores de 18 anos	50 a 250 U/ℓ para ambos os sexos

Quadro 5.11	Alterações comuns nos níveis séricos de fosfatase alcalina.

Aumento pronunciado (5 vezes ou mais o valor de referência)
- Doença de Paget
- Sarcoma osteogênico
- Hiperparatireoidismo
- Insuficiências biliares obstrutivas
- Mobilização esquelética
- Hipervitaminose D
- Hipertireoidismo
- Ingestão excessiva de cálcio

Aumento moderado (3 a 5 vezes o valor de referência)
- Hepatopatias infiltrativas
- Mononucleose infecciosa
- Metástases ósseas
- Raquitismo
- Osteomalacia

Aumento discreto (até 3 vezes o valor de referência)
- Hepatites virais
- Fraturas em cicatrização
- Cirrose
- Gravidez

de creatinina. Para a urina de 24 h, os valores de referência são os seguintes:

- Até 1 ano: 20 a 50 mg/24 h
- 1 a 10 anos: 25 a 100 mg/24 h
- 11 a 20 anos: 70 a 140 mg/24 h
- Adultos: 15 a 40 mg/24 h.

No Quadro 5.12 estabelecem-se alguns parâmetros comparativos entre as dosagens séricas de Ca, fosfato, fosfatase alcalina e Ca, fosfato e hidroxiprolina na urina, nos diversos quadros clínicos envolvendo o metabolismo ósseo.

Paratormônio e proteína relacionada

A calcemia é o principal regulador da secreção do PTH. Esse exame é útil para diferenciação entre hipercalcemia decorrente de hiperparatireoidismo primário e hipercalcemia decorrente de tumores malignos. A proteína relacionada (PTH-RP) é produzida por tumores sólidos, podendo ligar-se e estimular os receptores de PTH. Seus níveis estão elevados em cerca de 70% dos portadores de hipercalcemia associada à neoplasia maligna. O teste é realizado por imunoensaio quimioluminométrico. Os valores de referência são de 10 a 65 pg/mℓ (1,0 a 6,5 pMol/ℓ). Para a PTH-RP, o valor de referência é inferior a 1,35 pMol/ℓ.

Proteína C reativa

Considerada uma das principais proteínas de fase aguda, pois seus valores de referência podem elevar-se de 10 a 100 vezes nas primeiras 24 h de processos infecciosos, inflamatórios e neoplásicos. É bastante útil para acompanhamento das doenças reumáticas, principalmente a febre reumática, na qual o aumento de seus valores pode significar reagudização do processo. Em alguns casos, a dosagem de PCR pode ser útil para diferenciar processo infeccioso bacteriano (valores altos) de virais (valores baixos). Os valores de referência são inferiores a 0,5 mg/dℓ.

Eletroforese de proteínas

Realizada no soro, com coleta de sangue do PAC em jejum de 4 h. A metodologia é o fracionamento eletroforético em gel de agarose. É um exame utilizado para caracterização de processos inflamatórios crônicos, principalmente das doenças autoimunes, mieloma múltiplo, doenças linfoproliferativas malignas e infecções subagudas e crônicas. Os valores de referência são:

- Albumina: 4 a 5,3 g/dℓ (56,4 a 71,6%)
- Alfa-1-globulina: 0,1 a 0,3 g/dℓ (1,9 a 4,5%)
- Alfa-2-globulina: 0,5 a 1,1 g/dℓ (7,3 a 15%)
- Betaglobulina: 0,4 a 0,9 g/dℓ (6,2 a 11,5%)
- Gamaglobulina: 0,5 a 1,4 g/dℓ (7,8 a 18,2%)
- Proteína total: 6,4 a 8,1 g/dℓ
- Relação albumina/globulina: 0,9 a 2.

Exame de espectroscopia de fluorescência

A mucosa bucal normal, quando exposta à luz com um comprimento de onda específico, emite fluorescência (Figura 5.31A), e os tecidos displásicos (aqueles com potencial para malignização), por refletirem a luz de maneira diferente, aparecem mais escuros e emitem menos fluorescência (Figura 5.31B). Ao aparelho (Velscope Vx™), pode ser acoplada uma câmera fotográfica que captura as imagens dos locais examinados (Figura 5.31C e D). O método está sendo investigado para auxílio ao diagnóstico das lesões da mucosa bucal com potencial para malignização. Trata-se de tecnologia não invasiva e, ressalta-se que, por ser um método auxiliar, não substitui a biopsia.

Quadro 5.12	Valores laboratoriais comparativos no metabolismo ósseo.						
				Urina			
Doença	**Soro (Ca)**	**Fosfato**	**ALP**	**PTH**	**Ca**	**Fosfato**	**Hidroxiprolina**
Hiperparatireoidismo primário	++	–	+	++	+	+	++
Doença de Paget	N	N	++	N	N+	N+	++
Hipoparatireoidismo primário	–	+	N	–	–	–	N
Hipovitaminose D	N–	N	+	+	N–	+	+
Hipervitaminose D	+	+	N	–	+	–	N
Neoplasias malignas	+	N+	N+	+	+	N–	+
Displasia fibrosa poliostótica	N	N	N+	N	N	N	N

Ca, cálcio; ALP, fosfatase alcalina; PTH, paratormônio; N, normal; –, ausente; +, moderadamente aumentado; ++, bastante aumentado.

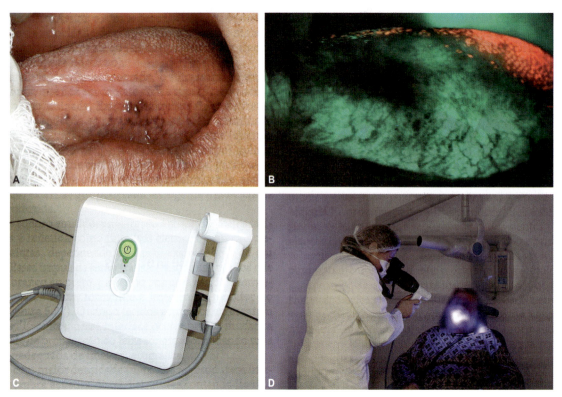

Figura 5.31 A. Lesão branca em borda de língua. **B.** Imagem da lesão obtida com o Velscope Vx™. **C.** Velscope Vx™. **D.** Detalhe da realização do exame em ambiente escuro.

Exame de microscopia confocal reflectante

Método de exame *in vivo*, não invasivo, utilizado inicialmente em Dermatologia para auxílio ao diagnóstico em lesões cutâneas. Utiliza fonte de luz (Figura 5.32A e B) cujo feixe incide em área escolhida no interior do tecido. Esta, é, em seguida, refletida para um sistema de lentes e processada por um detector de imagens (Figura 5.32C e D). A fonte de luz é um *laser* diodo de baixa intensidade. As imagens obtidas são em escala de tons de cinza, que resultam do brilho das diferentes estruturas intra e extracelulares. Quanto maior o índice de refração da estrutura objeto de estudo, maior é o seu brilho. Recentemente, esse exame foi empregado pela primeira vez, com sucesso em estudo pioneiro levado a efeito por pesquisadores brasileiros, para auxílio ao diagnóstico em lesões de mucosa bucal, com quadro clínico de gengivite descamativa, suspeitas de pênfigo vulgar, penfigoide benigno de mucosa e líquen plano oral. O exame ainda não substitui a biopsia, entretanto, há possibilidades, em futuro próximo, de substituí-la.

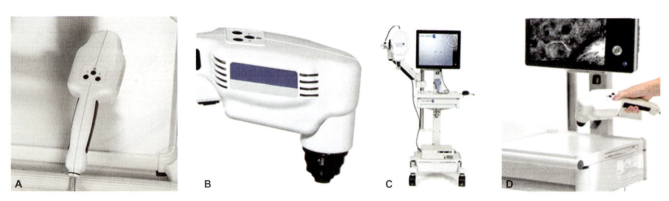

Figura 5.32 A e **B.** Detalhes da fonte de luz (diodo de baixa intensidade). **C** e **D.** Sistema de captação e processamento das imagens.

Bibliografia

Adler JS, Goldman L. Preoperative evaluation. In: Tierney Jr. LM, McPhee SJ, Papadakis MA. Current medical diagnosis & treatment. New York: Lange Medical Books/McGraw-Hill; 2001.

Ahmed HG, Edris AM, Mohmed EA et al. Value of centrifugated liquid-based cytolgy by Papanicolaou and May-Grünwald in oral epithelial cells. Rare Tumors. 2009;1(1):e12.

Alessi SS, Nico MMS, Fernandes JD et al. Reflectance confocal microscopy as a new tool in the in vivo evaluation of desquamative gingivitis: patterns in mucous membrane pemphigoid, pemphigus vulgaris and oral lichen planus. British Journal of Dermatology. 2013;168(2):257-64.

Ansari NA, Derias NW. Fine needle aspiration cytology. J Clin Pathol. 1997;50(7):541-3.

Brito MMC, Tarquínio DC, Arruda D et al. Fine needle aspiration cytology of lymphoproliferative lesions of the oral cavity. Cytopathology. 2014;25(4):241-9. Epub 2014 Feb 7.

De Lorenzo JL. Microbiologia para o estudante de odontologia. São Paulo: Atheneu; 2004.

Failace R. Hemograma: manual de interpretação. Porto Alegre: Artmed; 2003.

Ferreira AW, Ávila SLM. Diagnóstico laboratorial das principais doenças infecciosas e autoimunes. Rio de Janeiro: Guanabara Koogan; 1996.

Fischbach DP, Fogdall RP. Coagulação. Rio de Janeiro: Colina; 1981.

Fitzpatrick TB. Dermatology in general medicine. 5. ed. New York: McGraw-Hill; 1999.

Katzberg RW, Bessette RW, Talents RH et al. Normal and abnormal temporomandibular joint: MR imaging with surface coil. Radiology. 1986;158(1):183-9.

Kruger GO. Cirurgia buco-maxilo-facial. 5. ed. Buenos Aires: Méd. Panamericana; 1982.

Laboratório Fleury. Manual de Exames. São Paulo: Fleury Centro de Medicina Diagnóstica; 2003. 725 p.

Linker CA. Blood. In: Tierney Jr. LM, McPhee SJ, Papadakis MA. Current Medical Diagnosis & Treatment. New York: Lange Medical Books/McGraw-Hill; 2001.

Lorenzi TF, D'Amico E, Daniel MM et al. Manual de Hematologia: propedêutica e Clínica. 3. ed. Rio de Janeiro: Medsi; 2003.

Marta AC, Pellacani G, Silva MF et al. Microscopia confocal reflectante a laser: carcinoma basocelular. Surgery Cosmet Dermatol. 2012;4(2):175-7.

McNamara KK, Martin BD, Evans EW et al. The role of direct visual fluorescente examination (VELscope) in routine screening for potencially malignant oral mucosal lesions. Oral Surgery, Oral Medicine, Oral Pathology and Oral Radiology. 2012;114(5):636-43.

Neville BW, Damm DD, Allen CM et al. Patologia oral e maxilofacial. 2. ed. Rio de Janeiro: Guanabara Koogan; 2004.

Robaina TC, Coutinho ACA, Valladares CP et al. Correlationship of citopathology and histopathology on oral mucosa lesions after fine needle aspiration. Rev Col Bras Cir. 2007;34(5):285-9.

Roselino AM. Citologia de Tzanck: redescobrindo uma antiga ferramenta diagnóstica. Anais Brasileiros de Dermatologia. 2009;84(4):431-3.

Sacher RA, McPherson RA. Widmann: Interpretação Clínica dos Exames Laboratoriais. 11. ed. São Paulo: Manole; 2002.

Saleh HA, Clayman L, Masri H. Fine needle aspiration biopsy of intraoral and oropharyngeal mass lesions. Cytojournal. 2008;5:4. doi: 10.1186/1742-6413-5-4.

Sampaio SAP, Riviti E. Dermatologia Básica. São Paulo: Artes Médicas; 1998.

Santler G, Kärcher H, Simbrunner J. MR imaging of the TMJ. J Craniomaxillofac Surg Edinburgh. 1993;21(7):288.

Santos AP, Sugaya NN, Pinto Jr. DS et al. Evaluation of fine needle aspiration biopsy in oral cavity and head and neck region with different stains techniques. Braz Oral Res. 2011;25(2):186-91.

Siqueira JTT, Teixeira JI. Dor Orofacial: Diagnóstico, Terapêutica e Qualidade de Vida. Curitiba: Maio; 2001.

Soares JLMF, Pasqualotto AC, Rosa DD et al. Métodos Diagnósticos: Consulta Rápida. 1. reimp. Porto Alegre: Artmed; 2002.

Sonis ST, Fazio RC, Lang L. Princípios e Prática de Medicina Oral. 2. ed. Rio de Janeiro: Guanabara Koogan; 1996.

Wallach J. Interpretação de Exames de Laboratórios. 6. ed. Rio de Janeiro: Medsi; 1999.

Yoshioka N, Deguchi M, Kagita M et al. Evaluation of a chemiluminescent microparticle immunoassay for determination of Treponema pallidum antibodies. Clin Lab. 2007;53(9-12):597-603.

Zimmerman BR, Walker EA. American Diabetes Association Complete Guide to Diabetes. 2. ed. Alexandria, Virginia: American Diabetes Assoc.; 1999.

Lesões Fundamentais

6

Camila de Barros Gallo | Gilberto Marcucci | Sérgio Spinelli Silva

Introdução

As lesões fundamentais são como letras de um alfabeto, indispensáveis para se conhecer o idioma. (David Grispan.)

Esta frase de David Grinspan exprime a vital importância do conhecimento das lesões fundamentais pelo estomatologista. Em 1970, esse autor propôs o inovador conceito, derivado da semiologia dermatológica, de lesões elementares ou fundamentais em Estomatologia, possibilitando o agrupamento e a comparação das lesões que acometem os tecidos moles da cavidade bucal, além de facilitar a comunicação interprofissional e didática.

A definição da lesão fundamental favorece a formulação das hipóteses diagnósticas, que possibilitará a solicitação de exame complementar específico, quando necessário, para chegar ao diagnóstico e, consequentemente, à adequada terapêutica. Para isso, é necessário que o profissional utilize seus conhecimentos, anteriormente adquiridos nas matérias básicas, com ênfase em Patologia Oral e Maxilofacial, pois elas apresentam os conceitos da etiopatogenia das doenças. Sem esse conhecimento, o estomatologista não saberá analisar nem atribuir valor aos dados obtidos no exame clínico.

Ressalta-se a importância da observação de outros aspectos clínicos da lesão fundamental, como: localização, formato, inserção, cor, aspecto da superfície, tamanho, limites e os dados fornecidos pela palpação da lesão. Isto porque a mesma lesão poderá ser expressa por aspectos clínicos diversos como, por exemplo, a ulceração da afta comum pode ser única ou múltipla de pequenas dimensões, apresentar bordas rasas, halo eritematoso, centro caseoso, formato circular ou ovoide, ocorrer principalmente na mucosa de revestimento, com duração de 5 a 7 dias, e produzir dor intensa nos primeiros dias. Aspectos totalmente diversos da úlcera do carcinoma espinocelular (ou epidermoide), neoplasia maligna mais comum da mucosa bucal, que se apresenta única de caráter crônico, com bordas elevadas, nítidas e endurecidas, centro necrótico e assintomática no início.

A padronização das lesões fundamentais nos dias de hoje ainda é polêmica. Foi muito discutida por vários autores e ainda é, pois cada um, de acordo com a sua experiência, apresenta uma classificação de acordo com o que lhe é peculiar, e a consulta em livros didáticos pode apresentar resultados diferentes. A classificação atualmente utilizada na disciplina Estomatologia Clínica, da Faculdade de Odontologia da Universidade de São Paulo, a ser apresentada neste capítulo (Quadro 6.1), foi obtida a partir da extensa prática clínica do grupo, consolidada desde a publicação do trabalho de Guimarães Jr. *et al.*, em 1992.

Quem não sabe o que procura não interpreta o que acha. (Claude Bernard.)

Mancha ou mácula

Alterações de cor da mucosa bucal sem elevação ou depressão de sua superfície. Essa pigmentação pode ter origem endógena, exógena ou ocorrer por alteração na espessura do epitélio da mucosa bucal, sendo esta, microscópica. As pigmentações endógenas são, por sua vez, subdivididas em *vasculossanguíneas* e *melânicas*, e podem ser hipercrômicas ou hipocrômicas.

As *lesões hipercrômicas* são representadas pelos fenômenos de vasodilatação ativa ou arterial, produzindo coloração avermelhada, devido ao pigmento da hemoglobina e de seus derivados. Observadas principalmente no *eritema*, vermelhidão na pele que, quando generalizada, é denominada *exantema*. Quando o eritema ocorre na mucosa bucal, é denominado *enantema*, como nas estomatites das mais variadas origens (medicamentosas, alérgicas, inflamatórias).

O *rubor* na pele ocorre por vasocongestão ativa, acompanhado de calor local, em oposição à *cianose*, que é caracterizada por mancha de coloração azul/violácea, devido à vasocongestão passiva ou venosa, com diminuição da temperatura local, como em alterações cardiorrespiratórias e intoxicação pelo gás carbônico.

A *mancha angiomatosa* é permanente e causada por neoformações névicas de capilares, como as manchas vermelhas do nascimento e, muitas vezes, sindrômicas, como na hemangiomatose trigeminal (síndrome de Sturge-Weber).

As *varicosidades* apresentam coloração azulada e, na mucosa bucal ocorrem, principalmente, no ventre e nas bordas da língua e do assoalho bucal, observadas com maior intensidade em pacientes idosos.

As *telangiectasias* são, na grande maioria, de aspecto filamentoso ou pontilhado por dilatação dos capilares, como na telangiectasia hereditária (síndrome de Rendu-Osler-Weber).

Todos os exemplos mencionados são facilmente diagnosticados, pois desaparecem por vitropressão (lâmina de vidro) ou digitopressão (pressão dos dedos), retornando ao aspecto inicial após a cessação do referido estímulo.

Quadro 6.1 — Classificação das lesões fundamentais.

Alterações de cor – mancha ou mácula
- Pigmentação endógena
  - Vasculossanguíneas
    - Hipercrômicas
      - Eritema
      - Exantema
      - Enantema
      - Rubor
      - Cianose
      - Angiomatosa
      - Varicosidades
      - Telangiectasias
      - Púrpuras
      - Hipocrômicas
      - Isquemia
      - Mancha anêmica
    - Melânicas
      - Hipercrômicas
      - Hipocrômicas
- Pigmentação exógena
  - Metais pesados
  - Medicamentos
- Alteração na espessura do epitélio da mucosa bucal
  - Hiperplasia: lesões brancas
  - Atrofia: lesões avermelhadas ou eritematosas

Formações sólidas
- Pápula
- Placa
- Nódulo
- Tumor ou nodosidade*

Coleções líquidas
- Vesícula
- Bolha
- Hematoma, pústula e abscesso*

Perdas teciduais
- Erosão
- Úlcera/ulceração
- Exulceração*

*Estes termos podem ser utilizados na descrição das lesões fundamentais, embora atualmente em desuso. É o caso de *tumor/nodosidade* para a descrição de aumentos de volumes de formações sólidas com mais de 3 cm; *hematoma* e *pústula/abscesso*, utilizados na descrição de coleções líquidas com conteúdo sanguinolento e purulento, respectivamente; e *exulceração*, utilizada na descrição de placas ulceradas características de lesões causadas por paracoccidioidomicose e sífilis.

Já as *púrpuras*, representadas também por manchas avermelhadas e denominadas petéquias, não desaparecem pela vitropressão, pois ocorrem devido ao extravasamento de sangue (hemácias). Podem ser *puntiformes* ou *lenticulares*, quando medem até 1 cm de diâmetro; *equimoses*, quando maiores; e *víbices*, se lineares. Essas lesões são típicas em púrpuras trombocitopênicas das mais diversas origens, outras discrasias sanguíneas, fragilidade capilar, leucemias. Nas hepatites, a coloração amarelada ocorre em virtude da decomposição da hemoglobina.

As *lesões hipocrômicas* vasculares são caracterizadas por palidez devido à *isquemia* por vasoconstrição capilar, como quando localizada após infiltração de anestésico com vasoconstritor, ou, quando generalizada, presente em quadros *anêmicos* leucêmicos, ocorrendo principalmente na mucosa gengival.

As *pigmentações melânicas hipercrômicas* se devem a acúmulo de melanina, de coloração que varia do castanho ao enegrecido, tendo como exemplo típico a pigmentação gengival racial (melanoplaquia), o nevo pigmentado, a mácula melanótica, a melanose do tabagista e, menos comum, porém com maior gravidade, o melanoma. Também se manifestam nas síndromes de Peutz-Jeghers e de McCune-Albright, entre outras. A *mancha hipocrômica* decorre da perda de pigmentação pela destruição dos grânulos de melanina e dos melanócitos, representada pelo vitiligo; pode ocorrer na semimucosa labial.

As *pigmentações exógenas* devido a pigmentos metálicos podem ser produzidas pela penetração local, como na tatuagem por amálgama e na língua pilosa, ou introduzidas sistemicamente pela contaminação com metais pesados por razões medicamentosas ou não. Como exemplos, têm-se: agirismo, plumbismo (saturnismo), hidrargirismo, platinismo, bismutismo. Alguns fármacos, como antimaláricos, tetraciclinas, zidovudina, também são relatados como agentes causadores de pigmentações escurecidas, especialmente na mucosa palatina.

Formações sólidas

As formações sólidas consistem em aumentos de volumes da superfície da mucosa, de origem epitelial, conjuntiva ou mista, com conteúdo maciço ou compacto, de consistência e inserção variáveis, e podem ser agrupadas de acordo com seu tamanho, nas seguintes categorias:

- Pápula: elevação circunscrita de tamanho inferior a 5 mm, podendo ser séssil, como nos grânulos de Fordyce; ou pediculadas, em papilomas
- Placa: elevação da superfície da mucosa em que a sua altura é de tamanho inferior a sua base, que pode se estender por vários centímetros. É classicamente observada em quadros de leucoplasias e queratoses irritativas, em que a hiperplasia epitelial pode ser observada clinicamente, e na sífilis secundária. Pode também ser resultante de um aglomerado de pápulas e denominada, então, placa papulosa; observada em casos de hiperplasia papilomatosa inflamatória por artefatos em próteses dentárias
- Nódulo: elevação circunscrita de tamanho superior a 5 mm, pode ser superficial ou profundo, dependendo de sua origem, representado por processos proliferativos não neoplásicos e neoplasias.

Não se deve utilizar a denominação "tumor" para as lesões sólidas com mais de 3 cm de diâmetro em virtude da interpretação de malignidade pelos pacientes, podendo levá-los, desnecessariamente, a alterações psicoemocionais; tendo em vista que esta terminologia pode ser empregada na descrição de condições benignas, como o abscesso dentoalveolar e os processos proliferativos não neoplásicos. Nestes casos, também podem ser empregadas as terminologias *nodosidade*, *massa nodal* ou, simplesmente, nódulo.

Coleções líquidas

As coleções líquidas consistem em aumentos de volumes da superfície da mucosa com conteúdo líquido e podem ser agrupadas de acordo com seu tamanho, nas seguintes categorias:

- Vesícula: elevação circunscrita de tamanho inferior a 3 mm, habitualmente observada em quadros de infecções virais, como: herpes simples recorrente, varicela, herpangina, entre outros

- Bolha: idêntica à vesícula, mas com tamanho superior a 3 mm; comum em doenças autoimunes como pênfigos e penfigoides.

A vesícula ou a bolha, dependendo do seu conteúdo, denomina-se serosa, sanguinolenta (hemorrágica) pustulosa, quando infectada secundariamente. Deve-se levar em conta o período fugaz dessas lesões, principalmente na mucosa bucal, pois se rompem logo em seguida à sua formação, devido aos traumatismos constantes a que a mucosa está sujeita, durante fonação, alimentação, deglutição, originando lesões secundárias denominadas úlceras ou ulcerações.

Perdas teciduais

As perdas teciduais consistem em diminuições de volumes da superfície da mucosa e podem ser agrupadas de acordo com sua extensão ou profundidade, nas seguintes categorias:

- Erosão: perda parcial do epitélio sem atingir o tecido conjuntivo adjacente (p. ex., líquen plano atrófico-erosivo e língua geográfica [eritema migratório benigno])

- Úlcera ou ulceração: perda de substância do epitélio com consequente exposição do conjuntivo subjacente, que pode variar em relação a sua profundidade; quando crônica denomina-se *úlcera*, como no carcinoma espinocelular (ou epidermoide), e quando aguda, *ulceração*, como em aftas recorrentes e lesões traumáticas.

Bibliografia

Cardili RN, Roselino AM. Elementary lesions in dermatological semiology: literature review. An Bras Dermatol. 2016;91(5):629-33.

Cucé LC, Festa Neto C. Manual de dermatologia. 2. ed. Rio de Janeiro: Atheneu; 2001. pp. 31-9.

Grinspan D. Enfermedades de la Boca. Tomo I. Buenos Aires/Argentina: Mundi; 1970. pp. 30-174.

Guimarães Jr. J, Cabral LAG, Soares HÁ et al. Nomenclatura das lesões fundamentais. Rev Assoc Paul Cir Dent. 1992;46(5):863-66.

Rivitti EA. Manual de Dermatologia Clínica de Sampaio e Rivitti. São Paulo: Artes Médicas; 2014. pp. 108-17.

Sampaio SAP, Castro RM, Rivitti EA. Dermatologia básica. 4. ed. São Paulo: Artes Médicas; 2001. pp. 49-60.

Alterações de Cor da Mucosa Bucal e dos Dentes

7

Camila de Barros Gallo | Esther Goldenberg Birman (*in memoriam*) | Gilberto Marcucci | Ilan Weinfeld

Mucosa bucal

Neste tópico são apresentadas algumas alterações que não representam doenças, embora estejam fora do padrão de normalidade, e as alterações patológicas reconhecidas pelo profissional de saúde (PS).

Incluem-se também algumas doenças que promovem a formação de placa como lesão fundamental, embora as alterações de cor devam ser cuidadosamente observadas em um exame clínico acurado.

Alterações de cor branca

Linha alba

Linha branca de queratinização friccional, localizada na mucosa da bochecha paralela à linha de oclusão, relacionada a áreas dentadas. Assintomática, apresenta-se, em geral, bilateralmente, com extensão variável e não é removível à raspagem. Constitui uma reação à pressão ou à sucção da mucosa decorrente da atividade dos dentes posteriores.

Os efeitos dos traumatismos produzidos no plano oclusal e a textura dos alimentos refletem-se no grau de queratinização observado, logo, a linha é mais ou menos evidente em diferentes indivíduos.

O aspecto clínico (Figura 7.1) característico é suficiente para o diagnóstico, sendo o tratamento desnecessário; porém, quando forem observadas alterações oclusais importantes e maus hábitos, como bruxismo, recomenda-se a correção dessas condições.

Leucoedema

Considerado condição hereditária caracterizada por área esbranquiçada difusa na mucosa bucal. É diagnosticado pelo exame físico de rotina em manobra clínica quando, ao se distender a mucosa, desaparece quase totalmente, retornando sua coloração normal após o relaxamento, fato que não ocorre com outras lesões brancas.

Surge bilateralmente na mucosa da bochecha e apresenta coloração difusa, opaca ou branco-acinzentada, com maior incidência nos indivíduos melanodérmicos e, mais raramente, nos leucodérmicos (Figura 7.2).

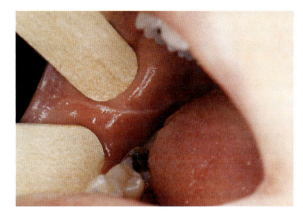

Figura 7.1 Linha alba (mordida) localizada na mucosa da bochecha.

Essa condição não tem significado patológico, não sendo necessários exames complementares para seu diagnóstico, nem tratamento.

O diagnóstico diferencial pode incluir líquen plano, leucoplasia e nevo branco esponjoso.

Língua geográfica

Língua geográfica, eritema *migrans* e glossite migratória benigna são nomenclaturas sinônimas que se referem às formas irregulares de áreas de desnudação, depapilação ou descamação

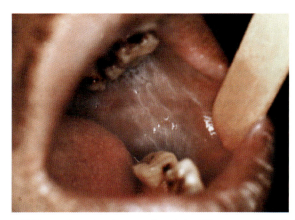

Figura 7.2 Leucoedema: área branco-acinzentada e difusa, acometendo toda a mucosa da bochecha.

no dorso e na borda lateral da língua, decorrentes de condição inflamatória crônica.

Clinicamente, são áreas representadas por manchas atróficas eritematosas circundadas por halo elevado esbranquiçado, sem ulceração, que continuamente sofrem alteração em tamanho, forma ou local, de onde advém a terminologia *migrans* (Figura 7.3). As formas de apresentação resultam do variado padrão de inflamação, do grau de atrofia e da própria regeneração das papilas, que ocorre ao longo do tempo.

A etiologia da língua geográfica permanece desconhecida. Uma reação imunológica tem sido proposta com base no infiltrado inflamatório associado a essa alteração, que pode ser dominada por eosinófilos. Tem sido aventada a hipótese de sua relação com estados de tensão emocional, deficiências nutricionais e hereditariedade, mas nenhuma dessas suspeitas foi confirmada. Refere-se, todavia, que essa alteração acomete com maior frequência indivíduos com psoríase.

A língua geográfica é uma condição assintomática, porém, quando se apresenta sob a forma de mancha com halo esbranquiçado, representa a condição possivelmente associada a ardor.

O diagnóstico diferencial deve incluir outras doenças inflamatórias da língua, como reações a medicamentos e infecções virais. Contudo, a aparência clínica, a história do curso crônico, a ausência de sintomas e de outras lesões de pele são suficientes para o diagnóstico definitivo.

Em geral não há tratamento, instruindo-se apenas o paciente a evitar alimentos quentes e condimentados. Nos casos sintomáticos, indicam-se corticosteroides tópicos. A alteração ocorre principalmente em crianças entre 5 e 7 anos de idade, embora possa permanecer ao longo da vida ou se resolver espontaneamente.

Nevo branco esponjoso

Doença determinada geneticamente, relativamente rara, apresentando condição autossômica dominante, atribuída a mutações nos genes 4 e/ou 13 da queratina. Afeta as mucosas genital, anal, nasal e, principalmente, a oral, sem predileção por sexo, com prevalência em leucodérmicos.

A alteração pode ser referida como doença de Cannon e manifesta-se por placas brancas, de consistência esponjosa com superfície rugosa, queratótica e de aspecto pregueado, não sendo removidas à raspagem (Figura 7.4). As lesões podem ser detectadas ao nascimento ou na infância, embora também possam ser percebidas apenas na adolescência ou na fase adulta, permanecendo ao longo da vida.

Na cavidade bucal geralmente são bilaterais, simétricas, afetando mucosas da bochecha e dos lábios, ventre da língua, assoalho bucal e palato mole. O diagnóstico diferencial inclui leucoedema, líquen plano e mordedura de bochechas.

A história familiar é importante para seu diagnóstico e o exame citológico ou histopatológico também pode ser de valia, visto apresentar elemento característico, que é a condensação eosinofílica na região perinuclear das células epiteliais.

A condição é, na maioria dos casos, assintomática; no entanto, os pacientes queixam-se frequentemente da textura da mucosa e do aspecto antiestético. Várias terapias foram testadas, como vitaminas, antifúngicos, antibióticos e ácido retinoico, todas com resultados variáveis. Recentemente, a tetraciclina a 0,25% em solução aquosa para bochechos diários tem apresentado resultados satisfatórios, principalmente quanto à melhora da textura das placas e do incômodo ao paciente. A doença não apresenta potencial maligno, tendo um bom prognóstico.

Estomatite nicotínica

Lesão específica relacionada com o uso do tabaco (cigarro, charuto e cachimbo), principalmente de forma indevida, o que é comum em alguns países asiáticos e sul-americanos.

A alteração desenvolve-se nas áreas queratinizadas do palato duro, bem como nas regiões expostas à concentração de tabaco. A irritação resultante promove inicialmente pontos avermelhados no palato, que, posteriormente, tornam-se branco-acinzentados, opacificados e fissurados devido à hiperqueratose. Podem-se também observar múltiplas pápulas brancas na região com pontos centrais avermelhados, que correspondem à abertura dos ductos das glândulas salivares menores inflamadas (Figura 7.5). Eventualmente, a coloração esbranquiçada pode envolver a gengiva marginal e a papila interdental e se associar a forte pigmentação escura nos dentes.

O diagnóstico é clínico, relacionado ao tabagismo. A alteração tem caráter reversível, desaparecendo totalmente quando descontinuado o hábito de fumar. O papel educativo do PS é fundamental, visto que é de fácil resolução, não necessitando de qualquer intervenção.

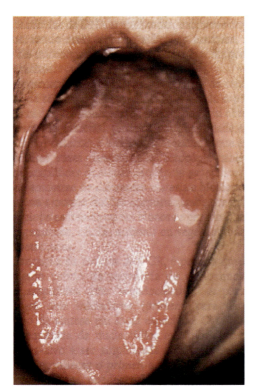

Figura 7.3 Língua geográfica: linhas esbranquiçadas circundadas; áreas despapiladas branco-eritematosas no dorso da língua.

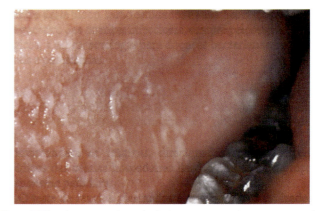

Figura 7.4 Nevo branco esponjoso: pápulas brancas, rugosas, de aspecto pregueado, distribuídas pela mucosa da bochecha.

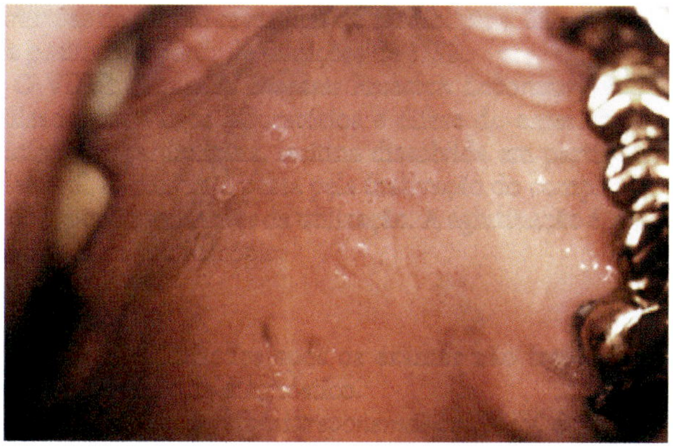

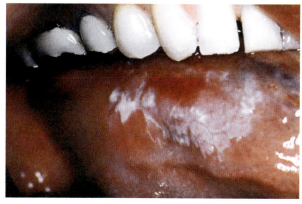

Figura 7.5 Estomatite nicotínica: pápulas esbranquiçadas com ponto avermelhado central no palato duro/mole.

Figura 7.6 Leucoplasia maculosa: lesão branca na borda da língua, junto à sua base.

Leucoplasia

O termo "leucoplasia", *lato sensu*, significa crescimento branco que pode ser representado por variadas doenças que se iniciam com lesões brancas; *stricto sensu*, é considerada lesão branca com potencial de transformação maligna.

A Organização Mundial da Saúde (OMS), em 1978, durante reunião realizada em Kopenhagen, adotou o conceito emitido por Pindborg, 1963:

> Leucoplasia é uma lesão branca que não pode ser removida por simples raspagem e que clínica e histologicamente não se assemelha a nenhuma outra lesão.

Nossa disciplina adotou esse conceito acrescido do seguinte:

se após eliminarmos todos os fatores irritativos crônicos locais a lesão regredir, passamos a denominá-la de *queratose irritativa*. Nos casos em que a lesão permanece mesmo após eliminarmos todos os fatores de risco, ou recidivar após sua remoção, ou não regredir após instituição da terapêutica ou, ainda, se não encontrarmos justificativa para sua presença (idiopática), ficamos, então, com o diagnóstico de *leucoplasia* como lesão com potencial de transformação maligna.

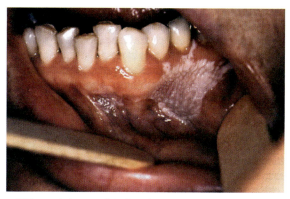

Figura 7.7 Leucoplasia queratótica: lesão branca na gengiva marginal e inserida e no fundo de sulco vestibular inferior.

Segundo Warnakulasuriya e Ariyawardana (2016), cerca de 4 a 6% sofrerão transformação maligna para carcinoma epidermoide, sem tempo previsto para que isso ocorra.

De grande interesse para o clínico é a existência de duas correntes entre patologistas, uma que segue a orientação da OMS e, portanto, não emite diagnóstico histopatológico de leucoplasia, mas descreve as alterações histopatológicas em cada caso, como acontece na disciplina Patologia Bucal da Faculdade de Odontologia da Universidade de São Paulo; e outra que emite o diagnóstico de leucoplasia. O clínico deve ter discernimento para interpretar cada caso e atribuir-lhe o valor devido.

Acomete mais o homem, na proporção 9:1, acima dos 40 anos, localizando-se principalmente em semimucosa labial inferior, língua, assoalho, comissura labial e palato duro.

Fato de grande importância é a associação à infecção pela *Candida (C.) albicans*. Quanto aos aspectos clínicos, é classificada em: maculosa, queratótica e verrucosa, podendo ser homogênea ou pontilhada (Figuras 7.6 a 7.8).

O diagnóstico é confirmado pela biopsia incisional precedida da citologia esfoliativa ou pelo teste de azul de toluidina, de acordo com o local de remoção do fragmento, que será encaminhado para exame histopatológico de rotina.

O diagnóstico diferencial é feito entre líquen plano, candidíase pseudomembranosa aguda e lúpus eritematoso crônico discoide.

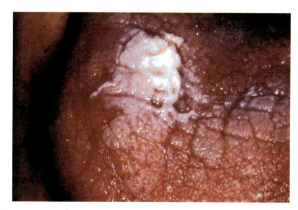

Figura 7.8 Leucoplasia verrucosa: lesão branca e verrucosa na porção anterior do dorso da língua.

Ao se receber resultado do exame histopatológico descritivo, citando, entre outros aspectos, atipia celular, que pode ser quantificada como leve, moderada ou intensa, deve-se remover totalmente a lesão, principalmente constatando-se atipia intensa; deve-se proceder do mesmo modo se o resultado do exame histopatológico for leucoplasia, pois a atipia celular intensa é considerada preditiva de malignidade, apesar de não ocorrer obrigatoriamente em todos os casos.

A terapêutica é feita com excisão cirúrgica cruenta, eletrocautério, criocirurgia, mais atualmente com raios *laser* de CO_2 cirúrgico. Refere-se tratamento com vitamina A que, devido ao seu poder queratolítico, provoca regressão da lesão, mas com recidivas constantes, o que também ocorre nos demais tratamentos. Pela possibilidade de infecção pela *C. albicans*, deve ser instituído tratamento específico para essa micose.

Em virtude de a leucoplasia ser considerada lesão com potencial de malignidade para carcinoma epidermoide, na média de 4 a 6% das vezes sem tempo previsto para que tal fato venha a ocorrer, a proservação do paciente a cada 3 ou 6 meses é obrigatória por toda a vida.

Líquen plano oral

Descrito por Erasmos Wilson em 1869, é uma doença dermatológica com repercussão bucal, que pode preceder as lesões cutâneas, surgir concomitantemente ou sucedê-las. Apresenta grande prevalência na população mundial, na ordem de 1 a 4%, acometendo indivíduos de ambos os sexos, com predominância para mulheres acima dos 40 anos de idade. A etiologia não é conhecida. Atualmente é considerada doença inflamatória imunomediada, caracterizada pelo acúmulo de linfócitos T auxiliares e citotóxicos no infiltrado inflamatório subepitelial, recrutados por algum estímulo externo ainda desconhecido que causam a destruição da camada basal do epitélio pelo fenômeno de liquefação.

Diversos fatores foram relacionados com seu surgimento, como fator de risco ou influenciando o seu desenvolvimento, como: herança genética, materiais restauradores odontológicos, medicamentos sistêmicos, agentes infecciosos (infecção por hepatite C), alergia a alimentos (especialmente canela e frutos do mar), hábito de mascar tabaco, estresse, ansiedade e depressão.

Apresenta aspecto clínico polimorfo, podendo ser classificado em: reticular, atrófico-erosivo – formas típicas; em placa, verrucoso, pigmentar e bolhoso – formas atípicas. Estas formas podem estar presentes simultaneamente em um mesmo paciente.

A forma reticular é a mais comum e caracteriza-se por rede entrelaçada de linhas esbranquiçadas (estrias de Wickham), acometendo geralmente a mucosa jugal bilateral e simetricamente (Figura 7.9). Alguns pacientes apresentam áreas atrófico-erosivas permeando as regiões de estrias brancas e, neste caso, queixam-se de dor ou sensação de ardor/queimação (Figura 7.10) As lesões de líquen plano oral podem ocorrer por toda a mucosa da cavidade bucal, além da mucosa jugal, e são comumente observadas em borda e dorso da língua e na semimucosa labial. Além da possibilidade de desenvolvimento de gengivite descamativa, caracterizada por descamação, inflamação e eritema crônico em gengiva inserida que pode ser bastante sensível. Este quadro é mais frequentemente observado no líquen plano oral, porém pode fazer parte da manifestação bucal de outras doenças dermatológicas, especialmente as vesicobolhosas, que serão abordadas posteriormente.

A doença tem curso crônico com períodos de remissão e exacerbação dos sinais e sintomas, e muitas vezes associa-se à candidíase pseudomembranosa aguda. Deve-se evitar traumatizar a mucosa, pois isso provoca exacerbação da lesão no local, que se denomina fenômeno de Koebner.

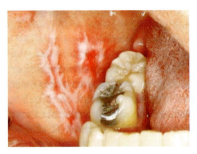

Figura 7.9 Líquen plano reticular: estrias brancas em mucosa jugal.

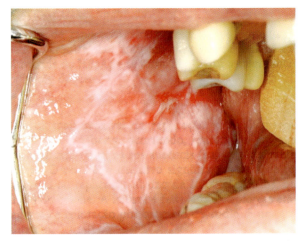

Figura 7.10 Líquen plano atrófico-erosivo: estrias brancas em mucosa jugal associadas a áreas eritematosas e de ulceração.

O diagnóstico diferencial das formas típicas é entre leucoplasia e lúpus eritematoso discoide crônico; e das formas atípicas, entre eritema por traumatismo de prótese, eritroplasia, pênfigo vulgar, penfigoide de membranas mucosas e candidose atrófica.

De acordo com a OMS, o diagnóstico é baseado em critérios clínicos, como a presença das estrias de Wickham em mucosa jugal ou de outra região bilateral, e preenchimento de critérios histopatológicos caracterizados principalmente por degeneração hidrópica da camada basal e infiltrado inflamatório subepitelial linfocítico disposto em banda. A imunofluorescência direta pode ser realizada e demonstra luminosidade da camada basal. O não preenchimento destes critérios exclui o diagnóstico de líquen plano oral, sendo então classificada como lesão liquenoide oral ou reação liquenoide oral, dependendo da presença de fator etiológico bem definido.

A reação liquenoide apresenta agente causal definido e pode ser classificada em:

- Reação liquenoide a medicamentos (RLM): o fator precipitante é o uso de medicações sistêmicas, como anti-hipertensivos, diuréticos, hipoglicemiantes orais, anti-inflamatórios não esteroidais. Seu correto diagnóstico é complexo, uma vez que nem sempre é possível interromper o uso da medicação para a observação da remissão da lesão como prova diagnóstica
- Reação liquenoide por doença do enxerto contra o hospedeiro (RL por DECH): pode ser comprovada facilmente pela história clínica de realização de transplante e DECH
- Reação liquenoide de contato (RLC): provocada por materiais restauradores odontológicos, especialmente pelo amálgama, pode ser comprovada pela regressão da lesão após substituição do material restaurador (Figura 7.11)
- Lesão liquenoide oral: casos idiopáticos de lesões unilaterais ou isoladas, ou quadros sem o preenchimento dos critérios histológicos e que podem evoluir para carcinoma.

Considerar o líquen plano como lesão com potencial de transformação maligna ainda é tema muito contraditório. Em vista de sua grande prevalência, 1 a 2% da população do Reino Unido e 2% nos EUA, alguns autores consideraram este fato mais uma simples coincidência.

Como esta possibilidade mantém-se contraditória, deve-se proservar o paciente a cada 6 meses em busca de diagnóstico precoce dessa possibilidade de transformação maligna.

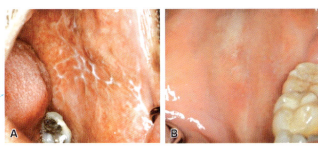

Figura 7.11 Reação liquenoide de contato. **A.** Estrias esbranquiçadas com área erodida (eritematosa) em mucosa jugal próxima a dente restaurado em amálgama. **B.** Recuperação do aspecto de normalidade da mucosa jugal após 1 mês da troca da restauração em amálgama por resina composta.

A terapêutica é indicada somente nos casos sintomáticos e com base principalmente no uso de corticoterapia:

- Tópica de média potência: triancinolona acetonida em pomada orabase aplicada na mucosa bucal 3 a 4 vezes/dia; dexametasona ou betametasona elixir para bochecho de 3 a 4 vezes/dia
- Tópica de alta potência: propionato de clobetasol a 0,05%, solução aquosa qsq 100 mℓ ou em gel; carboximetilcelulose (CMC) qsq 50 g.

Se estiver associada à candidíase ou exigir terapêutica prolongada (mais de 15 dias), acrescentar nistatina 100.000 UI/mℓ. Bochechar de 2 a 3 vezes/dia.

- Intralesional: triancinolona em suspensão – ampola de 2 mℓ/20 mg/mℓ. Diluir 5 a 10 mg/mℓ em prilocaína a 3%. Infiltrar na mucosa bucal a cada 15 dias.

Devem-se evitar agentes irritativos (tabaco, álcool, condimentos, creme dental com lauril sulfato de sódio) e manter a mucosa hidratada e com boa higiene bucal, especialmente nos quadros de gengivite descamativa.

Para terapêutica sistêmica médica, ver Capítulo 15, *Terapêutica Medicamentosa de Algumas Doenças Estomatológicas | Como escrever e Atestar.*

Lúpus eritematoso crônico discoide

Doença mucocutânea autoimune, de etiologia não conhecida, fazendo parte das doenças do colágeno; acomete principalmente mulheres de 30 a 40 anos de idade. Envolve a mucosa bucal em cerca de 20% dos casos, com lesões descamativas esbranquiçadas principalmente na semimucosa labial. Na mucosa bucal, manifesta-se na bochecha e no palato duro/mole, observando-se áreas brancas entremeadas com áreas eritematosas e erodidas (Figura 7.12).

As lesões dermatológicas surgem na pele, principalmente em áreas expostas ao sol, tendo como característica a "asa de borboleta" que se desenvolve em face, nariz e malares (Figura 7.13).

O diagnóstico diferencial inclui líquen plano reticular, papular ou em placas e leucoplasia.

O diagnóstico é obtido pelo exame histopatológico em lesão de mucosa e pele, por imunofluorescência direta e outros exames complementares.

Como terapêutica, deve-se aplicar triancinolona acetonida em pomada orabase na mucosa bucal 2 a 3 vezes/dia e manter a higidez bucal.

Para terapêutica sistêmica médica, ver Capítulo 15, *Terapêutica Medicamentosa de Algumas Doenças Estomatológicas | Como escrever e Atestar.*

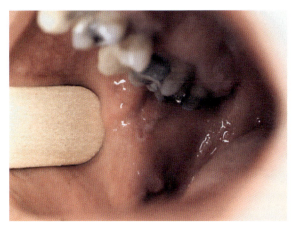

Figura 7.12 Lúpus eritematoso crônico discoide: lesões brancas na mucosa da bochecha.

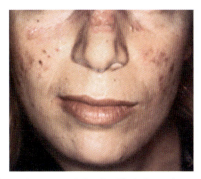

Figura 7.13 Lúpus eritematoso crônico discoide: lesões na face, estilo "asa de borboleta".

Queilite actínica

Dentre os vários tipos de queilites, a solar é a mais frequente e importante, pela possibilidade de transformação maligna em carcinoma.

Observa-se mais em homens, acima dos 40 anos de idade, leucodérmicos, na grande maioria manifesta-se na semimucosa labial inferior, devido à exposição crônica que esta área sofre pela incidência direta da radiação ultravioleta – UVA e UVB – (ver Capítulo 8, *Lesões Erosivas e Ulcerativas da Mucosa Bucal*), fato este que vem se acentuando cada vez mais em virtude da destruição da camada de ozônio, que impede a passagem da radiação ultravioleta – principalmente do UVC –, provocando lesões brancas hiperqueratóticas, com descamação, fissuras, erosões e ulcerações (Figura 7.14).

Além das queilites actínicas, vem se acentuando o desenvolvimento de lesões dermatológicas que provocam inicialmente descamação, fissuração, ulceração, queratoses.

O diagnóstico diferencial engloba outros tipos de queilites (esfoliativa, glandular, apostematosa, granulomatosa), líquen plano e lúpus eritematoso crônico discoide.

Obtém-se o diagnóstico por aspectos clínicos, citologia esfoliativa e biopsia incisional ou excisional, conforme o caso.

Para a prevenção, são utilizados protetores solares, chapéus de abas largas, cremes e batons fotoprotetores.

O tratamento é feito com quimioterapia local com ácido tricloroacético (ATA); flururacila creme a 5%; cirurgia cruenta – vermelhectomia; e mais atualmente com *laser* de CO_2 com melhor prognóstico. Têm sido também utilizados eletrocautério e criocirurgia.

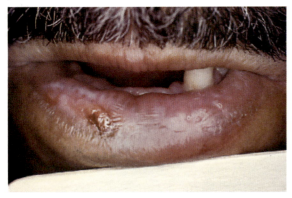

Figura 7.14 Queilite actínica: lesão branca, hiperqueratótica com descamação na mucosa labial inferior.

A queilite actínica é considerada lesão com potencial de transformação maligna, variando entre 12 e 20% dos casos. Pacca (1999), revisando a literatura, refere a importância da associação a outros fatores de risco, como o álcool e o fumo, nessa transformação. Pires et al. (2001) referem que a forma aguda é mais rara, estando diretamente relacionada com episódios curtos de intensa exposição à radiação ultravioleta, na grande maioria autolimitantes, representada por bolhas, ulcerações e crostas que regridem após cessação da exposição.

Leucoplasia pilosa

Complicação da infecção pelo vírus Epstein-Barr (HHV-4). Caracteriza-se por projeções hiperqueratóticas brancas, de superfície corrugada, não removidas por raspagem, assintomáticas, localizadas nas bordas laterais da língua (Figura 7.15). Na maioria das vezes acomete indivíduos imunodeprimidos.

O diagnóstico diferencial inclui leucoplasia, líquen plano e candidíase.

O diagnóstico é confirmado por aspectos clínicos, biopsia e exame histopatológico.

O tratamento não é comumente indicado, pois pode haver autorresolução, porém, terapia tópica pode ser usada: aplicação tópica de solução retinoide A a 0,05%.

Para tratamento sistêmico médico, ver Capítulo 15, *Terapêutica Medicamentosa de Algumas Doenças Estomatológicas | Como Prescrever e Atestar*.

Papilomavírus humano

A família do papilomavírus humano (HPV) compreende um grupo grande de vírus DNA, com grande tropismo por células do tecido epitelial, que pode infectar pele e mucosas, com mais de 100 subtipos identificados. Os subtipos de HPV são designados como "alto risco" ou "baixo risco" em relação ao seu potencial oncogênico. Os subtipos de baixo risco, principalmente 6 e 11, são encontrados na cavidade bucal e podem causar lesões epiteliais benignas nessa mucosa; os subtipos de alto risco, principalmente 16 e 18, são considerados indicativos de câncer genital feminino (cervical) e, atualmente, estão sendo implicados na gênese do carcinoma espinocelular bucal.

Verruga vulgar

Pápulas em geral sésseis e elevadas, de consistência firme à palpação, coloração variada (rosa, branca) e superfície verruciforme (Figura 7.16). Quando acometem a mucosa bucal, são encontradas geralmente nos palatos duro e mole e na úvula. O diagnóstico clínico deve ser confirmado por biopsia. As lesões

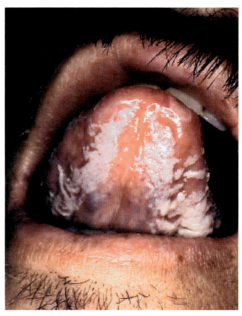

Figura 7.15 Leucoplasia pilosa: áreas esbranquiçadas, de superfície corrugada em bordas e ventre da língua.

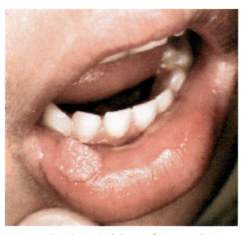

Figura 7.16 Verruga vulgar: lesão séssil, de superfície rugosa, ligeiramente esbranquiçada na semimucosa labial.

são assintomáticas e, caso não regridam, o tratamento pode ser por excisão cirúrgica convencional, dando-se preferência à crioterapia, ao eletrocautério ou ao *laser* cirúrgico. O paciente deve ser orientado a evitar autoinoculação.

Papiloma escamoso

Pápulas exofíticas de base pediculada que apresentam projeções filiformes de coloração esbranquiçada (Figura 7.17). São mais comuns em palato, mucosa da bochecha e comissura labial. O diagnóstico clínico deve ser confirmado por biopsia. O tratamento consiste na remoção da lesão.

Condiloma acuminado

Proliferação induzida pelo vírus HPV em genitália. Pode ocorrer em mucosa bucal por transmissão sexual. As lesões bucais apresentam-se como proliferações exofíticas, sésseis, de coloração rosa, que se aglutinam em formato semelhante ao de uma couve-flor (Figura 7.18). A biopsia excisional é necessária para confirmar o diagnóstico. O tratamento consiste em

7 | Alterações de Cor da Mucosa Bucal e dos Dentes   95

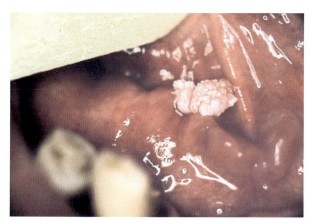

Figura 7.17 Papiloma escamoso: lesão pediculada, de superfície papilomatosa e esbranquiçada em assoalho bucal e ventre da língua.

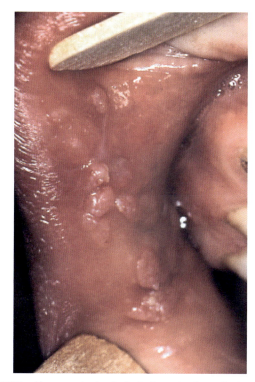

Figura 7.18 Condiloma acuminado: pápulas ligeiramente esbranquiçadas na mucosa da bochecha e comissura labial interna.

excisão cirúrgica, com ampla remoção das margens, já que a reincidência é comum, atualmente preferindo-se crioterapia, eletrocautério ou *laser* cirúrgico.

Candidíase

Infecção fúngica descrita por Hipócrates (600 a.C.), geralmente superficial, mais comum na mucosa bucal. Atualmente denominada candidíase, cujo agente etiológico de maior ocorrência pertence ao gênero *Candida* e à espécie *albicans*. Outras espécies também podem ocorrer na mucosa bucal, porém com menor frequência: *C. stellatoidea, C. tropicalis, C. parapsilosis, C. pseudotropicalis, C. guilliermondii, C. krusei*.

Vive saprofiticamente na mucosa bucal da maioria dos indivíduos normais, esperando uma oportunidade para desenvolver a sua patogenicidade, transformação dependente de fatores locais e gerais, mecânicos, nutricionais, fisiológicos, sistêmicos e iatrogênicos.

A grande maioria dos casos de candidíase bucal tem como fator predisponente alteração sistêmica, como, por exemplo, diabetes melito não compensado ou debilidade devido à neoplasia maligna, ou qualquer outra doença consumptiva, atualmente mais observada em pacientes imunodeprimidos (p. ex., os portadores da síndrome da imunodeficiência adquirida, nos quais se costuma encontrá-la e que serve como parâmetro inicial para seu diagnóstico).

Outros fatores predisponentes sistêmicos devem-se às iatrogenias, principalmente decorrentes de antibióticos de amplo espectro, que destroem a flora competitiva da mucosa bucal, possibilitando o desenvolvimento patológico da candidíase. A terapêutica com corticosteroide e outros medicamentos citostáticos em grandes doses e por longo tempo também tem grande influência, pela imunodepressão que provoca e facilita o desenvolvimento da candidíase.

Lehner, em 1967, classificou formas clínicas de candidíase, porém serão referidas somente as de interesse estomatológico:

- Formas agudas:
  - Candidíase pseudomembranosa
  - Candidíase atrófica
- Formas crônicas:
  - Atróficas
    - Relacionadas à prótese total
    - Queilite angular
- Hiperplásicas:
  - Candidíase bucal crônica
  - Candidíase leucoplásica.

Os aspectos clínicos da *candidíase pseudomembranosa aguda*, popularmente conhecida por "sapinho", são pápulas ou placas branco-amareladas de dimensões diversas (Figura 7.19), que são removidas por simples raspagem, deixando área eritematosa e, às vezes, sangrante; esta manobra clínica possibilita a formulação da hipótese diagnóstica da doença.

O diagnóstico diferencial inclui queratose irritativa, leucoplasia e líquen plano hipertrófico.

O diagnóstico na grande maioria dos casos é confirmado pelo aspecto clínico da lesão; o micológico direto e a citologia esfoliativa também podem ser utilizados e, mais raramente, biopsia e exame histopatológico corado pelo método do ácido periódico-Schiff (PAS). Culturas de gênero e espécie, titulagem sérica e salivar são utilizadas mais em trabalhos de pesquisa.

A *candidíase hiperplásica bucal crônica* ocorre principalmente na mucosa retrocomissural, tem coloração esbranquiçada (Figura 7.20), não é removida por simples raspagem, desenvolvendo-se principalmente em idosos portadores de

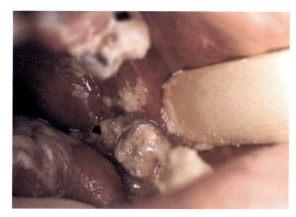

Figura 7.19 Candidíase pseudomembranosa aguda: lesões branco-cremosas em mucosa da bochecha, rebordo alveolar e dorso da língua.

prótese total superior e inferior, por muitos anos, com consequente perda da dimensão vertical, provocando pequenas dobras na mucosa, o que facilita seu desenvolvimento.

Outra forma de candidíase hiperplásica é a *leucoplásica*, raramente em mucosa bucal, representada por pápulas ou placas esbranquiçadas também não removíveis por simples raspagem e encontradas nos lábios e na língua (Figura 7.21).

O diagnóstico diferencial dessas duas formas de candidíase hiperplásica inclui leucoplasia, líquen plano em placa e sífilis secundária.

O diagnóstico é obtido do mesmo modo que para pseudomembranosa aguda.

Para o tratamento, devem-se descobrir e corrigir os fatores predisponentes locais ou sistêmicos (doença de base) e iatrogenias.

O tratamento local inclui embrocação com substâncias alcalinas (bicarbonato de sódio), nistatina em suspensão – bochechar e engolir; miconazol.

O tratamento sistêmico inclui nistatina em comprimido de 500.000 UI, 1 a 2 vezes/dia, pelo tempo necessário para a regressão do quadro. Cetoconazol por via oral em doses e tempo variando de acordo com o caso.

As demais formas são descritas no tópico Sarcoma de Kaposi.

Outras alterações

- Sífilis recente (secundária)
- Queimaduras químicas
- Doença de Darier
- Psoríase
- Síndrome de Jadassohn e Lewandowsky (paquioníquia congênita)
- Doença de Urbach-Wiethe (lipoidoproteinose)
- Pitiríase rosada de Gilbert
- Disqueratose intraepitelial benigna hereditária
- Hábito de fumar *Cannabis sativa* (maconha).

Alterações de cor amarela

As lesões de cor amarela representam os grânulos de Fordyce e os lipomas.

Grânulos de Fordyce

A mucosa bucal normalmente contém glândulas sebáceas tubuloacinosas denominadas grânulos de Fordyce, especialmente no vermelhão do lábio e na mucosa da bochecha e, ocasionalmente, em palato, gengiva e língua.

São glândulas anexas normais da mucosa bucal, não representando estruturas ectópicas nem adenomas. Na realidade são estruturas idênticas às glândulas sebáceas da pele, exceto pela ausência de folículos pilosos. Nenhuma função específica é atribuída a essas glândulas ou à sua secreção contendo lipase. Embora existam relatos de casos isolados de adenoma de células sebáceas da mucosa bucal, não é confirmado o seu surgimento a partir dos grânulos de Fordyce.

Refere-se sua ocorrência em 80 a 95% da população adulta, bem como em adolescentes, e estudos epidemiológicos mostram amplas diferenças na prevalência relacionada com a etnia. O número de grânulos de Fordyce aumenta com a idade, não apresentando qualquer relação com aterosclerose ou tabaco.

O aspecto clínico corresponde a pápulas brancas ou amareladas de 1 a 2 mm de diâmetro, pouco evidentes, que, quando confluentes, podem configurar placas não removíveis à raspagem (Figura 7.22). À palpação, sente-se rugosidade; todavia, são assintomáticas.

O diagnóstico é baseado no aspecto clínico, visto sua característica marcante.

Nenhum tratamento é necessário, porém, ocasionalmente, coleções dessas glândulas podem ser observadas na borda do vermelhão do lábio, afetando a estética. Neste caso, há possibilidade de remoção cirúrgica.

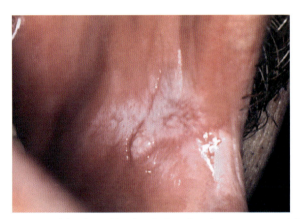

Figura 7.20 Candidíase hiperplásica bucal crônica: lesão branca em mucosa da bochecha e comissura labial interna.

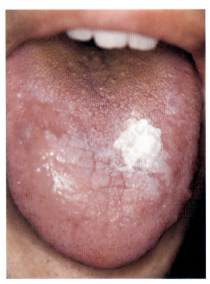

Figura 7.21 Candidíase leucoplásica: lesão branca (mancha de gesso) no dorso da língua.

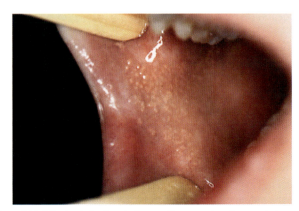

Figura 7.22 Grânulos de Fordyce: lesões puntiformes, coloração amarelada na mucosa da bochecha.

Alterações de cor marrom
Efélides e mácula melanótica bucal

As efélides são máculas castanhas (claras ou escuras), assintomáticas, decorrentes do aumento da síntese da melanina por exposição solar. São encontradas no vermelhão do lábio, principalmente no inferior, porque recebe maior ação do sol. A pigmentação é homogênea e as bordas, irregulares. Quanto ao seu tamanho, em geral não ultrapassam 4 mm.

A contraparte intrabucal das efélides é denominada mácula melanótica bucal, sendo esta oval ou irregular, castanha ou preta, podendo ser observada na gengiva, bem como no palato e na mucosa bucal (Figura 7.23). Pode estar associada a duas condições sistêmicas: doença de Addison (produção insuficiente de hormônio corticosteroide adrenal) e síndrome de Peutz-Jeghers (sardas nas mãos, pele perioral e mucosa bucal associadas à polipose intestinal).

O diagnóstico diferencial deve incluir nevo, tatuagem por amálgama e equimoses focais.

As efélides têm a característica de permanecer sob a mesma conformação, sem qualquer alteração ao longo do tempo. Os melanócitos bucais são inócuos, não representando proliferação nem predisposição ao melanoma. Nenhum tratamento é necessário, sendo sua remoção indicada, exclusivamente, quando constituir problema estético.

Devem-se aproveitar tais situações para educar os pacientes quanto ao perigo da exposição ao sol e à necessidade de se usar protetor solar.

Pigmentação melânica racial (melanoplaquia)

A presença de melanina, principalmente na gengiva inserida, é caracterizada por placas escurecidas, acastanhadas, comumente observadas em indivíduos melanodérmicos (Figura 7.24). Não representa condição patológica, mas sim pigmentação fisiológica, que por vezes pode também ser encontrada na mucosa da bochecha e na língua.

A pigmentação melânica racial não constitui dificuldade de diagnóstico, pois é observada em toda a cavidade bucal de modo simétrico, sem sofrer qualquer mudança de localização, tamanho ou cor ao longo do tempo. Não é necessário tratamento, porém pode ser realizada remoção cirúrgica por motivos estéticos.

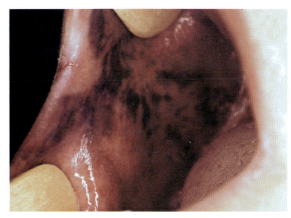

Figura 7.24 Pigmentação melânica racial: manchas pigmentadas castanhas na mucosa da bochecha.

Eritema pigmentar fixo

Faz parte do quadro clínico do eritema multiforme (ver tópico Erupções medicamentosas, no Capítulo 9, *Lesões Vesicobolhosas*).

Representado clinicamente por área de pigmentação marrom-escura causada pelo aumento da quantidade de melanina. Surge na pele e na semimucosa labial (Figura 7.25) e, uma vez removido o agente desencadeante, regride totalmente; mas, se o paciente sofrer nova exposição ao mesmo agente, a lesão pode recidivar no mesmo local, com mais intensidade, tornando a coloração mais escura, aspecto clínico que facilita a formulação da hipótese diagnóstica.

Outras alterações

- Doença de Addison
- Doença de von Recklinghausen (neurofibromatose).

Alterações de cor negra
Língua pilosa negra

Caracteriza-se pela hipertrofia das papilas filiformes, o que confere à superfície dorsal da língua aspecto alongado e semelhante a pelos, e pela alteração de cor, principalmente decorrente de pigmentos exógenos oriundos de tabaco, café ou chá (Figura 7.26).

Seu desenvolvimento está relacionado à retenção ou ao acúmulo de queratina, ou seja, ao decréscimo na descamação normal ou ao aumento da queratina, resultando em região

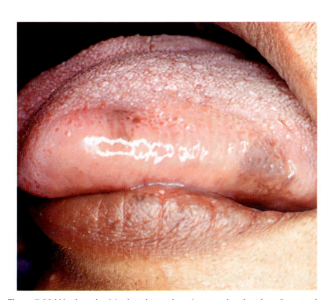

Figura 7.23 Mácula melanótica bucal: manchas pigmentadas, de coloração castanha, em borda de língua e semimucosa labial inferior.

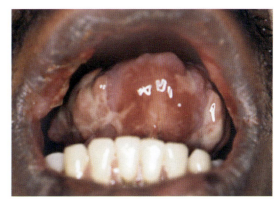

Figura 7.25 Eritema pigmentar fixo: mancha pigmentada marrom-escura nas semimucosas labiais superior e inferior.

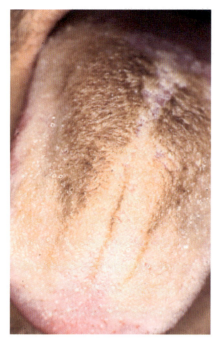

Figura 7.26 Língua pilosa negra: papilas filiformes hipertrofiadas, de coloração marrom-escura no dorso da língua.

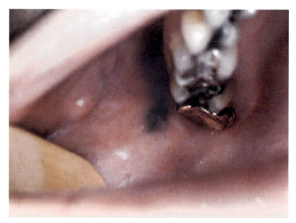

Figura 7.27 Nevo azul: mancha azulada na mucosa da bochecha, região do terceiro molar inferior.

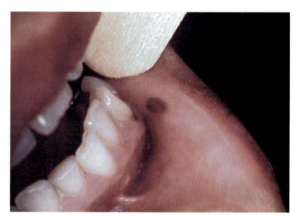

Figura 7.28 Nevo pigmentado: mancha marrom na mucosa labial interna, região do canino inferior.

hiperqueratinizada. São também fatores associados ao seu desenvolvimento a antibioticoterapia (oral, parenteral ou sob a forma de colutórios), a má higienização bucal, a infecção por fungos (*Candida albicans*) ou bactérias e o tabagismo.

O processo é benigno, autolimitante, assintomático, podendo regredir espontaneamente ou persistir; neste último caso configurará caráter crônico com períodos de remissão e exacerbação.

O diagnóstico baseia-se no aspecto clínico e na história de exposição a alguns dos fatores mencionados. O diagnóstico diferencial inclui candidíase e alterações de cor por ingestão de alimentos; neste último caso a coloração é temporária e desaparece facilmente da língua após escovação.

Os cuidados adequados de higienização bucal, associados à escovação da língua e à ação de agentes antifúngicos (apenas em casos em que houver associação a fungos), são suficientes para o controle do processo. Bochechos, 2 vezes/dia, com solução de hipoclorito de sódio a 0,25% também podem ser recomendados.

Nevo pigmentado

Considerado anomalia de desenvolvimento e, para outros autores, neoplasia benigna (multiplicação dos melanócitos). Também denominado *nevo melanótico*, desenvolve-se no epitélio ou no tecido conjuntivo, ou em ambos e, quando ocorre profundamente no tecido conjuntivo, tomando suas células aspecto fusiforme, é denominado *nevo azul* (Figura 7.27).

Lesão plana, às vezes ligeiramente saliente, bem delimitada, de coloração amarronzada, negra ou azulada, com pequenas dimensões, e costuma ser rara na mucosa bucal (Figura 7.28). É classificado histologicamente em intracelular, juncional e composto; destes o juncional teria maior potencial de transformação maligna; é muito discutido e discutível que ocorra esse fato.

O diagnóstico diferencial inclui máculas melanóticas, tatuagem por amálgama e melanoma.

O tratamento é a remoção cirúrgica cruenta com margem de segurança, e o diagnóstico é obtido pelo exame histopatológico.

Melanoma

O melanoma primário de boca é raro comparativamente com os de pele. É uma das neoplasias malignas mais agressivas, podendo levar o indivíduo ao óbito em pequeno espaço de tempo.

Na mucosa bucal ocorre mais tardiamente, em geral após os 50 anos de idade, desenvolvendo-se principalmente em palato, mucosa gengival e do rebordo alveolar. É representado por manchas ou até crescimentos de coloração negra, com dimensões variadas dependendo do tempo de evolução (Figura 7.29).

O diagnóstico diferencial é feito nas fases iniciais entre nevo pigmentado, nevo azul e, dependendo da sua localização, tatuagem por amálgama.

O diagnóstico é obtido pelo exame histopatológico de material oriundo de biopsia incisional.

O tratamento é de responsabilidade médica, na especialidade de oncologia.

Xeroderma pigmentoso

Descrito por Hebra e Kaposi, em 1874, é uma genodermatose que afeta igualmente os sexos, por herança recessiva, caracterizada pela sensibilidade anormal à luz solar, apresentando defeitos no reparo do DNA após exposição à radiação ultravioleta. Atualmente suspeita-se da veracidade deste mecanismo, pois em vários casos o DNA permanece preservado.

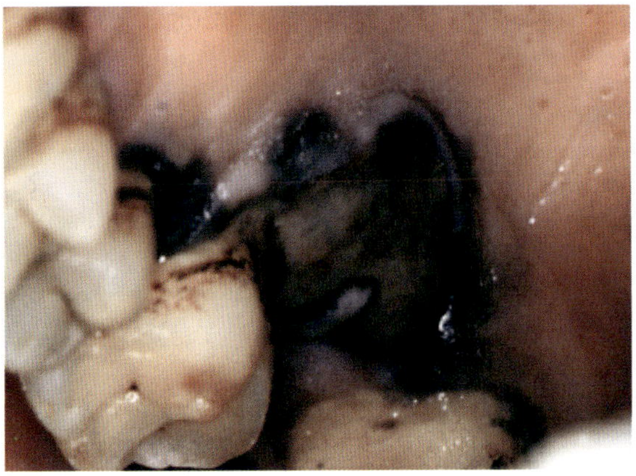

Figura 7.29 Melanoma: mancha enegrecida na gengiva marginal e inserida e no palato duro.

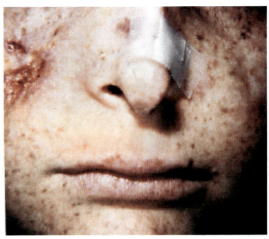

Figura 7.30 Xeroderma pigmentoso: várias manchas pigmentares por toda a face e nas semimucosas labiais superior e inferior.

Os principais aspectos clínicos na pele são eritema, descamação, hiperpigmentação, queratoses, carcinomas espino e basocelulares, nevo e melanomas. A semimucosa labial está sempre comprometida, ao contrário da mucosa bucal, que não é afetada mas está sujeita a maior frequência de câncer lingual (Figura 7.30).

O tratamento é:

- Local: não exposição à luz solar e proteção com cremes antiactínicos, batom fotoprotetor, roupas fechadas e chapéu de abas largas
- Sistêmico: tratamento das lesões pré-neoplásicas e das neoplasias malignas conforme surjam, com cirurgia cruenta, radioterapia, quimioterapia, eletrocirurgia e *laser*, de responsabilidade médica.

É considerada verdadeira lesão pré-cancerosa, com prognóstico fatal.

Outras alterações

- Intoxicação medicamentosa ou por metais pesados
- Síndrome de Peutz-Jeghers (polipose intestinal)
- Acantose *nigricans*
- Displasia fibrosa poliostótica.

Alterações de cor azul

Varizes ou varicosidades

Veias e vênulas apresentam dilatações patológicas denominadas varizes ou varicosidades. Decorrem da redução na elasticidade da parede do vaso por envelhecimento ou por bloqueio interno.

Estas alterações tornam-se progressivamente proeminentes em tamanho e quantidade com o avançar da idade, sendo mais frequentes na população idosa. Apresentam-se como múltiplas pápulas ou nódulos de coloração púrpura, avermelhada ou azulada, que se localizam principalmente sobre a superfície ventrolateral da língua (Figura 7.31). São assintomáticas, não sujeitas a rupturas e somem à vitropressão.

Varizes solitárias sob a forma de nódulos firmes, purpúreo-azulados, também podem ocorrer, localizando-se frequentemente no lábio inferior, destacando-se como aumento focal pigmentado. Apresentam trombo em desenvolvimento no seu interior, sendo também assintomáticas e comumente encontradas em idosos.

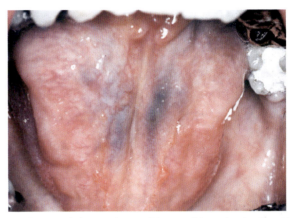

Figura 7.31 Varicosidades: manchas papulares ou nodulares, de coloração azulada, no ventre da língua.

As varizes do lábio e da mucosa bucal podem interferir na mastigação, sendo, então, recomendada sua remoção, por métodos como criocirurgia, eletrocirurgia, *laser* cirúrgico ou injeção de agentes esclerosantes diretamente na lesão. Varizes solitárias em lábio, que envolvam estética, também podem sofrer intervenção. Comumente, no entanto, não é necessário qualquer conduta frente às varicosidades.

Tatuagem por amálgama

A tatuagem é uma pigmentação intrabucal resultante de processo acidental de deposição ou implantação de material pigmentado nos tecidos moles. A deposição de amálgama pode surgir após exodontias, obturações endodônticas retrógradas, pelo contato entre restaurações de amálgama e gengiva, além da penetração de fragmentos de amálgama durante manobras de remoção do material ou procedimentos cirúrgicos.

Clinicamente apresenta-se em áreas bem delimitadas de cor preta, azulada ou acastanhada, em geral em gengiva, mucosa da bochecha e rebordo alveolar (Figura 7.32A).

O diagnóstico diferencial inclui nevo pigmentado, nevo azul e angioma.

O diagnóstico é obtido pelo exame histopatológico e pelo exame radiográfico, que pode mostrar imagem radiopaca (Figura 7.32B), característica da lesão, mas que nem sempre está presente.

O tratamento consiste em remoção cirúrgica.

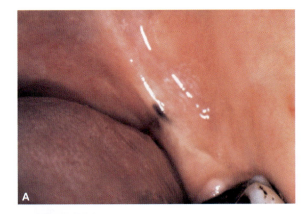

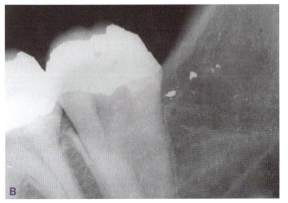

Figura 7.32 Tatuagem por amálgama: mancha azul-acastanhada no rebordo alveolar inferior de edêntulo (**A**); radiografia periapical, com imagens radiopacas puntiformes do mesmo paciente (**B**).

Alterações de cor vermelha

Petéquias e equimoses

Aspectos clínicos de hemorragia no tecido mole, diferindo apenas quanto ao tamanho.

Petéquias são manchas vermelhas puntiformes, circulares, de localização mais frequente no palato mole (Figura 7.33). Decorrem de causas traumáticas, quando se rompem os capilares palatais por situações como tosse ou espirros repetidos, vômito ou felação; quando não traumáticas estão relacionadas com trombocitopenia, coagulação intravascular disseminada ou, mais comumente, infecções virais como mononucleose infecciosa e sarampo, constituindo-se, assim, sinal das alterações. Tornam-se, em poucos dias, marrons, logo que as células vermelhas lisam e degradam a hemossiderina.

Equimoses representam manchas avermelhadas em pele ou mucosa, comuns nos lábios e na face, decorrentes de extravasamento de sangue, constituindo área maior que 1 cm de diâmetro (Figura 7.34). Fatores traumáticos são os elementos mais comumente responsáveis pelo seu desenvolvimento, porém distúrbios da hemostasia, doenças neoplásicas e o uso prolongado de medicamentos anticoagulantes, como ácido acetilsalicílico, devem ser considerados.

Quando não relacionadas com doenças sistêmicas, ambas as alterações não necessitam de qualquer terapia.

Lúpus sistêmico

Descrito por Kaposi, em 1872, o lúpus sistêmico (LS) é uma doença autoimune de etiologia não conhecida e faz parte de um grupo de doenças denominadas colagenoses, com várias manifestações clínicas e períodos de exacerbação e remissão, e alterações sistêmicas que podem levar o paciente a óbito; ocorrem principalmente em mulheres, na proporção 10:1, e no grupo etário entre 15 e 60 anos.

As manifestações bucais ocorrem entre 10 e 15% dos casos, representadas por áreas eritematosas, principalmente em região de palatos duro e mole (Figura 7.35).

O diagnóstico diferencial inclui eritroplasia, candidíase aguda atrófica e líquen plano erosivo.

O diagnóstico é obtido pelo exame histopatológico e por exames complementares, pesquisa de anticorpos anti-DNA pela imunofluorescência indireta, pesquisa de fator reumatoide, FAN, exames hematológicos, presença de antígenos de

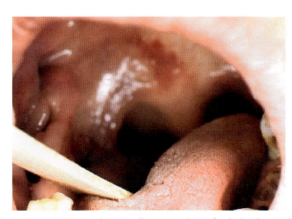

Figura 7.34 Equimose: manchas vermelho-arroxeadas em fundo de sulco vestibular inferior e palato mole/duro.

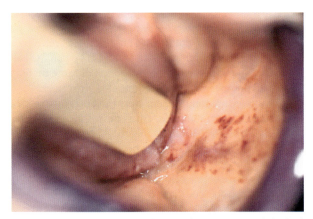

Figura 7.33 Petéquias: manchas vermelhas puntiformes na mucosa da bochecha.

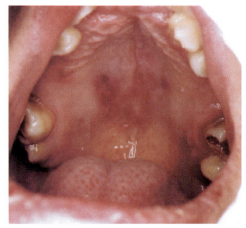

Figura 7.35 Lúpus sistêmico: lesões eritematosas em palato duro/mole.

histocompatibilidade. Biopsia renal pode indicar nefropatia e glomerulonefrite lúpicas, referindo mau prognóstico e ocasionando óbito.

Para terapêutica sistêmica médica, ver Capítulo 15, *Terapêutica Medicamentosa de Algumas Doenças Estomatológicas | Como Prescrever e Atestar*.

Para terapêutica local, aplicar triancinolona acetonida em pomada orabase e manter a higidez bucal.

Eritroplasia

Em virtude de ser considerada lesão com potencial de transformação maligna para carcinoma epidermoide 10 vezes maior do que as leucoplasias, a eritroplasia é citada na literatura com a denominação eritroplasia de Queyrat, considerada um carcinoma *in situ*. Deve-se ter um cuidado especial com esta patologia, apesar de ser rara em mucosa bucal.

Quanto à etiologia, é semelhante à da leucoplasia, isto é, decorre de exposição a agentes carcinogênicos, principalmente tabaco e álcool, existindo também a forma idiopática. Atualmente considera-se o HPV, subtipos 16 e 33, em sua patogênese.

Acomete indivíduos principalmente após os 50 anos de idade e manifesta-se em assoalho bucal e palato duro/mole (Figura 7.36).

Apresenta-se como lesão de coloração avermelhada, sendo classificada como se segue:

- Homogênea: lesão vermelha, plana, com bordas bem definidas
- Associada: idem à anterior, associada a áreas leucoplásicas
- Granular: lesão vermelha, ligeiramente elevada, bordas irregulares entremeadas com pontos leucoplásicos.

O diagnóstico diferencial inclui sarcoma de Kaposi, candidíase aguda atrófica, líquen plano erosivo, lúpus eritematoso crônico discoide e lúpus sistêmico.

O tratamento médico, que considera a extensão da lesão, pode ser radioterápico, por cirurgia cruenta e *laser* cirúrgico. O acompanhamento clínico do paciente deve ocorrer, no mínimo, a cada 6 meses.

Candidíase

Candidíase atrófica aguda

Resultante, na grande maioria dos casos, da evolução clínica e consequente perda da pseudomembrana esbranquiçada, obtendo, então, coloração eritematosa avermelhada, conhecida como estomatite por antibióticos, obviamente pelo uso sistêmico de antibióticos de amplo espectro e de outros medicamentos, como corticosteroides e citostáticos, em altas doses e por tempo prolongado.

Ocorre principalmente no dorso de língua, tornando-a despapilada e avermelhada (Figura 7.37).

Como diagnóstico diferencial, líquen plano atrófico e erosivo e erupção medicamentosa.

Diagnóstico obtido por história da doença atual, exame físico e pelos exames complementares e terapêuticas já citados neste capítulo.

Candidíase atrófica crônica

Representada por duas formas clínicas, bastante comuns na mucosa bucal:

- Relacionada à prótese total superior: na área chapeável da prótese total superior, em pacientes idosos portadores de prótese mal adaptada, por muitos anos de uso, traumatizando constantemente a mucosa, que obtém coloração avermelhada/aveludada; o paciente refere, às vezes, incômodo e pequeno ardor (Figura 7.38)
- Relacionada à queilite angular: em idosos portadores de prótese mal adaptada é muito comum a ocorrência de queilite angular bilateral, infectada secundariamente pela cândida, pois a perda de dimensão vertical, devido ao uso por muitos anos da prótese total superior e inferior, provoca o aparecimento de pequenas dobras e fissuras nas comissuras

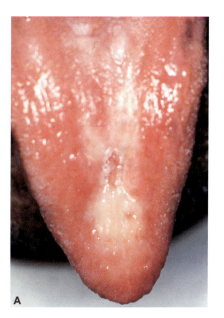

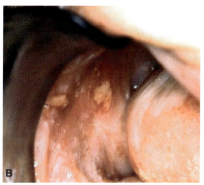

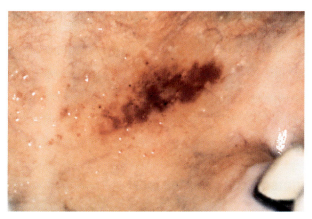

Figura 7.36 Eritroplasia: mancha avermelhada no palato duro.

Figura 7.37 A. Candidose atrófica aguda: área despapilada e eritematosa no dorso da língua. **B.** Candidíase atrófica aguda e eritroplasia.

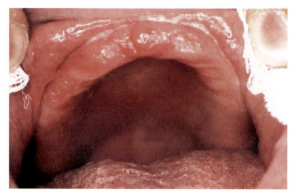

Figura 7.38 Candidíase atrófica crônica: coloração eritematosa em área chapeável da prótese total superior.

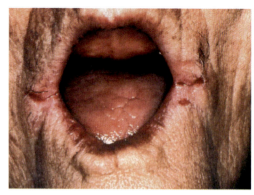

Figura 7.39 Candidíase atrófica crônica: lesões avermelhadas, pequenas dobras e fissuras nas comissuras labiais bilaterais.

labiais, facilitando o acúmulo de saliva e consequente colonização do fungo, obtendo coloração avermelhada (Figura 7.39); o paciente refere desconforto e ardor.

O diagnóstico diferencial inclui sífilis secundária e avitaminoses.

O diagnóstico é confirmado pela relação clínica das lesões com a presença das próteses e, se necessário, por outros exames complementares citados neste capítulo.

Como tratamento, devem ser refeitas as próteses superior e inferior, restabelecendo a dimensão vertical, mas não usá-las durante a noite.

Para tratamento local e sistêmico, ver tópico Candidíase, sob Alterações de cor branca, anteriormente neste capítulo, se necessário.

Candidíase hiperplásica crônica

Além de ocorrer na mucosa retrocomissural, como já descrito, pode se desenvolver no dorso da língua à frente das papilas circunvaladas do V lingual, através de área lisa despapilada ou por múltiplas pápulas de coloração avermelhada (Figura 7.40), geralmente assintomáticas, denominadas glossite romboide mediana; no passado, foi considerada anomalia de desenvolvimento. Apesar de essa etiologia fúngica ainda hoje não estar bem estabelecida, quando houver sintomatologia associada, indica-se tratamento antifúngico.

Sarcoma de Kaposi

Angiossarcoma. Recentemente tem sido implicado o herpesvírus humano (HHV-8) na sua etiologia.

Descrito por Kaposi, em 1872, em habitantes da bacia do Mediterrâneo, surge na pele de pacientes do sexo masculino em idade avançada, com aspecto clínico nodular, múltiplo, de coloração avermelhada, com pouquíssimos casos descritos na mucosa bucal, com evolução lenta e bom prognóstico.

Um segundo tipo desta neoplasia foi descrito na África em pacientes melanodérmicos, ocorrendo, principalmente nas extremidades do corpo. Do mesmo modo que o anterior, tem evolução lenta, é raro na mucosa bucal e tem bom prognóstico.

Com o advento da AIDS, um terceiro tipo vem sendo descrito, com evolução clínica e prognóstico totalmente diversos das formas anteriores. Ocorre principalmente em pacientes jovens, obviamente com imunodeficiência, de tal modo que a neoplasia é encontrada em qualquer parte do organismo e 30% na mucosa bucal. Este tipo é representado clinicamente por manchas ou nódulos, geralmente múltiplos, de coloração avermelhada (Figuras 7.41 e 7.42), situados mais na mucosa do palato e da gengiva; tem rápida evolução, é muito agressivo, tem mau prognóstico e leva a óbito.

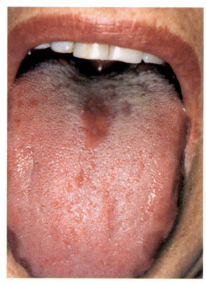

Figura 7.40 Candidíase hiperplásica crônica (glossite romboide mediana): lesão lisa, despapilada e avermelhada no dorso da língua, anteriormente ao V lingual.

Grande importância tem o estomatologista no diagnóstico desta neoplasia, que, em grande quantidade de casos, é a primeira manifestação bucal da AIDS, sendo diagnosticada pela sua presença.

O diagnóstico diferencial inclui melanoma, hemangioma, eritroplasia, granuloma piogênico e lesão periférica de células gigantes.

O diagnóstico é obtido por biopsia incisional e exame histopatológico.

O tratamento é médico e pode ser feito com radioterapia, quimioterapia e cirurgia das lesões de pequenas dimensões.

Outras alterações

- Líquen plano (atrófico-erosivo)
- Sífilis recente (secundária)
- Anemia perniciosa
- Lesão traumática por felação (sexo oral).

Pigmentação dental

Pigmentação exógena local

- Tabaco: fumante inveterado com pigmentação nos dentes (Figura 7.43) de coloração negra; estomatite nicotínica

7 | Alterações de Cor da Mucosa Bucal e dos Dentes 103

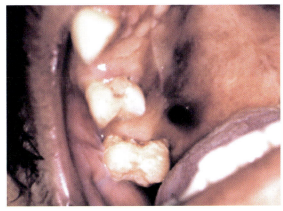

Figura 7.41 Sarcoma de Kaposi: mácula nos palatos duro/mole em paciente portador de AIDS.

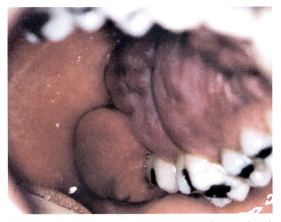

Figura 7.42 Sarcoma de Kaposi: lesão avermelhada nodular no palato duro em paciente portador de AIDS.

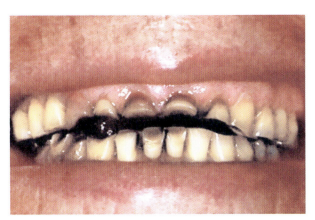

Figura 7.43 Dentes manchados por nicotina; mais atrição.

- Café: uso excessivo de café acarreta pigmentação de coloração marrom/negra
- Bactérias cromogênicas: principalmente em crianças, caracteriza-se por pigmentação acastanhada, marrom ou verde.

Pigmentação exógena sistêmica

- Fluorose: excesso de flúor em determinadas regiões, provocando hipoplasia do esmalte; aspecto clínico de manchas brancas/castanhas

- Tetraciclina: pigmentação das coroas dos dentes durante o período de desenvolvimento; de coloração cinza ao marrom.

Pigmentação endógena

Causada por eritroblastose fetal, devido à incompatibilidade do fator Rh do feto e da mãe. É anomalia congênita familiar, provoca hemólise com consequente icterícia, anemia e pigmentação somente nos dentes decíduos, de coloração negra, castanha ou azulada.

Hipoplasia do esmalte

Causada por infecção focal, por exemplo, infecção gengival ou traumatismo de dente decíduo afetando a formação do permanente, denominado dente de Turner, de coloração amarelada.

Hereditária

- Amelogênese imperfeita: caráter autossômico dominante, afetando dentições decídua e permanente, com os dentes de coloração amarelada (Figuras 7.44 e 7.45)
- Dentinogênese imperfeita hereditária: caráter autossômico dominante, afetando ambas as dentições; o esmalte destaca-se facilmente, tornando os dentes opalescentes e acinzentados, com dentina anormal que se desgasta facilmente pela atrição (Figura 7.46). Em muitos casos acompanha osteogênese imperfeita hereditária.

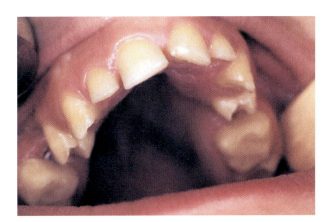

Figura 7.44 Amelogênese imperfeita hereditária: dentes de coloração amarelada (irmão).

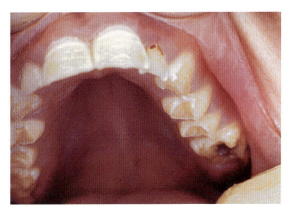

Figura 7.45 Amelogênese imperfeita hereditária: dentes de coloração amarelada (irmã).

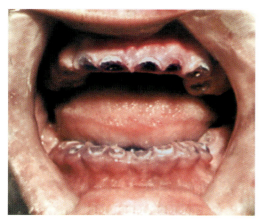

Figura 7.46 Dentinogênese imperfeita hereditária: dentes de coloração opalescente-acinzentada, desgastados por atrição.

Bibliografia

Andreasen JO. Oral lichen planus – a clinical evaluation of 115 cases. Oral Surg Oral Med Oral Pathol. 1968;25(11):31-42.

Araújo VC, Orsini SC, Marcucci G et al. Lichen sclerosus et atrophicus. Oral Surg Oral Med Oral Pathol. 1985;60(6):665-7.

Birman EG, Silveira FRX, Sampaio MCC. A study of oral mucosal lesions in geriatric patients. Rev Fac Odontol FZL. 1991; 3(1):17-25.

Carvalho AT, Ferreira AMC, Ribeiro RA et al. Estomatologia: atualização para o clínico geral, parte II: lesões brancas da cavidade oral. An Fac Odontol Univ Fed Pernamb. 2000;10(2):179-86.

Costa LJ, Pinto RNR, Marcucci G. Xeroderma pigmentoso: aspectos gerais e apresentação de um caso clínico. Rev Pós-Grad FOUSP. 1996;3(2):122-6.

Costa MC, El Jaiek NV, Abraham LS et al. Microscopia confocal reflectante in vivo em um caso típico de melasma. An Bras Dermatol. 2012; 87(5).

Crispim ASS, Sampaio MCC. Língua geográfica: avaliação clínica e micológica. Rev. ABO Nac. 1999;7(2):86-9.

Damante JH, Fleury RN, Silva MAGS et al. Leucoplasia bucal: realidades da teoria e da prática. RGO. 1997;45(2):79-84.

Eisenberg E, Krutchkoff DJ. Lichenoid lesions of oral mucosa. Diagnostic criteria and their importance in the alleged relationship to oral cancer. Oral Surg Oral Med Oral Pathol. 1992;73(6):669-704.

Ferreira AMC, Carvalho AT, Silveira MMF et al. Estomatologia: atualização para o clínico geral, parte III: lesões brancas da cavidade oral. An Fac Odontol Univ Fed Pernamb. 2000;10(2):187-95.

Figueiredo LC, Carilho FJ, Andrade Jr. HF et al. Oral lichen planus and hepatitis C virus infection. Oral Diseases. 2002;8:42-6.

Freitas HR, Birman EG. Candidose bucal: aspectos clínicos e terapêuticos. Rev Assoc Paul Cir Dent. 1989;43(5):227-30.

Garcia-Pola Vallejo MJ et al. Anciety and depression as risk factor for oral lichen planus. Dermatology. 2001;203:303-7.

Gedoz L, Pinto TAS, Quadro O, Rados PV. Leucoplasia: condutas de diagnóstico e controle clínico. Rev Fac Odontol Porto Alegre. 42(1):38-43.

Guimarães Jr. J. Líquen plano bucal [Tese de Mestrado]. São Paulo: Faculdade de Odontologia da USP; 1990.

Hama N, Ohtsuka T, Yamasaki S. Detection of mucosal human papilloma virus DNA in bowenoid papulosis, Bowen's disease and squamous cell carcinoma of the skin. J Dermatol. 2006;33(5):331-7.

Leto MGP, Santos Jr. GF, Porro AM et al. Infecção pelo papiloma vírus humano: etiopatogenia, biologia molecular e manifestações clínicas. An Bras Dermatol. 2011;86(2):306-17.

Lodi G, Scully C, Carrozzo M et al. Current controversies in oral lichen planus: report of an international consensus meeting. Part 1. Viral infections and etiopathogenesis. Oral Surg Oral Med Oral Pathol Oral Radiol Endod. 2005;100(1):40-51.

Machado ACP, Sugaya NN, Migliari DA et al. Clinical oral lichen planus: aspects and management in fifty-two Brazilian patients. West Indian Med J. 2003;52(3):203-7.

Martins PR, Skare T, Ferrari TA et al. Análise comparativa da qualidade de vida de pacientes portadores de LED e LES com lesões cutâneas. An Bras Dermatol. 2012;87(2).

Minelli L, Gon AS, Magalhães AD et al. Lupus eritematoso crônico: uma abordagem clínica, epidemiológica, laboratorial e terapêutica. Rev Bras Med. 2011;68(supl 2):1-13.

Marcucci G. Lesões cancerizáveis da mucosa bucal. Rev Paul Odontol. 1997;19(2):22-7.

Marcucci G, Rappoport A, Cabral LAG et al. Melanoma primário no palato: relato de um caso. Rev Assoc Paul Cir Dent. 1990;44(3):133-5.

Moreira AC, Falcão AFP, Encarnação ML et al. Estudo clínico e microbiológico de candidoses bucais. Rev Fac Odontol. 2001;23:54-8.

Onofre MA, Sposto MR, Motta MESFM, Scaf G, Gonçalves LPV. Diagnóstico e tratamento das candidoses causadas por próteses e/ou aparelhos ortodônticos removíveis. Odonto 2000. 1996;1(0):21-4.

Pacca FOT. Queilite angular – revisão da literatura e estado atual da questão [Dissertação de Mestrado]. São Paulo: Faculdade de Odontologia da USP; 1999.

Pires FO, Buen RN, Alves FA, Almeida OP. Queilite actínica. Aspectos clínicos e preventivos. Rev Assoc Paul Cir Dent. 2001;55(3):200-3.

Regezi JA, Sciubba JJ. Patologia bucal. Rio de Janeiro: Guanabara Kogan; 1991.

Ribeiro LH, Nunes MJ, Lomonte ABV, Latorre LC. Atualizações no tratamento do lúpus cutâneo. Rev Bras Reumatol. 2008;48:283-90.

Silverman Jr. SS, Eversole LR, Truelove EL. Fundamentos de Medicina Oral. Rio de Janeiro: Guanabara Kogan; 2004.

Stipp ACM, Soares S. Estudo morfométrico de palato duro com lesões "petequiais" causadas por dentaduras. Rev Fac Odontol Bauru. 1994;2(3):63-7.

Vincent SD et al. Oral Lichen planus: the clinical historical and therapeutic features of 100 cases. Oral Surg. 1990;70(2):165-71.

Warnakulasuriya S, Ariyawardana A. Malignant transformation of oral leukoplakia: a systematic review of observational studies. J Oral Pathol Med. 2016;45(3):155-66.

Zheng S, Adachi A, Shimizu M et al. Human papillomaviruses of the mucosal type are present in some cases of extragenital Bowen's disease. Br J Dermatol. 2005;152(6):1243-7.

Lesões Erosivas e Ulcerativas da Mucosa Bucal

Camila de Barros Gallo | Fernando Ricardo Xavier da Silveira | Gilberto Marcucci | Ilan Weinfeld | Norberto Nobuo Sugaya

Introdução

As lesões erosivas e ulcerativas da mucosa bucal são tema bastante importante e extenso da Estomatologia. Podem constituir manifestação primária ou se apresentar secundariamente a vesículas ou bolhas (ver Capítulo 9, *Lesões Vesicobolhosas*). Os aspectos terapêuticos dessas lesões serão tratados no Capítulo 15, *Terapêutica Medicamentosa de Algumas Doenças Estomatológicas | Como Prescrever e Atestar*, de modo bastante amplo e didático.

As condições ou doenças cuja manifestação se dá por meio de erosões ou ulcerações na mucosa bucal são caracterizadas de acordo com suas variáveis clínicas, o que possibilita a construção do diagnóstico diferencial, reduzindo as possibilidades e, na maioria das vezes, levando a uma hipótese clínica. Reafirma-se a importância dos dados obtidos durante a anamnese, que, no caso específico das lesões ulcerativas, quase sempre fornecem subsídios importantes para o julgamento do quadro clínico, após o exame físico do paciente. Tornam possível também ao profissional a indicação precisa, se houver necessidade, de exame específico ou complementar para obtenção do diagnóstico.

As variáveis clínicas fundamentais para a construção do diagnóstico diferencial são representadas pelo número de lesões e pela sua distribuição geográfica, que, somadas aos dados anamnéticos constituídos por idade, sexo, tempo de evolução, características étnicas, procedência e outros, possibilitam individualizar um contexto para os vários quadros clínicos representados morfologicamente pela lesão fundamental mais frequente na mucosa bucal.

Finalmente, é fundamental ressaltar que é necessário o esclarecimento pelo paciente sobre o fato de a lesão com perda tecidual ter sido ou não precedida de vesículas ou bolhas, pois a ausência desta informação incorre em afastamento do raciocínio diagnóstico do profissional para o grupo correto de possíveis doenças.

Úlceras traumáticas ou reacionais

A característica mais importante dessas lesões, que são, talvez, as mais comuns na mucosa bucal, é a relação entre causa e efeito. O fator etiológico mais frequente são os traumatismos de natureza mecânica: mordeduras (comuns em crianças após anestesias locais), dentes ou restaurações com fraturas, bordas de próteses, aparelhos ortodônticos, instrumentos odontológicos diversos, alimentos mais duros etc. (Figura 8.1); mas há outros fatores. Além dessas causas mecânicas, há casos de queimaduras por alimentos muito quentes (p. ex., *pizza*) ou acidentes em consultórios odontológicos com instrumentos pontiagudos, aquecidos ou instrumental elétrico, que não raro produzem ulcerações nas áreas afetadas.

Substâncias químicas, representadas por ácidos ou bases fortes, além de outros grupos químicos, também são causadores de úlceras na mucosa bucal. Muitas vezes, a etiologia está ligada a diversas crenças de que determinadas substâncias, aplicadas localmente sobre lesões de cárie e sua periferia ou sobre algum outro tipo de lesão preexistente, possam aliviar a dor presente nesses processos. São exemplos comuns a aplicação local ou bochechos utilizando produtos contendo ácido acetilsalicílico, fenol, formaldeído, água oxigenada em diversos volumes, álcool etílico e outros (Figura 8.2).

A morfologia desse grupo de lesões é bastante variada e rica em detalhes, em decorrência dos múltiplos fatores traumáticos e de sua localização, podendo distribuir-se por toda a mucosa bucal. Podem ser de natureza aguda ou crônica, dependendo do tempo de duração do estímulo e da sintomatologia apresentada.

Do ponto de vista morfológico, podem apresentar superfície sangrante, crostosa, eritematosa, esbranquiçada e com

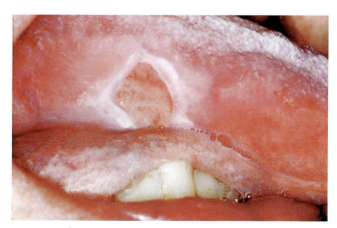

Figura 8.1 Úlcera traumática em borda e ventre da língua por trauma dental.

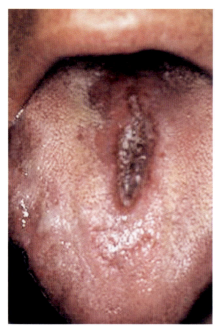

Figura 8.2 Ulceração profunda no dorso da língua, causada por queimadura química (formol).

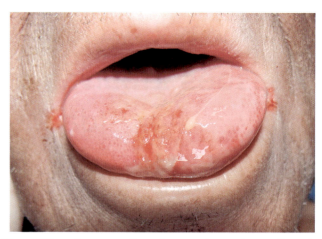

Figura 8.3 Ulceração extensa na língua, decorrente de mucosite por radioterapia.

ou sem halo eritematoso periférico. A forma e a profundidade são variáveis e dependem da causa, da localização e do tempo de evolução. São, na maioria das vezes, solitárias, não havendo dificuldades maiores para se estabelecer o diagnóstico.

No caso de úlceras crônicas de maior duração, podem apresentar-se circulares ou ovaladas, com bordas mais elevadas, presença de halo esbranquiçado e exsudato fibrinoso em seu centro, em virtude da manutenção do traumatismo por períodos mais longos, prejudicando a tentativa do organismo em repará-las. O diagnóstico diferencial mais importante dessas úlceras crônicas inclui o carcinoma epidermoide, que se apresenta na maioria absoluta dos casos como úlcera solitária. A história de evolução e o exame detalhado da lesão são, entretanto, suficientes para elucidação diagnóstica. Recorre-se à biopsia incisional em casos em que este raciocínio não possa ser estabelecido.

Mucosite oral

O dano a mucosa bucal e suas estruturas vizinhas, decorrente da radioterapia para tratamento de neoplasias da região cervicofacial, é bastante conhecido. Dependendo da dose de radiação e da localização da neoplasia, pode haver menor ou maior dano, não raro, o aparecimento de úlceras, devido à atrofia da mucosa, causada pela radiação, com evidente prejuízo das glândulas salivares e da capacidade de reparação da mucosa afetada (Figura 8.3).

Da mesma maneira, a quimioterapia pode provocar desequilíbrio no metabolismo geral do indivíduo, com repercussões na mucosa bucal, levando ao aparecimento de ulcerações inespecíficas, múltiplas, de profundidade variável, mas, em geral, mais superficiais e disseminadas por extensões maiores da mucosa bucal. Nesses casos, o prévio relato do paciente sobre realização de tratamento radioterápico ou quimioterápico, ou da associação de ambos, durante a coleta de dados da história médica (a anamnese), facilita a condução do processo diagnóstico.

Úlceras factícias ou psicogênicas

Causadas por autoagressão não acidental do indivíduo a seu próprio organismo (Figura 8.4), por objetos variados. O paciente sistematicamente nega sua participação, o que dificulta a obtenção do diagnóstico correto.

Em caso de suspeita dessas ocorrências, a psicoterapia deve ser considerada como o tratamento de base, devendo o paciente ser orientado a procurar auxílio de psiquiatra ou psicólogo. Na dúvida diagnóstica, deve-se recorrer à biopsia incisional, principalmente nos casos de úlceras crônicas persistentes por mais de 10 dias, devido à sua semelhança morfológica com o carcinoma epidermoide.

Úlceras de natureza infecciosa

Causadas por infecções locais ou traduzem manifestações locais de infecções sistêmicas, e sua etiologia envolve bactérias, fungos e protozoários. As úlceras decorrentes de infecções virais, por serem secundárias ao aparecimento de vesículas e/ou bolhas, serão estudadas, como já referido, no Capítulo 9, *Lesões Vesicobolhosas*.

Gengivite ulcerativa necrosante

A gengivite ulcerativa necrosante (GUN) é uma doença de etiologia complexa, na qual várias condições interagem, promovendo a instalação do quadro. Fatores locais, como

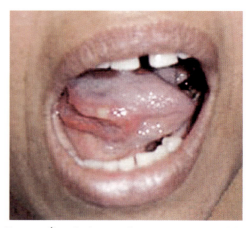

Figura 8.4 Úlcera factícia causada por autoagressão (mordida).

conformação do periodonto, higiene bucal precária, placa e cálculo, presença de outras lesões, principalmente de natureza traumática, aliados a fatores gerais, como quedas transitórias da imunidade, estresse, deficiências nutricionais, condicionariam a associação de bactérias da microbiota bucal (*Fusobacterium fusiformis* e *Borrelia vincentii*), desencadeando essa doença. Esta é conhecida desde a Antiguidade, tendo sido denominada "mal das trincheiras", pelo fato de ocorrer entre os soldados em guerra, que permaneciam entrincheirados por muito tempo, sem condições de efetuar a higiene corpórea, e pelo estresse provocado no campo de batalha.

Doença de instalação súbita, a GUN tem como principais características hiperemia gengival e dor, logo seguida por ulceração da gengiva livre, que pode ser localizada ou disseminada. De rápido progresso, pode determinar, em poucos dias, necrose de grandes porções da gengiva livre, estabelecendo um padrão morfológico típico nos casos mais graves – inversão das papilas interdentais (Figura 8.5). Quando isso acontece, constitui-se no sinal clássico da GUN que, associado ao odor fétido exalado pelas lesões, bem como à sintomatologia de sialorreia, sensação de "gosto metálico" e compressão interdental (como se uma cunha estivesse interposta nos espaços interdentais), possibilita o diagnóstico, que é obtido com base na história da doença, aliada ao quadro clínico.

Casos menos agudos, sem as características clínicas clássicas da doença, podem dificultar o diagnóstico. Assim, não se deve esquecer de outros quadros clínicos infecciosos, notadamente as estomatites por estreptococos e estafilococos, bem como quadros de agranulocitose, que devem ser sempre cogitados.

Paracoccidioidomicose

Doença causada por fungo dismórfico (*Paracoccidioides brasiliensis*), que habita a natureza, vivendo saprofiticamente. A forma parasitária é arredondada, tem dupla parede, medindo cerca de 5 a 25 μm de diâmetro, e multiplica-se por gemulação. Nessa fase as células apresentam-se com forma característica, lembrando a figura de Mickey Mouse, personagem do genial Walt Disney. Na forma unicelular, lembra uma "roda de leme". A doença incide em todo o continente latino-americano, até o México, com exceção do Chile, onde, talvez, as características climáticas não favoreçam seu desenvolvimento. No Brasil, essa micose profunda é endêmica em várias regiões, sendo responsável por quadros graves, que se não tratados levam a óbito. Incide principalmente na zona rural, atingindo indivíduos do sexo masculino (cerca de 10 vezes mais que o feminino), entre a quarta e a quinta década de vida. A principal via de penetração no organismo humano é a pulmonar, por inalação

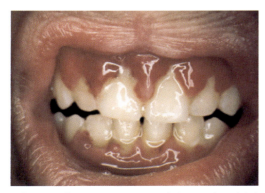

Figura 8.5 Gengivite ulcerativa necrosante aguda. Notar a destruição local com inversão das papilas gengivais.

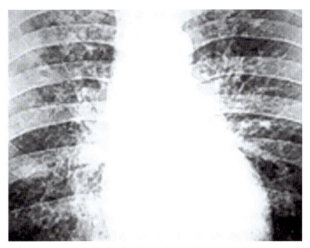

Figura 8.6 Radiografia de tórax de evidenciando paracoccidioidomicose.

(Figura 8.6). Antigamente acreditava-se que hábitos como o de mascar pequenos gravetos pelos indivíduos da zona rural fossem o principal modo de contaminação. Entretanto, a via cutânea e a mucosa ainda são citadas, embora menos importantes.

Duas formas clínicas têm sido descritas como manifestações da doença: a forma anérgica, aguda ou subaguda, incidindo em indivíduos jovens, de ambos os sexos, de rápida evolução e disseminação, afetando praticamente todo o organismo. A forma hiperérgica, crônica e progressiva, é a mais frequente, acometendo na grande maioria das vezes indivíduos do sexo masculino, com evolução mais lenta, atingindo um número reduzido de órgãos e sistemas. Os quadros variam em gravidade, podendo acometer apenas tegumento e linfáticos, mas também órgãos internos, principalmente pulmões, fígado, baço, intestino e sistema nervoso central (SNC). A apresentação mais comum é a lesão cutaneomucosa. Na pele é bastante polimorfa, podendo surgir como placas, nódulos, úlceras e abscessos. Na mucosa bucal, é representada pela denominada estomatite moriforme, exulceração granulomatosa com pontilhado hemorrágico distribuído pela superfície atingida. As lesões são, na maioria das vezes, múltiplas, infiltradas e dolorosas, provocando sialorreia (Figura 8.7). Não raro, as primeiras manifestações apresentam apenas linfadenopatia, que pode evoluir para abscesso dos linfonodos, com fístulas, que drenam material purulento rico em parasitas. É importante ressaltar que não são contagiosas.

O diagnóstico baseia-se na suspeita clínica e na evidenciação do fungo por exame citológico (micológico direto) de material coletado das lesões, exame de escarro, punção de material proveniente de linfonodos abscedados ou pelo histopatológico, após biopsia. O cultivo do fungo é bastante demorado, não sendo utilizado para fins diagnósticos. O prognóstico é bastante variável, existindo casos em que se obtém a cura completa. Alguns indivíduos não respondem a nenhum dos tratamentos disponíveis, evoluindo, em tempos variáveis, para óbito. As sequelas bucais pós-tratamento incluem fibroses cicatriciais que acarretam dificuldades para abertura de boca e deglutição. Dependendo de sua localização, dificultam também o tratamento odontológico, notadamente o protético.

Histoplasmose

Outra micose profunda de interesse em Estomatologia. O agente etiológico é o *Histoplasma capsulatum*, transmitido

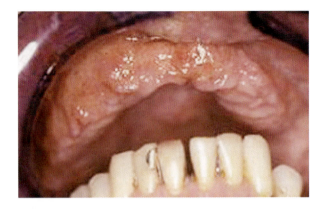

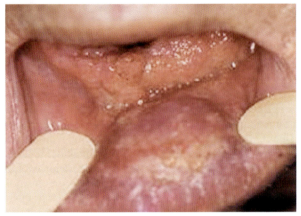

Figura 8.7 Estomatite moriforme em mucosa bucal por paracoccidioidomicose.

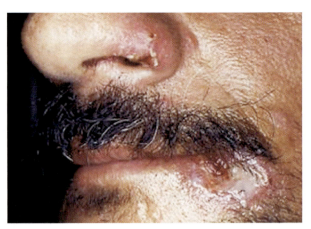

Figura 8.8 Lesão bucal causada pela histoplasmose.

endemicamente em diversas partes do mundo e, de modo geral, também nas Américas. O fungo é habitante do solo, penetrando no ser humano pelas vias respiratória, cutânea ou mucosa. Sua frequência, menor que a da paracoccidioidomicose, aumentou drasticamente a partir do advento da síndrome da imunodeficiência adquirida (AIDS). Essa micose também pode estar associada a quadros de leucemia e linfoma, que podem induzir imunodepressão nos portadores. As características clínicas da histoplasmose são bastante variáveis, desde quadros leves que podem simular infecções das vias respiratórias superiores, até quadros mais graves, com envolvimento pulmonar bastante intenso, lesões cutâneas, mucosas e do sistema digestório. Nesses casos, a mortalidade é significativa.

Do ponto de vista estomatológico, a forma clínica mais preocupante da histoplasmose é a crônica generalizada, que apresenta lesões ulceradas na cavidade bucal cerca de 2 anos após sua manifestação pulmonar. Estas podem afetar o periodonto de sustentação, provocando perdas dentárias, sialorreia e halitose. As lesões são, em geral, múltiplas, com distribuição cutaneomucosa e pouco ou moderadamente dolorosas. Podem ter aspecto aftoide, sendo observadas em qualquer localização na mucosa bucal. Lesões não ulceradas incluem placas vegetantes ou até nódulos (Figura 8.8).

O diagnóstico é obtido pela localização do fungo em cortes histológicos de material proveniente de biopsia e pela sorologia (anticorpos totais anti-histoplasmose no soro), positiva em cerca de 80% dos doentes crônicos. Pode ocorrer reação cruzada, principalmente com outros fungos, em especial *Paracoccidioides brasiliensis* quando, então, prevalece o diagnóstico para a reação mais forte com o respectivo antígeno.

Leishmaniose cutaneomucosa

Doença causada por protozoário flagelado, *Leishmania braziliensis*, cujo vetor é um mosquito do gênero *Phlebotomus*: a fêmea contaminada com as formas denominadas leptômonas, ao picar o ser humano, inocula o protozoário, que se desenvolve no organismo para a forma adulta. A doença se manifesta sob duas formas principais: leishmaniose visceral ou calazar e a mucocutânea ou leishmaniose tegumentar americana, que será tratada aqui, por ser de interesse em Estomatologia Clínica.

A lesão de inoculação ou lesão primária é caracterizada por uma ou mais úlceras, arredondada ou oval, grande em diâmetro, com bordas infiltradas em rolete e fundo avermelhado, vegetante ou granulomatosa, com secreção abundante. Incide em áreas cutâneas de membros inferiores (o mosquito caracteriza-se por voar baixo), mas também pode ocorrer em orelhas e face. Indolor, não provoca adenomegalias satélites. É de resolução espontânea, deixando área cicatricial discrômica, circundada, às vezes, por halo pigmentar discreto. Durante o período de latência, que pode perdurar meses ou anos, podem ocorrer lesões cutâneas inespecíficas, que representam a sensibilidade do organismo ao protozoário. As lesões tardias podem afetar a pele, as mucosas ou ambas. A localização mais frequente das lesões tardias é a mucosa nasal, isoladas ou em associação à lesão na mucosa bucal, onde raramente ocorre isoladamente. Na boca, a lesão é mais frequente no palato, podendo existir em continuidade com lesões faríngeas e nasais. O aspecto da lesão bucal é vegetante, com ou sem ulceração, com ou sem fissuras, granulomatoso, mais acentuado do que o observado em lesões de paracoccidioidomicose. Os lábios podem estar envolvidos, quando, então, aumentam de volume, em decorrência da infiltração inflamatória. As lesões raramente afetam língua e assoalho bucal (Figura 8.9). O diagnóstico é obtido por pesquisa do protozoário em material coletado das lesões, cultura (bastante difícil) e intradermorreação de Montenegro, com leitura de 72 h. A pesquisa de anticorpos da classe IgG no soro é útil somente para diagnóstico da forma visceral. Algumas vezes, embora o quadro clínico seja sugestivo, obtém-se reação de Montenegro negativa.

O diferencial clássico é feito com a paracoccidioidomicose e, algumas vezes, o carcinoma epidermoide ou espinocelular (CEC). É importante ressaltar que a úlcera inicial (úlcera de Bauru) (Figura 8.10) pode causar cicatriz perene, sinal bastante útil quando o diferencial permanece duvidoso.

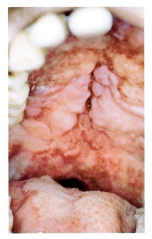

Figura 8.9 Lesão bucal decorrente de leishmaniose cutaneomucosa nos palatos duro e mole.

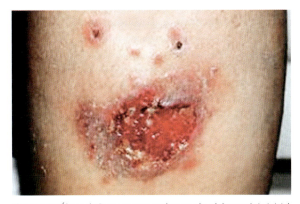

Figura 8.10 Úlcera de Bauru correspondente ao local de contágio inicial.

Sífilis

Doença com incidência universal e uma das denominadas doenças sexualmente transmissíveis (DST). É de curso crônico e pode atingir vários órgãos e sistemas. Sua transmissão é principalmente por contato sexual, podendo se dar de modo extragenital, inclusive na cavidade oral. A via de transmissão hematogênica, da mãe para o feto, em geral a partir do 4º mês de gestação, determina a sífilis congênita. Seu agente etiológico é a bactéria *Treponema pallidum*.

A sífilis adquirida é classificada, mais modernamente, quanto ao seu estadiamento, em recente e tardia. A sífilis recente, com até 1 ano de duração, compreende o cancro duro (de inoculação) ou sífilis primária, a secundária e a sífilis latente recente. A lesão inicial, o cancro duro, surge cerca de 2 a 6 semanas após o contágio (Figura 8.11). É uma reação local à agressão pelo treponema, consistindo em lesão típica, úlcera única, com bordas elevadas ou pouco elevadas e endurecidas, indolor ou pouco sintomática, altamente infectante.

Entre 1 e 3 semanas após o aparecimento da lesão inicial, estabelece-se linfadenopatia satélite, na maioria das vezes unilateral, e a lesão inicial desaparece sem deixar sequelas no ponto de inoculação. O início da fase seguinte é marcado geralmente por *rash* cutaneomucoso, representando uma reação de hipersensibilidade coincidente com pico de bacteriemia, quando se dá a disseminação no microrganismo. Essa fase é conhecida como roséola sifilítica. Essas lesões são bastante polimórficas.

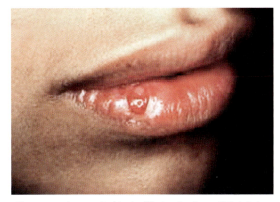

Figura 8.11 Cancro primário da sífilis, localizado em lábio inferior.

São correntes nessa fase os condilomas planos na pele, em regiões de dobras e na região vulvoanal.

Na cavidade bucal, uma das mais frequentes localizações extragenitais da sífilis, podem surgir placas mucosas, com ou sem ulcerações, sendo estas recobertas ou não de exsudato serofibrinoso ou necrótico. Importante lembrar a alta infecciosidade dessas lesões (Figura 8.12).

Na ausência de diagnóstico ou em caso de tratamento inadequado, segue-se o período denominado sífilis latente recente, quando desaparece a sintomatologia, sendo muito difícil para o portador perceber que está doente. A partir dessa fase, pode haver uma das seguintes situações: cura espontânea, permanência nesse estado por longos períodos ou evolução para a fase tardia. A sífilis tardia compreende os quadros com mais de 1 ano de evolução (cerca de 1/3 dos casos não diagnosticados ou tratados inadequadamente), convergindo para sífilis latente tardia (fase terciária), sífilis cardiovascular e sífilis nervosa (que podem levar o paciente ao óbito) e sífilis em outras localizações do organismo. Nesse período, as lesões cutâneas e das mucosas são destrutivas, destacando-se, na cavidade bucal, a goma sifilítica (não contagiante), lesão ulcerodestrutiva que, quando em palato, ocasiona extensas comunicações bucossinusais pela destruição óssea (Figura 8.13). A goma sifilítica, bem como o *tabes dorsalis* (quadro final da neurossífilis), são atualmente de ocorrência bastante rara.

A sífilis congênita, em que a contaminação ocorre durante a gestação (circulação materno-fetal) institui, na maioria das mulheres infectadas, a fase de latência recente, em geral assintomática. A fase recente é caracterizada por lesões cutâneas e mucosas. Assim, placas nas regiões palmoplantares, placas mucosas, fissuras radiadas periorificiais e condilomas planos anogenitais são padrões morfológicos bastante expressos em sífilis congênita

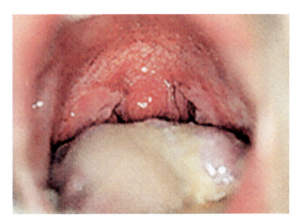

Figura 8.12 Lesão sifilítica em mucosa bucal.

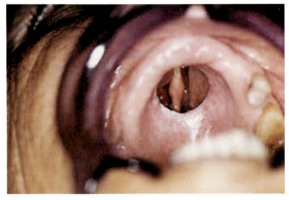

Figura 8.13 Lesão cicatrizada de goma sifilítica, evidenciando perfuração em palato.

recente. Do ponto de vista orgânico, podem ocorrer esplenomegalia solitária ou em conjunto com hepatomegalia e lesões ósseas, mais frequentes nos ossos longos, podendo causar sequelas significativas do sistema musculoesquelético.

A sífilis congênita tardia é evolução da fase recente, quando esta é pouco sintomática ou mesmo assintomática, nos casos de recém-nascidos com sistema imunitário mais reativo, ou insucesso no diagnóstico e/ou tratamento. A expressão clássica consiste na tríade de Hutchinson, representada por incisivos semilunares (coroas em formato de barril) e molares em formato de amora, surdez vestibulococlear e queratite parenquimatosa. Outras alterações ósseas importantes são nariz em sela, tíbia em lâmina de sabre e fronte olímpica (Figura 8.14).

Para o diagnóstico da sífilis, consideram-se os seguintes critérios: aspectos clínicos, pesquisa em microscopia de campo escuro, exames sorológicos não específicos e específicos. Nunca é demais ressaltar a importância dos aspectos clínicos, dado o polimorfismo de suas lesões. Assim, do ponto de vista clínico, o diagnóstico diferencial pode ser entre leishmaniose, paracoccidioidomicose, carcinoma epidermoide (sífilis primária) e outros.

A microscopia de campo escuro, em que se evidencia o *Treponema pallidum*, por sua extrema mobilidade é utilizada principalmente para o diagnóstico da sífilis recente até cerca de 3 semanas do aparecimento do cancro duro. Nessa fase, a sorologia costuma ser negativa, daí a importância, ainda hoje, desse exame complementar, de fácil execução e que possibilita o diagnóstico da doença em fase extremamente precoce.

Para diagnóstico sorológico inespecífico, utiliza-se comumente o VDRL (*venereal disease research laboratory*), uma reação lipídica de precipitação, com antígeno que contém cardiolipina. Também pode ser realizada a reação de Wasserman (fixação de complemento). As reações específicas são mais sensíveis (reações treponêmicas): o FTA-ABS (*fluorescent treponemal antibody-absorption*), TPI (*treponemal immobilization*), atualmente o CMIA (imunoensaio quimioluminescente de micropartículas), cuja sensibilidade é de 99%.

O recém-nascido de mãe sifilítica pode apresentar sorologia falso-positiva, em virtude da imunização passiva pelos anticorpos maternos. Uma das maneiras de se chegar a uma conclusão é a sorologia FTA-ABS anti-IgM, já que os anticorpos da classe IgM não atravessam a placenta.

A negativação sorológica, em sífilis recente, costuma ocorrer do 6º ao 9º mês pós-tratamento. As reações lipídicas (não específicas) são as primeiras a negativar (VDRL e Wasserman). As específicas, como FTA-ABS, são as últimas a apresentar resultado negativo. Ressalta-se que na sífilis tardia há queda gradativa do título de anticorpos com negativação a partir do segundo ano. Títulos sorológicos podem perdurar por vários anos. Se não houver elevação desses títulos, não há necessidade de novo tratamento. Em qualquer das formas de sífilis, surgindo elevação acentuada dos títulos sorológicos, deve-se sempre pensar em recidiva ou reinfecção, quando se institui novamente o tratamento, que é de alçada médica.

Tuberculose

Doença universal cujo conhecimento para a população é de enorme importância, devido a falta de saneamento básico e condições sanitárias adequadas.

O *Mycobacterium tuberculosis*, conhecido como bacilo de Koch, atinge o indivíduo por meio do catarro ou pelo ar, acometendo o pulmão e causando a infecção primária. Desenvolve-se, assim, o complexo primário, que cicatriza com fibrose e calcificação, visível por radiografia de tórax.

As lesões bucais podem ser primárias, que são raras, ou secundárias. As primárias surgem em gengiva, amígdalas com linfadenopatia satélite. As secundárias, de origem pulmonar, localizam-se em palato, lábios, mucosa da bochecha e também na gengiva, nesta às vezes se apresentam sob a forma granulomatosa.

O profissional de Odontologia corre forte risco de contaminação diante de um paciente com tuberculose, principalmente quando utiliza *spray*, que dissemina muitos bacilos passíveis de inalação.

Para confirmação da doença são solicitados: exame de escarro, reação de Mantoux, radiografia de tórax, biopsia da lesão. O tratamento é de responsabilidade médica.

Hanseníase

Conhecida como mal de Hansen, micobacteriose neurocutânea ou hanseníase. A antiga denominação caiu em desuso, pelo estigma e pela segregação que causa ao doente e aos seus familiares. É uma doença infecciosa crônica causada pelo *Mycobacterium leprae*, descoberto pelo norueguês Armauer Hansen, e por isso recebeu a denominação bacilo de Hansen. É doença secular, citada na Bíblia em textos do período anterior à era cristã.

O Brasil representa 85% dos casos da América do Sul, sendo o segundo país no mundo em número absoluto de doentes.

O contágio se processa de indivíduo para indivíduo e, quanto mais íntimo for o contato com o doente bacilífero, maior é a possibilidade de contrair a doença.

Miranda (1970) descreveu as alterações que a hanseníase pode apresentar na cavidade bucal, dependendo da forma da

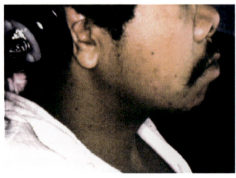

Figura 8.14 Fácies na sífilis congênita: nariz em sela.

doença e de seu tempo de evolução. No tipo tuberculoide avançado em fase aguda, encontraram-se lesões labiais, como descamação, alteração de coloração, tumefação e fácil sangramento gengival. Na forma virchowiana foram encontradas, além das alterações específicas nas mucosas, descalcificação e destruição da parte orgânica do osso, principalmente do osso alveolar com sua reabsorção. Constatou-se, ainda, destruição da espinha nasal anterior, dos ossos do nariz e da região anterior do palato.

Na pele as lesões podem ser manchas, nódulos, vesículas e ulcerações com transtorno de sensibilidade, especialmente anestesia. Pelos e cabelos caem, e as unhas se deformam. Os nervos se espessam com consequente neurite.

Todas essas manifestações podem estar presentes no paciente sem tratamento, porque atualmente é de conhecimento que o paciente sob medicação em geral não apresenta lesões, principalmente bucais. Este fato foi comprovado por Santos et al. (2000), em trabalho no qual avaliaram a mucosa bucal de 175 pacientes hansenianos submetidos à terapêutica poliquimioterápica, não sendo evidenciadas lesões específicas da doença em nenhum deles. Na orofaringe, a maior concentração de bacilos se dá na parte posterior de palato duro, palato mole e região amigdaliana.

Para confirmar o diagnóstico clínico, pode-se recorrer a vários exames como a reação intradérmica de Mitsuda, que avalia a imunidade do paciente, o exame histopatológico com coloração específica, que é a de Fite-Faraco e, finalmente, a reação em cadeia da polimerase (PCR), exame de alta sensibilidade e fidelidade, que fornece um resultado com bastante segurança.

A PCR se baseia na ampliação das características de uma sequência do DNA. Consiste na análise de material que supostamente contenha parasito específico. O DNA do parasito a ser estudado é isolado e purificado, de cultura ou tecido. Esse DNA isolado é usado como referência e recebe o nome de *primer*. O material a ser analisado é colocado junto com esse *primer* em solução contendo polimerase termoestável.

Na hanseníase, o *primer* tem sido isolado de tecido de fígado de tatu infectado. O material humano a ser examinado geralmente provém de biopsias cutâneas ou oromucosas fixado em formol a 10%, mas podem também ser utilizados sangue ou muco nasal.

O tratamento é médico e geralmente realizado com associação de três medicamentos: sulfona (diaminodifenil-sulfona [DDS]); rifampicina, que tem ação bactericida; e clofazimina, substância bactericida e anti-inflamatória.

Citomegalovírus

As infecções primárias causadas pelo citomegalovírus (HHV-5 ou CMV) são assintomáticas e ocorrem durante a infância ou em adultos jovens. Ulcerações bucais podem ocorrer, mas são raras em indivíduos saudáveis. Após a infecção, o vírus permanece em estado latente nas glândulas salivares, podendo ser reativado. A infecção recorrente cursa de duas maneiras: em gestantes, pode ser fatal para o feto (infecção precoce) ou afetar sua dentição, com hipoplasia ou descoloração do esmalte dentário; em pacientes imunodeprimidos, a infecção pode estar associada à morbidade e à mortalidade em pacientes HIV-positivos. O diagnóstico é obtido por biopsia e sorologia. O tratamento é realizado com antivirais sistêmicos.

Ulceração aftosa recorrente

As ulcerações aftosas recorrentes (UAR), comumente denominadas aftas, representam, talvez, a mais importante expressão dentre as doenças ulcerativas, pois têm incidência universal, constituindo matéria de conhecimento obrigatório não só do estomatologista, mas também do cirurgião-dentista clínico geral.

Conhecida desde a antiguidade, as UAR ainda não estão definitivamente esclarecidas, tanto sua etiopatogenia quanto as ações terapêuticas específicas. Estima-se que 20% da população seja afetada pelo problema, sem predileção por sexo, caracterizando-se por ulcerações em mucosa bucal, que podem persistir dias ou semanas, recorrendo após período variável de remissão. Nenhuma causa exclusiva foi estabelecida. Entretanto, sabe-se que inúmeros fatores podem agir como predisponentes ou desencadeantes. Os fatores locais mais citados são hereditariedade, traumatismos variados na mucosa bucal, microrganismos (notadamente bactérias), além de deficiências nutricionais, medicamentos e agentes irritantes (anti-inflamatórios não esteroidais, nicorandil e lauril sulfato de sódio), alterações psicoemocionais e hormonais. Nos últimos anos, boa parte dos trabalhos empreendidos por inúmeros pesquisadores tem direcionado o foco para o esclarecimento de mecanismos imunes relacionados com a doença. Sabe-se que linfócitos T (auxiliares, citotóxicos e reguladores) sofrem alterações durante o desenvolvimento das UAR.

A classificação é eminentemente em função das variáveis morfológicas, associadas aos fatores evolutivos da doença. Os quadros clínicos variam, expressando-se desde a aparição ocasional de ulcerações localizadas de pequeno diâmetro, até múltiplas lesões, de diâmetro maior, mais profundas e persistentes. Entretanto, as características histológicas são constantes, evidenciando úlceras associadas a quadro inflamatório inespecífico. A maioria dos portadores apresenta surtos moderados, esporádicos, com sintomatologia discreta. Porém, alguns quadros são bastante exuberantes, tanto do ponto de vista das lesões, quanto do espaço de tempo entre os surtos, dificultando seu controle efetivo.

A forma clínica mais frequente é a *minor*, ou menor, que corresponde à maioria dos casos (90%), apresentando história natural que se inicia na infância ou adolescência e cuja expressão clínica envolve o aparecimento de pequenas ulcerações, entre 2 e 8 mm de diâmetro, únicas ou múltiplas, arredondadas, de contorno nítido, dolorosas, afetando a mucosa não queratinizada. Apresentam centro pouco deprimido, com exsudato amarelado ou amarelo-acinzentado, circundadas por halo hiperêmico (Figura 8.15). Pode haver linfadenopatia submandibular, mas nem sempre é relatada. Reparam-se em cerca de 10 dias, não deixando cicatriz visível clinicamente; podem recidivar em períodos variados.

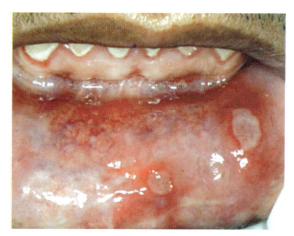

Figura 8.15 Ulceração aftosa recorrente do tipo *minor*.

As UAR do tipo *major*, ou maior, apresentam diâmetro de 1 cm ou mais, com persistência de 1 a 2 meses e, quando reparadas, deixam cicatriz visível clinicamente. São mais profundas, com bordas mais elevadas. Incidem também em mucosa queratinizada (Figuras 8.16 e 8.17). Em cerca de 10% dos portadores, os surtos podem ser mistos, ou seja, UAR com padrão *minor* concomitantes com UAR do padrão *major*.

A forma clínica menos frequente é denominada herpetiforme, porque apresenta quadro clínico comparável com o de ulcerações de etiologia viral, principalmente pelo grande número de lesões. Estas numerosas úlceras têm o mesmo aspecto da UAR menor e afetam qualquer área da mucosa bucal, mastigatória e de revestimento, com tamanho aproximado de até 3 mm, que podem coalescer e manifestar úlceras maiores, acometendo, especialmente, população adulta (em torno da 3ª década de vida) (Figuras 8.18 e 8.19). A reparação pode demorar até 30 dias. Para alguns autores, incluindo os autores deste capítulo, essa denominação é imprópria, pois pode confundir, principalmente, o estudante, devendo-se ressaltar que as UAR são primariamente representadas apenas por úlceras, ao passo que ulcerações de etiologia viral, notadamente as de etiologia herpética, iniciam-se por vesículas, as quais, secundariamente, originam as ulcerações. Além disso, a etiologia da UAR, de qualquer tipo, não tem relação com infecção viral.

Do ponto de vista geral, para todas as formas clínicas, pode-se dizer que há variação quanto a número de lesões, frequência, duração e diâmetro, em cada caso. A sintomatologia, como dor e fenômenos prodrômicos, como prurido e queimação, também não mantém padrão constante. Em condições gerais, os indivíduos acometidos relatam os primeiros episódios a partir da infância ou adolescência, que aumentam em relação à sintomatologia e ao quadro clínico, alcançando um pico de gravidade na idade adulta. Períodos de quiescência com intervalos variáveis também são citados, bem como remissão espontânea, ao redor da 5ª ou 6ª década de vida, sem explicação satisfatória.

O diagnóstico é eminentemente clínico, com base na coleta de informações anamnéticas e nas variáveis morfológicas e evolutivas do quadro clínico, que são, quase sempre, sugestivas em função das recorrências e dos fatores desencadeantes, bastante relatados pelos portadores. Não estão disponíveis exames laboratoriais subsidiários ao diagnóstico, e a biopsia só deverá ser executada em quadros atípicos, para descartar outros diagnósticos diferenciais. A forma *major*, quando em lesão única e surto inicial, poderá, com longa evolução, admitir diferencial com carcinoma epidermoide, devendo, entretanto, o estudante lembrar de outras variáveis envolvidas, como idade, localização e fatores de risco (etilismo e tabagismo), além do fato de que a úlcera no CEC não se repara espontaneamente, progredindo e infiltrando sempre. É importante lembrar que a recorrência dos quadros ulcerativos é fator indicativo bastante importante para o diagnóstico das UAR.

A terapêutica da UAR é paliativa, uma vez que a etiologia é desconhecida, com objetivo de redução de sintomatologia

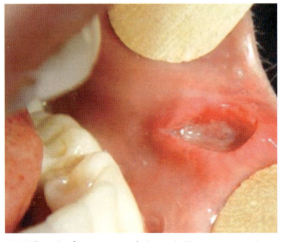

Figura 8.16 Ulceração aftosa recorrente do tipo *major*. Notar o aspecto mais agressivo se comparado com a do tipo *minor*.

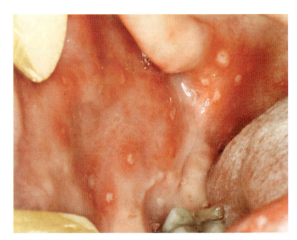

Figura 8.18 Ulceração aftosa recorrente do tipo herpetiforme. Múltiplas e diminutas lesões ulceradas (1 a 3 mm de diâmetro) com aspecto semelhante ao da afta *minor* em mucosa de revestimento.

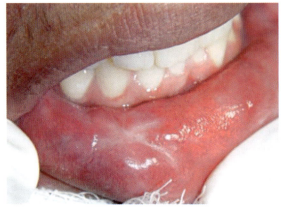

Figura 8.17 Ulceração aftosa recorrente do tipo *major*. Aspecto após a reparação de lesão aftosa – cicatriz na mucosa labial.

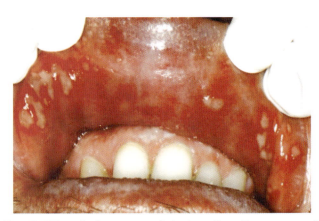

Figura 8.19 Ulceração aftosa recorrente do tipo herpetiforme. Notar que estas múltiplas e pequenas ulcerações, quando muito próximas, podem coalescer, formando lesões mais extensas, que tendem a levar mais tempo até sua completa reparação.

e duração da lesão. Diversos estudos avaliaram medicações tópicas e sistêmicas para o tratamento da UAR, sendo a corticoterapia a mais frequentemente empregada. A decisão pela terapêutica tópica ou sistêmica, ou com a inclusão de outros antissépticos e/ou imunossupressores, depende do tipo de UAR e da manifestação deste quadro individualmente.

Úlceras associadas a doenças sistêmicas

As doenças sistêmicas descritas a seguir são incomuns, porém apresentam, como manifestação bucal, lesões idênticas às da ulceração aftosa recorrente e devem ser consideradas no estabelecimento do diagnóstico diferencial.

Doença de Behçet

Descrita em 1936 por Hulusi Behçet, médico dermatologista turco; desde então sua denominação é utilizada até hoje. É uma condição sistêmica cujas características clínicas mais marcantes são ulcerações aftoides, concomitantemente em mucosas bucal (Figura 8.20) e genital, associadas a lesões cutâneas e oculares, podendo incidir também em outros órgãos.

Do ponto de vista fisiopatológico, as lesões clínicas revelam quadros de vasculite. É mais prevalente no Oriente Médio e no Japão, mas se pode dizer que é de distribuição universal. É mais frequente entre a segunda e a terceira década de vida, acometendo mais indivíduos do sexo masculino no Japão e no Mediterrâneo, e mais incidente em mulheres anglo-saxônicas. O diagnóstico é firmado com base clínica. Os critérios diagnósticos incluem lesões ulceradas recorrentes em mucosas bucal e genital e lesões inflamatórias oculares. As lesões cutâneas são do tipo eritema nodoso. Também pode haver artralgia recorrente, úlceras gastrintestinais e trombose de grandes vasos. Manifestações neurológicas do tipo meningoencefálicas podem ocorrer em cerca de 25% dos casos, e úlceras gastrintestinais ocorrem em mais da metade dos portadores. A história evolutiva da doença é marcada inicialmente por lesões oculobucais, seguidas por úlceras genitais, quadros cutâneos e artrite. O prognóstico é bom, desde que não haja envolvimento de SNC e grandes vasos. As lesões oculares podem acarretar cegueira. Fatores ambientais e genéticos estão implicados, pois o antígeno HLA-B5, relacionado com a doença, é bastante frequente entre os portadores naqueles países onde a incidência é alta. Porém, a doença não se manifesta em portadores do antígeno habitantes em países com baixa incidência da moléstia. No Brasil, a incidência é baixa, mas deve ser sempre considerada no diagnóstico diferencial com as UAR.

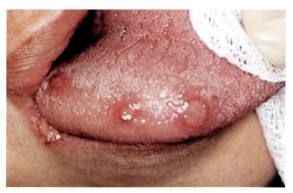

Figura 8.20 Manifestações bucais na doença de Behçet (notar que as ulcerações não diferem, clinicamente, das aftas comuns).

Síndrome MAGIC

O acrônimo MAGIC (do inglês, *mouth and genital ulcers with inflammed cartilage*) corresponde a uma condição sistêmica variante da síndrome de Behçet que, além de vasculite e ulcerações bucais semelhantes às UAR e genitais, também apresenta policondrite recidivante.

Este quadro, de etiologia autoimune, é caracterizado por episódios recorrentes de inflamação, seguida de destruição progressiva das estruturas anatômicas cartilaginosas, como nariz, pavilhão auricular, traqueia e articulações. Os danos ao sistema respiratório conferem baixa qualidade de vida e letalidade aos portadores desta doença.

Síndrome de Sweet

Também conhecida como dermatose neutrofílica febril aguda, é mais comum em mulheres de meia-idade e caracterizada por quadro prodrômico de febre, seguido de erupção de pápulas e placas cutâneas eritematosas e dolorosas em região de face, pescoço e extremidades superiores. É possível observar lesão bucal semelhante à UAR. No hemograma, observa-se intensa neutrofilia.

Pode ser de etiologia idiopática e recorrente ou corresponder à reação inflamatória devido a doenças autoimunes, infecção, indução por fármacos e paraneoplasia.

Síndrome PFAPA

O acrônimo PFAPA (do inglês, *periodic fever aphthae-like oral mucosal ulceration pharyngitis and cervical adenitis*) corresponde a uma condição sistêmica mais frequente em crianças do sexo masculino.

Caracteriza-se por episódios recorrentes de febre com duração de 3 a 5 dias, ulceração na mucosa bucal semelhante à UAR, faringite e linfonodos cervicais infartados (adenite), que não afetam o desenvolvimento e regridem com o crescimento do indivíduo.

Neutropenia cíclica

Doença de origem genética autossômica dominante em que a medula óssea não produz neutrófilos adequadamente, levando a ciclos de diminuição drástica destas células – neutropenia – a cada 21 dias.

As consequências da redução de neutrófilos circulantes são: ulcerações bucais semelhantes a UAR, febre, abscessos cutâneos, linfadenopatias e infecções diversas. Outras alterações bucais como gengivite e periodontite agressiva também são relatadas.

AIDS

Indivíduos portadores do vírus da imunodeficiência humana (HIV) com a doença ativa podem desenvolver, entre outras manifestações, quadros de ulcerações bucais semelhantes à UAR do tipo maior, que apresentam maior período de duração e são mais profundas e dolorosas.

Esse tipo de lesão é indicativo de baixa contagem de linfócitos T CD4+ (abaixo de 100 células/mm^3) que pode corresponder a falha na terapia antirretroviral ou sugerir infecção pelo HIV.

Doenças inflamatórias intestinais

A doença de Crohn e a retocolite ulcerativa são dois tipos de doenças inflamatórias intestinais imunomediadas crônicas. Estas doenças podem ocasionar, como manifestação extraintestinal, ulcerações em mucosa bucal semelhante à UAR.

A manifestação bucal pode preceder a intestinal em alguns pacientes e ambas constituem indicativo da evolução da doença. Pacientes com doença de Crohn podem apresentar outros sinais clínicos bucais, como queilite granulomatosa e aspecto de "chão de paralelepípedos" (*coubblestoning*) em mucosa jugal. A avaliação minuciosa na anamnese em relação às queixas intestinais, como diarreia sanguinolenta ou não, alternada com constipação intestinal e dores abdominais, e a solicitação de exames complementares para a avaliação dos autoanticorpos anticitoplasma de neutrófilos perinuclear (p-ANCA) e anti-*Saccharomyces cerevisiae* (ASCA) no sangue podem sugerir diagnóstico de doenças inflamatórias intestinais, e o paciente deve ser encaminhado ao gastrenterologista.

Sialometaplasia necrosante

Alteração tecidual benigna que se desenvolve na mucosa bucal em áreas onde existem glândulas salivares menores. A lesão é observada principalmente em palatos duro e mole. Apesar de não ser comum, é importante o seu conhecimento, pois simula, clínica e histologicamente, lesão maligna (carcinoma epidermoide ou de pequenas glândulas salivares).

Tem início espontâneo ou por processo isquêmico local, como causa principal de traumatismo agudo ou crônico, que nem sempre pode ser observado clinicamente. Seu aspecto inicial é de tumefação dolorosa, eritematosa, que se rompe, originando a úlcera, de dimensões variadas, bem delimitada, com bordas "a pique" (Figura 8.21). Sua reparação ocorre por segunda intenção, com demora de 1 a 2 meses. O diagnóstico tem fundamentação clínica, sendo a biopsia e subsequente exame histopatológico obrigatórios para se descartar neoplasia maligna.

O diagnóstico diferencial inclui carcinoma epidermoide e carcinoma de pequenas glândulas salivares. O tratamento é apenas sintomático, visando ao alívio da sintomatologia de dor e desconforto local.

Carcinoma epidermoide ou espinocelular

Das neoplasias malignas que ocorrem na mucosa bucal, aproximadamente 94 a 96% são de origem epitelial, denominadas carcinoma epidermoide, CEC ou de células escamosas. Assim, costuma-se explicar aos alunos de graduação que essa neoplasia representa, em sentido figurado, o "arroz com feijão" do câncer bucal e, portanto, eles são obrigados a conhecê-lo no seu todo, pois no dia a dia da vida profissional terão maiores oportunidades de enfrentá-lo.

O cirurgião-dentista tem a obrigação de detectá-lo precocemente e, imediatamente encaminhá-lo ao médico oncologista, de preferência para o especialista em cabeça e pescoço, para tratamento específico, visto que o câncer tem cura quando diagnosticado e tratado precocemente. O cirurgião-dentista pode/deve participar da equipe multiprofissional que irá tratar o paciente, preparando-o para os tratamentos convencionais do câncer bucal – cirurgia, radioterapia e quimioterapia –, mantendo a higidez dos dentes e da mucosa; cooperando no intra e pós-operatório, reabilitando-o com a confecção de próteses bucomaxilofaciais e tratando dos demais efeitos secundários, como por exemplo, radiodermites, mucosites, xerostomia, cárie de irradiação, osteorradionecrose.

O ideal é que essa precocidade seja estendida ao diagnóstico e à terapêutica das lesões com *potencial de transformação maligna*, como leucoplasias, eritroplasias, queilites actínicas, líquen plano, nevo pigmentado, xeroderma pigmentoso, abordadas em outros capítulos.

Noções epidemiológicas do câncer

A principal *causa mortis* no Brasil é atribuída aos distúrbios cardiorrespiratórios, seguidos pelas neoplasias malignas, cuja maioria absoluta ocorre após a 4ª década de vida.

O Instituto Nacional do Câncer (INCA), vinculado ao Ministério da Saúde, estimou, para o ano de 2018, 582.590 casos novos de neoplasias malignas, dos quais 282.450 acometeriam mulheres e 300.140 homens e, segundo a localização topográfica primária do câncer, na cavidade bucal ocorreriam 14.700 casos, sendo 11.200 em homens (5º lugar) e 3.500 em mulheres (12º lugar), na proporção aproximada de 3:1 (Quadros 8.1 e 8.2). A

Quadro 8.1 Estimativa do número de casos novos de câncer no Brasil em 2018, em homens, de acordo com sua localização primária (MS-INCA).

Localização primária	Casos novos	%
Próstata	68.220	31,7
Traqueia, brônquios e pulmões	18.740	8,7
Cólon e reto	17.380	8,1
Estômago	13.540	6,3
Cavidade bucal (5ª)	**11.200**	**5,2**
Esôfago	8.240	3,8
Bexiga	6.690	3,1
Laringe	6.390	3
Leucemias	5.940	2,8
Sistema nervoso central	5.810	2,7
Linfoma não Hodgkin	5.370	2,5
Pele (melanoma)	2.920	1,4
Glândula tireoide	1.570	0,7
Linfomas de Hodgkin	1.480	0,7
Todas as neoplasias, exceto pele (não melanomas)	214.970	
Todas as neoplasias	300.140	

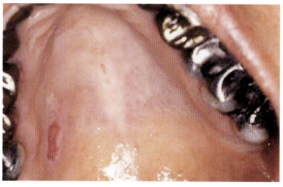

Figura 8.21 Aspecto da lesão ulcerada em sialometaplasia necrosante no palato.

Quadro 8.2	Estimativa do número de casos novos de câncer no Brasil em 2018, em mulheres, de acordo com sua localização primária (MS-INCA).		
Localização primária		**Casos novos**	**%**
Mamas		59.700	29,5
Cólon e reto		18.980	9,4
Colo do útero		16.370	8,1
Traqueia, brônquios e pulmões		12.530	6,2
Glândula tireoide		8.040	4
Estômago		7.750	3,8
Corpo do útero		6.600	3,3
Ovários		6.150	3
Sistema nervoso central		5.510	2,7
Leucemias		4.860	2,4
Linfoma não Hodgkin		4.810	2,4
Cavidade bucal (12ª)		**3.500**	**1,7**
Pele (melanoma)		3.340	1,7
Bexiga		2.790	1,4
Esôfago		2.550	1,3
Laringe		1.280	0,6
Linfoma de Hodgkin		1.050	0,5
Todas as neoplasias, exceto pele (não melanomas)		202.040	
Todas as neoplasias		282.450	

distribuição do número total de mortes, no Brasil, por câncer na cavidade bucal para o ano de 2016 foi de 3.591 óbitos, sendo 2.744 em homens (8º lugar) e 847 em mulheres.

Segundo o Ministério da Saúde, a expectativa de vida no Brasil vem aumentando gradativamente, em virtude das melhores condições de vida nas últimas décadas. Em 1920 era de 36 anos, em 1980 de 60 anos, para o ano de 2020 projeta-se vida média de 65 anos.

A reunião desses três fatores (neoplasias malignas serem a segunda *causa mortis*, a maioria ocorrendo após os 40 anos de idade e a expectativa de vida média para a próxima década de 65 anos) torna possível deduzir que, para um futuro próximo, haverá aumento dos casos de câncer em geral, e em particular na boca, na qual se deve concentrar especial atenção, principalmente quanto à prevenção e ao diagnóstico precoce.

Fatores de risco

Podem ser adquiridos ou genéticos. A denominação *risco* refere-se à possibilidade da ocorrência de um evento indesejado. Epidemiologicamente, é utilizada quando individualmente há maior possibilidade de uma pessoa exposta a determinados fatores adquirir uma doença.

Deve-se considerar que um mesmo fator poderá ser de risco para várias doenças, como, por exemplo, o tabagismo para doenças cardiorrespiratórias e câncer bucal (carcinoma epidermoide); podem se associar também vários fatores de risco na gênese de uma doença, como tabagismo e etilismo para o câncer bucal.

Em contrapartida, existem fatores de proteção que conferem ao organismo capacidade de se proteger contra determinadas moléstias.

Os principais fatores de risco do câncer bucal estão listados a seguir.

Tabagismo

No tabaco existem mais de 60 substâncias cancerígenas, com destaque especial para alcatrão, benzopirenos, aminas aromáticas, nornitrosaminas, que são substâncias químicas utilizadas em seu cultivo, principalmente os pesticidas.

A exposição contínua ao calor da ponta do cigarro, que varia de 835 a 884°C, potencializa a agressão da mucosa bucal.

O risco relativo de fumante de cigarro industrial é 6,3 vezes maior que o não fumante; de cachimbo, 13,9 vezes; e de cigarro de palha, 7,0 vezes. Importante salientar que, após 10 anos da suspensão do uso, o risco passa a ser o mesmo de um não fumante (Franco et al., 1989).

Etilismo

Os mecanismos ainda não foram bem estabelecidos, mas há algumas hipóteses, que incluem:

- Maior permeabilidade celular da mucosa aos agentes carcinogênicos contidos no tabaco, devido ao seu efeito solúvel
- Presença de nitrosamina e hidrocarbonetos
- Lesão celular produzida pelos metabólitos do etanol – os aldeídos
- Deficiências nutricionais secundárias ao seu consumo crônico – cirrose hepática/câncer.

As bebidas alcoólicas fermentadas (vinho, cerveja) e destiladas (cachaça), quando consumidas cronicamente pelo indivíduo, promovem risco relativo de 8,5 a 9,2 vezes maior do que para aqueles que não consomem (Franco et al., 1989).

O consumo crônico de tabaco e álcool potencializa drasticamente o risco relativo para 141,6 vezes maior do que para aqueles que não fazem uso; o sinergismo desses hábitos leva ao desenvolvimento, além do câncer de boca, de faringe, laringe e esôfago, que depende principalmente do tempo de exposição, tornando-se cumulativos.

Dieta

Deficiências nutricionais podem causar alterações epiteliais, tornando a mucosa bucal mais vulnerável aos agentes carcinogênicos (tabaco/álcool).

São fatores de risco: carne grelhada, frituras, pimenta, uso do fogão a lenha e bebidas alcoólicas. Tomate, cenoura, alface, vitamina C e betacarotenos são importantes fatores de proteção, enquanto frutas são fatores tênues de proteção (Aguilar, 2002).

Agentes biológicos

No papilomavírus humano (HPV) existem mais de 100 subtipos. Os tipos 16 e 18 são considerados indicadores do câncer genital feminino (cervical). Tem sido considerado na etiologia do câncer bucal em vários trabalhos de pesquisa, entre os quais o de Silva et al., em 2007, com o objetivo de avaliar a relação entre o HPV e o CEC de língua. Os autores examinaram 50 pacientes portadores dessa neoplasia maligna e, após a análise estatística, concluíram que o portador do HPV oncogênico na cavidade bucal tem 25,6 vezes mais chance de desenvolver CEC de língua; porém, mais trabalhos deverão ser realizados para melhor esclarecimento da questão.

Verruga vulgar, condiloma acuminado, condiloma plano, papiloma escamoso, *Candida albicans* podem representar condições predisponentes ao câncer bucal, segundo alguns autores.

Radiações

A radiação solar é um fator de risco importante para câncer de lábio, variando de acordo com intensidade, tempo de exposição e quantidade de pigmentação do tecido.

O espectro da radiação ultravioleta didaticamente pode ser dividido em três partes, que incluem:

- UV-A (longo): com 315 a 400 nm de comprimento, responsável por ativação dos melanossomos, pigmentação direta, envelhecimento cutâneo devido a alterações das fibras elásticas (elastose solar), implicados também nas reações de fotossensibilização
- UV-B (médio): com 280 a 315 nm de comprimento, desencadeador de eritema solar, fenômenos de anaplasia na epiderme, câncer cutâneo na semimucosa labial inferior
- UV-C (curto): com 100 a 280 nm de comprimento, absorvido nas camadas mais altas da atmosfera. Porém, atualmente estudos demonstraram a possibilidade de atravessarem a camada de ozônio, sendo considerados participantes da gênese do câncer cutâneo.

Irritação mecânica crônica

Não há evidências de que o traumatismo crônico possa desenvolver câncer na mucosa bucal. Também não há evidências de que as hiperplasias fibrosas inflamatórias, decorrentes de traumatismos por próteses (totais ou parciais), tenham potencial de transformação maligna, pois se assim o fossem, devido à sua imensa ocorrência, o Brasil seria o campeão mundial do câncer bucal (Marcucci, 1997).

Fatores ocupacionais e má higiene bucal

A exposição profissional a determinados agentes químicos e o grande número de casos de câncer bucal levam alguns autores a correlacioná-los à sua etiologia, como por exemplo, trabalhadores em agricultura (pesticidas), indústrias de tecidos (corantes, ácidos), pescadores e marinheiros de pele clara, quando expostos por longo tempo ao vento, aos raios solares e ao sal.

Apesar das dificuldades de se estabelecerem causa e efeito, alguns trabalhos referem risco de 1,3 a 2,6 vezes maior em pacientes com precária higiene bucal.

Outros fatores

Tem sido considerada a relação entre cirrose hepática causada pelo etilismo e incremento do câncer de língua e do assoalho bucal.

A síndrome de Plummer-Vinson, caracterizada por anemia ferropriva e disfagia, evidencia mucosa bucal de aspecto liso, brilhante, eritematosa com maior predisposição para câncer de língua, faringe e esôfago.

Classificação TNM e estádios

De acordo com a União Internacional de Controle do Câncer e o INCA (2004), a classificação tem por finalidade:

- Ajudar o médico no planejamento do tratamento
- Indicar prognóstico
- Ajudar na avaliação dos resultados do tratamento
- Facilitar a troca de informações entre os centros de tratamento
- Contribuir para pesquisa contínua sobre o câncer humano.

O Quadro 8.3 apresenta um resumo esquemático da classificação clínica dos tumores e linfonodos, em seguida, o Quadro 8.4 sumariza os grupamentos por estádios.

T | Tumor primário

- TX: o tumor primário não pode ser avaliado
- T0: não há evidência de tumor primário
- Tis: carcinoma *in situ*
- T1: tumor com 2 cm ou menos em sua maior dimensão
- T2: tumor com mais de 2 cm e até 4 cm em sua maior dimensão
- T3: tumor com mais de 4 cm em sua maior dimensão
- T4a (lábio): tumor que invade estruturas adjacentes: cortical óssea, nervo alveolar inferior, assoalho da boca ou pele da face (queixo ou nariz)
- T4a (cavidade oral): tumor que invade estruturas adjacentes: cortical óssea, músculos profundos/extrínsecos da língua (genioglosso, hioglosso, palatoglosso e estiloglosso), seios maxilares ou pele da face
- T4b (lábio e cavidade oral): tumor que invade o espaço mastigador, lâminas pterigoides ou base do crânio ou envolve artéria carótida interna.

Nota: a erosão superficial isolada do osso/alvéolo dentário por tumor primário de gengiva não é suficiente para classificá-lo como T4.

Quadro 8.3 | Resumo esquemático | Lábio, cavidade bucal.

- T1: ≤ 2 cm
- T2: ≥ 2 até 4 cm
- T3: > 4 cm
- T4a
  - Lábio: invade cortical óssea, nervo alveolar inferior, assoalho da boca, pele
  - Cavidade oral: invade cortical óssea, músculos profundos extrínsecos da língua, seios maxilares, pele
- T4b: espaço mastigador, lâminas pterigoides, base do crânio, artéria carótida interna
- N1: homolateral, único, ≤ 3 cm
- N2
  - Homolateral, único, > 3 a 6 cm
  - Homolateral, múltiplo, < 6 cm
  - Bilateral, contralateral, ≤ 6 cm
- N3: ≥ 6 cm.

Quadro 8.4 | Grupamento por estádios.

Estádio 0	Tis	N0	M0
Estádio I	T1	N0	M0
Estádio II	T2	N0	M0
Estádio III	T1, T2	N1	M0
	T3	N0, N1	M0
Estádio IV-A	T1, T2, T3	N2	M0
	T4a	N0, N1, N2	M0
Estádio IV-B	Qualquer T	N3	M0
	T4b	Qualquer N	M0
Estádio IV-C	Qualquer T	Qualquer N	M1

N | Linfonodos regionais

- NX: os linfonodos regionais não podem ser avaliados
- N0: ausência de metástase em linfonodos regionais
- N1: metástase em único linfonodo homolateral, com 3 cm ou menos em sua maior dimensão
- N2: metástase em único linfonodo homolateral, com mais de 3 cm e até 6 cm em sua maior dimensão, ou em linfonodos homolaterais múltiplos, nenhum deles com mais de 6 cm em sua maior dimensão; ou em linfonodos bilaterais ou contralaterais, nenhum deles com mais de 6 cm em sua maior dimensão
- N2a: metástase em único linfonodo homolateral, com mais de 3 cm e até 6 cm em sua maior dimensão
- N2b: metástase em linfonodos homolaterais múltiplos, nenhum deles com mais de 6 cm em sua maior dimensão
- N2c: metástase em linfonodos bilaterais ou contralaterais, nenhum deles com mais de 6 cm em sua maior dimensão
- N3: metástase em linfonodo com mais de 6 cm em sua maior dimensão.

Nota: os linfonodos de linha média são considerados linfonodos homolaterais.

M | Metástase a distância

- MX: metástase a distância não pode ser avaliada
- M0: ausência de metástases a distância
- M1: metástase a distância.

Aspectos clínicos

Na sua maioria, o carcinoma epidermoide da mucosa bucal pode ser descrito como lesão ulcerada, com bordas elevadas, nítidas e endurecidas (cartonadas) com centro necrosado e base endurecida, devido à infiltração dos tecidos subjacentes, geralmente assintomática no início e de rápido crescimento (Figura 8.22), podendo haver variações, incluindo:

- Lesão ulcerada superficial (Figura 8.23)
- Lesões endofíticas
  - Ulceroinfiltrativas (Figura 8.24)
  - Ulcerodestrutivas (Figura 8.25)
- Lesões exofíticas
  - Vegetante moriforme (Figura 8.26)
  - Vegetante papilífera (Figura 8.27)
  - Vegetante em "couve-flor" (Figura 8.28)
  - Aspecto verrucoso (Figura 8.29)
- Lesões nodulares: profundas, submucosas.

Além desses aspectos, podem existir lesões brancas (leucoplasia), vermelhas (eritroplasia), marrons (melanina-melanoma).

Os carcinomas de glândulas salivares maiores ou menores iniciam-se por lesões nodulares, recobertos de mucosa de coloração normal, consistência fibrosada ao toque, assintomática e de crescimento lento. Hirota, em 2004, estudando 51 casos de pacientes portadores de neoplasias malignas nas glândulas

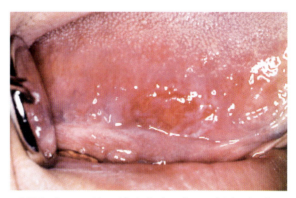

Figura 8.23 Carcinoma epidermoide: lesão ulcerada superficial em borda e ventre da língua.

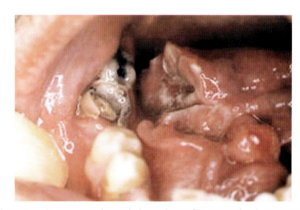

Figura 8.24 Carcinoma epidermoide: lesão ulceroinfiltrativa em borda posterior da língua e assoalho bucal.

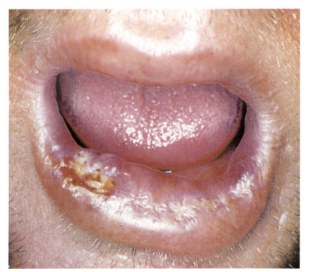

Figura 8.22 Carcinoma epidermoide: lesão ulcerada com bordas elevadas e nítidas, e com fundo necrótico, situada na transição entre a semimucosa e a mucosa labial inferior.

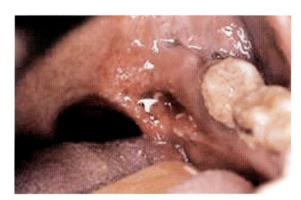

Figura 8.25 Carcinoma epidermoide: lesão ulcerodestrutiva situada no espaço retromolar.

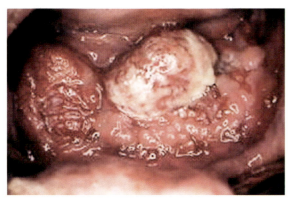

Figura 8.26 Carcinoma epidermoide: lesão vegetante moriforme em assoalho bucal.

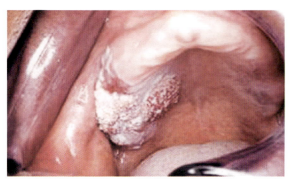

Figura 8.27 Carcinoma epidermoide: aspecto de lesão vegetante papilífera em rebordo alveolar superior e palato duro.

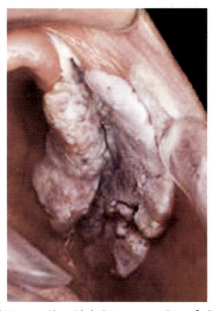

Figura 8.28 Carcinoma epidermoide: lesão vegetante em "couve-flor", localizada em rebordo alveolar superior, fundo de sulco vestibular e palato duro.

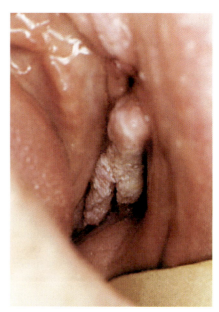

Figura 8.29 Carcinoma verrucoso em rebordo alveolar inferior e fundo de sulco (vertente lingual).

baixo grau de malignidade; 4, adenocarcinoma; e 1, carcinoma de células acinares.

Obrigatoriamente, durante o exame físico deve-se palpar os linfonodos que drenam a região em que a lesão está situada, visto que as metástases dos carcinomas ocorrem na sua grande totalidade nas vias linfáticas e apresentam consistência dura, fixa e indolor à palpação.

Os carcinomas da mucosa bucal ocorrem com maior frequência em lábio inferior, bordas linguais, assoalho bucal, tendo como diagnóstico diferencial paracoccidioidomicose, histoplasmose, cancro sifilítico e tuberculose.

Os carcinomas das glândulas salivares maiores ocorrem com maior frequência na parótida submandibular e, raramente, na sublingual. Nas glândulas salivares menores, ocorrem principalmente no palato duro/mole, tendo ambos como diagnóstico diferencial o adenoma pleomórfico.

Aspectos radiográficos

O carcinoma epidermoide primário intraósseo é extremamente raro, desenvolvendo-se a partir de restos embrionários do epitélio odontogênico.

A maioria dos casos se deve à invasão dos tecidos ósseos provocando alterações que podem ser observadas em exames imaginológicos (Figura 8.30) e outros (ver Capítulo 5, *Métodos Diagnósticos*).

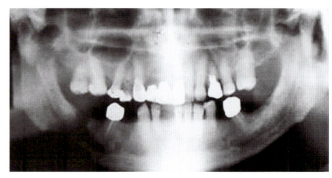

Figura 8.30 Carcinoma epidermoide: lesão intraóssea. Notar os aspectos em "roído de traça", em base, corpo e ângulo mandibulares.

salivares menores, concluiu que a maioria das doenças ocorreu após os 40 anos de idade, em leucodérmicos, na proporção de 3:1 em mulheres. Quanto à localização, a maior parte situava-se no palato duro/mole (32), seguido de mucosa da bochecha (7), língua (3), assoalho bucal (2), gengiva superior (2), e os 5 restantes em outras regiões diferentes. Quanto ao aspecto histopatológico, 23 eram carcinoma adenoide cístico; 13, carcinoma mucoepidermoide; 10, adenocarcinoma polimorfo de

Os aspectos radiográficos mais comuns são:

- Bordas mal definidas ("roído de traça")
- Destruição das corticais ósseas
- Ausência de osteoesclerose nas bordas da lesão
- Destruição do osso alveolar
- Ausência de reabsorção radicular
- Deslocamento dental (mobilidade), esfoliação espontânea
- Velamento unilateral do seio maxilar.

Diagnóstico

Pode-se diagnosticar o carcinoma pelos exames complementares (ver Capítulo 5, *Métodos Diagnósticos*):

- Citologia esfoliativa
- Biopsia incisional: histopatologia (teste de azul de toluidina)
- Microscopia confocal reflectante (ver Capítulo 5, *Métodos Diagnósticos*)
- Exames imaginológicos e outros.

Prognóstico

Depende de diversos fatores, como:

- Idade do paciente
- Condições sistêmicas
- Localização da lesão
- Estádio do tumor (TNM)
- Grau de diferenciação celular (Broders)
- Condições socioeconômicas.

Trabalhos recentes demonstram a atuação de várias proteínas relacionadas com marcadores de agressividade do CEC de cabeça e pescoço, proporcionando, inclusive, caminhos para novas pesquisas de medicamentos que possam reduzir a migração da neoplasia para outros locais (metástase), tais como a cofilina 1, estudada por Polachini et al. em 2012, que ponderam, porém, que "o bloqueio de sua síntese no organismo pode ter consequências indesejáveis, que ainda precisam ser estudadas". Dois outros marcadores também relacionados com o CEC bucal, estudados pelo grupo de pesquisadores do Grupo Genoma do Câncer da Cabeça e Pescoço (GENCAPO), demonstraram que, quanto menos expressa for a proteína FGFR4, pior será o prognóstico. Os pacientes com maior expressão da proteína H1F1 apresentaram melhor resposta à radioterapia, com maior sobrevida. No entanto, segundo os autores, novas pesquisas devem ser desenvolvidas para que se possa entender melhor o seu significado e serem observados possíveis efeitos indesejáveis ao organismo.

Atualmente, tem-se observado maior número de casos em indivíduos jovens, atribuídos à infecção pelo HPV (adquirido por meio de sexo oral).

O câncer bucal tem cura, desde que diagnosticado e tratado precocemente.

Noções terapêuticas

O tratamento é multiprofissional, sob a responsabilidade do médico oncologista, especialista de cabeça e pescoço (ver Capítulo 14, *Tratamento das Manifestações Estomatológicas Antes, Durante e Depois da Quimioterapia e Radioterapia*).

Cirurgia, radioterapia e quimioterapia

Devem ser realizadas na lesão primária e nos linfonodos regionais quando metastatisados; na linfoadenomegalia metastática e no esvaziamento cervical.

Efeitos secundários

As terapêuticas citadas podem apresentar os seguintes efeitos colaterais:

- Transitórios (agudos):
  - Edema
  - Deiscência e perda de retalhos microcirúrgicos e/ou de implantes/placas de reconstrução
  - Mucosite
  - Radiodermite
  - Alterações de olfato e paladar
  - Alterações hematológicas
  - Trismo
  - Xerostomia (quimioterapia)
  - Infecções oportunistas (relacionadas com mucosite e xerostomia)
  - Transtornos alimentares
- Permanentes (crônicos):
  - Xerostomia
  - Infecções oportunistas
  - Mutilação
  - Distúrbios da fala
  - Transtornos alimentares
  - Miopatias bucais e cervicais
  - Cárie de irradiação
  - Osteorradionecrose.

Prevenção

- Diagnosticar e tratar as lesões com potencial de transformação maligna
- Evitar fatores de risco
- Quimioprevenção (combater os radicais livres) com antioxidantes (vitamina A, C, E, enzimas etc.)
- Autoexame
- Palestras para esclarecimento e conscientização de alunos já no ensino fundamental (7 a 11 anos), principalmente sobre os males causados pelo tabagismo, etilismo e drogas recreativas, pois, infelizmente no Brasil, é nessa faixa etária que se inicia a exposição aos referidos fatores de risco e, como é de conhecimento que o tempo de exposição aos agentes carcinogênicos é longo, entre 25 e 30 anos, devem ocorrer 6 a 8 mutações sucessivas para que se possam notar os primeiros sinais de câncer de boca. Estas são dicas para uma prevenção ideal.

Perfil dos pacientes com carcinoma bucal

Os principais fatores são:

- Genético/familiar
- Sexo masculino e etnia branca (leucoderma)
- Idade acima dos 40 anos
- Tabagismo
- Etilismo
- Exposição à radiação ultravioleta de longo e médio espectros
- Exposição profissional: marinheiros, pescadores, agricultores, funcionários de indústrias têxteis e de pesticidas
- Desnutrição/dieta inadequada
- Má higiene
- Fatores biológicos
- Baixa imunológica: estresse e infecções.

Língua fissurada

A língua fissurada (Figura 8.31), considerada anomalia de desenvolvimento, caracteriza-se clinicamente por rachaduras rasas ou profundas no dorso da língua; ocorre em 5 a 10% da população, em ambos os sexos, com maior expressão com o passar da idade. Na porção mais profunda das fissuras pode haver erosão. Geralmente é assintomática, mas em alguns momentos pode manifestar ardor, devido à inflamação causada pela impacção de restos alimentares, principalmente nas regiões erodidas. O diagnóstico baseia-se em aspectos clínicos, não havendo necessidade de tratamento específico. Orientação sobre higiene local é recomendável, utilizando-se escovação do dorso lingual com escova de cerdas ultramacias.

Outras lesões da mucosa bucal

- Líquen plano
- Sífilis recente (secundária)
- Pelagra
- Impetigo contagioso
- Gonorreia
- Granuloma eosinofílico traumático
- Estomatite urêmica
- Doença de Riga-Fede.

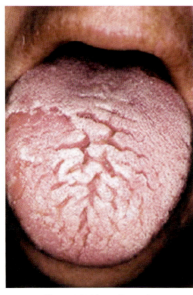

Figura 8.31 Língua fissurada.

Bibliografia

Aguilar LT. Dieta no risco de desenvolvimento de câncer bucal: estudo caso controle [Dissertação de Mestrado]. Curso de Pós-Graduação em Odontologia da FOUSP, São Paulo; 2002.

Alessi SS, Nico MMS, Fernandes JD, Lourenço SV. Reflectance confocal microscopy as a new tool in the in vivo evaluation of desquamative gingivitis: patterns in mucous membrane pemphigoid, pemphigus vulgaris and oral lichen planus. British Journal of Dermatology. 2013;168(2):257-64.

Barbosa JF. Câncer da Boca. 2. ed. São Paulo: Sarvier; 1966.

Brasil. Ministério da Saúde. Secretaria de Atenção à Saúde. Instituto Nacional de Câncer. TNM: classificação de tumores malignos/traduzido por Ana Lúcia Amaral Eisenberg. 6. ed. Rio de Janeiro: INCA; 2004.

Brasil. Ministério da Saúde INCA/Pro-Onco: Manual de detecção de lesões suspeitas: câncer de boca. 2. ed. Rio de Janeiro; 1996.

Brook I. Microbiology and management of periodontal infections. Gen Dent. 2003; 51(5):424-8.

Carvalho MB. Tratado de cirurgia de cabeça e pescoço e otorrinolaringologia. São Paulo: Atheneu; 2001.

Chavan M, Jain H, Diwan N, Khedkar S, Shete A, Durkar S. Recurrent aphthous stomatitis: a review. J Oral Pathol Med. 2012;41(8):577-83.

Dutra RL, Carvalho MBD, Santos MD et al. Profile as a prognostic marker in squamous cell carcinoma of the mouth and oropharynx. PLoS One. 2012;7(11):e50747.

Franco EL, Kowalski LP, Oliveira BV et al. Risks factors for oral cancer in Brazil: a case control study. Int J Cancer New York. 1989;3(6):992-1000.

Hassenian A, Ishikawa EM, Alencar FI, Marcucci G. Estudo da prevalência de lesões bucais em pacientes portadores de paracoccidioidomicose na região de Campo Grande, Mato Grosso do Sul. RPG Rev Pós Grad. 2000;7(3):214-218.

Hassouni N, Chkili T, Elmalki TA, Mohcine Z. Childhood Behcet's disease: clinical and evolutive aspects. About 13 cases. J Fr Ophtalmol. 2002;25(9):904-8.

Hirota SK. Neoplasias de glândulas salivares menores: aspectos clínicos, tratamento, prognóstico e qualidade de vida [Dissertação de Mestrado]. Curso de Pós-graduação em Odontologia da FOUSP, São Paulo, 2004.

Instituto Nacional de Câncer José Alencar Gomes da Silva. Coordenação Geral de Ações Estratégicas. Coordenação de Prevenção e Vigilância. Estimativa 2018: incidência de câncer no Brasil. Rio de Janeiro: Inca, 2018. 115 p.

Jainkittivong A, Aneksuk V, Langlais RP. Oral mucosal conditions in elderly dental patients. Oral Dis. 2002;8(4):218-23.

Kaminagakura E, Graner E, de Almeida OP et al. Oral paracoccidioidomycosis or squamous cell carcinoma? Gen Dent. 2004;52(1):48-50.

Laghmari M, Karim A, Allali F et al. Insulin-dependent diabetes mellitus and oral soft tissue pathologies. I. Prevalence and characteristics of non-candidal lesions. Oral Surg Oral Med Oral Pathol Oral Radiol Endod. 2000;89(5):563-9.

Larsen SA, Steiner BM, Rudolph AH. Laboratory diagnosis and interpretation of tests for syphilis. Clin Microbiol Rev. 1995;8(1):1-21.

Leto MGP, Santos Jr. GF, Porro AM, Tomimo RIJ. Infecção pelo papilomavírus humano: etiopatogenia, biologia molecular e manifestações clínicas. An Bras Dermatol. 2011;86(2):306-17.

Licitra L, Perrone F. Bossi P et al. High-risk human papillomavirus affects prognosis in patients with surgically treated oropharyngeal squamous cell carcinoma. J Clin Oncol. 2006;24:5630-36.

Lopez R, Fernandez O, Jara G, Baelum V. Epidemiology of necrotizing ulcerative gingival lesions in adolescents. J Periodontal Res. 2002;37(6):439-44.

Lowy DR, Munger KN. Prognostic implications of HPV in oropharyngeal cancer. Engl J Med. 2010;363:82-4.

Marcucci G. Lesões pré-cancerosas. In: Rapoport A. Câncer da Boca. 1. ed. São Paulo: Medisa; 1997.

Miranda RPG. Efeitos da lepra na cavidade oral. Publ Cent Est Leprol; 1970.

Neville BW, Damm DD, Allen CM, Bouquot JE. Patologia oral e maxilofacial. 2. ed. Rio de Janeiro: Guanabara Koogan; 2002.

Parise JR. O câncer da boca: Aspectos Básicos e Terapêuticas. 1. ed. São Paulo: Sarvier; 2000.

Polachini GM, Sobral LM, Mercante AMC et al. Proteomic approaches identify members of cofilin pathway involved in oral tumorigenesis. PLoS One. 2012;7(12):e50517.

Rapoport A. Câncer da boca. 1. ed. São Paulo: Medisa; 1997.

Regezi JA, Sciuba JJ. Patologia bucal: correlações clinicopatológicas. 3. ed. Rio de Janeiro: Guanabara Koogan; 2000.

Regin CC, Taioli E. Survival of squamous cell carcinoma of the head and neck in relation to human papillomavirus infection: review and meta-analysis. Int J Cancer. 2007;121:1813-20.

Santos GG, Marcucci G, Marchese L, Guimarães Jr. J. Aspectos estomatológicos das lesões específicas e não específicas em pacientes portadores da Moléstia de Hansen. Rev Pesq Odontol Bras. 2000;14(3):268-72.

Santos Md, Mercante AMdC, Louro ID et al. HIF1-alpha expression predicts survival of patients with squamous cell carcinoma of the oral cavity. PLoS ONE. 2012;7(9):e45228.

São Paulo. Secretaria Municipal de Comunicação. Dados atualizados referentes a causa mortis na capital em 2003 e previsão para 2004. Disponível em: http://www.prodam.sp.gov.br/sms/estatist/proaim/proaim/htm>.

SEADE. Fundação Sistema estadual de Análise de Dados. Disponível em: <http://www.saude.sp.gov.br/dsaude/morb_mor/m_geral?html/mg-dc.htm>.

Silva CEXSR, Silva IDCG, Cerri A, Weckx LLM. Prevalence of human papilomavirus in squamous cell carcinoma of the tongue. Oral Surgery, Oral Medicine, Oral Pathology, Oral Radiology, and Endodontics. 2007. pp. 497-500.

Singh AE, Romanowski B. Syphilis: review with emphasis on clinical, epidemiologic and some biologic features. Clin Microbiol Rev. 1999;12(2):187-209.

Sousa A, Stevaux OM, Santos GG, Marcucci G. Epidemiologia do carcinoma epidermoide da mucosa bucal. Contribuição ao estudo de três variáveis: sexo, faixa etária e raça. Rev Odontol Unicid. 1996;8(2):127-34.

Tommasi AF. Diagnóstico em patologia bucal. 3. ed. São Paulo: Pancast; 2002.

Westra W.H. The changing face of head and neck cancer in the 21 st century: the impact of HPV on the epidemiology and pathology of oral cancer. Head and Neck Pathology; 2009.

Wuehrmann NA, Manson-Hing LR. Radiologia dental. Barcelona: Salvat; 1997.

Yoshioka N, Deguchi M, Kagita M et al. Evaluation of chemiluminescent microparticle immunoassay for determination of Treponema pallidum antibodies. Clin Lab. 2007;53(9 a 12):597-603.

Lesões Vesicobolhosas

9

Dante Antônio Migliari | Gilberto Marcucci | Ilan Weinfeld

Introdução

As lesões vesicobolhosas devem levar o profissional a suspeitar, principalmente, de doença autoimune e de infecções virais. O profissional deve também ter conhecimento de que as lesões fundamentais não permanecem íntegras, por muito tempo, na cavidade bucal, e de que o paciente costuma procurar ajuda profissional depois que as vesículas e/ou bolhas já se romperam, podendo influenciar equivocadamente o caminho a ser seguido no processo de diagnóstico.

Pênfigos

Doenças dermatológicas, vesicobolhosas, com repercussão bucal, de etiologia desconhecida, consideradas atualmente como doenças autoimunes.

Pênfigos verdadeiros

Representados por várias formas clínicas, com manifestações estomatológicas desiguais.

Pênfigo vulgar ou de Besnier

Doença universal, caracterizada por altos títulos de anticorpos antiepitélio e depósito de imunocomplexo na camada espinhosa da epiderme e da mucosa bucal.

A observação atenta do estomatologista possibilita o diagnóstico precoce a partir das lesões da mucosa bucal. Essas lesões podem inicialmente ocorrer na mucosa bucal até 2 anos antes das manifestações dermatológicas (sistêmicas), possibilitando terapêutica antecipada com grande sucesso, diminuindo o sofrimento do paciente e melhorando sua prognose, que ainda hoje é reservada, decorrente da própria doença e dos efeitos colaterais, principalmente da corticoterapia prolongada.

O sinal de Nikolsky representa a expressão clínica do fenômeno da acantólise, sendo recurso de grande valor semiológico e considerado positivo quando, após friccionar a pele ou a mucosa normal, aparecer área úmida e rosada, e até formação de bolha.

As lesões podem atingir várias outras mucosas, desde que o epitélio seja escamoso estratificado, como é o caso de faringe, laringe, esôfago, uretra e ânus.

As lesões vesicobolhosas podem ocorrer em qualquer região da mucosa bucal, com preferência por gengivas, mucosa da bochecha, dorso e borda lingual, limites dos palatos duro/mole, que se rompem de imediato devido à ação muscular pela deglutição, fonação, formando, secundariamente, lesões ulceradas, de dimensões diversas, altamente dolorosas, que impedem a alimentação, inclusive por líquidos; o mesmo quadro clínico ocorre na pele, causando espoliação orgânica grave e caquexia. Dos 18 casos diagnosticados na disciplina de Semiologia da Faculdade de Odontologia da Universidade de São Paulo, 14 ocorreram em mulheres e 4 em homens, com idade média de 41 anos; ambos os grupos apresentaram lesões gengivais, linguais e em mucosa da bochecha (Figuras 9.1 a 9.3).

O diagnóstico é obtido pelos seguintes exames:

- Citologia esfoliativa: observando-se a ocorrência da célula acantolítica de Tzanck. Novas pesquisas vêm comprovar o valor da citologia esfoliativa no diagnóstico de dermatoses das mais variadas etiologias e, especificamente no caso do pênfigo vulgar, utilizando-se do teste de Tzanck, em que material das lesões bucais é coletado e submetido à técnica de imunofluorescência direta (IFD). Este exame é uma das melhores opções, pois confirma o diagnóstico da doença, ressaltando seu valor prognóstico, de maneira rápida e de fácil execução, com baixo custo, e sem agressões ao paciente, como em biopsias incisionais (Brito et al., 2009)
- Biopsia incisional: histopatologia rotineira com hematoxilina-eosina (HE), em que se observa fenda ou bolha (aqui não se refere à lesão fundamental, mas à lacuna observada no exame histopatológico) intraepitelial ou suprabasal, manifestação de todas as formas de pênfigo e que caracteriza o fenômeno da acantólise, comum às diversas formas de pênfigo, em que a célula perde o contato com as demais e fica livre, sendo esta característica denominada como "célula de Tzanck"
- IFD: à imunofluorescência, observa-se depósito do imunocomplexo na região intercelular do epitélio da mucosa bucal
- Microscopia confocal reflectante: importante e revolucionária técnica não invasiva, *in vivo*, em tempo real; inicialmente desenvolvida para o diagnóstico de lesões dermatológicas, vem mostrando excelentes resultados positivos no diagnóstico de lesões da mucosa bucal, como na gengivite descamativa, alteração que pode ocorrer previamente às manifestações clínicas de pênfigo vulgar, penfigoide benigno de

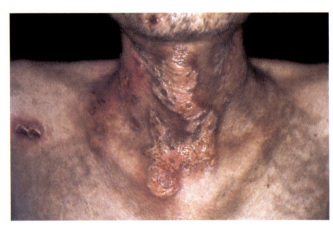
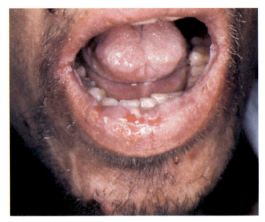

Figura 9.1 Lesões dermatológicas do pênfigo vulgar.

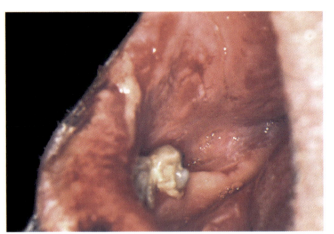

Figura 9.2 Lesões eritematosas do pênfigo vulgar na fase aguda.

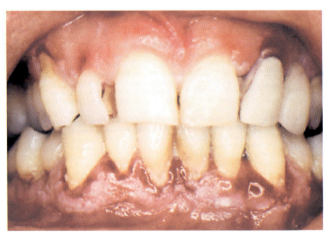

Figura 9.3 Lesões eritematosas do pênfigo vulgar na fase crônica.

mucosa e líquen plano, demonstrada pela primeira vez em imagens de lesões gengivais por Alessi et al., em 2013
- Imunofluorescência indireta (IFI): determinará a titulação de anticorpos antiepitélio que, além de diagnóstica, é utilizada também como parâmetro de cura
- Microscopia eletrônica: tem sido utilizada em inúmeros trabalhos de pesquisa com o objetivo de determinar os sítios iniciais da lesão
- Teste sorológico: Hashimoto (2003) e Komai et al. (2001), em trabalhos de pesquisa sobre a fisiopatologia dos pênfigos, referem a descoberta do teste sorológico imunoenzimático (ELISA, *enzyme-linked immunosorbent assay*) para detecção de anticorpos antidesmogleína, que possibilita identificar dois subtipos de pênfigo vulgar: a forma mucosa que reage apenas a Dsg 3, e a cutaneomucosa, que reage a Dsg 1 e 3. Por esse mesmo exame, foi identificada a transformação de pênfigo vulgar em foliáceo e vice-versa. Este teste deverá, em futuro não muito remoto, ser de grande uso para diagnóstico e terapêutica dos pênfigos (Quadro 9.1).

Para terapêutica local, ver Líquen plano, no Capítulo 7, *Alterações de Cor da Mucosa Bucal e dos Dentes*; para terapêutica sistêmica, ver Capítulo 15, *Terapêutica Medicamentosa de Algumas Doenças Estomatológicas | Como Prescrever e Atestar*.

Pênfigo vegetante ou de Newmann

Variante do pênfigo vulgar, raro na mucosa bucal, podendo iniciar com lesões bolhosas ou pustulosas que se transformam, respectivamente, em ulcerações e vegetações, ocorrendo principalmente em pacientes mais idosos, na mucosa de palato duro/mole (Figura 9.4), de melhor prognóstico comparativamente com a forma vulgar.

O diagnóstico é obtido pelos mesmos exames complementares utilizados para o reconhecimento do pênfigo vulgar: sorológico e detecção de anticorpos anti-Dsg 3 + Dsg 1.

Quadro 9.1 Classificação simplificada atual dos pênfigos segundo Hashimoto (2003).

Doença		Ig	Antígeno
Pênfigo vulgar	Tipo mucosa dominante	IgG	Dsg 3
	Tipo mucocutânea	IgG	Dsg 3 + Dsg 1
Pênfigo vegetante		IgG	Dsg 3 + Dsg 1
Pênfigo foliáceo		IgG	Dsg 1
Pênfigo eritematoso		IgG	Dsg 1
Pênfigo herpetiforme		IgG	Dsg 1 (Dsg 3)
Pênfigo induzido por medicamentos		IgG	Heterogênico
Pênfigos endêmicos	Brasileiro	IgG	Dsg 1 (Dsg 3 Dscl 3?)
	Tunisiano	IgG	Dsg 1 + Dsg 3
	Colombiano	IgG	Dsg 1 + ?????

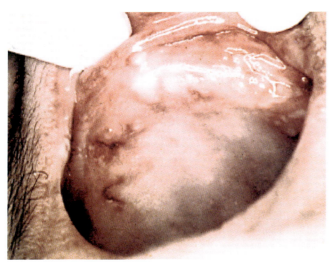

Figura 9.4 Pênfigo vegetante: lesões na mucosa da bochecha.

Para terapêutica local, ver Pigmentação bucal, no Capítulo 7, *Alterações de Cor da Mucosa Bucal e dos Dentes*; para terapêutica sistêmica, ver Capítulo 15, *Terapêutica Medicamentosa de Algumas Doenças Estomatológicas | Como Prescrever e Atestar*.

Pênfigo foliáceo

Doença universal de etiologia não esclarecida e de cunho autoimune. Descrita pela primeira vez na França, em 1852, por Cazanave; quando fez distinção do pênfigo vulgar. No Brasil ocorre uma forma típica, endêmica em algumas regiões, atingindo principalmente indivíduos de baixo nível social, hiponutridos, e a maioria oriunda da zona rural, denominada popularmente fogo selvagem, pois os pacientes são acometidos de hipertermia, insuportável sensação de calor, ardor e queimação generalizadas e grande sensibilidade ao frio, produzindo odor característico de "ninho de rato" e de prognose reservada.

O grande diferencial entre os demais pênfigos é por não apresentar lesões vesicobolhosas na mucosa bucal, sendo semelhante às demais manifestações dermatológicas e sistêmicas (Figura 9.5), inclusive a resposta do sinal de Nikolsky na pele. Quanto ao prognóstico de sobrevida, é bem melhor que o do pênfigo vulgar.

Apesar de não apresentar lesões vesicobolhosas na mucosa bucal, Marcucci et al. (1976) pesquisaram aspectos estomatológicos em 106 pacientes com a referida doença e encontraram grande quantidade de lesões brancas, leucoedemas e hiperqueratoses, bem como maior ocorrência de *C. albicans*. Em 1982, Marcucci et al., em nova pesquisa com microscopia eletrônica, buscando eventuais sinais de formação de bolhas, concluíram que existem várias alterações no complexo unitivo, mas não suficientes para a sua completa formação, apesar de a IFD ser positiva nesse local.

Seu diagnóstico é obtido, além do sinal de Nikolsky positivo na pele, pelos mesmos exames utilizados para diagnóstico do pênfigo vulgar, sendo que a bolha acantolítica ocorre entre a camada espinhosa e a granulosa na pele. Teste sorológico utilizado na forma endêmica brasileira mostra positividade para Dsg 1 (Dsg 3, Decl 3?). Para terapêutica sistêmica, consultar Capítulo 14, *Terapêutica Medicamentosa de Algumas Doenças Estomatológicas: como Prescrever e Atestar*.

Pênfigo eritematoso

Também chamado de síndrome de Senear-Usher. É a forma benigna de pênfigo foliáceo, com melhor prognóstico (Figura 9.6).

Outros pênfigos (menos comuns)

- Pênfigo herpetiforme
- Pênfigo induzido por medicamentos
- Pênfigo paraneoplásico
- Pênfigo endêmico
  - Tunisiano
  - Colombiano.

Penfigoides

Doenças vesicobolhosas autoimunes de etiologia não definida, representadas pelo depósito do imunocomplexo contra a membrana basal, de curso crônico e geralmente benigno, destacando-se as formas clínicas descritas a seguir.

Penfigoide benigno de mucosa

Também conhecido como penfigoide das membranas mucosas, penfigoide cicatricial e dermatite bolhosa mucossinequiante e atrofiante de Lortat-Jacob.

Ocorre em indivíduos de meia-idade (na maioria dos casos) e em mulheres. Acomete várias mucosas, mas predomina na bucal – na gengiva marginal e inserida – sendo caracterizado por vesículas e bolhas e, secundariamente, por áreas ulceradas, erodidas e eritematosas (Figura 9.7), com epitélio da mucosa destacando-se facilmente ao menor toque. Na mucosa conjuntival pode produzir simbléfaro, aderência de grau variável da pálpebra móvel ao globo ocular; e pode ocorrer eventual envolvimento dermatológico. Em caso de diagnóstico positivo para a doença, mesmo frente à manifestação exclusiva na cavidade

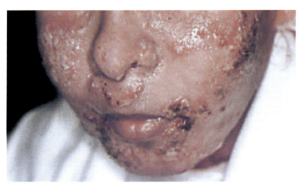

Figura 9.5 Lesões dermatológicas do pênfigo foliáceo brasileiro.

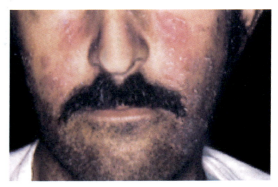

Figura 9.6 Lesões dermatológicas da síndrome de Senear-Usher.

bucal, uma vez que existe a possibilidade de alterações na conjuntiva ocular, é fundamental encaminhar o paciente para avaliação oftalmológica. Dos 19 casos diagnosticados na disciplina de Estomatologia Clínica, 16 ocorreram em mulheres e 3 em homens, com idade média de 52 anos, e localizados na quase totalidade em gengiva.

A citologia esfoliativa é utilizada para descartar as demais formas de pênfigos verdadeiros, pois apresentam células acantolíticas de Tzanck, enquanto os penfigoides não a apresentam.

- Sinal de Nikolsky: é considerado como falso Nikolsky positivo, pois não há formação de células acantolíticas de Tzanck
- Biopsia: histopatologia com HE, em que se observa fenda ou bolha subepitelial ou sub-basal, não ocorrendo acantólise
- IFD: deve-se observar o depósito linear de imunocomplexo contra membrana basal
- Recente método de diagnóstico como o teste ELISA, que detecta anticorpos circulantes do pênfigo benigno de mucosa (PBM) contra os antígenos BP 180 e BP 320; já se encontra comercializado
- IFI: em 90% dos casos o resultado da sorologia é negativo.

O diagnóstico diferencial inclui gengivite descamativa, que não é considerada como entidade autônoma, mas pode estar presente previamente a pênfigos, penfigoides e líquen plano.

Para terapêutica local, ver Capítulo 7, *Alterações de Cor da Mucosa Bucal e dos Dentes*; para terapêutica sistêmica, ver Capítulo 15, *Terapêutica Medicamentosa de Algumas Doenças Estomatológicas | Como Prescrever e Atestar*.

Penfigoide bolhoso | Parapênfigo/Lener

As lesões vesicobolhosas ocorrem principalmente em indivíduos acima de 60 anos, sem local de preferência na mucosa bucal. Ao contrário do penfigoide benigno de mucosa, grande quantidade de casos tem envolvimento da pele (Figura 9.8), confundindo-se muitas vezes com as lesões do pênfigo vulgar.

O diagnóstico é obtido por: sinal de Nikolsky, citologia esfoliativa, exame histopatológico e IFD – são os mesmos do penfigoide benigno de mucosa. IFI é significativa, revelando presença de IgG, anticorpos antimembrana basal em cerca de 50% dos casos.

Para terapêutica local, ver Capítulo 7, *Alterações de Cor da Mucosa Bucal e dos Dentes*; para terapêutica sistêmica, ver Capítulo 15, *Terapêutica Medicamentosa de Algumas Doenças Estomatológicas | Como Prescrever e Atestar*.

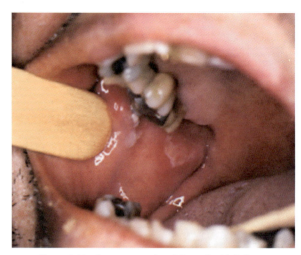

Figura 9.8 Lesões na mucosa bucal do penfigoide bolhoso.

Infecções virais

A mucosa bucal e os tecidos moles adjacentes são sítios frequentes de infecções virais. Muitas infecções apresentam curta duração e frequentemente consistem em episódios subclínicos. Porém, em pacientes com imunodepressão, causada por doença (AIDS, leucemia, câncer disseminado) ou por uso de medicamentos imunossupressores, essas infecções podem produzir considerável morbidade e sérias complicações. Nesses casos em particular, o diagnóstico rápido é necessário, pois possibilita o tratamento precoce da doença viral.

Herpes-vírus humano

Os herpes-vírus humanos (HHV) são vírus contidos em mólecula de DNA e apresentam oito subtipos patogênicos em seres humanos. A maioria deles pode produzir manifestações orais (Quadro 9.2).

Herpes-vírus simples

A infecção pelo herpes-vírus simples (HSV) é o tipo mais comum em seres humanos. Ambos os tipos virais, HSV-1 e HSV-2, produzem lesões em mucosas bucal e genital. No entanto, a infecção oral é causada principalmente pelo HSV-1, sendo o HSV-2 responsável, na maioria das vezes, por infecções genitais.

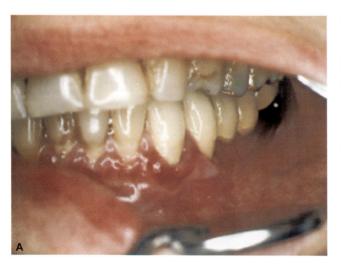
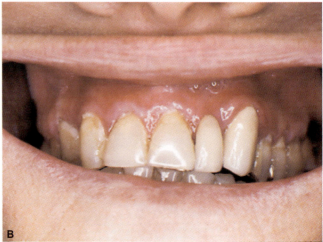

Figura 9.7 Lesões na mucosa bucal: penfigoide benigno de mucosa inferior (**A**) e de mucosa superior (**B**).

Quadro 9.2	Principais infecções herpéticas da mucosa bucal.
Doença bucal	**Causa**
Gengivoestomatite herpética	HSV-1, HSV-2
Herpes viral	HSV-1, HSV-2
Varicela	HHV-3 (vírus varicela-zóster)
Herpes-zóster	HHV-3 (vírus varicela-zóster)
Mononucleose	HHV-4 (vírus Epstein-Barr)
Leucoplasia pilosa	HHV-4 (vírus Epstein-Barr)
Citomegalovírus	HHV-5
Sarcoma de Kaposi	HHV-8

HHV, herpes-vírus humano; HSV, herpes-vírus simples. Adaptado de Bruce et al., 2002.

Infecção primária

A primeira exposição ao HSV-1 ocorre durante a infância, entre 6 meses e 5 anos de idade, causando a infecção primária. Essa exposição pode ser subclínica, e, portanto, não ser diagnosticada, ou manifestar-se clinicamente como pequenas vesículas predominantes na gengiva, que se rompem formando úlceras, caracterizando a gengivoestomatite herpética aguda (Figura 9.9).

Os sintomas são febre, linfadenopatia localizada, irritabilidade, dor e incapacidade de se alimentar. Em adultos, a infecção primária é rara e caracterizada por lesões similares, mas pode se limitar à região de palato mole e às tonsilas. A infecção primária envolve superfícies queratinizadas e não queratinizadas.

Em geral, o diagnóstico é obtido por meio de sinais e sintomas clínicos, porém a citologia esfoliativa pode ser útil em alguns casos; as células infectadas pelo vírus exibem características de células gigantes multinucleadas. O tratamento em pacientes imunocompetentes é paliativo e sintomático, visando à prevenção da desidratação em crianças. A doença é autolimitante, resolvendo-se espontaneamente em 10 a 14 dias. Em imunocomprometidos o risco de infecção disseminada é maior e, portanto, é indicado tratamento com antiviral sistêmico (aciclovir). Para mais informações, ver Capítulo 15, *Terapêutica Medicamentosa de Algumas Doenças Estomatológicas | Como Prescrever e Atestar*.

Infecção recorrente

O HSV afeta muitas células, incluindo as epiteliais e as do tecido neural. Após resolução da infecção primária oral, o HSV migra através de nervos sensitivos até o gânglio trigêmeo, permanecendo ali em estado de latência. O vírus latente é reativado por estímulos, como luz solar (radiação ultravioleta), febre, traumatismos, imunossupressão intercorrente, ou infecção, e é transportado no sentido inverso, podendo infectar as células epiteliais causando infecção secundária ou recorrente. Há um período prodrômico caracterizado por sintoma de "queimação", dormência ou prurido. Após 24 a 48 h, ocorre a erupção de vesículas, localizadas geralmente em região labial e perilabial. As lesões se rompem formando crostas em aproximadamente 1 ou 2 dias, e a cura ocorre em 7 a 10 dias em pacientes imunocompetentes (Figura 9.10).

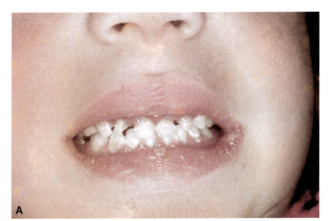
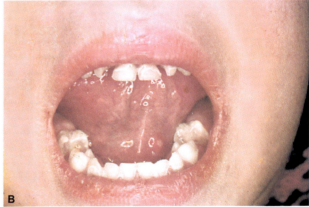

Figura 9.9 Gengivoestomatite herpética primária: lesões periorificiais (**A**) e lesões bucais (**B**).

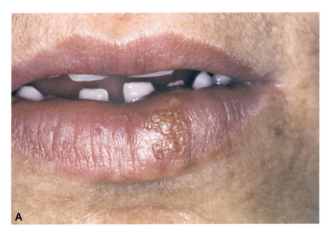
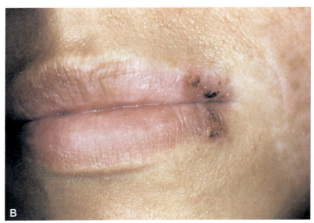

Figura 9.10 Lesão na semimucosa labial inferior por herpes recorrente: fase aguda (**A**) e fase crônica (**B**).

Lesões recorrentes intrabucais são raras, porém quando ocorrem se limitam à mucosa queratinizada (mucosa aderida ao periósteo, gengiva inserida e mucosa de palato duro), diferenciando-a da estomatite aftosa, a qual afeta mucosa não queratinizada (mucosa labial, ventre de língua e mucosa da bochecha). O diagnóstico da infecção recorrente baseia-se nos sintomas e sinais do paciente, assim como em relato de acometimento prévio de lesões pelo HSV. Em imunocompetentes a regressão das lesões é espontânea, apesar das recidivas constantes.

Para terapêutica, ver Capítulo 15, *Terapêutica Medicamentosa de Algumas Doenças Estomatológicas | Como Prescrever e Atestar*.

Vírus varicela-zóster

A evolução da infecção por esse vírus é semelhante à do HSV. A infecção primária pelo vírus varicela-zóster (HHV-3 ou VZV) é denominada catapora ou varicela, seguindo um período de latência, podendo haver recorrência após muitas décadas, sendo denominada herpes-zóster.

Infecção primária

Produz a doença clássica da infância, varicela ou catapora, a qual acomete geralmente crianças de até 10 anos de idade. Frequentemente, as lesões bucais – vesículas, bolhas que se ulceram secundariamente (Figura 9.11) – ocorrem em pacientes com varicela. O diagnóstico é clínico, realizado por meio das características das lesões cutâneas, que são erupções vesiculares concentradas no tronco. A varicela é autolimitante, raramente havendo necessidade de terapêutica.

Infecção recorrente

A infecção primária por VZV é seguida por latência em gânglio sensitivo correspondente. A reativação do vírus resulta em erupção vesicular característica denominada herpes-zóster ou "cobreiro". Inicia-se por dor prodrômica do nervo afetado (dermátomo) e em seguida ocorrem as erupções vesiculares. A localização das lesões é patognomônica do herpes-zóster, pois a distribuição de vesículas é unilateral, ocorrendo ao longo de um ramo nervoso, o mesmo acontecendo na mucosa bucal (Figura 9.12). Após 7 a 10 dias, as vesículas ulceram e formam-se crostas na pele e ulcerações na mucosa bucal. O tratamento consiste em analgésico tópico e enxaguatórios bucais, durante a fase ulcerativa. Deve ser realizada também a terapêutica sistêmica, incluindo analgésicos sistêmicos fortes e antivirais sistêmicos, os quais reduzem o risco de neuralgia pós-herpética. A neuralgia pós-herpética é a dor que persiste após remissão da doença, e é mais frequente em pacientes com mais de 50 anos de idade.

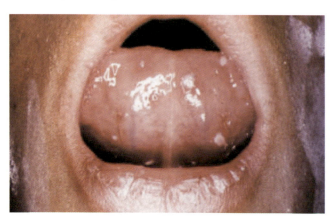

Figura 9.11 Lesões na mucosa bucal na varicela.

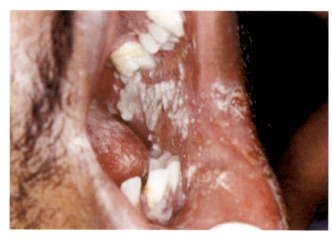

Figura 9.12 Lesões do herpes-zóster na mucosa bucal.

Vírus Epstein-Barr

Mononucleose infecciosa

Também conhecida como monofebre glandular ou doença do beijo. O vírus Epstein-Barr (HHV-4 ou EBV) é encontrado na saliva e se dissemina por contato oral. A infecção é comum em adultos jovens (pela transferência direta de saliva) e frequentemente é subclínica. A doença é caracterizada por febre persistente de 2 a 14 dias, linfadenopatia, e as lesões orais têm aspecto herpetiforme e de petéquias em palato mole e faringe, de autorresolução em 2 a 3 dias, além de amigdalite faringiana com exsudato. O diagnóstico deve ser confirmado por exames laboratoriais, como hemograma completo, sendo observada leucocitose. Linfócitos atípicos em grande número são encontrados; são conhecidos como "mononucleoses" e confirmados pela reação de Paul-Bunnell. A mononucleose tem regressão espontânea, e as lesões de orofaringe são geralmente assintomáticas. A terapia antiviral não é eficiente, e o uso de antibiótico ou corticosteroides sistêmicos é recomendado apenas em casos de infecção faríngea ou edema de faringe, respectivamente.

Infecção parasitária

Toxoplasmose

Doença provocada por protozoário, o *Toxoplasma gondii*, que atinge animais e estes passam a ser vetores do parasito. A contaminação humana se dá por meio da ingestão de carne contaminada. As fezes dos animais também são transmissoras.

A manifestação clínica na boca é pouco comum e quando aparece é em forma de enantema, vesículas múltiplas de aspecto herpetiforme, principalmente na mucosa da bochecha.

Os exames laboratoriais para o diagnóstico incluem IFI e ELISA. A reação de exclusão do corante de Sabin-Feldman, que foi o método de referência para detecção de anticorpos para *T. gondii*, é atualmente muito pouco usada.

Erupções medicamentosas

Eritema multiforme

De etiologia às vezes incerta, ligada a mecanismos imunológicos ou não: reações de hipersensibilidade/medicamentosas, devido a agentes desencadeantes como medicamentos (analgésicos, sulfas); infecções como faringite, laringite, alimentos deteriorados; vacinações.

É processo agudo na maioria das vezes, limitado à pele ou às mucosas, e em 25% dos casos ocorre em ambos. As lesões mucosas se iniciam com vesículas ou bolhas, ou com áreas avermelhadas, ambas transformando-se secundariamente em ulcerações e erosões (Figura 9.13) dolorosas, impedindo alimentação e fonação. As lesões cutâneas são polimorfas quando tomam a forma de alvo, ocorrendo principalmente em extremidades, palmas, mãos e pés, facilitando o diagnóstico diferencial.

O diagnóstico é obtido por dados anamnéticos procurando-se identificar os agentes desencadeantes. O aspecto clínico é interessante quando presente, facilitando a formulação diagnóstica do *eritema pigmentar fixo*. A citologia esfoliativa pode descartar outras lesões vesicobolhosas (primoinfecção herpética, pênfigo vulgar). Biopsia incisional e consequente exame histopatológico não confirmam diagnóstico, mas podem orientá-lo.

O diagnóstico diferencial inclui primoinfecção herpética, pênfigo vulgar, penfigoide benigno de mucosa e penfigoide bolhoso.

O tratamento consiste em afastar agentes desencadeantes e, na fase aguda, no uso de corticosteroides e anti-histamínicos locais e sistêmicos.

Síndrome de Stevens-Johnson

Considerada forma bolhosa grave do eritema multiforme, apresentando os mesmos aspectos clínicos (Figura 9.14), mas com maior intensidade na pele, na mucosa bucal, labial esofágica e genital, além de dores musculares e articulares, febre, cefaleia, coriza, faringite, conjuntivite, infecção pulmonar e mal-estar geral, ocorrendo também linfadenopatia.

O tratamento médico-hospitalar é feito com controle hídrico, antibiótico e corticoterapia de responsabilidade médica.

Fenômenos de retenção de muco

Representados por crescimentos com conteúdo salivar mucoso no seu interior. Eles podem se apresentar em duas formas clínicas bem distintas, como se segue.

Mucocele

Lesão séssil com dimensões que variam de 0,5 a 2 cm de diâmetro, situada, na sua maioria, no limite da semimucosa labial

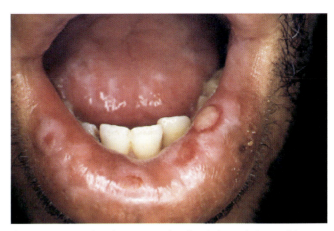

Figura 9.14 Lesões ulceradas na mucosa bucal na síndrome de Stevens-Johnson.

com a mucosa bucal, principalmente no lábio inferior, de coloração azulada (Figura 9.15A) e consistência mole à palpação. Ocorre devido a traumatismo ou minissialólitos que bloqueiam o ducto excretor, provocando extravasamento no tecido conjuntivo, formando então a bolha, que, em alguns casos, aumenta ou diminui de volume, referindo incômodo pelo paciente e, às vezes, dor.

De fácil diagnóstico pela anamnese e pelo exame físico, pode-se também puncionar drenando líquido viscoso citrino semelhante à clara de ovo (Figura 9.15B).

No tratamento, pode-se tentar passar 2 ou 3 fios de sutura na tentativa de sua drenagem, com resultados satisfatórios em pequeno número de casos. A remoção cirúrgica cruenta produz melhores resultados desde que removida a glândula salivar menor que a está provocando. O material retirado deve ser encaminhado para exame histopatológico como rotina da clínica. Em alguns casos pode haver recidiva da lesão.

Rânula

Essa denominação se deve à sua semelhança com o ventre de rã. Ocorre no assoalho bucal, na maioria das vezes unilateralmente, devido a traumatismo do ducto da glândula sublingual ou em virtude de sialólito impedindo o fluxo salivar normal. Da mesma maneira que na mucocele, extravasa-se ao tecido conjuntivo subjacente, formando, então, tumefação, de dimensões maiores, que chega a abranger metade do assoalho bucal, de coloração azulada, que pode desaparecer se estiver muito aprofundada no conjuntivo (Figura 9.16).

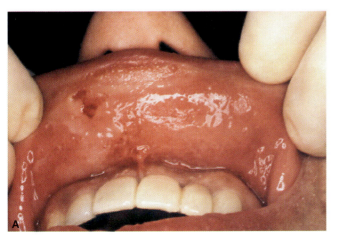

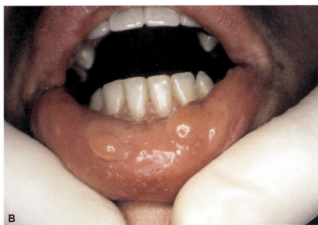

Figura 9.13 Lesões na mucosa bucal. Eritema multiforme na mucosa labial superior: fase aguda – úlcera (**A**); na mucosa labial inferior e bolhas (**B**).

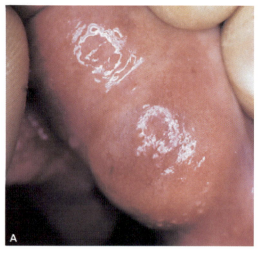 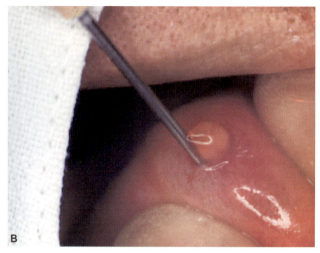

Figura 9.15 Fenômeno de retenção de muco: mucocele na mucosa labial inferior (**A**); punção (saliva em clara de ovo) (**B**).

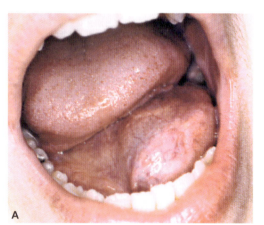 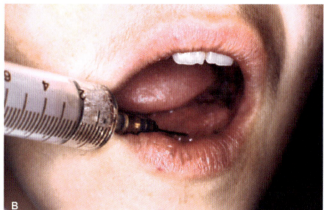

Figura 9.16 Fenômeno de retenção de muco: rânula no assoalho bucal esquerdo (**A**); punção (**B**).

O diagnóstico é obtido por punção, com drenagem de saliva viscosa. O tratamento pode ser realizado de três formas: técnica de micromarsupialização, criada pioneiramente por Cardoso (1974), que consiste na passagem de 2 a 3 suturas, que devem permanecer 7 a 14 dias, com a finalidade de produzir microcanalículos; pela marsupialização, removendo parte do teto da lesão (capuz) e suturando com 3 ou 4 pontos nas suas bordas; ou, na maioria das vezes, pela remoção total da glândula sublingual e, eventualmente, submandibular. Nestas duas últimas técnicas, o material deve ser encaminhado para histopatologia de rotina. No caso de remoção parcial da lesão, tomar o cuidado para não bloquear o restante do ducto salivar durante a sutura.

O diagnóstico diferencial inclui cistos dermoide, epidermoide, branquial e lipoma.

Sialolitíase

Obstrução do canal excretor de uma glândula salivar maior por um ou mais sialólitos, podendo raramente ocorrer no seu interior e, mais raramente ainda, nas glândulas salivares acessórias, que, em geral, são obstruídas por traumatismo ou devido a um tampão mucoso.

Nas glândulas salivares maiores, ocorre principalmente na submandibular, devido à característica anatômica do seu canalículo ser tortuoso, partindo da glândula até chegar à carúncula lingual, e à grande viscosidade de sua saliva, o que não ocorre com as demais glândulas salivares maiores. Sua presença na glândula parótida é pequena e quase nunca na sublingual.

Ao aumentar suas dimensões, o cálculo impede o escoamento salivar, provocando tumefações seriadas com incremento e diminuição do volume glandular, tendo como consequências inflamação e dor local. Essa sintomatologia, provocada pelo estímulo salivar, ocorre principalmente durante a alimentação, e é de grande importância para estabelecer o diagnóstico. Quando se infecta secundariamente, esta sintomatologia torna-se mais intensa, notando-se secreção purulenta.

A radiografia oclusal inferior pode evidenciar área radiopaca de dimensões variadas, correspondente à forma do cálculo existente (Figura 9.17); porém, se não estiver bem calcificado ou decorrer de tampão mucoso, este aspecto radiográfico não será observado.

O diagnóstico diferencial inclui o flebólito, e o tratamento consiste na remoção cirúrgica do cálculo. Em alguns casos, quando situado no interior da glândula submandibular em processos crônicos, é indicada a remoção completa da glândula.

Cisto de retenção ou de erupção

Cisto de tecido mole, variante do cisto dentígero, que ocorre principalmente em crianças, caracterizado clinicamente por

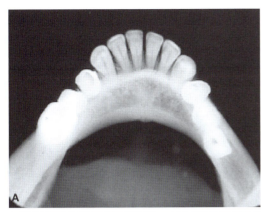
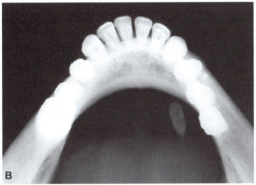

Figura 9.17 Sialólito no assoalho bucal. **A.** Imagem radiopaca na radiografia oclusal. **B.** Formação de outro sialólito após 8 meses da remoção do anterior.

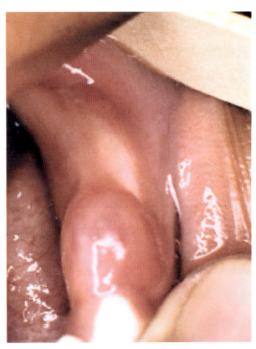

Figura 9.18 Cisto de erupção: rebordo alveolar inferior direito – lesão globosa com líquido transparente em seu interior.

aumento de volume em cima de um dente em erupção, contendo líquido claro ou sanguinolento, de consistência mole à palpação (Figura 9.18).

Não necessita de tratamento, pois o dente irá irromper através da lesão.

Outras lesões vesicobolhosas

- Líquen plano
- Herpes gestacional
- Dermatite herpetiforme de Duhring-Brocq
- Dermatite bolhosa IgA linear
- Epidermólise bolhosa adquirida ou congênita
- Doença de mão-pé-boca
- Molusco contagioso
- Acrodermatite enteropática.

Bibliografia

Alessi SS, Nico MMS, Fernandes JD, Lourenço SV. Reflectance confocal microscopy as a new tool in the in vivo evaluation of desquamative gingivitis: patterns in mucous membrane pemphigoid, pemphigus vulgaris and oral lichen planus. British J Dermatol. 2013;168(2):257-64.

Barbosa LM, Silva RS, Verardino GC et al. Penfigoide de membranas mucosas com esteatose esofágica grave. An Bras Dermatol. 2011;86(3)565-8.

Brito MMC, Tarquínio DC, Arruda D et al.. Citologia de Tzanck: redescobrindo uma antiga ferramenta diagnóstica. An Bras Dermatol. 2009;84(4):431-3.

Bruce AJ, Hairston BR, Rogers III RS. Diagnosis and management of viral infections. Dermatologic Therapy. 2002;15:270-86.

Cardoso AS. Micromarsuapialização. Tema apresentado no VI Congresso Paulista de Odontologia em Janeiro de 1974. In: Tommasi AF. Diagnóstico Bucal. 1. ed. São Paulo: Medisa; 1977. p. 509.

Cucé LC, Costa Neto C. Manual de Dermatologia. 2. ed. Rio de Janeiro: Atheneu; 2001.

Cunha PR, Barravieira SRC. Dermatoses bolhosas autoimunes. An Bras Dermatol. 2009;84(2):11-24.

Harman KE, Albert S, Black MM. Guidelines for the management of pemphigus vulgaris. British J Dermatol. 2003;149:926-37.

Hashimoto T. Recent advances in the study of the pathophysiology of pemphigus. Arch Dermatol Res. 2003;295:S2-11.

Komai A et al. The clinical transition between pemphigus foliaceus and pemphigus vulgaris correlates well with the changes in autoantibody profile assessed by a enzyme-linked immunosorbent assay. British J Dermatol. 2001;144(6):1177-82.

Kurzeja M, Rakowska A, Rudnicka I et al. Criteria for diagnosing pemphigus vulgaris and pemphigus foliaceus by reflectance confocal microscopy. Skin Rev Technol. 2012;18(3):339-46.

Leto MGP, Santos Jr. GF, Porro AM et al. Infecção pelo papilomavírus humano: etiopatogenia, biologia molecular e manifestações clínicas. An Bras Dermatol. 2011;86(2):306-17.

Marcucci G, Cucé LC, Soto MN et al. Contribuição ao estudo da ultraestrutura da mucosa bucal em doentes de pênfigo foliáceo brasileiro. Rev Fac Odont S Paulo. 1982;20(1/2):5-25.

Marcucci G, Longhi L, Araújo NS. Pênfigo foliáceo – aspectos estomatológicos III. Estudo citológico, histológico e histoquímico. Ars Curandi em Odontol. 1976;3(4):10-6.

Marcucci G, Silva M, Ashcar A. Pênfigo foliáceo – aspectos estomatológicos III. Estudo micológico. Ars Curandi em Odontol. 1997;3(3):7-19.

Marcucci G, Tomasi AF, Fonseca JB. Pênfigo foliáceo – aspectos estomatológicos I. Estudo clínico. Ars Curandi em Odontol. 1976;3(2):20-7.

Moscarella E, Gonzáles S, Agozzino M et al. Pilot study on reflectance confocal microscopy imagining of linchen planus: a real-time, non-invasive aid for clinical diagnosis. J Eur Acad Dermatol Venereol. 2012; 26(10):1258-65.

Ortiz-Urda S et al. The plant lectin wheat germ agglutinin inhibits the binding of pemphigus foliaceus autoantibodies to desmoglein 1 in a majority of patients and prevents pathomecanisms of pemphigus foliaceus in vitro and in vivo. J Immunol. 2003;171(11):6244-50.

Spaeth S et al. IgG, IgA and IgE autoantibodies against the ectodomain of desmoglein 3 in active pemphigus vulgaris. British J Dermatol. 2001;144(6):1183-8.

Yoshioka N, Deguchi M, Kagita M et al. Evaluation of a chemiluminescent microparticle immunoassay for determination of Treponema pallidum antibodies. Clin Lab. 2007;53(9-12):597-603.

Crescimentos Teciduais

10

Dante Antônio Migliari | Esther Goldenberg Birman (*in memoriam*) | Fernando Ricardo Xavier da Silveira | Gilberto Marcucci | Ilan Weinfeld

Introdução

Classicamente, neste grupo, incluem-se as neoplasias benignas e os processos inflamatórios, além de outras condições menos comuns. Em casos de alterações decorrentes de inflamação, denominadas "processos proliferativos não neoplásicos", a existência de sinais de inflamação e a associação de um provável agente etiológico constitui um facilitador do diagnóstico das lesões.

Neoplasias benignas

Papiloma

Neoplasia epitelial benigna de crescimento lento e progressivo, de aspecto exofítico, papilar ou verrucoso, sendo seu desenvolvimento relacionado com papilomavírus humano (HPV), especialmente os subtipos 6 e 11 (ver Capítulo 7, *Alterações de Cor da Mucosa Bucal e dos Dentes*). A infecção por HPV ocorre predominantemente por meio de relação sexual (devido a abrasões e microlacerações da pele e da mucosa desenvolvidas durante o ato), existindo a possibilidade de transmissão também por autoinoculação ou contato com objetos contaminados. O HPV pertence a uma família de vírus relacionados com tumores e induz proliferação cutânea e mucosa de células epiteliais. Uma pequena quantidade, porém relevante, de indivíduos saudáveis tem apresentado infecções pelo HPV especificamente com os subtipos envolvidos no desenvolvimento de neoplasias malignas da cavidade bucal.

O aspecto clínico é caracterizado por pápula de coloração semelhante à do tecido local (rosado), de consistência mole, podendo ser avermelhada ou, ainda, esbranquiçada, devido à queratinização, com superfície mais irregular ou escamosa. Geralmente é pedunculada, semelhante a uma verruga, ou com múltiplas projeções diminutas, parecendo uma couve-flor (Figura 10.1).

Na maioria das vezes, a lesão situa-se na região de úvula, palato (mole e duro), língua (dorso e borda lateral), lábios e, com menos frequência, gengiva e mucosa da bochecha, sendo seu tamanho em torno de 0,5 cm de diâmetro.

O papiloma pode ocorrer em qualquer idade, porém é mais comum na 3ª até a 5ª década de vida, sem predileção por sexo.

Deve-se considerar, devido ao seu aspecto clínico, o diagnóstico diferencial entre verruga vulgar e condiloma acuminado.

O tratamento recomendado é a remoção da lesão com margem de segurança; dificilmente ocorre recidiva.

Fibroma

Refere-se a uma neoplasia benigna do tecido conjuntivo fibroso. A lesão é produzida por uma reação a um trauma local e constitui uma hiperplasia fibrosa focal.

Inicialmente apresenta-se como uma pápula de coloração rósea e superfície lisa. Ao se desenvolver, aumenta de tamanho e se transforma em um nódulo bem definido e firme à palpação. Em geral é séssil e tem até 2 cm de diâmetro. A hiperqueratose secundária ao trauma pode ser responsável pela alteração de cor da lesão, quando se torna esbranquiçada (Figura 10.2).

Frequentemente localiza-se nas mucosas labial e da bochecha e também na borda lateral da língua.

O crescimento do fibroma é lento, não apresenta sintomatologia e é mais frequente em adultos, sem predileção por sexo ou etnia.

O tratamento de escolha é a remoção cirúrgica, porém, a eliminação da causa é fundamental para evitar recidiva.

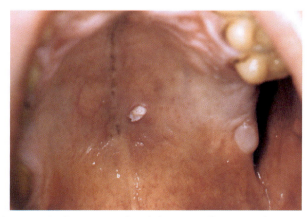

Figura 10.1 Papiloma. Lesão pedunculada com superfície rugosa esbranquiçada em palato duro.

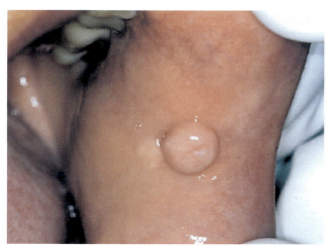

Figura 10.2 Fibroma: lesão séssil com superfície lisa e coloração idêntica à da mucosa que a circunda.

Hemangioma

A literatura médica conceitua o hemangioma como lesão vascular, que pode se apresentar como neoplasia benigna dos vasos sanguíneos, hamartoma (massa tumoriforme decorrente de um tecido em local diferente do original) ou malformação vascular.

Clinicamente, a lesão pode ser plana ou elevada, representada por mácula, pápula, nódulo ou tumoração, de coloração vinhosa. A consistência elástica ou fibrosa depende da quantidade de tecido conjuntivo que se interpõe entre os espaços vasculares. Quanto à coloração vermelha ou azul-purpúrea, dependerá da profundidade de sua localização no tecido. Em geral não é possível delimitar a extensão da lesão, que pode assumir desde pequenos até os maiores tamanhos, localizando-se frequentemente na língua (dorso), gengiva e mucosa da bochecha (Figura 10.3). Quando presente em crianças, o hemangioma geralmente se localiza na pele e no couro cabeludo, regredindo espontaneamente após a puberdade em aproximadamente 85% dos casos (hamartoma).

À palpação pode-se sentir, por vezes, pulsação, e à diascopia (vitropressão), o resultado será positivo, ou seja, a lesão sumirá, demonstrando o componente vascular retornando ao seu aspecto inicial após descompressão. Assim considera-se a manobra semiotécnica de fundamental importância para o diagnóstico.

Reconhecem-se dois tipos básicos de hemangioma. O mais comum é o capilar e sua denominação está relacionada com o pequeno tamanho dos vasos. Está presente ao nascimento ou após algumas semanas de vida, regredindo com o avançar da idade. O segundo tipo, o cavernoso, implica vasos maiores e localização mais profunda no tecido, impedindo geralmente a delimitação da lesão; diferentemente do capilar, não involui.

Hemangiomas faciais e bucais são próprios da síndrome de Sturge-Weber, também denominada angiomatose encefalotrigeminal, devido ao fato de acometer a área inervada por um dos ramos do nervo trigêmeo. As lesões vasculares podem ser reconhecidas como manchas em "vinho do Porto" ou "nevo flâmeo". Os tecidos do cérebro (meninges) e da face podem ser envolvidos, refletindo alterações oculares, como glaucoma, malformações da conjuntiva, coroide e retina, e mentais, como retardo e convulsões. Na gengiva pode ocorrer hiperplasia; as lesões seriam semelhantes ao granuloma piogênico.

O tratamento para as pequenas lesões e aquelas mais volumosas com ligadura ou embolização prévia do vaso que a irriga pode ser cirúrgico. Pode também envolver crioterapia, utilização de *laser* de CO_2 ou injeção de agentes esclerosantes para induzir fibrose e redução de tamanho.

Linfangioma

Como a maioria das lesões angiomatosas, o linfangioma pode ser considerado um distúrbio de desenvolvimento e não especificamente uma neoplasia benigna dos vasos linfáticos. Assim, pode representar lesão congênita observada tanto ao nascimento como nos primeiros anos de vida, o que reforça seu caráter de hamartoma; todavia, não apresenta prevalência quanto a sexo e etnia.

Sua etiologia e seus aspectos histológicos são similares aos do hemangioma, mas sua origem vascular linfática, a partir da sequestração de tecido linfático que não guarda comunicação com o restante do sistema, lhe confere, portanto, aspecto de edema.

Trata-se de lesão pouco comum, que pode ocorrer isoladamente ou associada a hemangiomas, sendo mais frequentemente localizada na língua, especificamente nos dois terços anteriores, o que lhe atribui o aspecto compatível com macroglossia.

Clinicamente apresenta-se como massa de aspecto nodular ou papilar, geralmente difusa, muito mal definida, indolor e de coloração mais clara que o tecido local (Figura 10.4). A lesão é macia ao toque e inicialmente desenvolve-se superficialmente, distendendo os tecidos à medida que aumenta e abrange a região de pescoço, quando passa, então, a assumir aspecto mole e flutuante, próprio de tecido cístico, constituindo o higroma cístico. Se envolver o triângulo anterior na região cervical, representará perigo devido à possibilidade de obstrução das vias respiratórias.

O tratamento consiste na remoção cirúrgica cruenta e, mais atualmente, na utilização de *laser* de CO_2, cujos resultados têm se mostrado promissores, porém, devido à possibilidade de a lesão infiltrar-se, não sendo possível delimitá-la, a recidiva pode ser comum. Como alternativa de tratamento, é possível injetar agentes esclerosantes no local, mas com resultados frustrantes.

Lipoma

Neoplasia benigna de tecido gorduroso mais comum no restante do corpo quando em comparação com a cavidade bucal.

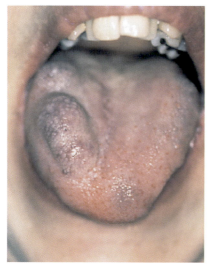

Figura 10.3 Hemangioma: lesão nodular séssil com coloração azulada no dorso da língua.

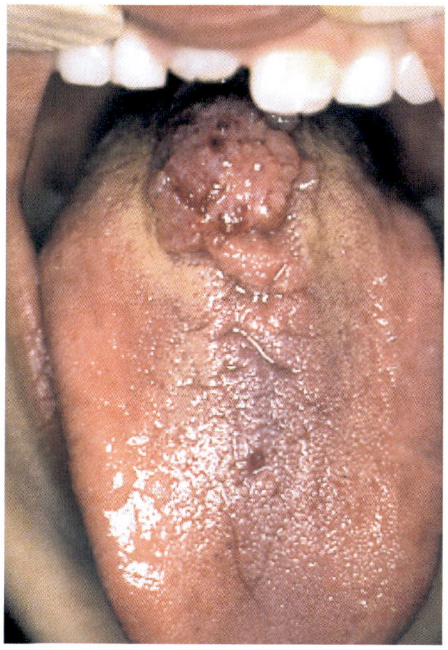

Figura 10.4 Linfangioma: lesões múltiplas e uma nodular com superfície de aspecto granulomatoso avermelhado no dorso da língua.

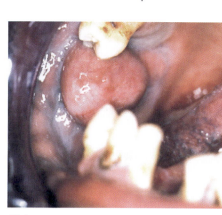

Figura 10.6 Liomioma. Lesão nodular com aspecto lobulado e coloração normal em espaço retromolar.

Consiste em nódulo séssil ou pedunculado, de consistência mole à palpação, circunscrito, que, muitas vezes, é delimitado por uma cápsula. Em geral sua coloração é amarelada (Figura 10.5), porém, quando situado em profundidade no tecido, apresenta-se rosado.

Sua localização mais comum é na mucosa da bochecha, seguindo-se em menor prevalência em lábios, língua e assoalho bucal, sendo seu crescimento caracteristicamente lento.

Acomete indivíduos de ambos os sexos e qualquer etnia, em geral na quarta década de vida, embora possa surgir em qualquer idade.

A terapia baseia-se na remoção cirúrgica. O lipoma localizado intramuscularmente tem possibilidade de recidiva, face à infiltração da massa tumoral.

Liomioma

Neoplasia benigna originária do tecido muscular liso, raramente encontrada na cavidade bucal, sendo mais comum no útero. A lesão apresenta-se como nódulo, em geral firme, de coloração igual à do tecido local, ocorrendo com mais frequência na língua e nos lábios, seguindo-se a mucosa da bochecha e o palato (Figura 10.6).

Sua origem também pode estar relacionada com musculatura lisa da túnica média de vasos sanguíneos, o que lhe confere a denominação angiomioma ou liomioma vascular. Este tem coloração diferente do local, sendo azulado devido ao componente vascular. Normalmente a massa é assintomática e desenvolve-se lentamente, sem predileção por sexo, faixa etária ou etnia.

Seu tratamento consiste na remoção cirúrgica, e o prognóstico é muito bom, pois praticamente não ocorrem recidivas.

Rabdomioma

Neoplasia benigna originária do tecido muscular esquelético que, embora rara no restante do corpo, com exceção do coração, é mais comum na região de cabeça e pescoço.

Caracteriza-se por nódulo ou massa tumoral que pode assumir grandes conformações de acordo com sua evolução, promovendo sua detecção; por vezes a massa pode ser composta de diferentes nódulos no mesmo sítio. Em geral, localiza-se em assoalho bucal, língua e palato mole, acometendo desde crianças até adultos e idosos, geralmente do sexo masculino, sem predileção por etnia.

Seu tratamento consiste na remoção cirúrgica, e o prognóstico é satisfatório frente à difícil possibilidade de recidiva.

Neurilemoma ou schwannoma

Neoplasia benigna originária das células de Schwann, rara na cavidade bucal. Apresenta-se como nódulo encapsulado, de mesma cor do tecido local (Figura 10.7). A lesão é mais comum na língua e aumenta lentamente, em geral sem qualquer sintomatologia. Pode também se desenvolver no interior do tecido ósseo, muitas vezes na região posterior da mandíbula, promovendo sua expansão. Neste caso, é possível interpretar, radiograficamente, área radiolúcida unilocular.

A neoplasia não apresenta predileção por sexo ou etnia, porém é mais frequentemente observada em adultos jovens ou de meia-idade.

Seu tratamento consiste na remoção cirúrgica, sendo o prognóstico favorável diante da rara possibilidade de recidiva.

Neurofibroma

Neoplasia benigna originária de nervos periféricos, manifestando-se como lesão solitária ou em múltiplos nódulos. Este último caso representa a síndrome de von Recklinghausen

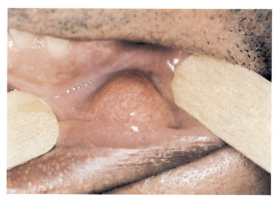

Figura 10.5 Lipoma: lesão nodular séssil com coloração ligeiramente amarelada, localizada em fundo de sulco vestibular anterior.

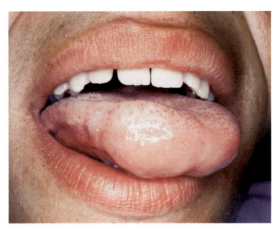

Figura 10.7 Neurilemoma. Lesão nodular séssil com superfície lisa e coloração normal em borda e ponta de língua.

(neurofibromatose), doença cutânea de caráter autossômico dominante, caracterizada por manchas cutâneas (café com leite), anormalidades ósseas e alterações do sistema nervoso central.

Apresenta-se como nódulo de coloração igual à do tecido local (Figura 10.8). A massa é assintomática, não é encapsulada e desenvolve-se lentamente. Dor e parestesia estão associadas às raras situações das quais se origina neoplasia, nos planos mais profundos ou no interior do tecido ósseo.

Ocorre em qualquer idade, principalmente em adultos jovens, afetando mais comumente a língua e a mucosa da bochecha, sem prevalência quanto ao sexo.

A biopsia é importante principalmente para diferenciação de fibroma, tumor de células granulares, entre outros. O tratamento consiste na remoção cirúrgica, com rara possibilidade de recorrência. Há risco de transformação maligna nos casos de neurofibromatose.

Processos proliferativos não neoplásicos

Hiperplasia fibrosa inflamatória

Processo de origem inflamatória decorrente de estímulos proliferativos produzidos pela ação de agentes físicos, em geral traumatismos crônicos. É mais comum em adultos usuários de próteses totais ou parciais.

Geralmente a hiperplasia de células e fibras do tecido conjuntivo afeta a mucosa sob variados aspectos quanto a sua localização e extensão. Desenvolve-se com mais frequência em gengiva, fundo de sulco, palato e mucosa do rebordo alveolar, mantendo em geral a cor do tecido local (Figura 10.9).

Hiperplasias fibrosas podem aparecer isoladamente, principalmente na gengiva, associadas a restaurações dentárias e traumatismos provocados durante a mastigação. As hiperplasias do palato podem estar relacionadas com próteses totais mal confeccionadas com, por exemplo, câmara de vácuo, que representa uma depressão na região central da prótese total para a obtenção de retenção.

As hiperplasias do palato são uma variante da hiperplasia fibrosa – a hiperplasia papilomatosa –, que representa o desenvolvimento de projeções papilares, de aspecto granuloso, coloração avermelhada, como resposta inflamatória; tais projeções, de natureza exofítica, sem invasão da submucosa nem reabsorção do osso palatino são friáveis e geralmente sangram ao traumatismo. É possível observar, nessas situações, a associação de uma prótese total mal adaptada a um quadro de má higienização e consequente superpopulação de *Candida albicans*.

O diagnóstico diferencial é bem limitado devido à relação causa–efeito, observada clinicamente nos casos de hiperplasia fibrosa inflamatória.

O tratamento da hiperplasia fibrosa é a remoção cirúrgica do tecido em excesso. Outros cuidados devem ser observados, como a resolução dos problemas da prótese (p. ex., preenchimento da câmara de vácuo) ou a confecção de uma nova prótese. A prescrição de antifúngicos para os casos de *Candida albicans* também é indicada. Em situações em que existam múltiplas hiperplasias na cavidade bucal, a remoção pode ser realizada em etapas, optando-se por cirurgia convencional cruenta, bisturi elétrico ou cirurgia a *laser*.

Recomenda-se, após a confecção da prótese, o acompanhamento do paciente para comprovação da extinção dos fatores que desencadearam a proliferação tecidual.

Fibromatose gengival

Entre os processos proliferativos, estão representadas as fibromatoses gengivais não neoplásicas, que predominam na gengiva inserida – tanto da maxila como da mandíbula. Destacam-se em dois tipos: hereditária e anatômica.

A fibromatose gengival hereditária pode ser transmitida por gene de caráter autossômico dominante ou até mesmo recessivo, afetando vários membros de uma mesma família e de ambos os sexos. Apresenta-se clinicamente por aumento gengival amplo sob duas formas: nodular e lisa. Os dentes podem ser parcial ou totalmente recobertos pelo aumento gengival

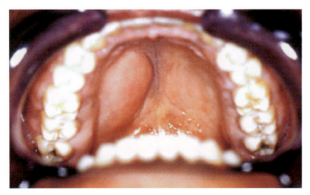

Figura 10.8 Neurofibroma. Tumoração séssil com superfície lisa e coloração normal em palato duro/mole.

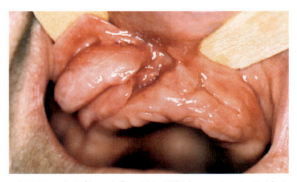

Figura 10.9 Hiperplasia fibrosa inflamatória. Múltiplos crescimentos teciduais com coloração avermelhada em rebordo alveolar superior e fundo de sulco vestibular causados por traumatismo de prótese total.

com possibilidade de afetar a erupção dentária (Figura 10.10A e B). A forma nodular em comparação à lisa é a de pior prognóstico, pois em muitos casos somente a plastia gengival não resolve o problema devido às múltiplas recidivas que só cessam após a remoção dos elementos dentários submersos na fibromatose. O diagnóstico diferencial inclui fibromatose anatômica e hiperplasia induzida por medicamentos. O tratamento pode ser realizado por remoção cirúrgica ou *laser* de CO_2, que oferece vantagens no transoperatório.

A fibromatose gengival anatômica é somente um crescimento gengival bem fibrosado e limitado, sem causa aparente, ocorrendo principalmente na região retromolar inferior ou nas tuberosidades, assintomático e de dimensões variadas (Figura 10.11). O diagnóstico diferencial inclui fibromatose hereditária e hiperplasia induzida por medicamentos. O tratamento é cirúrgico cruento ou por *laser* de CO_2, quando ocorrer dificuldade em fonação, deglutição ou estética do paciente.

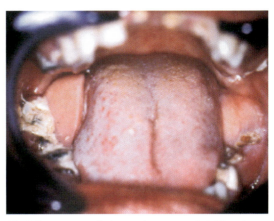

Figura 10.11 Fibromatose anatômica: crescimentos gengivais bilaterais em rebordo alveolar inferior posterior.

Hiperplasia gengival induzida por medicamentos

Hiperplasias gengivais podem se desenvolver devido à utilização de alguns tipos de medicamentos. São clássicas as proliferações gengivais induzidas por fenitoína, ciclosporina e nifedipino.

A fenitoína (difenil-hidantoína ou dilantina) é um anticonvulsivante altamente efetivo e amplamente prescrito para tratamento da epilepsia. Seu mecanismo de ação parece estar relacionado com a habilidade de inibir a colagenase, podendo, inclusive, alterar os níveis de vitaminas e sais minerais. A exposição pré-natal à fenitoína pode resultar em alterações estruturais, comportamentais e do desenvolvimento, conhecidas como síndrome da hidantoína fetal.

A ciclosporina é um medicamento imunossupressor seletivo, amplamente utilizado para tratamento de pacientes transplantados e indivíduos que apresentam disfunções autoimunes, como doença de Behçet, artrite reumatoide e diabetes tipo 1. Em geral a proliferação gengival ocorre após o 3º mês de uso, sendo sua prevalência variável de 13 a 82% e em maior frequência em pacientes jovens.

O nifedipino é um bloqueador dos canais de cálcio, sendo utilizado como anti-hipertensivo. Hassessian et al., em 2003, pesquisando a hiperplasia gengival em 48 pacientes submetidos a tratamento anti-hipertensivo pelo nifedipino, detectaram-na em 16 pacientes (33,3%), com maior incidência em homens (14), com localização na gengiva marginal inferior, anterior, por vestibular, e nos casos em que as dosagens eram de 30 a 40 mg/dia. Em áreas edêntulas não foram observadas hiperplasias.

O termo "hiperplasia gengival" aplicado a essas alterações é considerado impróprio, pois o crescimento gengival não é resultado do aumento do número de células, mas sim de incremento no volume do tecido extracelular, com número variável de células inflamatórias. É curioso observar, em uma comparação entre fibroblastos coletados da alteração e fibroblastos gengivais sadios, que, após 2 dias em cultura, os primeiros multiplicam-se mais rapidamente.

As hiperplasias gengivais induzidas por medicamentos envolvem inicialmente a papila interdental de modo generalizado, podendo evoluir cobrindo toda a superfície dentária. As proliferações costumam ser mais evidentes na face vestibular dos dentes anteriores (Figuras 10.12 a 10.14). É de grande interesse clínico o fato de estas hiperplasias não se desenvolverem em áreas edêntulas. O potencial irritativo do biofilme dental e de cálculos parece exercer importante papel na determinação da gengiva como sítio primário das lesões bucais.

A associação de medicamentos agrava o quadro; por outro lado, a boa higienização bucal é capaz de minimizá-lo. Há uma relação positiva entre a dose do medicamento e a gravidade do crescimento gengival.

A retirada do medicamento cessa o contínuo crescimento da lesão, porém, como tal medida nem sempre é possível, recomenda-se a remoção cirúrgica do tecido proliferado por meio de gengivectomia convencional ou utilização de *laser*. Neste último caso, o *laser* de argônio é aplicado para conter o crescimento gengival, mas, se o paciente continuar a usar o medicamento, as recidivas serão inevitáveis.

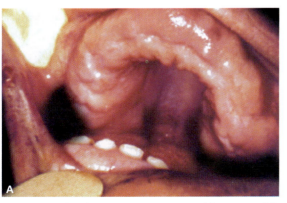
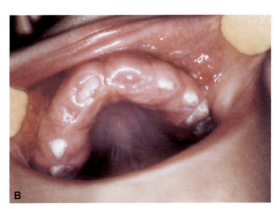

Figura 10.10 Fibromatose hereditária. **A.** Crescimento gengival de aspecto nodular, recobrindo todos os dentes superiores (tia da paciente em **B**). **B.** Crescimento gengival com aspecto liso, recobrindo parcialmente os dentes superiores.

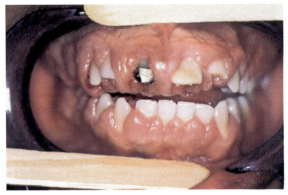

Figura 10.12 Hiperplasia medicamentosa induzida por dilantina. Observa-se crescimento gengival recobrindo parcialmente os dentes superiores e inferiores.

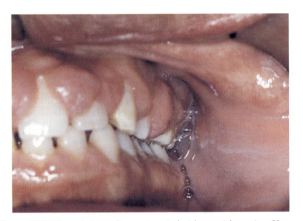

Figura 10.13 Hiperplasia medicamentosa induzida por ciclosporina. Observa-se crescimento gengival recobrindo parcialmente os dentes superiores e inferiores.

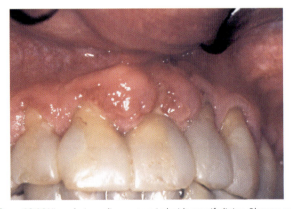

Figura 10.14 Hiperplasia medicamentosa induzida por nifedipino. Observa-se crescimento gengival nos dentes superiores anteriores.

Granuloma piogênico

Representa crescimento tecidual que ocorre na mucosa bucal e na pele na forma de pápula ou nódulo, consistindo em reação excessiva do tecido conjuntivo a estímulos variados, como cálculos, corpos estranhos e traumatismo. Afeta indivíduos de qualquer idade, embora seja mais comum em crianças e adultos jovens do sexo feminino.

Embora o termo refira-se a granuloma e existência de pus, tais elementos não são encontrados na lesão, sendo esta decorrente de produção incontrolada de tecido de granulação durante fase de reparação.

Origina-se com maior frequência na papila interdental dos dentes anteriores superiores, localizando-se também em língua, lábios, mucosa bucal e rebordo alveolar edentado; a lesão é séssil ou pedunculada e de rápido desenvolvimento. Apresenta coloração vermelha brilhante que, com o passar do tempo, devido à sua maturação, torna-se rósea, resultado de aumento da fibrose e diminuição da vascularização (Figura 10.15). Geralmente é indolor, porém, algumas vezes o tecido pode se ulcerar, provocar sangramento e sintomatologia decorrente de traumatismo no local.

Apresenta-se como variante o granuloma gravídico, que, embora sugerido pelo termo, não representa consequência da gestação, mas sim de fator predisponente à lesão devido às alterações hormonais que ocorrem em tal período.

O diagnóstico diferencial inclui hiperplasia fibrosa, lesão periférica de células gigantes e fibroma ossificante periférico.

A localização da lesão é importante elemento no processo diagnóstico, visto que as duas últimas lesões citadas como hipóteses de diagnóstico ocorrem, exclusivamente, em gengiva inserida, papila interdentária ou rebordo alveolar.

A remoção cirúrgica é a terapêutica; contudo, a excisão incompleta pode ocasionar recorrência. É fundamental a eliminação de qualquer fator local que possa atuar como irritante, evitando recidivas.

Lesão periférica de células gigantes

Lesão nodular de base séssil ou pedunculada que se desenvolve exclusivamente na gengiva ou rebordo alveolar, representando a contraparte dos tecidos moles da lesão central de células gigantes. Sua origem está relacionada com o ligamento periodontal ou o periósteo. Vários aspectos desencadeantes podem ser observados, como traumatismo, irritação local e exodontias recentes.

A tumefação, geralmente de crescimento limitado, apresenta-se comumente na região anterior aos molares, com discreta prevalência na mandíbula, no sexo feminino e na faixa etária de 50 a 60 anos. À palpação, apresenta-se firme, com superfície lisa ou ligeiramente granular, de coloração rosa a castanho-escura, podendo apresentar cores violáceas em hemorragias tardias; em geral é avermelhada, porém, mais azulada que a do granuloma piogênico (Figura 10.16). Quando localizada na papila interdental, pode promover discreta reabsorção óssea.

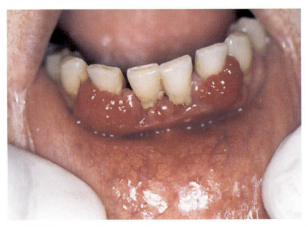

Figura 10.15 Granuloma piogênico: lesão com aspecto granulomatoso e coloração avermelhada em rebordo alveolar inferior para vestibular.

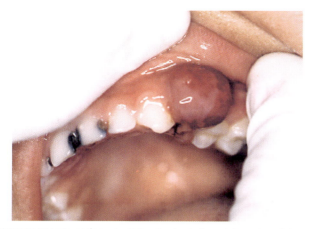

Figura 10.16 Lesão periférica de células gigantes: lesão nodular, pedunculada com superfície lisa e coloração avermelhada em rebordo alveolar superior para vestibular.

O diagnóstico diferencial inclui hiperplasia fibrosa, granuloma piogênico e fibroma ossificante periférico.

Seu tratamento consiste na remoção da lesão com vigorosa curetagem do osso subjacente para evitar recidivas, apresentando bom prognóstico.

Fibroma ossificante periférico

Caracterizado por grande número de células, exibindo formação de osso, material semelhante a cimento ou calcificação distrófica.

Lesão nodular de natureza reacional, localizada exclusivamente em gengiva inserida e papila interdental. A massa é avermelhada ou rosada, em geral séssil, geralmente de tamanho não superior a 2 cm, podendo assumir raramente dimensões maiores (Figura 10.17A). Acomete jovens na faixa de 10 a 19 anos de idade, com maior frequência em mulheres; tem predileção por maxila e região anterior de incisivos e caninos.

O exame radiográfico auxilia o diagnóstico, visto que focos radiopacos centrais, correspondendo a mineralização, associados ou não a discreta reabsorção da crista do rebordo em sua base, podem ser identificados (Figura 10.17B).

O diagnóstico diferencial inclui hiperplasia fibrosa, lesão periférica de células gigantes e granuloma piogênico.

O tratamento consiste em remoção cirúrgica com vigorosa raspagem da região, para evitar recidiva.

Cistos de tecidos moles

Cisto do ducto tireoglosso

Cisto de desenvolvimento, tendo sua origem na proliferação do epitélio remanescente do ducto tireoglosso. É o cisto mais comum na região da linha média do pescoço, com desenvolvimento, em sua maioria, abaixo do osso hioide, representado por lesão nodular, de consistência borrachoide à palpação, geralmente assintomática (Figura 10.18).

Ocorre em pacientes de média idade e na mesma proporção em jovens com menos de 10 anos, podendo infectar-se secundariamente com drenagem através de fístula cutânea.
O diagnóstico diferencial inclui os cistos branquial, sebáceo, dermoide e a rânula mergulhante. O tratamento é cirúrgico, devendo-se proceder ao exame histopatológico depois.

Cisto dermoide

Considerado distúrbio de desenvolvimento, podendo ocorrer em qualquer região do corpo; quando intrabucal, encontra-se principalmente na região anterior do assoalho bucal. Caracteriza-se por aumento de volume de consistência mole à palpação, coloração ligeiramente amarelada; geralmente é assintomático (Figura 10.19).

Quando situado acima do músculo milo-hióideo, desloca a língua para cima, dificultando a fonação e a deglutição; quando situado abaixo do referido músculo, o aumento de volume desenvolve-se na linha média do pescoço, com dimensões variadas.

O diagnóstico diferencial inclui os cistos branquial ou sebáceo, e o lipoma. O tratamento é cirúrgico, devendo-se proceder ao exame histopatológico depois.

Cisto branquial/cisto linfoepitelial benigno

Decorre da obliteração incompleta das fendas branquiais, representada por aumento de volume extrabucal. Geralmente é assintomático, localizado no pescoço, na região do músculo esternocleidomastóideo, abaixo do ângulo mandibular (Figura 10.20), sendo observado mais frequentemente entre os 10 e 20 anos de idade, por aumento de volume devido a infecções ou por crescimento próprio.

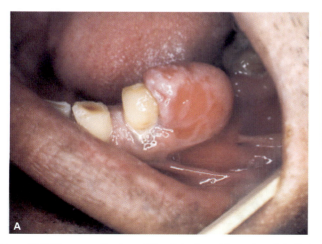
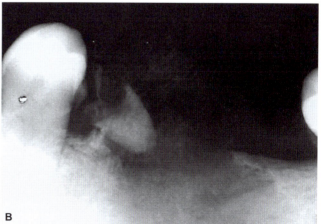

Figura 10.17 Fibroma ossificante periférico. **A.** Lesão nodular, pedunculada, ligeiramente avermelhada, localizada em rebordo alveolar inferior. **B.** Radiografia periapical de pré-molares inferiores, mostrando raiz residual e imagens radiopacas com aspecto de flocos de neve.

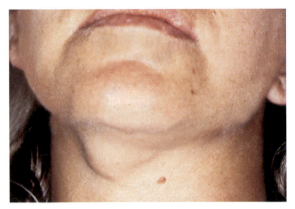

Figura 10.18 Cisto do ducto tireoglosso: lesão nodular, coloração normal, localizada em espaço submentoniano.

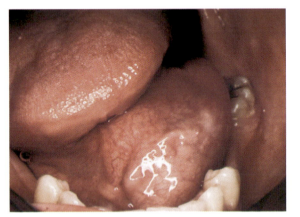

Figura 10.19 Cisto dermoide: lesão tumoral, séssil, com superfície lisa e coloração geralmente amarelada em assoalho da boca.

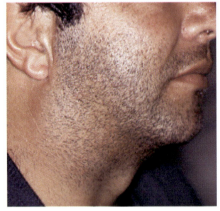

Figura 10.20 Cisto branquial: tumoração na região cervical.

Ocorre principalmente após os 40 anos de idade e, ao exame extrabucal, observa-se tumefação na região da asa do nariz, com dimensões variadas e consistência borrachoide à palpação, causando incômodo na região. Intrabucalmente, observam-se, na região de canino por vestibular, as mesmas características já mencionadas.

Na radiografia podem ser observadas concavidade e perda óssea em resposta à pressão exercida pelo crescimento do cisto.

O diagnóstico diferencial inclui os cistos de glândulas salivares, dermoide e sebáceo. O tratamento é cirúrgico, devendo-se proceder com o exame histopatológico posteriormente.

Glossite romboidal mediana

Anteriormente considerada anomalia de desenvolvimento por apresentar persistência do tubérculo ímpar até a idade adulta; atualmente atribui-se papel importante à infecção pela *C. albicans* na gênese da glossite romboidal mediana (GRM).

Clinicamente é caracterizada por superfície lisa, avermelhada (Figura 10.21) ou por múltiplas pápulas de consistência fibrosa, ambas localizadas na linha média do dorso da língua, anteriormente às papilas circunvaladas.

Geralmente é assintomática, mas pode apresentar, às vezes, inflamação discreta e dor em virtude de infecção por *C. albicans*. Neste caso, o tratamento antifúngico é indicado (ver Capítulo 7, *Alterações de Cor da Mucosa Bucal e dos Dentes*).

Actinomicose cervicofacial

Apesar de a denominação "actinomicose" sugerir doença fúngica, ela é de origem bacteriana, causada por *Actinomyces israelii*, bactéria gram-negativa, anaeróbica, que vive saprofiticamente em mucosa bucal, cáries dentárias, sulco gengival e lesões periapicais. Sua penetração nos tecidos ocorre por traumatismo ou cirurgia prévia. É de evolução crônica, podendo persistir por alguns anos e formar cicatrizes extensas.

Clinicamente inicia-se por tumefação extrabucal no ângulo da mandíbula, estendendo-se inferiormente ao pescoço e superiormente à face, onde formam nódulos múltiplos denominados micetomas, com múltiplas fístulas drenando espontaneamente (Figura 10.22) secreção e pequenos grânulos amarelados erroneamente denominados "grânulos de enxofre", pois na verdade são colônias desse microrganismo. Raramente esse quadro ocorre intrabucalmente.

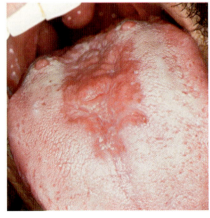

Figura 10.21 Glossite romboidal mediana. Múltiplas pápulas sésseis, superfície irregular e com coloração avermelhada no dorso da língua, anteriormente ao V lingual.

É citado como seu correspondente intrabucal quando situado no assoalho bucal e, às vezes, na língua, tomando então a denominação cisto linfoepitelial.

O diagnóstico diferencial inclui os cistos dermoide ou sebáceo e a rânula. O tratamento é cirúrgico, devendo-se seguir com o exame histopatológico posteriormente.

Cisto nasolabial

De etiologia obscura, atualmente acredita-se que seu desenvolvimento tenha início nas células da região inferior do ducto nasolacrimal.

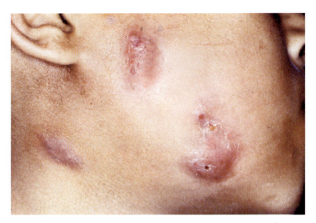

Figura 10.22 Actinomicose cervicofacial: múltiplos nódulos sésseis de aspecto lobulado (micetomas), com várias fístulas na região da face e do pescoço.

O diagnóstico diferencial inclui escrófula e abscesso dentoalveolar de origem piogênica.

O diagnóstico é obtido pelos aspectos clínicos, que são bastante sugestivos, e pela identificação dos *Actinomyces israelii* por intermédio de exame micológico direto, citologia esfoliativa, biopsia incisional + exame histopatológico ou cultura + antibiograma.

Por se tratar de infecção granulomatosa profunda, o tratamento consiste em ministrar doses elevadas de penicilina por tempo prolongado, conjuntamente com drenagens dos abscessos e desbridamento das fístulas.

Para tratamento médico, ver Capítulo 15, *Terapêutica Medicamentosa de Algumas Doenças Estomatológicas | Como Prescrever e Atestar*.

Parotidites

Caxumba (parotidite epidêmica)

Doença infecciosa causada pelo paramixovírus. Afeta principalmente as glândulas salivares maiores e, dentre elas, as parótidas em altíssima escala, com 75% dos casos ocorrendo bilateralmente. A partir da adolescência nos homens, pode afetar os testículos, quase sempre unilateralmente; nas mulheres, pode acometer as mamas. Gestantes podem, durante o primeiro trimestre, sofrer aborto espontâneo. A transmissão ocorre por saliva, gotículas respiratórias e urina, sendo o período de incubação da doença de 15 a 20 dias. O contágio pode se dar desde a fase prodrômica (1 ou 2 dias antes de se estabelecer o quadro clínico) até cerca de 15 dias após a remissão dos sintomas. Atualmente, sua profilaxia é realizada por vacina, associada à de sarampo e rubéola, e tem eficiência comprovada, diminuindo em até 99% a prevalência dessa doença.

As características gerais da evolução clínica da caxumba incluem febre, mal-estar, anorexia e dores musculares, 1 ou 2 dias antes das alterações das glândulas salivares. Ocorre tumefação das parótidas, afetando os tecidos vizinhos. No início, é unilateral, passando à outra glândula 1 ou 2 dias depois. O edema dói à mastigação e a estímulos salivatórios. Há aumento de volume significativo nos óstios dos ductos de Stensen e eritema característico. Quando as sublinguais são acometidas, ocorre edema de assoalho bucal, e no caso das submandibulares, aumento de volume próximo ao ângulo da mandíbula.

O diagnóstico é obtido com base clínica, principalmente durante os surtos epidêmicos (mais raros atualmente, devido à eficiência da vacinação) e confirmado por sorologia, em virtude de títulos aumentados de IgM (durante a fase ativa da doença) e IgG (bastante aumentados até cerca de 15 dias após a resolução).

O tratamento é feito com analgésicos e antipiréticos. O repouso é recomendado para indivíduos do sexo masculino, para evitar a orquite. São evitados alimentos que estimulem a salivação, para aliviar os sintomas dolorosos.

Outras parotidites infecciosas

Geralmente são de etiologia bacteriana e afetam mais as glândulas parótidas, unilateralmente, podendo também, mais raramente, afetar as glândulas submandibular e sublingual. Ocorrem normalmente por contaminação retrógrada, via ducto. O quadro clínico é semelhante ao da caxumba, mas o aumento de volume não chega a ser de mesma gravidade. Nesses casos, pode ocorrer drenagem, via óstio glandular, de coleção purulenta. A coleta desse material é dificultada pela grande possibilidade de contaminação com outros microrganismos presentes na mucosa bucal. Quando realizada, deve ser precedida de antissepsia rigorosa na periferia do óstio glandular e o primeiro material da ordenha glandular deve ser desprezado. Nesses casos, a identificação do microrganismo é de grande valia para o tratamento correto, que será à base de antibioticoterapia. Convém notar que outras viroses podem também afetar as glândulas salivares (citomegalovírus), sendo mais comuns em portadores de imunodeficiências, notadamente a AIDS.

Neoplasias de glândulas salivares

Relativamente incomuns, representando entre 1 e 5% das neoplasias de cabeça e pescoço. As glândulas salivares maiores são as mais acometidas por neoplasias, e a parótida é o principal sítio, totalizando 70% de todas as neoplasias de glândulas salivares, das quais aproximadamente 70 a 80% são benignas. Em glândulas submandibulares e sublinguais, as neoplasias não são tão frequentes; entretanto, há maior probabilidade de serem malignas. As neoplasias em glândulas menores, de maior interesse para o cirurgião-dentista, representam aproximadamente 10% do total de neoplasias de glândulas salivares.

As neoplasias de glândulas salivares menores manifestam-se como nódulos ou tumores, e aproximadamente 60% ocorrem em palato, provavelmente devido à abundância de glândulas salivares nessa região. Entretanto, outros sítios também podem ser acometidos, dos quais se destacam a mucosa da bochecha e os lábios. São de evolução lenta, quando comparadas com o carcinoma epidermoide, e, em alguns casos, observam-se neoplasias malignas com anos de duração (Lopes et al., 1999). Há sensível predomínio do sexo feminino, podendo acometer indivíduos em ampla faixa etária, sendo a idade média acima dos 40 anos.

Alguns aspectos clínicos podem auxiliar na diferenciação das neoplasias benignas e malignas de glândulas salivares menores. Formato irregular, ulceração, endurecimento, aderência e deficiência ocasional da inervação podem levar ao diagnóstico de neoplasia maligna. Entretanto, não são raras as ocasiões em que uma neoplasia maligna tem características clínicas que levam ao diagnóstico clínico de lesão benigna.

Entre as neoplasias benignas, o tipo histológico predominante quase em absoluto é o adenoma pleomórfico. Em um estudo da disciplina de Estomatologia da Faculdade de

Odontologia da Universidade de São Paulo (USP), dos 21 casos de adenoma pleomórfico originários de glândulas salivares menores, 13 ocorreram em leucodermos, 7 em melanodermos e 1 em xantodermo, sendo 11 do sexo masculino e 10 do feminino, com idade média de 38 anos, com localização principalmente em palato duro/mole (16 casos), mucosa labial (3) e mucosa da bochecha (2) (Figura 10.23).

Em outro estudo da disciplina de Estomatologia da Faculdade de Odontologia da USP, dos 25 casos de neoplasias malignas de glândulas salivares menores, diagnosticadas histopatologicamente, 10 casos eram de carcinoma mucoepidermoide (Figura 10.24), 8 de adenocarcinoma (Figura 10.25) e 7 de carcinoma adenoide cístico (Figura 10.26), ocorrendo quase na sua totalidade em leucodermos, com idade média de 46 anos, 11 homens e 14 mulheres; 17 casos localizados em palato duro/mole, e os 9 demais em outras localizações.

Em 2004, em estudo retrospectivo com 51 casos de pacientes portadores de neoplasias malignas nas glândulas salivares menores, Hirota observou que a maioria dos acometidos tinha mais de 50 anos de idade, eram leucodermos, na proporção de 3:1 em mulheres, com duração média de 26,7 meses. Quanto à localização, desenvolveram-se na maior parte dos casos no palato duro/mole, seguida de mucosa da bochecha, língua e assoalho bucal. No que diz respeito aos aspectos histopatológicos, 23 eram carcinomas adenoides císticos, 13 carcinomas mucoepidermoides, 10 adenocarcinomas polimorfos com baixo grau de malignidade, 4 adenocarcinomas e 1 carcinoma de células acinares.

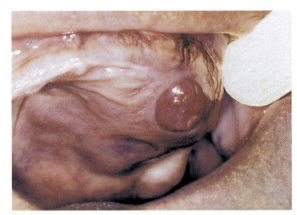

Figura 10.25 Adenocarcinoma: lesão tumoral séssil com áreas eritematosas em palato duro/mole.

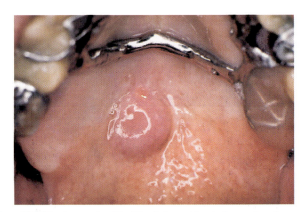

Figura 10.26 Carcinoma adenoide cístico: lesão nodular séssil com coloração normal e ligeira depressão central, situada em palato duro/mole.

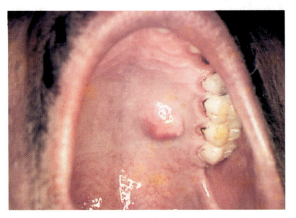

Figura 10.23 Adenoma pleomórfico: lesão nodular séssil com coloração avermelhada em palato duro.

O tratamento das neoplasias benignas das glândulas salivares menores é cirúrgico, cruento e de responsabilidade do cirurgião-dentista, com cuidados especiais quanto ao adenoma pleomórfico, pela grande possibilidade de recidiva, devendo o paciente ser acompanhado por vários meses, enquanto o tratamento cirúrgico das glândulas salivares maiores é de responsabilidade médica. O tratamento das neoplasias malignas das glândulas salivares menores e maiores é realizado com cirurgia, quimioterapia ou radioterapia e acompanhamento do paciente a cada 6 meses, sendo também de responsabilidade do médico oncologista da área específica de cabeça e pescoço.

Leucemias

Neoplasia maligna do tecido hematopoético na qual ocorre produção excessiva de leucócitos. Apresenta-se sob a forma aguda ou crônica. O primeiro tipo é classificado em leucemia linfoblástica, mieloblástica e monoblástica, e o segundo tipo é subdividido em leucemia linfocítica, mielocítica e monocítica. Os diversos tipos de leucemias são responsáveis pelas diferentes prevalências quanto a sexo, características clínicas, tratamento e prognóstico.

As manifestações orais geralmente ocorrem quando a doença já se apresentou sistemicamente e estão associadas, na maior parte das vezes, às leucemias monocítica e linfocítica. Nesses tipos é comum a observação de proliferação ou crescimento de tecido gengival generalizado, que pode ou não sofrer ulceração. A gengiva passa a assumir coloração fortemente avermelhada,

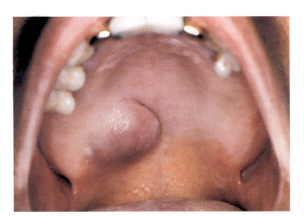

Figura 10.24 Carcinoma mucoepidermoide: lesão nodular séssil com coloração avermelhada localizada em palato duro/mole.

destacando-se facilmente dos dentes e apresentando-se sensível à palpação (Figura 10.27). Acompanhando o quadro ocorre, por vezes, sangramento, e petéquias podem estar presentes na região de palatos duro e mole.

Células neoplásicas podem infiltrar o tecido ósseo, promovendo quadro semelhante ao apresentado pelas doenças periapicais.

Em algumas situações; o indivíduo não está ciente de sua doença sistêmica, assim, o questionamento quanto aos sintomas, como fadiga ou cansaço fácil, febre devido a quadro de infecção, dor na região abdominal e nos gânglios cervicais, pode levantar a suspeita sobre sua condição. O paciente deve ser encaminhado a um médico hematologista.

Em geral, o tratamento é realizado com quimioterapia e transplante de medula óssea. É comum desencadear ulcerações bucais e afetar a flora microbiana; portanto, recomenda-se alertar o paciente quanto à necessidade de adequada higienização oral.

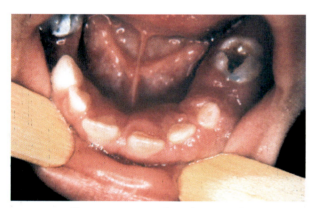

Figura 10.27 Leucemia: hiperplasia gengival.

Bibliografia

Barzał-Nowosielska M, Miasko A, Starosławska E et al. Detection of human papillomavirus in papillomas of oral cavity. Folia Histochem Cytobiol. 2001;39(Suppl 2):189-90.

Bornstein MM, Winzap-Kolin CI, Cochran DL et al. The CO_2 laser for excisional biopsies of oral lesions: a case serie study. Int J Periodonties Ristorative Dent. 2005;25(3)221-9.

Cantisano MH, Tucci R, Zambom RLD et al. Aspectos etiopatogenéticos da glossite romboidal mediana: atualização do tema. Rev Cienc Odontol. 1998;1(1):89-92.

Chimen A, Martins RH, Santos GG et al. Hemangioma: aspectos clínicos, diagnóstico e terapêutica de 235 casos. Rev Odont Unicid. 1996;8(1):43-9.

Costa LJ, Silveira FRX, Batista JM et al. Human pappiloma virus: its association with epithelial proliferative lesions. Bras Dent J. 1994;5(1):5-10.

Cuisia ZE, Brannon RB. Peripheral ossifying fibroma – a clinical evaluation of 134 pediatric cases. Pediatr Dent. 2001;23(3):245-8.

Desai P, Silver JG. Drug-induced gingival enlargements. J Can Dent Assoc. 1998;64(4):263-8.

Fava AS, Ferrmola RB, Andrade Jr. JS et al. Actinomicose de cavidade bucal: relato de 4 casos. Rev Paul Odont. 1993;2:6-11.

Freitas TC, Consolaro A. Manifestações bucais das leucemias agudas. Rev Odontol Univ São Paulo. 1990:4(3):261-4.

Garcia AP, Homen MGN, Santos GG. Adenoma pelomórfico. Aspectos clínicos, diagnóstico e terapêutica de 39 casos. Rev Fac Odont Unicid. 1993;5(2):821-90.

Gonçalves FA, Birman EG, Fagaraz VL et al. Fibromatoses gengivais: aspectos gerais de interesse. Rev Odontol Unicid. 1994:6(1):57-63.

Gonzaga HFS, Stolf HO, Gabrielli MFR et al. Lesões excisáveis da cavidade bucal: lipoma, hemangioma e granuloma piogênico. Odontol Mod. 1997;24(2):17-20.

Hassessian A, Guimarães Jr. J, Marcucci G. Frequência da hiperplasia gengival medicamentosa em 48 pacientes tratados pela nifedipina. Rev ABO Nac. 2003;11(1):28-32.

Hirota SK. Neoplasias de glândulas salivares menores: aspectos clínicos, tratamento, prognóstico e qualidade de vida [Dissertação de Mestrado]. São Paulo: Faculdade de Odontologia da USP; 2004.

Huang JS, Ho KY, Che CC et al. Collagen synthesis in idiopathic and dilantin-induced gingival fibromatosis. Kaohsuing J Med Sci. 1997;13(3):141-8.

Lopes MA, Kowalsk LP, Santos GC et al. A clinicopathologic study of 196 intraoral minor salivary gland tumors. J Oral Pathol Med. 1999;28(6):264-7.

Magini RS, Carvalho AW, Schiochett C et al. Lesão periférica de células gigantes: caso clínico. Rev Bras Odontol. 2001;58(3):201-3.

Martelli Jr. H, Lins LHS, Joly JC et al. Diagnóstico diferencial de processos proliferativos não neoplásicos. Relato de casos clínicos. Rev ABO Nac. 2003;11(4):243-7.

Mattson JS, Blankenau R, Keene JJ. Case report. Use of an argon laser to treat drug-induced gingival overgrowth. J Am Dent Assoc. 1998;129(1):78-83.

Mesquita ATM, Verli FD, Lima NL et al. Neurilemoma no lábio inferior. BCI. 2002;9(34):145-9.

Oshiro V, Lopes NNF, Grello O et al. Papiloma bucal: estudo clínico, diagnóstico e terapêutica de 105 casos. Rev Paul Odontol. 1996:18(5):4-12.

Pinto A. Pediatric soft lesions. Dent Clin North Am. 2005;49(01):241-58.

Palma VC, Martinelli CP, Chiconeli GM. Fibromatose gengival hereditária: identificação, tratamento e controle. BCI. 2001;8(29):71-5.

Pérez SL, Bascones MA. Tumores benignos de la mucosa oral. Av Odontoestomatol. 2010;26(1):11-8.

Reis SRA, Sadigursky M, Andrade MGS et al. Leiomioma of the tongue: case report. RPG. 2002;9(2):186-90.

Rivero ERC, Araujo LMA. Granuloma piogênico: uma análise clínico-histopatológica de 147 casos bucais. RFO UPF. 1998;3(2):55-61.

Rocha LB, Pádua JM, Martins RH et al. Hemangioma da cavidade bucal. RGO. 2000;48(3):150-2.

Santos VI, Anbinder AL, Cavalcante ASR. Leucemia no paciente pediátrico: atuação odontológica. Cienc Odontol Bras. 2003;6(2):49-57.

Sarah AE, Aguirre Monreal A, Quinteros Orrego I et al. Lipoma da cavidade bucal: análise de 46 casos. Rev Fac Odontol Porto Alegre. 1985;27:103-11.

Scheinfeld N. Phenytoin in cutaneous medicine its uses, mechanisms and side effects. Dermatol Online J. 2003;9(3):6.

Tagliavini RL, Lia RCC, Toledo BEC et al. Fibroma ossificante periférico. RGO. 1987;35(6):461-8.

Tröbs RB, Mader E, Friedrich T et al. Oral tumors and tumor-like lesions in infants and children. Pediatr Surg Int. 2003;19(9-10):639-45.

Yoshpe N. Oral and laryngeal papilloma: a pediatric manifestation of sexually transmitted disease? Int J Pediatr Otorhinolaryngol. 1995;31(1):77-83.

Weckx LLM, Hilda LTB, Marcucci G. Manifestation of leukemia. Ear Nose And Throat Jour. 1990;69(5):341-6.

Weckx LLM, Marcucci G, Vin L et al. Doenças das glândulas salivares (não neoplásicas). Rev Bras Clin Terap. 1987;6:155-9.

Lesões Ósseas

11

Norberto Nobuo Sugaya | Sérgio Spinelli Silva | Fábio de Abreu Alves

Introdução

Os ossos constituem tecido com intenso metabolismo e caráter dinâmico de constantes remodelação, renovação e adaptação a requerimentos fisiológicos e ambientais. Sua consistência sólida transmite ideia de imobilidade que remete, imediatamente, a sua função de sustentação do corpo (do esqueleto). Os ossos abrigam as medulas ósseas, responsáveis pela hematopoese e sua indispensável função na manutenção do tecido sanguíneo e dos processos da imunidade, além de, muitas vezes, representarem o recurso extremo para curar o indivíduo de doenças terminais ou malignas (transplante). Constituem o depósito regulador do cálcio orgânico, indispensável a inúmeras funções do organismo. Dispõem, ainda, de rica vascularização e por eles percorre vasta inervação por canais e forames, interligando o sistema nervoso central ao periférico. Além disso, relacionam-se com as articulações, apoiam a musculatura, entre outras funções, interferindo e participando do complexo orgânico-funcional que constitui o corpo humano, de maneira ativa e vital.

Os ossos maxilares destacam-se do esqueleto geral pela função específica de abrigar os dentes, sustentar o osso alveolar e conviver com os tecidos especializados na formação, erupção e manutenção dos dentes na maxila e mandíbula. Toda essa complexidade histológica, anatômica e funcional sujeita os ossos maxilares a algumas centenas de doenças que o cirurgião-dentista, ou mais especificamente, o estomatologista, deve diagnosticar e, eventualmente, tratar. Felizmente, as doenças que ocorrem com mais frequência e constituem a quase totalidade da demanda clínica não ultrapassam poucas dezenas, de modo que as estratégias mais adequadas ao aprendizado e ao manejo desse tipo de doença são:

- Conhecer as ocorrências mais comuns para, com isso, desenvolver o discernimento para reconhecer lesões raras
- Aplicar a metodologia do processo diagnóstico em Estomatologia para, diante de uma lesão mais rara, conhecer a técnica e os meios adequados para o esclarecimento do diagnóstico em questão.

Neste capítulo, serão abordadas apenas as doenças de ocorrência mais frequente e aquelas que, apesar de não tão comuns, representarem quadros clássicos ou figurarem com alguma constância entre as hipóteses diagnósticas de lesões mais comuns.

Não serão abordados o extenso e diversificado conjunto de síndromes e malformações genéticas e adquiridas que frequentemente impõem algum prejuízo ao esqueleto, a não ser algumas poucas ocorrências clássicas. Este grupo de patologias deverá ser pesquisado em publicações específicas, uma vez que o enfoque desse tipo de afecção é, em geral, muito mais médico que estomatológico.

Este capítulo foi estruturado para facilitar o processo diagnóstico das doenças ósseas, diferindo pouco da metodologia utilizada para manejo das doenças dos tecidos moles da boca. Se, no caso das lesões dos tecidos de superfície, o raciocínio diagnóstico tem como base as *lesões fundamentais*, no tecido ósseo, o aspecto radiográfico é fundamental. Na essência, o processo do diagnóstico é o mesmo: acúmulo de informações – análise – diagnóstico. Nas doenças ósseas a fase de acúmulo de informações envolve a sintomatologia descoberta durante a anamnese, o exame físico e pelos sinais evidenciados em exames de imagem. As radiografias intraorais oferecem maior detalhe, e as extraorais possibilitam melhor visualização da área de interesse relativa ao esqueleto craniofacial, bem como a análise de lesões extensas ou múltiplas. Outros exames complementares podem ser necessários à conclusão do processo, como em qualquer outra situação clínica, na dependência das hipóteses diagnósticas, da condição geral do paciente e, até mesmo, dos recursos disponíveis na área do atendimento ou próprios do paciente.

Os exames por imagem, embora essenciais para avaliação de lesões ósseas, constituem apenas parte do processo diagnóstico e devem ser selecionados após exame clínico do paciente (PAC). Raramente há aspectos patognomônicos às radiografias e, eventualmente, há necessidade de exames mais complexos, como tomografia computadorizada ou ressonância magnética, na avaliação diagnóstica mais adequada àquela determinada localização anatômica ou às características da alteração óssea presente.

Também cabe lembrar que as doenças ósseas não constituem as ocorrências mais frequentes em clínica de Estomatologia, comparativamente às afecções dos tecidos moles da boca, variando entre 10 e 30% do total de espécimes enviados aos laboratórios de patologia cirúrgica. Esse percentual varia de acordo com as características de laboratórios e instituições de origem. Os serviços hospitalares apresentam número superior de casos de patologia óssea, no entanto, com perfil mais terapêutico do que diagnóstico, ao contrário do que ocorre em clínicas privadas de especialidade estomatológica ou em escolas de Odontologia.

Processo diagnóstico

O diagnóstico de lesões ósseas maxilares segue, basicamente, o procedimento de integração e valorização dos sintomas detectados na anamnese e dos sinais evidenciados no exame físico e em exames complementares por imagem, especialmente o radiográfico. A análise desse conjunto de informações coletadas possibilita a formulação de um diagnóstico diferencial, seguindo-se o estabelecimento da necessidade de exames complementares adicionais para o diagnóstico e o planejamento terapêutico.

Comparativamente às doenças dos tecidos moles da boca, as lesões ósseas evidenciam menor quantidade de informação ao exame do PAC. A sintomatologia é, em geral, pobre: deformidade e deslocamento de dentes constituem os sinais mais frequentes. Dor e parestesia, quando ocorrem, associam-se a processos inflamatórios agudos ou neoplasias malignas e, mesmo neste último caso, nem sempre acontecem ou, eventualmente, surgem tardiamente no curso da doença.

A avaliação dos casos de doenças ósseas dos maxilares exige conhecimento prévio das principais patologias que podem envolver o complexo maxilomandibular, da interpretação radiográfica básica e da metodologia do exame clínico, para permitir o reconhecimento e a valorização adequada de sinais e sintomas de cada caso.

O método mais simples de condução do processo diagnóstico em patologia óssea é agrupar as doenças segundo sua alteração histopatológica básica, que obviamente corresponde ao seu comportamento clínico, destacar em cada grupo as doenças mais comuns e conhecer sua apresentação clínica e radiográfica.

Inicialmente, devem ser agrupadas as doenças que podem envolver os ossos maxilares segundo suas características histopatológicas básicas: inflamatórias (osteomielites, periostites); cistos (odontogênicos e não odontogênicos) e pseudocistos; neoplasias (benignas, malignas, odontogênicas e não odontogênicas); fibro-ósseas; células gigantes e distúrbios sistêmicos (doenças metabólicas, síndromes).

A seguir, devem ser considerados apenas os aspectos radiográficos fundamentais que caracterizam aquelas doenças: lesões radiolúcidas e lesões com qualquer grau ou tipo de radiopacidade; lesões solitárias ou múltiplas.

Nos grupamentos de doenças, devem ser observadas aquelas mais frequentes, suas principais características clínicas e epidemiológicas, e associação ao aspecto radiográfico clássico correspondente (radiolúcido ou radiopaco).

As imagens radiográficas (radiografias intraorais para maior detalhe e extraorais para visão panorâmica) devem ser analisadas, sempre que possível, em duas incidências em ângulos perpendiculares. Observar o aspecto radiográfico segundo suas características maiores (aspecto geral, definição de limites, presença ou não de radiopacidades, localização, relação com dentes e corticais). Devem ser descartados os grupos de patologias que não sejam compostos de doenças com tal aspecto.

Devem ser consideradas características ou variáveis específicas do caso em estudo: idade, sexo e etnia do PAC; presença de dor, tempo de evolução; localização, distribuição, margens, aspecto central, relação a dentes e corticais. Deve-se correlacionar as características relevantes do caso às doenças comuns dos grupos de patologias não descartados anteriormente. Compor o diagnóstico diferencial com as doenças que se enquadrem no perfil sintomatológico do caso em questão ou concluir que se trata de doença mais rara, para a qual não seja possível, neste ponto, sugerir diagnóstico diferencial com mínimo grau de certeza. Nesta última situação, devem-se considerar um ou mais grupos de patologias, ampliando-se o leque de opções, sem buscar definir a doença, e deve-se aprofundar a pesquisa.

O aprofundamento da pesquisa será teórico, consultando-se material bibliográfico específico, e poderá também ser prático ou clínico, por meio da solicitação de exames complementares não específicos, mas que auxiliem na eliminação ou inclusão de determinada classe de doenças, contribuindo para o processo diagnóstico. A consulta ou referência do paciente a especialista também é estratégia a ser considerada em casos mais raros e complexos.

Apresenta-se um exemplo prático ao ser analisada a radiografia panorâmica (detalhe) de um PAC jovem, 14 anos de idade, sexo masculino e leucoderma, apresentada na Figura 11.1. Ele procurou um cirurgião-dentista para tratamento ortodôntico, que constatou alteração óssea à radiografia e o encaminhou para avaliação estomatológica. O PAC desconhecia completamente o problema, uma vez que não havia qualquer sintoma ou deformidade perceptível. Negava qualquer doença sistêmica, hábitos nocivos ou história de traumatismo local.

A princípio, deve-se observar o aspecto radiográfico geral: lesão radiolúcida de perfil irregular, associada a radiopacidades periféricas, com limites razoavelmente definidos, envolvendo a região de pré-molares e molares inferiores sem causar deslocamento ou reabsorção radiculares.

Nessa análise, devem ser desconsiderados os grupos de patologias cujas características não se ajustam ao quadro do caso em questão:

- Inflamatórias: grupo que reúne as osteomielites agudas e crônicas, periostites e abscessos dentoalveolares. Em geral os quadros agudos são caracterizados por dor intensa, supuração e pouca alteração radiográfica, ou radiolucência difusa, de aspecto infiltrativo e não delimitado. As formas crônicas são mais circunscritas e geralmente exibem áreas com maior densidade radiográfica, de formato irregular e tamanho variado. Em qualquer tipo de manifestação, há necessidade de se identificar a porta de entrada para a infecção
- Cistos e pseudocistos: os cistos verdadeiros manifestam-se por lesões radiolúcidas circunscritas, expansivas, normalmente de formato arredondado, com limites definidos e

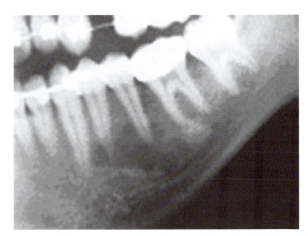

Figura 11.1 Radiolucência periapical irregular associada a radiopacidade em ápice radicular de molar inferior.

frequentemente com esclerose óssea periférica. Os pseudocistos (cistos ósseos traumático e aneurismático) apresentam perfil mais irregular, são mais frequentes em PAC jovens, podem mostrar margens mais difusas e associar-se a outras lesões ósseas, especialmente as fibro-ósseas

- Neoplasias (odontogênicas ou não, benignas ou malignas): grupo mais complexo, tanto do ponto de vista evolutivo quanto à sua expressão clínica e radiográfica. Caracterizam-se por promover expansão e deformidade, raramente produzindo dor; sintoma mais frequente em doenças inflamatórias e malignas. Em geral, as neoplasias benignas são bem delimitadas e apresentam perfil mais regular, e as malignas evoluem mais rapidamente, apresentam margens difusas e infiltrativas e produzem maior deformidade e desconforto

- Lesões fibro-ósseas benignas: grupo que reúne doenças não neoplásicas, de comportamento autolimitante, caracterizado por estágio inicial osteolítico, em que a substituição do tecido ósseo normal por tecido osteofibroso confere aspecto radiolúcido à área afetada; segue-se estágio intermediário de aspecto radiográfico misto e, finalmente, estágio maduro, quando ocorre a recalcificação da região alterada, com perda do trabeculado ósseo normal, permanecendo a radiodensidade normal ou pouco aumentada

- Lesões de células gigantes: composto de afecções fundamentalmente radiolúcidas, caracterizadas por substituição do tecido ósseo por tecido inflamatório, que apresenta caráter variável, tanto infiltrativo quanto expansivo, com capacidade de erodir corticais e reabsorver raízes dentárias. Suas margens podem ser bem marcadas ou pouco definidas, com perfil irregular e, frequentemente, aspecto multiloculado

- Alterações sistêmicas: grande variedade de manifestações pode ser incluída neste grupo. Entretanto, a imensa maioria dessas condições interessa à área médica, e as repercussões bucais são raras ou menores, de modo que serão comentadas apenas três condições: hiperparatireoidismo, doença de Paget e osteopetrose. Em comum, caracterizam-se por produzir lesões múltiplas, normalmente de perfil difuso e que geralmente afetam outros ossos do organismo, causando distúrbios diversos, dependendo da localização das lesões. Dentre as citadas, o hiperparatireoidismo apresenta lesões radiolúcidas decorrentes da descalcificação óssea; a osteopetrose, ao contrário, caracteriza-se por falta de reabsorção óssea; e a doença de Paget mostra imagens radiográficas mistas devido à simultaneidade dos processos de reabsorção e aposição ósseas. Neste grupo também se incluem as síndromes com potencial de envolvimento bucofacial que, conforme explicado, não serão objeto de estudo mais detalhado neste livro.

A seguir serão discutidas as doenças de ocorrência mais frequente, agrupadas de acordo com a classificação apresentada.

Grupos de patologias

Lesões inflamatórias dos maxilares

- Abscesso dentoalveolar agudo
- Osteomielites agudas
- Osteomielites crônicas
- Periostite proliferativa
- Osteonecrose dos maxilares associada ao uso de bisfosfonatos
- Cistos odontogênicos

- Cisto radicular (residual)
- Cisto paradental
- Cisto dentígero
- Cisto periodontal lateral
- Cisto glandular
- Queratocisto odontogênico
- Cisto odontogênico calcificante
- Cisto não odontogênico
- Cisto nasopalatino
- Pseudocistos
  - Cisto ósseo simples (traumático)
  - Cisto ósseo aneurismático
  - Defeito ósseo de Stafne (cisto de Stafne)
- Neoplasias benignas odontogênicas
  - Ameloblastoma
  - Tumor odontogênico escamoso
  - Tumor odontogênico epitelial calcificante
  - Tumor odontogênico adenomatoide
  - Fibroma ameloblástico
  - Fibro-odontoma ameloblástico
  - Odontoma
  - Tumor dentinogênico de células-fantasmas
  - Fibroma odontogênico
  - Mixoma
  - Cementoblastoma
  - Carcinoma intraósseo primário
  - Fibrossarcoma ameloblástico
- Neoplasias benignas não odontogênicas
  - Osteoma
  - Osteoma osteoide/osteoblastoma
  - Fibroma ossificante
  - Histiocitose de células de Langerhans
- Neoplasias malignas
  - Osteossarcoma
  - Condrossarcoma
  - Sarcoma de Ewing
  - Linfomas
  - Mieloma múltiplo/plasmocitoma solitário
  - Metástases
- Lesões fibro-ósseas benignas
  - Displasia cementiforme periapical
  - Displasia óssea focal e florida
  - Displasia fibrosa (mono e poliostótica)
  - Querubismo
- Lesões de células gigantes
  - Lesão central de células gigantes
  - Tumor marrom do hiperparatireoidismo
- Alterações metabólicas
  - Doença óssea de Paget
  - Hiperparatireoidismo
  - Osteopetrose.

Retornando ao exemplo e ao método diagnóstico, diante de manifestação de lesão mista, com áreas radiopacas associadas à porção central radiolúcida, os grupos de doenças que se caracterizam exclusivamente por destruição do tecido ósseo (cistos e pseudocistos, e lesões de células gigantes) devem ser descartados. O grupo das doenças inflamatórias também, desde que não haja nenhum sinal clínico, radiográfico ou dados na história que revelem porta de entrada para infecção. Deve ser desconsiderado do mesmo modo o grupo das alterações metabólicas, sendo remotamente considerado no diagnóstico diferencial se a lesão for única e relativamente bem delimitada, como neste caso apresentado.

Nesse ponto, as possibilidades diagnósticas reduzem-se a apenas dois grandes grupos de doenças: lesões fibro-ósseas e neoplasias. Refinando-se a análise e considerando os detalhes da apresentação radiográfica e as variáveis clínicas de nosso caso, têm-se:

- Variáveis clínicas: jovem do sexo masculino, 14 anos de idade, com lesão assintomática que não produz deformidade nem apresenta qualquer fator etiológico conhecido
- Aspectos radiográficos: lesão mista, razoavelmente circunscrita, que envolve as raízes dentárias da área afetada, mas não produz deslocamento ou reabsorção nem ultrapassa os limites do canal mandibular; apresenta textura central não homogênea, com raras e delicadas traves ósseas perceptíveis.

Considerando o grupo das neoplasias, benignas e malignas, seria descartada quase imediatamente a possibilidade de malignidade, em virtude do comportamento assintomático do caso em questão e das características circunscritas exibidas ao exame radiográfico. Entre as neoplasias benignas, tanto odontogênicas quanto não odontogênicas, deveríamos nos preocupar apenas com aquelas capazes de produzir depósito calcificado (que são em menor número). No entanto, ainda considerando o aspecto geral, as neoplasias, principalmente benignas, manifestam crescimento expansivo, com deformidade e afastamento de estruturas anatômicas regionais. O exemplo apresentado não condiz com estas características, observando-se as raízes dos pré-molares incólumes, incluídas na área alterada. Cistos verdadeiros também provocam afastamento dos dentes para a periferia da área radiolúcida. A observação de raízes dentárias incluídas na área da lesão sugere agressividade (infecções, neoplasias malignas ou localmente invasivas), ou doenças que se caracterizam por substituição ou infiltração do tecido ósseo (lesões fibro-ósseas e de células gigantes). À luz destas observações, também deve ser descartado o grupo das neoplasias, restando apenas o grupo das lesões fibro-ósseas a ser considerado no diagnóstico diferencial e, talvez, os pseudocistos, que podem se associar a outras lesões do complexo maxilomandibular. Entre os pseudocistos, somente o cisto ósseo simples, que raramente produz deformidade, se encaixa neste caso-problema.

Entre as doenças que compõem o grupo das lesões fibro-ósseas benignas estão: displasias cemento-ósseas, displasia fibrosa e querubismo. O querubismo deve ser imediatamente desconsiderado, pois sua apresentação é clássica, caracterizada por lesões radiolúcidas expansivas, em bolhas de sabão, de distribuição bilateral e afetando crianças. A idade do PAC é compatível com displasia fibrosa, mas apesar de esses processos evoluírem de uma fase osteolítica para uma fase final de reparação óssea, o aspecto radiográfico a qualquer momento tende a ser homogêneo e, além disso, invariavelmente há aumento de volume e deformidade, que não se apresentam neste caso. Devem-se considerar a possibilidade de displasia óssea focal com associação a cisto ósseo simples.

Isso posto, é hora de decidir a conduta clínica a ser adotada para o caso: acompanhamento clínico com controle radiográfico periódico ou intervenção cirúrgica exploratória com aquisição de fragmento para análise histopatológica? Haveria necessidade ou utilidade de outros exames complementares? É preferível cintilografia ou tomografia computadorizada?

Uma vez que a principal suspeita ou as hipóteses diagnósticas que compõem o diagnóstico diferencial envolvem lesões benignas e de baixo grau de agressividade, o PAC deve ser esclarecido e adequadamente informado acerca da situação. A possibilidade do cisto ósseo simples deve ser melhor investigada.

Outros exames complementares laboratoriais ou de imagem são úteis (tomografia computadorizada), porém não essenciais neste caso, em que as características clinicorradiográficas permitem elevado grau de certeza quanto ao diagnóstico. O tratamento clássico do cisto ósseo simples é a abertura cirúrgica com curetagem conservadora, buscando-se obter sangramento e consequente coágulo organizado que proporcione o adequado reparo ósseo. A punção prévia é recurso semiotécnico indicado e útil para avaliação do conteúdo da lesão e enriquecimento da propedêutica. Caracteristicamente, o cisto ósseo simples oferece cavidade vazia ou pouco conteúdo fluido, de aspecto cístico ou sanguinolento. Veja a descrição mais pormenorizada dessa lesão no verbete correspondente (cisto ósseo simples). Deve-se propor ao PAC exploração cirúrgica da área com punção prévia. Cabe observar que a punção exploratória frequentemente não é factível nos casos de cisto ósseo simples em virtude de seu volume e permanência de tábua óssea cortical resistente. Caso a punção sugerisse, de fato, cavidade compatível com cisto ósseo simples, a cortical óssea deveria ser fenestrada e a cavidade curetada. Caso não se confirmasse a existência de cavidade, deveria apenas ser realizado o controle periódico para acompanhamento da evolução do quadro de displasia cemento-óssea, desde que esta não requisesse nenhuma intervenção terapêutica invasiva.

Revendo os passos empregados na metodologia do processo diagnóstico de lesões ósseas, percorre-se a seguinte sequência:

- Avaliação geral do aspecto radiográfico
- Correlação com os grandes grupos de patologias
- Análise das variáveis clínicas do caso
- Restrição dos grupos de doenças e diagnóstico diferencial
- Avaliação da necessidade de exames complementares adicionais
- Conduta para definir diagnóstico final
- Planejamento terapêutico.

Análise radiográfica

À semelhança do procedimento que se adota quando se observa e descreve alteração de superfície, a inspeção de radiografias deve seguir o padrão no sentido do aspecto geral para os detalhes. Sempre é interessante lembrar que, para se produzir alteração óssea perceptível radiograficamente, deve-se ter passado período significativo sob ação osteolítica ou osteogênica do processo patológico em curso. Em geral processos agudos frequentemente não exibem qualquer alteração óssea às radiografias convencionais ou às tomografias. As variáveis radiográficas mais importantes para o processo do diagnóstico das lesões ósseas são: aspecto geral da lesão, sua localização, aspecto das margens e sua relação com os dentes e corticais.

Aspecto geral

Pode ser osteolítico ou radiolúcido (uni ou multilocular); osteoblástico ou com radiopacidades (focal, difusa, em flocos, em vidro despolido, homogênea, total, em raios de sol etc.).

Uma descrição sucinta e panorâmica da alteração radiográfica presente é um modo bastante eficaz para o início efetivo do processo do diagnóstico de lesões ósseas. A simples distinção entre uma imagem completamente radiolúcida e uma condição com radiopacidades é capaz de direcionar o raciocínio diagnóstico. Nunca é demais reforçar que o processo do diagnóstico em Estomatologia, ou em qualquer outra especialidade da área de saúde, é bastante dinâmico e dependente da interação do profissional com o PAC, associada a adequada coleção e valorização da sintomatologia identificada na anamnese e no exame físico do PAC. À medida que se acrescentam informações e se combinam sintomas, sinais e dados de exames complementares, possibilidades diagnósticas são aventadas e descartadas, compondo diagnóstico diferencial restrito e possibilitando a conclusão do diagnóstico de maneira mais rápida e precisa. O aspecto da porção central da área alterada, que pode ser denominado conteúdo ou textura, é qualificado, quando totalmente radiolúcido, de unilocular ou multilocular (em bolhas de sabão, favos de mel ou raquete de tênis); na presença de radiopacidades pode ser descrito como focal ou generalizado, com aparência de vidro despolido, flocos de algodão ou raios de sol. O formato e a quantidade de lesões também podem ser importantes para o esclarecimento do quadro: em geral, lesões benignas apresentam perfil regular e bem definido (exceções clássicas seriam as lesões infecciosas e displásicas); lesões múltiplas podem sugerir síndromes e doenças sistêmicas.

Os cistos verdadeiros apresentam-se caracteristicamente por imagens radiolúcidas uniloculares, esféricas, homogêneas e circunscritas. Os cistos inflamatórios representam as principais ocorrências no complexo maxilomandibular.

As radiolucências multiloculares mais comuns são características das seguintes lesões:

- Ameloblastoma
- Lesão central de células gigantes
- Querubismo
- Mixoma
- Cisto ósseo aneurismático
- Hemangioma central
- Queratocisto odontogênico
- Fibroma ameloblástico.

É importante informar que praticamente todas as patologias que se expressam radiograficamente por imagens radiolúcidas multiloculares também podem se manifestar unilocularmente, especialmente as lesões menores e iniciais. Também se pode dizer que multilocularidade, apesar de representar traço de agressividade, corresponde a benignidade (ver relação prévia), embora existam raros relatos de ocorrência de carcinomas glandulares intraósseos com tal aspecto.

As lesões contendo radiopacidades são em menor número e ocorrem com menos frequência. As principais lesões maxilares com calcificações são:

- Displasias ósseas
- Displasia fibrosa
- Cisto odontogênico calcificante
- Cementoblastoma
- Odontoma
- Osteomielite crônica/osteíte condensante
- Periostite proliferativa
- Tumor odontogênico adenomatoide
- Tumor odontogênico epitelial calcificante
- Fibro-odontoma ameloblástico
- Doença óssea de Paget
- Sarcoma osteogênico
- Condrossarcoma.

Em se tratando de lesões ósseas com radiopacidades, deve-se lembrar que as lesões fibro-ósseas apresentam fases osteolíticas e osteoblásticas e que a maioria dessas doenças pode ser surpreendida em fase não osteogênica ou exibir calcificações microscópicas não evidenciadas nas radiografias convencionais. Desse modo, a presença de calcificações facilita o diagnóstico, mas sua ausência não descarta completamente essas possibilidades.

Localização e extensão da lesão

Pode se encontrar na maxila ou na mandíbula; uni ou bilateralmente, anterior ou posteriormente; associada a dentes ou não; na região apical ou coronária; extensão a seios, fossa nasal, ramo ou côndilo.

A localização e a extensão das lesões constituem informações importantes para o diagnóstico, desde que se saiba que a maior parte das patologias ósseas que acometem os maxilares demonstra predileção por determinada região (anterior ou posterior, maxila ou mandíbula). Assim sendo, as lesões odontogênicas tendem a ocupar a faixa do osso alveolar e frequentemente estão em contato com os dentes, e as lesões localizadas em região afastada dos dentes tendem a representar doenças ósseas não odontogênicas.

Determinadas patologias são bem caracterizadas pela localização e extensão, como as periostites proliferativas ou o cementoblastoma. Também bastante sugestivas são as expressões das displasias cementiformes, do querubismo ou do tumor odontogênico adenomatoide. Os ameloblastomas e o cisto ósseo aneurismático acometem com mais frequência a porção posterior da mandíbula, e as lesões de células gigantes e o cisto ósseo simples, as regiões mais anteriores. Consulte acerca das características mais comuns das principais doenças dos ossos maxilares mais adiante neste capítulo.

Margens

Interface ou zona de transição entre o osso normal e o tecido alterado.

As margens da lesão podem ser bem demarcadas, com ou sem condensação óssea periférica, ou ser difusas, com ampla zona de transição entre o tecido alterado e o tecido ósseo normal. As lesões benignas tendem a ter margens mais definidas, e margens difusas são associadas a comportamento agressivo ou doenças com características de substituição. Margens difusas e irregulares em lesões osteolíticas geralmente caracterizam malignidade ou infecção, sendo que as neoplasias normalmente apresentam expansão que, por sua vez, é pouco frequente no caso das osteomielites. Por outro lado, lesões do mieloma múltiplo podem manifestar-se por radiolucências regulares e circunscritas (*punched-out*) e representam doença frequentemente fatal. Reitera-se que na prática diagnóstica é indispensável a consideração do conjunto sintomatológico de cada caso.

Relação com dentes e periodonto

Os dentes envolvidos por lesões do complexo maxilomandibular podem permanecer inalterados, apresentar mobilidade em graus diversos, ser deslocados, afastados ou reabsorvidos. Mobilidade dental normalmente acontece em lesões mais agressivas como infecções agudas ou malignidade. É clássica a descrição de dentes "flutuando" em casos de neoplasias malignas agressivas ou em algumas manifestações da histiocitose de células de Langerhans. O deslocamento de dentes associa-se, em geral, a lesões de crescimento mais lento, encapsuladas e, em geral benignas, que tendem a afastar as estruturas anatômicas adjacentes. Reabsorção radicular é mais frequentemente causada por neoplasias benignas pouco mais agressivas (ameloblastoma, mixoma) que por lesões císticas ou fibro-ósseas benignas. As lesões de células gigantes podem deslocar dentes, reabsorver raízes e provocar certo grau de mobilidade. O cisto ósseo simples pode apresentar a característica particular de

148 Fundamentos de Odontologia | Estomatologia

projetar-se entre as raízes dentárias, vitais, adquirindo perfil crenado ou digitiforme.

A integridade do periodonto de sustentação dos dentes pode ser utilizada como indicativo da natureza da alteração óssea. Na displasia cementiforme periapical, por exemplo, o espaço periodontal é normalmente visível, servindo para descartar a possibilidade de lesão apical por mortificação pulpar. O espessamento da membrana periodontal em casos de condrossarcoma e esclerodermia, e o apagamento da lâmina dura no hiperparatireoidismo são sinais classicamente descritos, mas podem não ocorrer em todos os casos.

Relação com corticais

Refere-se a expansão, destruição, adelgaçamento e reação periosteal.

Em geral destruição ou rompimento de corticais indica agressividade, caracterizando neoplasias malignas, benignas agressivas ou infecção. O envolvimento dos tecidos moles por lesão central, quando em forma nodular, sugere neoplasia, e aumentos de volume menos definidos, difusos, que lembram tecido edemaciado, sugerem infecção. As lesões de células gigantes podem, eventualmente, romper corticais, assim como lesões císticas, localizadas superficialmente ou em rebordos muito reabsorvidos. Estas últimas também podem, raramente, ultrapassar o limite cortical e se expressarem clinicamente com aspecto bolhoso. As lesões fibro-ósseas benignas respeitam as corticais, embora o querubismo possa provocar expressivo adelgaçamento dessas em sua fase osteolítica e expansiva.

Expansão óssea com manutenção da integridade das corticais normalmente caracteriza lesões benignas de crescimento lento, como os cistos e a displasia fibrosa, por exemplo. Reação periosteal clássica é descrita na osteomielite de Garré ou periostite proliferativa (aspecto em "casca de cebola"), geralmente associada a mortificação pulpar e infecção periapical. Essa reação periosteal também pode ser observada em alguns processos malignos, como no sarcoma de Ewing e no osteossarcoma.

Variáveis clínicas

História

Evidentemente, as informações obtidas durante a anamnese são importantes. Embora muitas alterações ósseas dos maxilares sejam identificadas de forma inesperadas em exames radiográficos de rotina (ou executados com outra finalidade, como o tratamento ortodôntico), muitas vezes a história é decisiva para o diagnóstico. Por exemplo, osteomielite em PAC que refere fratura mandibular acidental há pouco tempo; osteorradionecrose (ORN) ou osteonecrose em PAC que relata radioterapia cervicofacial ou uso prolongado de bisfosfonatos (ou outras substâncias antirreabsortivas).

Dor

Não é sintoma frequente em patologia óssea. Mesmo neoplasias malignas não são, inicialmente, dolorosas. Expansão e deformidade constituem as principais expressões clínicas das lesões ósseas dos maxilares. A maior parte das queixas de dor associadas a doenças ósseas são superficiais, associadas a traumatismos de mastigação sobre a mucosa de revestimento, devido ao aumento de volume provocado pela expansão da lesão central. Nos casos de osteomielites agudas e em cistos ou neoplasias

infectadas secundariamente a dor é um sintoma importante para o diagnóstico diferencial. As lesões que podem apresentar dor precoce, *per se*, são carcinoma adenoide cístico, neuroma de amputação, condrossarcomas e osteoma osteoide/osteoblastoma.

Normalmente as demais neoplasias ósseas malignas provocam dor em estágios tardios ou quando o processo já se encontra infiltrando planos profundos. Nesses casos a dor é, em geral, intensa, contínua e difícil de ser controlada, exigindo a combinação de diferentes analgésicos, incluindo opiáceos.

Os carcinomas epidermoides da mucosa de superfície e as neoplasias malignas mais frequentes da boca, quando invadem o plano ósseo, além de comprometer o prognóstico do PAC e provocar destruição óssea difusa e irregular, também podem causar dor bastante intensa e profunda.

Idade

A idade do PAC não é, evidentemente, diagnóstica, mas carrega importância considerável nesse processo, dependendo do grupo de patologias sob avaliação. Há doenças com clara predileção por determinada faixa etária, outras que podem afetar qualquer idade e grande parte que pode envolver ampla faixa etária, mas apresenta certa predileção por determinado grupo etário.

Constituem doenças que afetam principalmente crianças e adolescentes:

- Querubismo
- Displasia fibrosa
- Linfoma de Burkitt
- Osteomielite de Garré (periostite proliferativa)
- Tumor odontogênico adenomatoide
- Histiocitose de células de Langerhans (forma disseminada)
- Osteopetrose
- Síndrome do nevo basocelular.

As doenças que ocorrem, principalmente, em PAC acima dos 50 anos de idade são:

- Doença óssea de Paget
- Hiperparatireoidismo secundário
- Osteomielite
- Mieloma múltiplo
- Carcinoma metastático
- Carcinoma de glândulas salivares menores.

Sexo

Não há, entre as patologias ósseas mais comuns do complexo maxilomandibular, doença que acometa exclusivamente um dos sexos. As displasias cementiformes, a osteoporose e o carcinoma metastático são muito mais frequentes em mulheres; as demais neoplasias ósseas malignas acometem, em geral, mais os homens, assim como o querubismo e as histiocitoses de células de Langerhans.

Localização

A mandíbula é o local mais afetado por doenças ósseas em comparação à maxila. Predominam na maxila doenças específicas, como a displasia fibrosa e o tumor odontogênico adenomatoide, por exemplo.

A região posterior da mandíbula abriga com frequência as seguintes doenças:

- Ameloblastoma
- Fibroma ameloblástico

- Cisto ósseo aneurismático
- Osteomielite de Garré
- Querubismo
- Mixoma
- Tumor odontogênico epitelial calcificante (Pindborg)
- Hemangioma central.

A displasia cementiforme periapical localiza-se preferencialmente na região dos incisivos inferiores, o cementoblastoma é muito mais frequente na região de molares e pré-molares inferiores, e a lesão central de células gigantes é mais comum na mandíbula, adiante da região dos molares.

Expansão

A velocidade da expansão óssea, a forma, a localização e o aspecto da mucosa de superfície constituem sinais muitas vezes úteis para construção do diagnóstico diferencial ou estabelecimento de diagnóstico. Expansões regulares sem modificação da cor da mucosa sugerem benignidade. Crepitação ou flutuação associa-se a lesões destrutivas, agressivas ou de tamanho e tempo de evolução expressivos. O rompimento da cortical, com modificação da mucosa suprajacente, pode fornecer indicativos da natureza do tecido central. No caso de cisto, percebem-se flutuação e coloração acastanhada ou arroxeada; em lesão de células gigantes, consistência fibrosa e coloração vermelho-arroxeada, decorrente do depósito de pigmentos sanguíneos; neoplasias mesenquimais produzem nodulações consistentes sem grande alteração de cor da mucosa, e as de origem epitelial (ameloblastoma, tumor odontogênico cístico calcificante ou tumor odontogênico epitelial calcificante) tendem a causar modificação da textura original da mucosa de revestimento, produzindo vegetações, verrucosidade e/ou eritema.

Os cistos e as neoplasias benignas tendem a produzir expansões esféricas e regulares. As displasias fibrosas assumem forma mais alongada ou oblonga, e as displasias cementárias raramente causam qualquer expansão. O tumor odontogênico queratocístico distingue-se por produzir pouca deformidade relativamente à extensão do envolvimento ósseo que exibe, na maioria dos casos.

Dentes

Podem estar intimamente relacionados com lesões ósseas ou apenas ser envolvidos por contiguidade. Quando relacionados com a origem das doenças, geralmente o contato, além de íntimo, coloca o dente, mais frequentemente parte dele (coroa ou raiz), incluído na região óssea alterada. Tal situação se observa com frequência elevada nas seguintes alterações:

- Cisto radicular
- Cisto dentígero
- Tumor odontogênico adenomatoide
- Cementoblastoma
- Osteíte condensante
- Hipercementose
- Ameloblastoma
- Fibroma ameloblástico
- Cisto odontogênico calcificante.

Do ponto de vista clínico, o deslocamento dos dentes sem que estes apresentem mobilidade sugere processo benigno, e a manutenção dos dentes em sua localização própria no arco, mas com grande mobilidade, revelando perda expressiva do osso de sustentação, sugere lesão agressiva: malignidade ou infecção aguda. As variáveis tempo de evolução e grau de expansão, observadas em cada caso, auxiliarão na avaliação da natureza da lesão em curso.

Diagnóstico

Constituído o diagnóstico diferencial, consideram-se a necessidade e as modalidades de exames complementares eventualmente necessários à conclusão do diagnóstico.

As radiografias convencionais são, em geral, o ponto de partida da avaliação das patologias ósseas e, frequentemente, são suficientes para adequada análise dos casos. A necessidade de outras incidências radiográficas ou da utilização de outras técnicas imaginológicas deverá ser adequadamente discutida quanto à importância e à real contribuição ao processo do diagnóstico. Caso contrário, o PAC só terá prejuízo, tanto no tempo adicional dispensado ao procedimento quanto no gasto financeiro inútil. É necessário também que o profissional conheça as vantagens e limitações dos diversos exames de imagem disponíveis em seu meio de atuação.

Grande parte das doenças ósseas do complexo maxilomandibular exige biopsia para seu esclarecimento final. É importante conhecer o comportamento das lesões que compõem o diagnóstico diferencial, a fim de se planejar e executar adequadamente a biopsia, evitando-se a coleta de material não representativo da lesão.

Conforme mencionado, a punção de lesões radiolúcidas pode constituir-se em manobra bastante informativa e servir de material para análise citopatológica. Não confundir a punção exploratória, que visa à averiguação macroscópica do conteúdo de lesão óssea, com a punção aspirativa por agulha fina (PAAF), que utiliza agulhas de calibre menor e tem o propósito de obter tecido para análise microscópica.

Algumas situações apresentam quadro clinicorradiográfico extremamente sugestivo da doença em curso, facilitando o processo do diagnóstico, como:

- Cisto radicular
- Cisto dentígero
- Cisto do canal incisivo
- Displasia cementiforme periapical
- Displasia cemento-óssea florida
- Querubismo
- Osteomielites
- Osteíte condensante
- Periostite proliferativa
- Cementoblastoma
- Odontoma
- Displasia fibrosa.

Em geral exames bioquímicos do sangue são solicitados em casos poliostóticos, alterações metabólicas ou para avaliação do nível de atividade de doenças crônicas. Suspeitas de hiperparatireoidismo exigem a pesquisa do nível de paratormônio (PTH). Eletroforese de proteínas apresenta alterações nos casos de mieloma múltiplo, e a doença de Paget mostra classicamente extrema elevação dos níveis de fosfatase alcalina. A suspeita de hemangioma central, normalmente confirmada por punção, também pode ser investigada por tomografia computadorizada e angiografia, esta mais empregada para o planejamento terapêutico.

Evidentemente, muitos desses exames mais específicos são solicitados pela área médica, desde que o paciente seja encaminhado à clínica médica tão logo se suspeite de condição que fuja à alçada terapêutica do cirurgião-dentista.

Tratamento

Uma vez estabelecido o diagnóstico, o profissional poderá esclarecer ao PAC dúvidas sobre a doença, as opções de tratamento, bem como sobre o prognóstico esperado para a sua condição.

O profissional deverá escolher o que é melhor para o PAC e decidir acerca da conduta a ser adotada: encaminhamento a serviço médico, indicação de especialista, composição de equipe multiprofissional ou realização individual do tratamento, desde que reúna as condições técnicas e científicas para tal.

Consulte a seção sobre terapêutica para maiores informações acerca do tratamento das diversas doenças citadas neste capítulo.

Observe, na sequência, as principais características clínicas e radiográficas das doenças mencionadas neste capítulo, agrupadas de acordo com sua etiopatogenia e seus aspectos histopatológicos básicos.

Doenças ósseas inflamatórias

Abscesso periapical agudo/abscesso dentoalveolar agudo

O abscesso periapical agudo, ou abscesso dentoalveolar agudo, representa o processo infeccioso de origem odontogênica mais comum. Normalmente se manifesta em consequência a uma pulpite aguda, causada por lesão cariosa, que infecta o tecido pulpar. A infecção geralmente envolve mais de uma espécie microbiana de alta virulência. O PAC sofre com dor intensa, mal-estar e pode apresentar febre. A falta de uma via de drenagem coronária impele o processo inflamatório para o periápice, provocando extrusão do dente envolvido. Essa situação torna o dente extremamente sensível à percussão, apesar de responder muito pouco a estímulos como frio e calor, devido ao seu comprometimento pulpar. A extensão do processo aos tecidos moles confere ao abscesso suas características clássicas de edema, rubor, calor e dor.

O processo se instala rapidamente, sendo sua progressão determinada pela resistência do hospedeiro e pela virulência da infecção. Geralmente a infecção é localizada e facilmente solucionada pelo acesso cirúrgico à câmara pulpar do dente afetado e drenagem da secreção. Ocasionalmente pode haver complicação do quadro, com extensão do abscesso ao globo ocular, aos espaços cervicais (angina de Ludwig), mediastinites e abscessos cerebrais, podendo até mesmo ameaçar a vida do PAC (Figura 11.2).

Radiograficamente não há grandes alterações ósseas iniciais, eventualmente percebendo-se algum espessamento da lâmina periodontal. À medida que o tempo passa e o processo infeccioso avança, observa-se rarefação óssea de limites pouco definidos e formato irregular.

O tratamento do abscesso dentoalveolar agudo visa à contenção da infecção, evitando disseminação do processo a órgãos vitais, realização da drenagem e remoção do agente causal. Indica-se o início da antibioticoterapia previamente ao procedimento de drenagem. Geralmente prescreve-se amoxicilina ou clindamicina, associadas ou não ao ácido clavulânico ou ao metronidazol, sendo administradas por via oral ou parenteral, dependendo da gravidade do quadro a ser tratado.

A resolução do problema envolve o tratamento endodôntico ou a exodontia do dente causador.

Osteomielite

Processo inflamatório progressivo agudo, subagudo ou crônico que envolve o osso. Inicia-se pela medula óssea, dissemina-se e estende-se até os tecidos moles vizinhos. Já foi doença comum e grave, entretanto, atualmente é menos comum, graças aos cuidados higiênicos da população e ao uso corrente de antibióticos.

Pode resultar de infecções locais (periapicais, pericoronais, alveolites, fraturas) ou sistêmicas (essencialmente por via

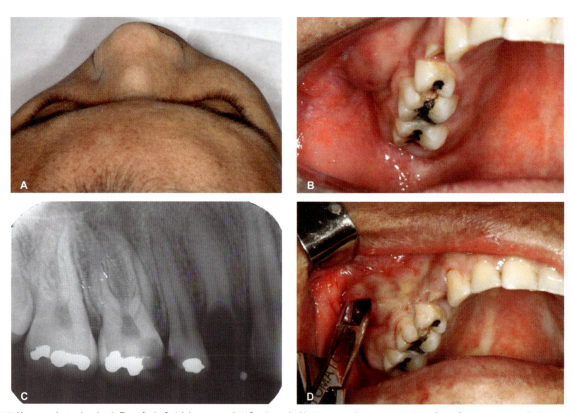

Figura 11.2 Abscesso dentoalveolar. **A.** Tumefação facial decorrente de infecção endodôntica em molar superior. **B.** Tumefação flutuante em vestíbulo correspondente a abscesso associado ao primeiro molar superior. **C.** Radiografia periapical evidenciando lesão de cárie profunda no 16, envolvimento pulpar e lesão apical. **D.** Mesmo paciente das imagens anteriores exibindo manobra de drenagem do abscesso.

hematogênica). Uma grande variedade de microrganismos pode ser responsável pelo processo: estafilococos, algumas cepas de estreptococos, actinomicetos e outras bactérias anaeróbicas.

Os desencadeantes locais mais frequentes são: má circulação, fibrose de radiação, vasculopatias de pequenos vasos e displasias cemento-ósseas.

As condições que alteram a vascularização óssea e afetam a extensão e a rapidez da disseminação da doença por via sistêmica são: diabetes, má nutrição, anemia, imunopatias, neoplasias malignas, osteopetrose, osteoporose, doença de Paget, displasias ósseas, uso de substâncias antirreabsortivas, etilismo crônico e artrite reumatoide, entre outras.

As doenças ósseas inflamatórias, agudas ou subagudas, caracterizam-se por produzir imagens radiográficas de aspecto difuso e infiltrativo, e seu diagnóstico diferencial inclui neoplasias ósseas malignas e outros processos mais agressivos. Quadro clínico evolutivo, identificação da porta de entrada da infecção, supuração, febre e dor, são aspectos importantes para definição do diagnóstico.

As formas crônicas, que exibem focos radiopacos de tamanhos e formas variáveis, indolores e circunscritas, sugerem processos benignos, e seu diagnóstico diferencial inclui lesões fibro-ósseas e neoplasias benignas calcificantes.

Osteomielite aguda

Deve-se principalmente à disseminação de processo infeccioso através dos espaços medulares, com consequente necrose de quantidade variável de osso.

Observam-se aumento de temperatura local e sistêmica, dor intensa e profunda, mobilidade e sensibilidade dos dentes envolvidos, parestesia ou anestesia e linfadenopatia regional.

O diagnóstico é clínico e, eventualmente, histopatológico.

Radiograficamente verifica-se, após 2 ou 3 semanas, a formação de sequestros, reabsorção e neoformação óssea (Figura 11.3).

O tratamento é a antibioticoterapia (penicilina, clindamicina, cefalexina, gentamicina e outros), de preferência sempre após a cultura e o antibiograma; drenagem da coleção purulenta, irrigação com antissépticos e antibióticos tópicos. Além disso, realiza-se, também, o controle sintomático da dor e da febre e das condições gerais do PAC.

Osteomielite crônica supurativa

Pode ser resultante de infecção de baixa virulência ou cronificação de forma aguda. Podem também ocorrer exacerbações agudas de processo crônico.

Tumefação pode estar presente ou não. Há formação de fístulas que podem perdurar por muitos meses ou anos. Pode haver sequestro ósseo, perda de dentes e fraturas patológicas. Dor não constitui sintoma expressivo, mas o PAC pode queixar-se de desconforto, disgeusia e mau hálito constante.

Radiolucências com limites irregulares apresentando um ou mais focos de radiopacidade densa representam o quadro radiográfico mais frequente (Figura 11.4).

O diagnóstico pode ser clinicorradiográfico e histopatológico. O tratamento é a antibioticoterapia, associada à intervenção cirúrgica para a remoção de eventuais sequestros e dentes com mobilidade excessiva.

Osteíte condensante/osteoesclerose

Também conhecida como osteíte esclerosante, osteoesclerose idiopática ou osteomielite crônica esclerosante, ocorre em casos de resistência tecidual elevada e nas infecções causadas por microrganismos com baixa virulência.

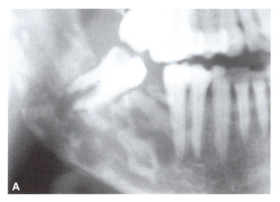
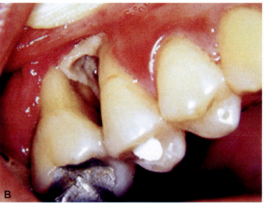
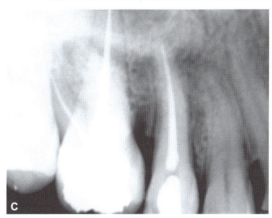

Figura 11.3 Osteomielite aguda. **A.** Destruição óssea difusa e irregular de um quadro de osteomielite aguda consequente à fratura mandibular. **B.** Sequestro ósseo alveolar em quadro doloroso e febril. **C.** Radiografia periapical referente à imagem **B**, mostrando discreta rarefação óssea difusa.

Afeta jovens com menos de 20 anos de idade, principalmente em região de molares e pré-molares inferiores com cáries profundas e com comprometimento apical e periodontal (lesão de endopério). Raramente há dor associada.

Radiograficamente observam-se: lesão circunscrita de osso esclerótico que pode envolver o ápice de uma ou mais raízes. Eventualmente pode persistir após a remoção do dente. A lesão focal é geralmente delimitada, de formato irregular, aspecto radiográfico misto ou radiopaco homogêneo, com halo ou borda perilesional (Figura 11.5).

Normalmente o diagnóstico é firmado em bases clínicas e radiográficas. Podem compor o diagnóstico diferencial o osteoma, o cementoblastoma, o odontoma e a hipercementose.

Cessado o agente causal, por tratamento endodôntico ou exodontia, a lesão regride mas, às vezes, deixa área residual persistente, denominada osteoesclerose. Como diagnóstico diferencial, distingue-se a osteoesclerose idiopática, que apresenta

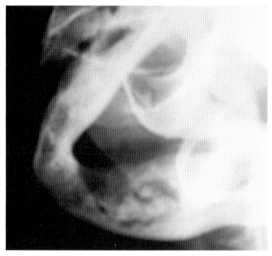

Figura 11.4 Osteomielite crônica: osteomielite associada a quadro de displasia óssea.

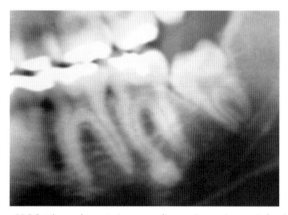

Figura 11.5 Osteíte condensante: imagem radiopaca circunscrita associada a ápice radicular caracterizando osteoesclerose.

praticamente as mesmas características da osteíte condensante, mas sem o processo inflamatório. Constitui achado radiográfico assintomático, não requerendo intervenção terapêutica.

Osteomielite de Garré/periostite proliferativa crônica

Reação periosteal a inflamação. A estimulação do periósteo acontece quando a virulência do microrganismo é baixa e a resistência do hospedeiro é alta. O uso de antibiótico em dosagem baixa e/ou inadequada atenua a virulência e pode propiciar a formação desse processo.

O periósteo afetado multiplica-se, depositando lamelas paralelas e expandindo o osso na área afetada. Acomete indivíduos jovens com idade inferior a 20 anos (alta atividade osteoblástica), especialmente aqueles na fase da dentição mista. Observa-se tumefação local e é comum eritema na pele. Dor pode estar presente e desencadeia-se no início do processo inflamatório devido a cárie, periodontite ou exodontia prévia. Os gânglios linfáticos satélites geralmente estão aumentados, com características inflamatórias.

O aspecto radiográfico clássico desta periostite é denominado "casca de cebola", observado em radiografias oclusais e determinado pela deposição de novas camadas ósseas em virtude da hiperplasia do periósteo (Figura 11.6). Em radiografias periapicais, a imagem é normalmente mista, com margens difusas e graus variados de condensação óssea, compatível com quadros de osteomielites crônicas.

O tratamento visa à eliminação do estímulo infeccioso, obtendo-se recuperação lenta da normalidade estrutural local, após tratamento endodôntico, exodontia ou tratamento cirúrgico da área afetada.

Osteorradionecrose/osteorradiomielite

Tipo de osteomielite que pode se desenvolver após radioterapia em neoplasias malignas na região de cabeça e pescoço.

Manifesta-se por dor intensa, exposição óssea e febre alta. A radiação em altas doses causa redução do conteúdo celular e vascular do tecido ósseo, propiciando necrose tecidual e baixa resistência à infecção. A mandíbula é mais afetada que a maxila.

O tecido ósseo expõe-se muitas vezes em grande extensão, havendo supuração, sequestros e necrose, assumindo coloração cinza-amarelada e desenvolvendo fístulas extrabucais e fraturas patológicas.

Radiograficamente observam-se zonas radiolúcidas de dimensões variáveis entremeadas com zonas radiopacas, contorno irregular e, eventualmente, sequestros ou fraturas patológicas.

O tratamento é conservador e sintomático, mas medidas preventivas são altamente recomendáveis. Indicam-se extrações de dentes comprometidos antes da radioterapia e cuidados redobrados com a higiene bucal e proteção aos dentes remanescentes. Uma vez instalada a ORN, podem-se recomendar bochechos com antissépticos, anestésicos tópicos e antibioticoterapia, indicando-se exames de cultura e antibiograma para serem definidos os antibióticos mais eficazes. Por suas características, a eficácia dos antibióticos nos focos de infecção é prejudicada, de modo que raramente a antibioticoterapia isolada resolve a condição. Em casos avançados há necessidade de remoção de sequestros. Um protocolo combinando pentoxifilina (400 mg, 2 vezes/dia), tocoferol (1.000 UI, 1 vez/dia) e clodronato tem sido utilizado, por período variável, tanto para prevenção da ORN em caso de necessidade de exodontias, como adjuvante a tratamento previamente a sequestrectomias. Terapia com oxigênio hiperbárico em associação à sequestrectomia e à irrigação semanal com antissépticos locais também demonstra alguma efetividade. Dieta líquida e pastosa, rica em proteínas e vitaminas, faz parte da terapia de suporte. A dor deve ser controlada por analgésicos e narcóticos.

Osteonecrose associada ao uso de bisfosfonatos

Os bisfosfonatos representam um grupo de medicamentos que apresentam a capacidade de bloquear a reabsorção óssea mediada por osteoclastos. Essa propriedade tem-se mostrado extremamente útil para prevenção de fraturas ósseas em PAC com osteoporose e, principalmente, é responsável por considerável melhora na qualidade de vida de PAC portadores de câncer avançado com tendência a envolvimento esquelético.

Os bisfosfonatos são utilizados desde o final da década de 1970 em formulações de uso oral, mas passaram a ser prescritos em larga escala a partir de 1990. Desde então, evoluíram em potência, criaram-se formulações de aplicação intravenosa, e os protocolos de dosagem multiplicaram-se, tornando sua utilização mais confortável (p. ex., injeções anuais em vez de mensais) e aumentando sua efetividade. Esses compostos são similares aos pirofosfatos inorgânicos, apresentando elevada afinidade pelos cristais de hidroxiapatita. Incorporam-se ao esqueleto, exibem elevada meia-vida (cerca de 12 anos para o alendronato) e são excretados pelos rins sem provocar alterações metabólicas. São, atualmente, amplamente utilizados para tratamento da osteoporose, doença óssea de Paget, mieloma múltiplo e metástases ósseas associadas principalmente a câncer de mama, próstata, pulmões e carcinoma de células renais. Entre os benefícios

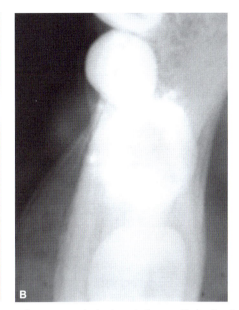

Figura 11.6 Periostite proliferativa. **A.** Molar inferior com cárie extensa e envolvimento pulpar provocando abaulamento ósseo vestibular discreto. **B.** Imagem radiográfica oclusal demonstrando proliferação periosteal lamelar.

proporcionados pela medicação, citam-se redução significativa no número de fraturas ósseas patológicas, menor compressão da coluna vertebral, diminuição da hipercalcemia provocada pela doença maligna e da necessidade de radioterapia ou cirurgia do esqueleto para tratamento de metástases. Esses efeitos antitumorais são decorrentes da indução de apoptose das células tumorais, inibição da adesão da célula tumoral à matriz extracelular e inibição da invasão tumoral; além das propriedades antiangiogênicas que os bisfosfonatos apresentam.

Atualmente, os bisfosfonatos de uso oral são prescritos para controle da osteoporose, sendo o alendronato seu principal representante. Os portadores de câncer com envolvimento esquelético ou potencial produção de metástases ósseas normalmente recebem bisfosfonatos por via parenteral – pamidronato, ácido zoledrônico, zoledronato e ibandronato. O ácido zoledrônico é mais potente que o pamidronato, que é mais potente que os bisfosfonatos orais.

Os efeitos colaterais decorrentes do uso dos bisfosfonatos são raros, se forem considerados os milhões de usuários desses medicamentos. Relatam-se irritação esofágica com o uso oral do medicamento, algumas fraturas atípicas, dores musculoesqueléticas e osteonecrose em ossos maxilares. Destaca-se a osteonecrose dos maxilares associada ao uso prolongado de bisfosfonatos como uma ocorrência de maior interesse à Estomatologia. Sua incidência é considerada baixa, embora não se disponha ainda de grandes estudos longitudinais que possibilitem a avaliação precisa dessa variável. Revisões recentes têm apontado incidência global entre 1 e 3% de osteonecrose entre PAC com câncer em uso de bisfosfonatos por via intravenosa. A maioria das ocorrências de osteonecrose dos maxilares associada ao uso de bisfosfonatos está relacionada ao uso do ácido zoledrônico ou do pamidronato. É mais comum na mandíbula (70%) que na maxila, pouco mais comum em mulheres (3:2), frequentemente assintomática (30%) e associada a intervenção cirúrgica dentoalveolar (60%).

Mais recentemente, outros medicamentos antineoplásicos também têm sido associados ao desenvolvimento de osteonecroses, como sirolimo, denosumabe, bevacizumabe e sinutinibe. Tais medicamentos apresentam efeitos similares aos dos bisfosfonatos; antiangiogênicos e antirreabsortivos; o que os torna eficientes no combate à progressão das neoplasias malignas. Por esse motivo, atualmente se prefere a expressão osteonecrose associada a medicamentos em vez de osteonecrose associada ao uso de bisfosfonatos (Figura 11.7).

A osteonecrose caracteriza-se pela exposição óssea crônica na área maxilofacial (persistente por ao menos 8 semanas) de PAC em tratamento ou tratados por tempo prolongado com bisfosfonatos (especialmente por via parenteral) ou outros medicamentos com propriedades antirreabsortivas e antiangiogênicas, sem história de radioterapia na região afetada. A expressão clínica varia de exposições ósseas assintomáticas e quase imperceptíveis à caracterizada por amplas exposições

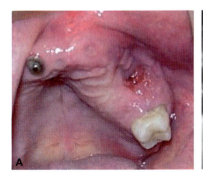
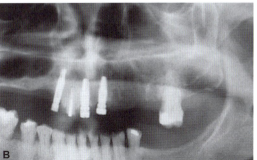
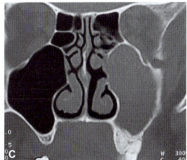

Figura 11.7 Osteonecrose associada ao uso de medicamentos. **A.** Paciente sob uso de alendronato exibindo exposição óssea em rebordo superior esquerdo há mais de 6 meses. **B.** Radiografia panorâmica mostrando rarefação óssea difusa em região de pré-molares e molares com apagamento das corticais sinusais. **C.** Imagem tomográfica do caso exibido em **A** e **B**, mostrando o completo velamento da cavidade sinusal esquerda.

154 Fundamentos de Odontologia | Estomatologia

ósseas, dor, formação de sequestros, abscessos, mobilidade dental e manifestação de fístulas intra e extraorais. O diagnóstico é fundamentalmente clínico, com base na história do PAC e nas características clínicas apresentadas. Radiografias convencionais raramente ajudam nos casos iniciais. Tomografias computadorizadas e imagens por ressonância magnética possibilitam melhor avaliação do dano, mas não mostram características específicas. As características da osteonecrose associada ao uso de bisfosfonatos lembram as da osteorradionecrose, em função da falta de resposta reparadora do tecido ósseo, provocada, de um lado, pela ação do medicamento, e de outro pela ação da radiação ionizante sobre os tecidos.

Entre os fatores de risco listam-se a potência e o tempo de uso dos bisfosfonatos, intervenções cirúrgicas dentoalveolares, uso de próteses removíveis, má condição da saúde bucal e fatores genéticos. A manutenção de um bom nível de saúde bucal e medidas higiênicas preventivas anteriores ao início do tratamento com bisfosfonatos mostraram-se efetivas na prevenção da osteonecrose.

Na instalação da osteonecrose, as intervenções terapêuticas recomendadas ainda não obtiveram consenso. Ruggiero et al., em 2009, sugeriram uma classificação dos PAC em uso de bisfosfonatos em cinco níveis: estágio de risco – PAC assintomáticos sob tratamento com bisfosfonatos; estágio 0 – PAC com sintomatologia inespecífica, mas sem evidência de exposição óssea; estágio 1 – PAC com exposição óssea, mas assintomáticos e sem evidência de infecção; estágio 2 – PAC com exposição óssea e sintomatologia associada, com ou sem drenagem purulenta; estágio 3 – PAC com exposição óssea extensa e complicações associadas. Sugere-se tratamento conservador até o estágio 2, quando se pode realizar desbridamento superficial e tratamento cirúrgico mais invasivo com auxílio de antibioticoterapia no estágio 3. Entretanto, como mencionado, ainda não há consenso quanto à melhor estratégia terapêutica para esses casos. Há quem sugira intervenção cirúrgica precoce, utilização de oxigenação hiperbárica ou interrupção da prescrição dos bisfosfonatos. Há necessidade de estudos controlados de maior magnitude para o estabelecimento da melhor abordagem terapêutica para esses PAC.

Cistos

Os cistos verdadeiros representam cavidades patológicas, revestidas de epitélio, contendo fluido ou material semissólido. Aqueles derivados de restos epiteliais do processo da odontogênese são classificados como cistos odontogênicos, eles são:

- Cisto periapical, residual
- Cisto dentígero
- Cisto periodontal lateral (cisto botrioide)
- Queratocisto odontogênico
- Cisto odontogênico glandular
- Cisto odontogênico calcificante
- Cisto odontogênico ortoqueratinizado
- Cisto paradental.

Já os cistos não odontogênicos, acometem as estruturas associadas a boca, estão relacionados a formação dos processos faciais, ou seja, têm sua origem na proliferação de células epiteliais não odontogênicas, denominados cisto do ducto nasopalatino.

As cavidades patológicas não revestidas de epitélio são classificadas como pseudocistos, são eles:

- Cisto ósseo simples
- Cisto ósseo aneurismático
- Cisto ósseo de Stafne.

Os aspectos microscópicos do revestimento epitelial e as características da cápsula fibrosa são, normalmente, os parâmetros utilizados para o diagnóstico e a classificação das lesões císticas.

Constituem lesões comuns, geralmente assintomáticas, mas podem causar dor, se infectados, e deformidade, quando atingem grandes proporções. Seu aspecto radiográfico é invariavelmente radiolúcido, unilocular e bem delimitado, na maioria das vezes. Fazem diagnóstico diferencial especialmente entre o grupo de neoplasias não calcificantes e o grupo de lesões de células gigantes.

Cistos odontogênicos

Cisto odontogênico ortoqueratinizado

Constitui cisto de desenvolvimento de ocorrência bastante rara (cerca de 1% dos cistos odontogênicos), que foi há pouco tempo distinguido do queratocisto.

Sua baixa ocorrência não permite ainda uma clara caracterização clínica e radiográfica, embora a maior parte dos casos relatados o localizem na mandíbula posterior com frequente associação a dentes inclusos, eventualmente lembrando cistos dentígeros. Pode se apresentar unilocular (a maioria) ou multilocular, com esclerose periférica facultativa.

Como acontece com a maioria das lesões císticas, apresenta-se de maneira assintomática, sendo frequentemente descoberto em radiografias de rotina ou solicitadas com outra finalidade.

O tratamento indicado é o convencional para cistos odontogênicos.

Cisto radicular (cisto periapical)

O cisto radicular é o mais comum dos cistos odontogênicos, originando-se de restos epiteliais de Malassez (remanescentes da bainha de Hertwig, responsável pela formação radicular dos dentes) a partir do estímulo inflamatório de um granuloma periapical que, por sua vez, se desenvolve em virtude de mortificação pulpar devido a cárie ou traumatismo.

Ocorre em qualquer faixa etária, sendo mais comum entre a terceira e a sexta década de vida, envolvendo principalmente os dentes anteriores superiores.

Sua localização clássica é o ápice dentário de dente erupcionado não vital, mas podem ocorrer localizações laterais dependendo de calibre, existência e posição de canais acessórios. O tamanho é variável e depende da localização e do tempo de evolução de cada caso. É geralmente assintomático e evidenciado apenas por radiografias. Raramente rompe a cortical óssea e mostra aspecto flutuante e, mais raramente, infecta-se e torna-se sintomático.

A extração de dentes ou raízes dentárias sem a remoção de cistos radiculares a eles atrelados estabelece a condição de cistos residuais.

O aspecto radiográfico é de radiolucência circunscrita, arredondada, frequentemente com condensação óssea ou cortical periférica, associada ao ápice de dente desvitalizado (Figura 11.8).

O tratamento é cirúrgico, por enucleação, com extração do dente envolvido ou preservação deste. A manutenção do dente associado ao cisto radicular requer tratamento endodôntico prévio, seguindo-se a remoção cirúrgica do cisto, geralmente por apicectomia radicular.

Cisto dentígero (cisto folicular)

O cisto dentígero é derivado do epitélio reduzido do órgão do esmalte e é observado, em sua manifestação clássica, envolvendo a coroa de dente não erupcionado.

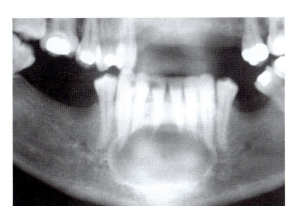

Figura 11.8 Cisto periapical: radiografia panorâmica mostrando imagem radiolúcida unilocular com esclerose periférica. Incisivo central inferior direito (dente 41) com cárie e mortificação pulpar.

Afeta especialmente adultos jovens (entre 20 e 30 anos de idade) e envolve mais frequentemente terceiros molares inferiores e caninos, e terceiros molares superiores impactados.

Os aspectos clínicos e radiográficos são bastante sugestivos, quando se observa imagem radiográfica radiolúcida, regular, bem circunscrita, envolvendo a coroa de um terceiro molar não irrompido, originando-se no limite amelocementário do dente afetado. Dependendo de seu tamanho, este cisto pode deslocar bastante o dente de sua posição original, bem como aqueles adjacentes (Figura 11.9).

É assintomático, mas pode causar deformidade quando atinge grandes dimensões. Raramente se apresenta multilobulado e múltiplo.

O tratamento é cirúrgico por enucleação. Quando um terceiro molar é o dente associado, normalmente este é extraído durante a cirurgia da lesão cística. No caso de outros dentes, como canino ou pré-molares, podem-se utilizar técnicas de marsupialização e ortodontia para devolvê-los à sua função.

Há relatos, em literatura, de degeneração carcinomatosa (carcinoma mucoepidermoide e carcinoma epidermoide) do epitélio de revestimento de cistos dentígeros, além de potencial para originar ameloblastomas. Por esse motivo, recomenda-se o exame histopatológico de todo o material obtido por biopsia ou cirurgia, podendo-se ajustar a terapêutica dependendo do resultado definitivo.

Cisto periodontal lateral

Cisto pouco frequente, derivado dos restos da lâmina dental (Serres), geralmente pouco expansivo, que afeta especialmente adultos em torno dos 50 anos de idade, localizando-se preferencialmente em mandíbula, na região dos caninos e pré-molares.

Radiograficamente, caracteriza-se por imagem radiolúcida circunscrita, com pouca condensação óssea periférica, em geral menor que 1 cm, e localizada entre os pré-molares inferiores ou entre os anteriores superiores. Em geral, não há contato com os dentes, que se mostram vitais, e, eventualmente, pode apresentar-se multilocular, quando, então, recebe a denominação cisto odontogênico botrioide, devido à semelhança com cacho de uvas.

O cisto gengival do adulto parece corresponder à apresentação extraóssea do cisto periodontal lateral, compartilhando a mesma origem.

O tratamento é a enucleação cirúrgica com poucas possibilidades de recidiva.

Cisto odontogênico glandular (cisto sialo-odontogênico)

Este cisto, descrito em 1987, parece originar-se de restos da lâmina dentária. Muitos autores acreditam representar polo superior do espectro constituído pelo cisto periodontal lateral/cisto botrioide. Essa denominação se deve às suas características histológicas que sugerem estruturas glandulares e exibem microcistos em seu revestimento epitelial.

É raro. Apresenta-se clinicamente como lesão expansiva, de evolução lenta, indolor, radiolúcida, uni ou multilocular, afetando PAC em qualquer faixa etária, com alguma predominância em indivíduos acima dos 30 anos de idade. Ocorre principalmente na mandíbula, na região anterior.

As margens radiográficas podem ser regulares ou crenadas e normalmente são bem demarcadas. Pode atingir grandes proporções, ao contrário do cisto periodontal lateral, que geralmente não ultrapassa 1 cm. Apresenta traços de maior agressividade: pode romper corticais, reabsorver raízes e mostra maior índice de recorrências.

O diagnóstico diferencial inclui cisto odontogênico botrioide, carcinoma mucoepidermoide e lesões de células gigantes.

O tratamento é feito por enucleação cirúrgica. Recomenda-se curetagem cuidadosa em função do seu índice de recorrência significativo.

Queratocisto odontogênico

Deriva dos restos epiteliais da lâmina dentária (restos de Serres), apresentando comportamento pouco distinto dos demais cistos odontogênicos. Pode acometer qualquer idade, mas afeta principalmente adultos entre a segunda e a terceira década de vida. Sua localização mais frequente é a mandíbula, na área de molares e ramo (60 a 70% dos casos).

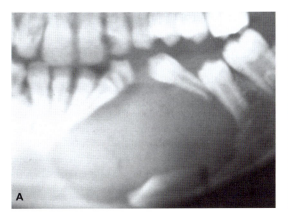 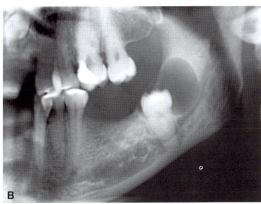

Figura 11.9 Cisto dentígero. **A.** Imagem radiolúcida unilocular circunscrita provocando afastamento de dentes e rechaçamento do canino para a base mandibular. Não há reabsorção radicular. **B.** Cisto associado à coroa do dente 38 que exibe imagem unilocular bem delimitada com discreta esclerose periférica.

Apresenta comportamento mais agressivo, podendo atingir grandes proporções, assumir aspecto multilocular ou apresentar-se em forma múltipla, ocupando vários quadrantes dos maxilares, associando-se ou compondo a *síndrome do nevo basocelular* ou *síndrome de Gorlin-Goltz*. Manifesta, ainda, elevado potencial de recorrências. Esse cisto, além de poder conter quantidades variáveis de queratina, apresenta características histológicas de cistos satélites em sua cápsula, microcistos ou botões epiteliais em seu revestimento epitelial, que parecem explicar sua tendência à recidiva.

Seu aspecto radiográfico pode ser uni ou multilocular, com perfil regular ou crenado, e margens definidas com cortical bastante discreta. Pode haver perfuração de cortical. Sua associação a dentes não erupcionados é frequente. Relativamente aos demais cistos odontogênicos, o queratocisto causa menor expansão de corticais e, quando a provoca, esta pode não ser simétrica, expandindo mais a tábua palatina ou a vestibular (Figura 11.10).

A multiplicidade de lesões obriga à investigação da síndrome de Gorlin-Goltz, que se caracteriza especialmente por apresentar, além das lesões císticas, costelas bífidas, carcinomas basocelulares cutâneos, calcificação da foice do cérebro e, eventualmente, bossa frontal, dedos em baqueta de tambor e múltiplos cistos epidermoides em pele.

O tratamento recomendado é cirúrgico, por enucleação, com curetagem ou osteotomia de margens, havendo possibilidade de recidiva. A marsupialização apresenta eficiência e indicação bastante discutidas neste tipo de cisto. Em função do elevado risco de recidiva deste cisto e de sua associação à síndrome basonévica, recomenda-se seguimento periódico prolongado do PAC após a terapêutica cirúrgica.

Cisto odontogênico calcificante (cisto de Gorlin)

Lesão incomum, antes classificada como cisto odontogênico, foi transferida para o grupo das neoplasias em virtude de seu comportamento clínico, e reclassificada como cisto pela Organização Mundial da Saúde (OMS). Demonstra variado aspecto histopatológico e amplo espectro de manifestação clínica. Por vezes se apresenta como cisto típico (daí sua denominação primordial) e, em outras ocorrências, mostra aspecto sólido e proliferativo. Essa variante sólida atualmente representa patologia diferenciada – tumor dentinogênico de células-fantasmas – de ocorrência extremamente rara.

Constitui lesão intraóssea por natureza, mas há apresentações periféricas ou extraósseas. Tem sido associado a odontomas em cerca de 20% dos casos.

Acomete com igual frequência a maxila e a mandíbula, com preferência pela região anterior, afetando ampla faixa etária, com pico de incidência entre a segunda e a terceira década de vida.

Radiograficamente pode assumir aspectos uniloculares (a maior parte) ou multiloculares, geralmente com margens definidas e graus variados de estruturas calcificadas em seu interior (Figura 11.11). Pode haver reabsorção radicular. O aspecto histológico marcante é representado por células-fantasmas (células epiteliais eosinofílicas que perdem o núcleo e preservam seu arcabouço).

O tratamento se faz por enucleação cirúrgica, e o prognóstico é bom, com baixos índices de recorrência.

Cisto paradental

Cisto de origem ainda discutida, que exibe localização específica, desenvolvendo-se a partir da área cervical de molares inferiores, especialmente o terceiro molar, expandindo-se em direção vestibular ou distovestibular. A patogênese desse cisto inflamatório (conforme classificação da OMS) ainda é incerta, supondo-se que a inflamação do periodonto superficial, durante a erupção do terceiro molar, estimule a proliferação do epitélio odontogênico presente na região.

O aspecto radiográfico é de radiolucência unilocular circunscrita que envolve a coroa do molar inferior em seus aspectos vestibular e distal.

O tratamento por enucleação cirúrgica é bastante efetivo. O terceiro molar inferior, como região mais afetada, é geralmente extraído juntamente com a lesão cística, embora possam ser utilizadas abordagens mais conservadoras, mantendo-se o dente acometido.

Cisto não odontogênico

Cisto do ducto nasopalatino (cisto do canal incisivo)

Origina-se de restos do ducto nasopalatino no interior do canal incisivo, na linha média do palato anterior. É mais comum em homens, entre jovens e os de meia-idade. São normalmente assintomáticos e frequentemente descobertos em radiografias de rotina. Quando se desenvolve ao final do canal incisivo e ocupa apenas tecido mole, é denominado cisto da papila incisiva.

O aspecto radiográfico é de lesão radiolúcida circunscrita, de formato ovalado ou semelhante a coração, localizada entre os incisivos centrais superiores, que apresentam vitalidade. Em raras ocasiões pode manifestar-se múltiplo (Figura 11.12).

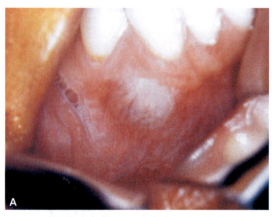

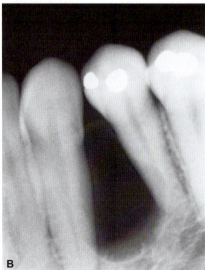

Figura 11.10 Queratocisto odontogênico. **A.** Lesão provocando adelgaçamento da cortical vestibular, alterando a cor da mucosa de revestimento. **B.** Imagem radiográfica do caso da imagem **A** mostrando queratocisto unilocular com pouco afastamento de raízes e delimitação com esclerose periférica bastante discreta.

11 | Lesões Ósseas 157

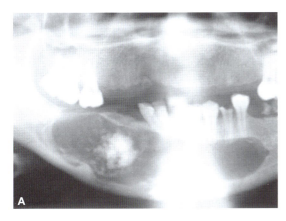

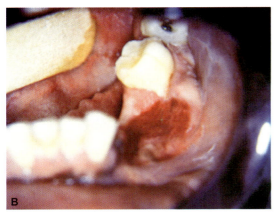

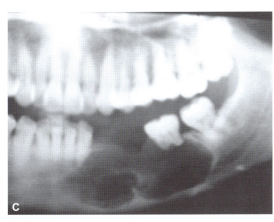

Figura 11.11 Cisto odontogênico calcificante. **A.** Radiolucência unilocular de margens bem demarcadas mostrando calcificação irregular no interior; há deslocamento dental, mas pouca deformação da basilar. **B.** Expansão óssea vestibular e alteração do aspecto superficial da mucosa em paciente do sexo masculino de 36 anos de idade. **C.** Imagem panorâmica de **B**, com aspecto multiloculado, margens crenadas, reabsorção radicular e ausência de calcificações internas.

O tratamento é a enucleação cirúrgica, sendo raras as recorrências. Em rebordos desdentados, o diagnóstico pode ser menos evidente.

Pseudocistos

Cisto ósseo simples

Também conhecido como cisto ósseo traumático, cisto hemorrágico, cisto ósseo solitário ou cavidade óssea idiopática. Não é um cisto verdadeiro, uma vez que lhe falta o revestimento epitelial. Sua etiologia é desconhecida, sugerindo-se alguma falha no

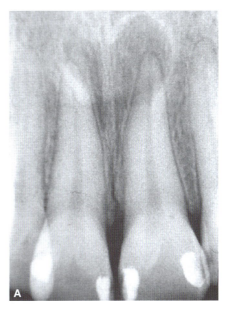

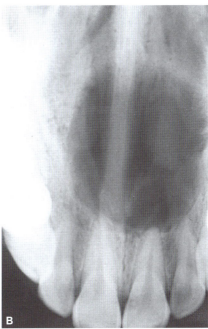

Figura 11.12 Cisto do ducto nasopalatino. **A.** Imagem radiolúcida cordiforme caracterizando cisto do ducto nasopalatino. **B.** Imagem radiolúcida unilocular extensa correspondente à localização posterior do cisto no ducto nasopalatino.

reparo ósseo após hemorragia de pequena monta decorrente de traumatismo, que raramente é lembrado/relatado pelos PAC.

A região mais afetada no complexo maxilomandibular é a de molares e pré-molares da mandíbula. Não há predileção por sexo e acomete principalmente jovens abaixo dos 25 anos de idade. O fato de raramente se diagnosticar essa lesão em indivíduos mais velhos faz com que muitos autores acreditem em resolução espontânea do processo.

A exploração cirúrgica da lesão revela cavidade normalmente vazia ou contendo quantidade reduzida de fluido seroso ou serossanguinolento. A expansão de corticais é rara e de pequenas dimensões. Aparentemente o processo estaciona quando encontra o osso cortical.

Radiograficamente se expressa como lesão radiolúcida, geralmente unilocular, de tamanho variável, limites definidos, às vezes exibindo esclerose periférica e margens regulares ou crenadas. É característico o aspecto crenado ou digitiforme que circunda as raízes dentárias, sem deslocá-las, em lesões maiores, que envolvem os ápices dentários (Figura 11.13).

O tratamento consiste no preenchimento da cavidade com sangue para induzir o processo de reparo normal do osso. Isso pode ser obtido por acesso cirúrgico e curetagem, punção provocando hemorragia ou, segundo alguns autores, por injeção de sangue periférico do próprio PAC na cavidade patológica.

Cisto ósseo aneurismático

Lesão pouco comum, caracterizada por apresentar grandes espaços preenchidos com sangue e separados por bandas de tecido fibroso contendo células gigantes. Essas características normalmente resultam em aspecto radiográfico multiloculado e semelhante ao das lesões centrais de células gigantes. Entretanto, o cisto ósseo aneurismático ocorre principalmente na mandíbula posterior, ao contrário da localização preferencial da lesão central de células gigantes.

A faixa etária predominantemente afetada é a dos 10 aos 20 anos de idade, sendo comum a extensão da lesão ao ramo mandibular. Na maxila, a região de preferência também é a posterior. Seu comportamento é, em geral, agressivo, provocando deformidade considerável e rompendo corticais. O deslocamento de dentes e a reabsorção radicular também são comuns. O cisto ósseo aneurismático pode manifestar-se em associação a outras alterações ósseas, como as lesões fibro-ósseas benignas, o cisto ósseo simples ou neoplasias ósseas, tanto benignas quanto malignas.

O aspecto radiográfico é radiolúcido, normalmente de densidade homogênea, uni ou multilocular, com perfil demarcado, ou difuso e irregular. A lesão é expansiva, com erosão de corticais e deslocamento dental (Figura 11.14).

O tratamento é feito por curetagem, havendo registro de cerca de 20% de recidivas.

Cisto ósseo de Stafne

Também conhecido como cavidade óssea de Stafne, cisto ósseo estático, cavidade óssea idiopática, depressão óssea mandibular lingual ou defeito ósseo mandibular lingual. O defeito ósseo de Stafne tem essa denominação em virtude da descrição dessa patologia por Stafne em 1942. Sua apresentação clássica consiste em uma depressão localizada na vertente lingual da região posterior da mandíbula, abaixo do canal mandibular, normalmente entre o primeiro molar e o ângulo da mandíbula. Radiograficamente apresenta-se em geral como radiolucência bem definida, unilateral, de contorno arredondado ou ovoide.

É completamente assintomático e normalmente surpreendido em tomadas radiográficas executadas com outra finalidade.

Acredita-se que se trate de defeito de desenvolvimento provocado pela pressão ou intrusão de tecido de glândula salivar contra a superfície óssea mandibular. A cavidade pode apresentar-se vazia ou conter tecido glandular, muscular, vascular, linfoide ou gorduroso. Embora classicamente unilateral, têm sido descritas ocorrências bilaterais, anteriores, em ramo mandibular e até apresentações multiloculares.

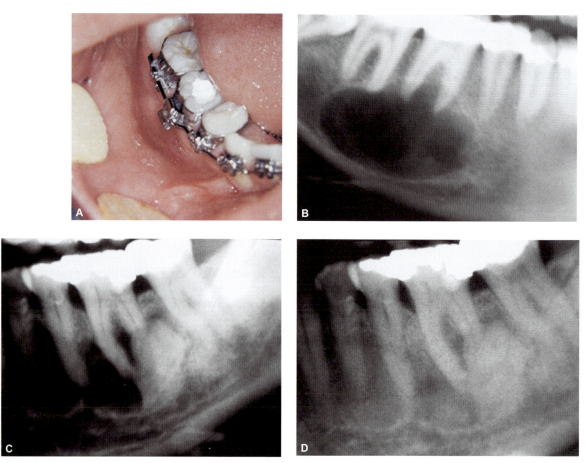

Figura 11.13 Cisto ósseo simples. **A.** Imagem mostrando normalidade anatômica. **B.** Radiografia referente à imagem **A** exibindo radiolucência unilocular que se interpõe entre as raízes dentárias sem provocar deformidade, deslocamento ou reabsorção dentária. **C.** Associação de cisto ósseo simples a displasia óssea. **D.** Evolução do caso da imagem **B** após 3 meses do acesso cirúrgico.

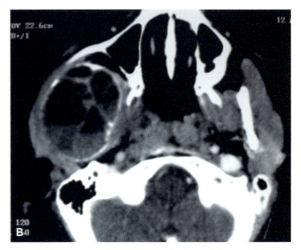

Figura 11.14 Cisto ósseo aneurismático. **A.** Extensa destruição óssea em ângulo e ramo mandibular, provocando grande expansão da cortical superficial e adelgaçamento da basilar. **B.** Corte tomográfico mostrando a grande expansão óssea, porém circunscrita e exibindo discretas traves intraluminais caracterizando lesão multiloculada.

O diagnóstico quase sempre se faz em bases clinicorradiográficas – quadro completamente assintomático, lesão restrita e em localização típica. Quando a apresentação foge da clássica, recomenda-se a utilização de outros recursos de imagem, como a tomografia computadorizada ou a ressonância magnética. Tais recursos podem, também, servir ao acompanhamento evolutivo desses casos, caso paire alguma dúvida diagnóstica.

Não há qualquer necessidade de intervenção invasiva.

Neoplasias

Este grupo de patologias é bastante amplo, diverso e complexo, abrangendo lesões de comportamento variável, extenso espectro de gravidade e toda a gama de aspectos radiográficos em combinações igualmente variadas. É o grupo com mais participação no diagnóstico diferencial das lesões do complexo maxilomandibular, considerando que as patologias que o componham podem assemelhar-se a cistos, pseudocistos, lesões de células gigantes, lesões fibro-ósseas e, até mesmo, doenças inflamatórias.

As neoplasias ósseas geralmente caracterizam-se por produzir aumento de volume e deformidade variáveis. As benignas tendem a assumir formas mais regulares e mostrar aspecto radiográfico mais delimitado, e as malignas, ao contrário, rompem corticais, envolvem os tecidos moles e demonstram aspecto infiltrativo e difuso às radiografias. Há aquelas que produzem material calcificado e outras que assumem configuração multiloculada nas imagens radiográficas.

Observe a seguir as principais neoplasias que acometem o complexo maxilomandibular.

Neoplasias odontogênicas

Em geral as neoplasias odontogênicas são classificadas de acordo com seu tecido de origem. Aqui será utilizada a classificação proposta pela OMS. Em função da extrema raridade de algumas das patologias listadas na classificação, nem todas as doenças receberam tópico descritivo específico.

Classificação das neoplasias odontogênicas

- Neoplasias malignas
  - Carcinomas odontogênicos
    – Carcinoma ameloblástico
    – Carcinoma de células escamosas intraósseo primário
    – Carcinoma de células escamosas intraósseo primário derivado de cistos odontogênicos
    – Carcinoma de células escamosas intraósseo primário derivado de tumor odontogênico queratocístico
    – Carcinoma odontogênico de células claras
    – Carcinoma odontogênico de células-fantasmas
  - Carcinossarcoma odontogênico
    – Sarcoma odontogênico
- Neoplasias benignas epiteliais
  - Epitélio odontogênico com estroma fibroso maduro sem ectomesênquima odontogênico
  - Ameloblastoma
  - Ameloblastoma tipo unicístico
  - Tumor odontogênico epitelial calcificante (Pindborg)
  - Tumor odontogênico adenomatoide
  - Tumor odontogênico escamoso
- Neoplasias benignas mistas – mesenquimais e epiteliais
  - Fibroma ameloblástico
  - Tumor odontogênico primordial
  - Odontoma (tipo complexo, tipo composto)
  - Tumor dentinogênico de células-fantasmas
- Neoplasias odontogênicas mesenquimais benignas
  - Fibroma odontogênico
  - Mixoma (mixofibroma) odontogênico
  - Cementoblastoma
  - Fibroma cemento-ossificante.

Neste segmento do texto, serão abordadas apenas aquelas neoplasias mais frequentes no meio odontológico, agrupando-as não pelo seu tecido de origem, conforme a classificação citada, mas de acordo com sua apresentação radiográfica mais comum, iniciando pelas neoplasias radiolúcidas multi e uniloculares, até as manifestações com graus crescentes de calcificação.

As neoplasias odontogênicas malignas constituem ocorrência bastante rara e são apenas mencionadas na seção "Neoplasias malignas".

Ameloblastoma

A mais comum das neoplasias odontogênicas. É benigna, porém localmente invasiva, e que requer, em geral, intervenções terapêuticas agressivas e, muitas vezes, mutilantes.

Apresenta grande variação histopatológica e também em sua expressão clinicorradiográfica. Pode afetar crianças, mas a faixa etária predominante está entre 20 e 50 anos. Não há predileção por sexo. Nos maxilares, 80% das ocorrências localizam-se na mandíbula, mais frequentemente na região de molares e ramo. Sua apresentação clínica é semelhante à da maioria das lesões ósseas centrais: crescimento lento, progressivo e indolor, sendo na maioria das vezes descoberto em radiografias ocasionais de rotina. Lesões muito avançadas podem manifestar dor, parestesia ou infecção secundária.

Radiograficamente os ameloblastomas apresentam-se radiolúcidos, uni ou multiloculares, com bordas relativamente bem definidas, provocando, com frequência, deslocamento e reabsorção radicular dos dentes envolvidos pela lesão. Há aumento de volume que, às vezes, pode provocar grande deformidade, com adelgaçamento, expansão de corticais e, frequentemente, destruição destas, com envolvimento dos tecidos moles suprajacentes. Quase sempre há dente envolvido na lesão (Figuras 11.15 a 11.18).

A apresentação unilocular dos ameloblastomas, denominada unicística, mostra prognóstico melhor, mesmo com tratamentos mais conservadores. Afeta, em geral, PAC mais jovens, consistindo em lesão de aspecto cístico envolvendo a coroa de um molar inferior impactado. Raramente é diagnosticado em PAC acima dos 40 anos de idade. Esta variante do ameloblastoma parece originar-se da cápsula de cisto preexistente e prolifera em direção à cavidade, com pouca invasão dos espaços medulares adjacentes. Esse tipo de apresentação faz diagnóstico diferencial especialmente entre o grupo dos cistos odontogênicos, especialmente o cisto dentígero.

As formas multiloculares são frequentemente descritas com aspecto radiográfico "em bolhas de sabão", caracterizado por lóculos de perfil arredondado de diferentes tamanhos e margens nem sempre bem definidas. Essa apresentação pode

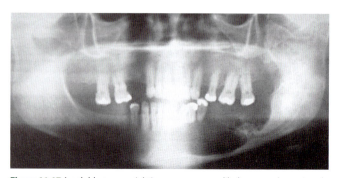
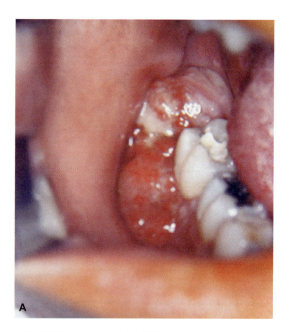

Figura 11.17 Ameloblastoma unicístico em corpo mandibular esquerdo mostrando limites definidos e reabsorção de ápices radiculares.

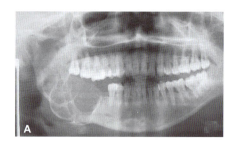
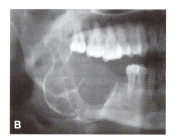
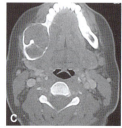

Figura 11.15 Ameloblastoma. **A.** Lesão radiolúcida expansiva, multilocular, envolvendo corpo, ângulo e ramo mandibular direito, provocando grande expansão e adelgaçamento de corticais. **B.** Detalhe de **A** evidenciando limites relativamente precisos, multilocularidade e deformidade provocada pela neoplasia. **C.** Corte tomográfico do caso mostrado em **A** e **B** evidenciando grande expansão lateral provocada pela neoplasia além de traves ósseas no centro da radiolucência.

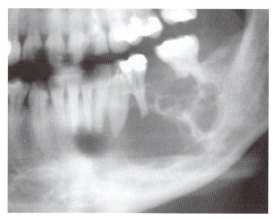

Figura 11.16 Ameloblastoma de aspecto multiloculado, perfil irregular, limites relativamente precisos, reabsorção radicular e deslocamento dental.

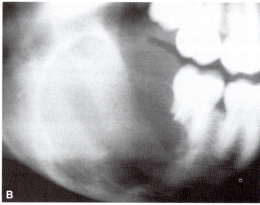

Figura 11.18 Ameloblastoma. **A.** Envolvimento da mucosa bucal, que mostra aspecto eritematoso, vegetante e lobulado. **B.** Aspecto radiográfico unilocular da imagem **A**, em que se observam reabsorção radicular e rompimento da cortical alveolar.

tanto incluir dentes em seu seio quanto deslocá-los de maneira bastante expressiva.

Há, ainda, a variante periférica, ou extraóssea, que é bastante rara, e se apresenta como nódulos sésseis na gengiva, de pequenas dimensões, com superfície normal, eritematosa ou ulcerada, mais frequente na mandíbula, em geral afetando PAC de maior idade. Não há alteração radiográfica ou pode haver reabsorção em taça. O tratamento se faz por excisão local, com pequena margem e incluindo o periósteo para verificação da ausência de envolvimento ósseo.

O tratamento do ameloblastoma multilocular ou policístico é, em geral, bem mais agressivo, com ressecção cirúrgica em bloco ou hemimandibulectomia. Entretanto, cada caso merece análise particular, considerando-se os parâmetros clínicos e histopatológicos inerentes a cada situação.

Mixoma odontogênico

Neoplasia de crescimento lento, assintomática, localmente invasiva, atingindo pouco mais a mandíbula que a maxila, especialmente a região posterior. Afeta geralmente indivíduos entre a segunda e a terceira década de vida, sem apresentar predileção por sexo. Quando ocorre na maxila, não raramente invade o antro e ocupa o seio maxilar.

O aspecto radiográfico considerado típico para o tumor é de área radiolúcida multilocular, com margens ora bem definidas ora difusas, com as trabéculas ósseas delicadas, dispondo-se de maneira a lembrar raquete de tênis ou favos de mel. Pode deslocar dentes, afastar corticais ou rompê-las. A reabsorção radicular e a apresentação unilocular são menos comuns. O diagnóstico diferencial normalmente inclui outras doenças ósseas com apresentação multilocular, como o ameloblastoma e o cisto ósseo aneurismático (Figuras 11.19 a 11.21).

O tratamento é a excisão cirúrgica do tumor. Contudo, devido ao grande volume que podem atingir e a consistência gelatinosa da lesão, associados à invasão local, a remoção completa nem sempre é fácil, podendo ser necessária ressecção maior. O prognóstico geralmente é bom, mas deformações e recidivas são frequentes.

Fibroma ameloblástico

Neoplasia odontogênica de origem mista, que se caracteriza pela proliferação simultânea de tecido epitelial e mesenquimal, sem formar dentina ou esmalte.

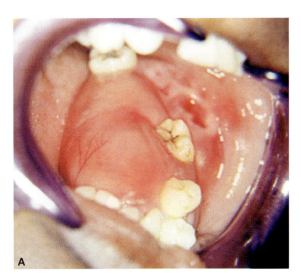

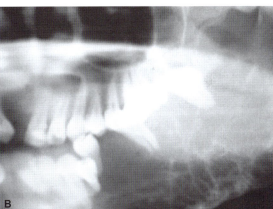

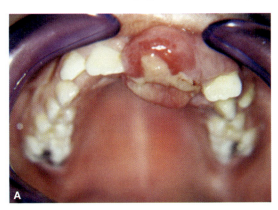

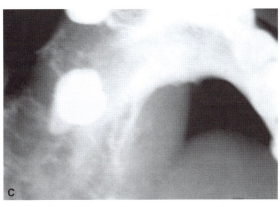

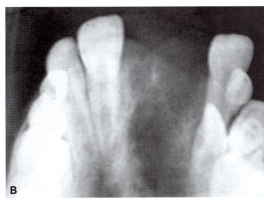

Figura 11.19 Mixoma. **A.** Lesão periférica consequente a traumatismo e intrusão dental diagnosticada como fibroma ossificante periférico. **B.** Visão oclusal da lesão da imagem **A** mostrando lesão radiolúcida de limites difusos e finas trabéculas anguladas de permeio.

Figura 11.20 Mixoma. **A.** Tumoração extensa que se expande para o espaço da língua, conservando a textura e a coloração da mucosa gengival. **B.** Radiografia panorâmica da tumoração referente à imagem **A** mostrando lesão radiolúcida com finas trabéculas ósseas centrais e destruição de corticais. **C.** Visão oclusal da lesão da imagem **A** mostrando o aspecto infiltrativo dessa neoplasia odontogênica benigna localmente invasiva.

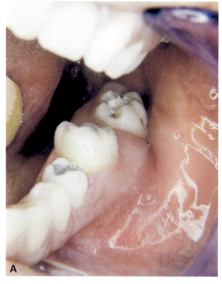
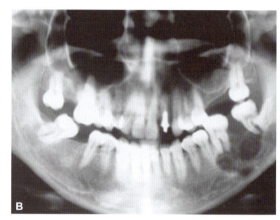

Figura 11.21 Mixoma. **A.** Deslocamento dental e crescimento gengival eram as queixas desta paciente de 22 anos de idade. **B.** Imagem radiolúcida multilocular mostrando deslocamento dental referente à imagem **A**.

Ocorre predominantemente na mandíbula, na região de molares e pré-molares, sendo semelhante ao ameloblastoma, embora acometendo faixa etária bem inferior (idade média de 12 a 14 anos), sem predileção por sexo. Radiograficamente, pode apresentar-se uni ou multilobulado, geralmente associado a dentes não irrompidos e mostrando margens relativamente demarcadas. A lesão geralmente apresenta crescimento lento e assintomático, mas pode produzir grande expansão óssea e deformidade (Figura 11.22).

O tratamento é conduzido por enucleação cirúrgica; normalmente há cápsula destacando o tumor do osso normal adjacente. Entretanto há relatos de recidivas, provavelmente relacionadas com a apresentação multilocular desta neoplasia, que pode dificultar a remoção completa do tumor.

O fibro-odontoma ameloblástico é uma neoplasia odontogênica extremamente rara, que pode ser descrita como fibroma ameloblástico no qual acontece formação de dentina e esmalte por indução.

Fibroma odontogênico

Neoplasia rara, originária do tecido conectivo odontogênico, que pode apresentar calcificações em quantidades variáveis em meio a aspecto radiolúcido circunscrito.

Apresenta-se como lesão assintomática, expansiva, localizada principalmente em mandíbula. O aspecto radiográfico é radiolúcido, preferencialmente unilocular e bem circunscrito, contendo discretos corpos calcificados em seu interior. Os dentes podem ser afastados, e o perfil pode assumir aspecto crenado em lesões maiores. Eventualmente, o tumor pode envolver a coroa de dentes não irrompidos.

O tratamento indicado é a curetagem cirúrgica. Por se tratar de patologia recentemente caracterizada pela OMS, o número de casos descritos ainda é pequeno para possibilitar caracterização epidemiológica mais precisa.

Tumor odontogênico adenomatoide

Ocorre predominantemente em jovens, em torno da segunda década de vida, com predileção pelo sexo feminino e pela região anterior da maxila, associado principalmente à coroa de caninos não irrompidos. O desenvolvimento é lento, assintomático e a expansão óssea ou a falta de erupção do dente envolvido são os motivos que geralmente levam o PAC à consulta. Alguns poucos casos de lesões extraósseas foram descritos.

O aspecto radiográfico é semelhante ao de um cisto dentígero: radiolúcido unilocular, diferenciando-se deste pela presença de áreas calcificadas arredondadas no interior. Tal aspecto, somado à faixa etária e à localização, podem sugerir fortemente o diagnóstico. Além disso, o tumor apresenta cápsula fibrosa bem definida, o que confere aspecto nitidamente delimitado correspondendo à presença de fina lâmina radiopaca periférica observável às radiografias (Figura 11.23).

O tratamento é feito por curetagem cirúrgica, normalmente envolvendo a remoção do dente não irrompido associado. A recidiva é excepcionalmente rara e o prognóstico, excelente.

Tumor odontogênico epitelial calcificante (tumor de Pindborg)

Essa neoplasia apresenta comportamento clínico semelhante ao do ameloblastoma, com caráter localmente invasivo e recidivante, principalmente se o tratamento instituído for a curetagem.

Trata-se de lesão rara, correspondendo a menos de 1% dos tumores odontogênicos. Não apresenta predileção por sexo, sendo a idade média dos pacientes em torno dos 40 anos. Dois terços dos casos afetam a mandíbula, sendo a localização preferencial a região de molares e pré-molares inferiores. Lesões periféricas podem ser eventualmente observadas (6%), predominantemente na região anterior da mandíbula.

Radiograficamente se observa, em geral, imagem radiolúcida, uni ou multilocular, com abaulamento de corticais, associada a dente não irrompido, que pode estar deslocado. Os limites são pouco demarcados, observando-se quantidade variável de partículas radiopacas, de tamanhos diversos, em seu interior. Essas características compõem diagnóstico diferencial tanto entre lesões radiolúcidas quanto mistas, incluindo o ameloblastoma, o cisto dentígero, o tumor odontogênico adenomatoide e o tumor odontogênico cístico calcificante (Figura 11.24).

O tratamento é cirúrgico, normalmente exigindo margem de tecido normal em virtude de sua característica localmente infiltrativa.

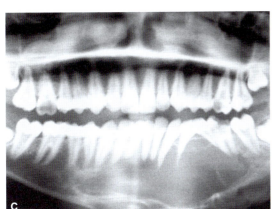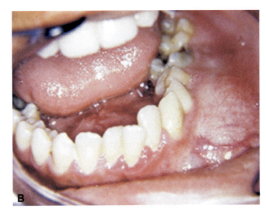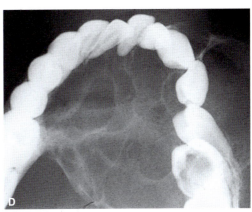

Figura 11.22 Fibroma ameloblástico. **A.** Aspecto extrabucal de paciente masculino, 16 anos de idade, mostrando expansão óssea em corpo mandibular. **B.** Expansão óssea evertendo o fundo de sulco vestibular e deslocando os dentes da região para lingual, sem alterar a coloração da mucosa. **C.** Destruição extensa com poucas e delicadas trabéculas ósseas no interior, afilamento de raízes, deslocamento dental, margens difusas e destruição da cortical basilar. **D.** Aspecto oclusal do mesmo caso da Figura 11.22C mostrando extensa insuflação óssea e evidenciando aspecto multiloculado da lesão.

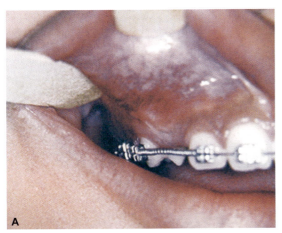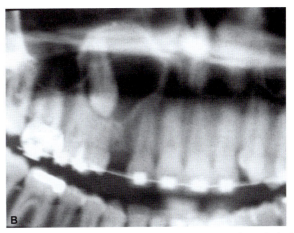

Figura 11.23 Tumor odontogênico adenomatoide. **A.** Paciente jovem com retenção do canino superior e discreto abaulamento ósseo na região do vestíbulo. **B.** Lesão radiolúcida unilocular envolvendo completamente o canino incluso, com esclerose periférica proeminente e ausência de calcificações no interior.

Cementoblastoma benigno

Neoplasia benigna rara, originária de cementoblastos, que forma cemento ou tecido semelhante, sob a forma de massas aderidas à raiz de um dente. A lesão apresenta crescimento lento, podendo causar expansão das corticais ósseas tanto para vestibular quanto para lingual.

O cementoblastoma benigno está intimamente associado às raízes de molares e pré-molares inferiores, sendo observado com maior frequência nos primeiros molares. Afeta PAC jovens, em geral abaixo dos 20 anos de idade, preferencialmente do sexo feminino. Pode apresentar sintomatologia dolorosa, o que o distingue da maioria das neoplasias odontogênicas benignas. Assemelha-se, histologicamente, ao osteoblastoma e ao osteoma osteoide.

O aspecto radiográfico é extremamente significativo para o diagnóstico, aparecendo como massa calcificada aderida à raiz do dente, limitada por fina linha radiolúcida. A porção radicular envolvida na lesão pode estar mascarada pela massa, com diferentes graus de substituição (Figura 11.25).

O tratamento é cirúrgico, quase sempre com remoção do dente envolvido. Em lesões pequenas, têm-se tentado a remoção parcial da raiz e o tratamento endodôntico.

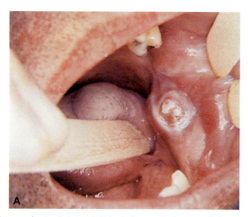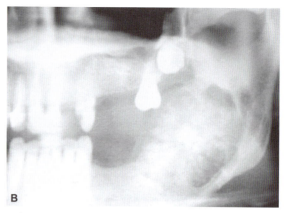

Figura 11.24 Tumor odontogênico epitelial calcificante. **A.** Aspecto clínico mostrando expansão óssea na região posterior da mandíbula para o plano oclusal, causando ulceração na mucosa por contato com o dente antagonista. **B.** Imagem radiográfica panorâmica mostrando lesão com calcificação intensa e irregular, margens sugerindo infiltração e extensão para o ramo mandibular.

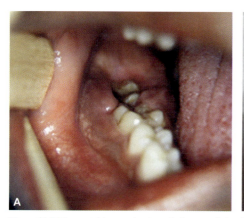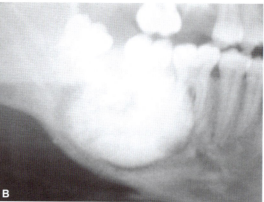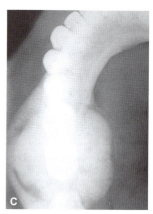

Figura 11.25 Cementoblastoma benigno. **A.** Aspecto clínico demonstrando expansão óssea simétrica envolvendo o segundo molar inferior. **B.** Imagem radiográfica clássica da doença mostrando massa radiopaca envolvendo e apagando o perfil radicular, destacando-se do osso periférico por halo radiolúcido. **C.** Radiografia oclusal do mesmo caso da Figura 11.25A mostrando a expansão tanto para o sentido vestibular quanto para lingual, expandindo a cortical e mantendo o limite radiolúcido.

Odontoma

Apesar de classificados entre os tumores odontogênicos, os odontomas representam, na realidade, malformações nas quais todos os tecidos dentários estão representados. Classicamente classificam-se como compostos aqueles odontomas denticulados e complexos nos quais os tecidos dentários se compõem de massas que não lembram a morfologia dentária.

São lesões comuns, ocorrentes tanto na mandíbula quanto na maxila, sem predileção por sexo. Geralmente são pequenos, assintomáticos e identificados pela falta de erupção ou desvio da posição normal de algum dente (Figura 11.26). É frequente a sua detecção em exames radiográficos de rotina e, eventualmente, por irrompimento no arco (Figura 11.27). São encontrados em jovens entre a primeira e a segunda década, mas ocasionalmente podem ser diagnosticados em PAC mais velhos.

O tratamento é cirúrgico conservador, sendo relativamente simples sua remoção pela facilidade de clivagem. A excessiva aderência ao osso ou a presença de cistos volumosos pode dificultar ou complicar o ato cirúrgico. O prognóstico é muito bom, e não ocorrem recidivas.

Neoplasias ósseas benignas

Como, em geral, são ocorrências raras nos maxilares, serão abordadas apenas aquelas derivadas de células formadoras de

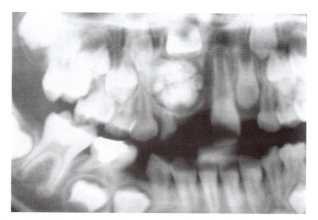

Figura 11.26 Odontoma complexo: aspecto radiográfico de odontoma não denticulado, impedindo a erupção do incisivo central superior.

tecido ósseo. Pelo aspecto radiográfico que apresentam, são agrupadas no diagnóstico diferencial das lesões de doenças fibro-ósseas, neoplasias odontogênicas com potencial de calcificação e, eventualmente, osteomielites ou periostites crônicas.

Osteoma

Neoplasia óssea benigna, rara, constituída de osso compacto ou esponjoso. O osteoma é ainda mais raro nos maxilares e

A manifestação de osteomas múltiplos pode estar relacionada com a síndrome de Gardner, transmitida por gene autossômico dominante, que se caracteriza pelo aparecimento de múltiplos osteomas (ossos longos, crânios e maxilares), cistos e fibromas cutâneos, dentes impactados (inclusive supranumerários) e polipose intestinal com potencial de degeneração maligna.

Clinicamente, quando provocam deformidade visível, apresentam-se como expansões ósseas de superfície lisa, em forma de cúpula ou bosselada, com mucosa suprajacente de aspecto normal, assintomáticas, de consistência óssea, podendo provocar afastamento de dentes na área e assimetria facial.

Radiograficamente, os osteomas caracterizam-se por apresentar radiopacidade intensa, com margens delimitadas ou, eventualmente, pouco definidas, quando seus limites se confundem com o osso normal sem mostrar halo radiolúcido limitante.

O tratamento é cirúrgico, por ressecção da lesão, não apresentando tendência a recidivas. O prognóstico depende fundamentalmente da localização da lesão, do seu tamanho e das condições gerais do PAC.

Osteoma osteoide (osteoblastoma)

Constituem neoplasias ósseas benignas, raras nos maxilares, que apresentam características radiográficas e histológicas semelhantes, consistentes com aspectos fibro-ósseos. Suas características radiográficas são similares às do cementoblastoma, diferindo deste pela ausência de dente associado e pela presença de dor espontânea. Cerca de 50% dos casos ocorrem em fêmur e tíbia.

Acometem predominantemente adultos jovens e, nos maxilares, localizam-se normalmente além da faixa do osso alveolar, em região de ângulo, próximo à cortical basilar, por exemplo.

O osteoma osteoide manifesta-se radiograficamente como lesão radiolúcida com graus variados de mineralização interna, raramente com mais de 1 cm de diâmetro, arredondada e circundada por área de esclerose óssea. Essa área de esclerose periférica pode se apresentar bastante espessa, constituindo característica distintiva para essa neoplasia.

O osteoblastoma, também denominado osteoma osteoide gigante, é semelhante histologicamente à lesão descrita anteriormente, diferenciando-se por ser menos doloroso, assumir proporções maiores, causar expansão óssea local e não apresentar área circundante de reação óssea esclerótica. É mais comumente encontrado nos ossos da coluna vertebral, sacro, ossos longos e calvária, atingindo com maior frequência o sexo feminino entre os 10 e 20 anos de idade. Radiograficamente, mostra área radiolúcida bem delimitada com formações radiopacas no interior.

O tratamento é feito com enucleação cirúrgica, havendo relatos de que a remoção da porção central da lesão que contém, aparentemente, o centro ativo do processo (verificado histologicamente) é suficiente para a resolução desses casos.

Fibroma ossificante (fibroma cemento-ossificante)

Neoplasia óssea benigna, bem delimitada, composta de tecido fibrocelular e material calcificado de apresentação diversa. Ocorre principalmente nos maxilares, mas também pode envolver osso frontal, etmoide, esfenoide, ossos temporais, órbita e a fossa craniana.

Esse tumor exibe comportamento variável, ocorrendo entre a segunda e a quarta década de vida, com predileção por indivíduos do sexo feminino. Quando afeta indivíduos em torno

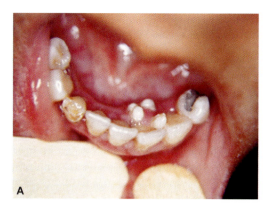
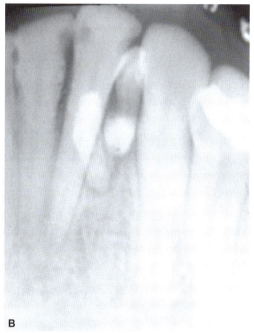

Figura 11.27 Odontoma composto. **A.** "Erupção" de odontoma denticulado na região anterior da mandíbula. **B.** Radiografia periapical do caso clínico da imagem **A**.

frequentemente constitui-se em achado radiográfico, considerando que se trata de condição completamente assintomática em seus estágios iniciais. Aqueles que se iniciam no endósteo só tardiamente causam deformidade externa visível; os que se desenvolvem a partir do periósteo costumam produzir aumento de volume exofítico, localizado e circunscrito, permitindo identificação mais precoce. Os osteomas de manifestação periférica devem ser diferenciados dos toros e exostoses.

Toros e exostoses são consideradas lesões reacionais, diversamente da natureza neoplásica atribuída aos osteomas. O toro palatino é encontrado na linha média do palato em cerca de 20% dos PAC adultos, em forma de domo ou multilobulado, séssil ou pediculado, assintomático por natureza e recoberto por mucosa de aspecto normal. Eventualmente pode se ulcerar em virtude de trauma mastigatório e só exige tratamento cirúrgico quando por requisições protéticas ou devido a crescimento acentuado com interferência na fonação, mastigação ou deglutição. Pode apresentar crescimento lento contínuo ou por surtos. O toro mandibular apresenta as mesmas características morfológicas do palatino, localizando-se na vertente lingual da mandíbula à altura dos caninos e pré-molares, geralmente ocorrendo de forma bilateral.

dos 35 anos apresenta evolução lenta, assintomática e afeta especialmente a mandíbula. As formas juvenis deste tumor são bem mais agressivas, tendendo a envolver mais a maxila e afetar indivíduos mais jovens, especialmente crianças. Mostra expansão, limites geralmente marcados e conteúdo calcificado com grande variação em intensidade e formato (Figura 11.28).

Seu aspecto histológico é fibro-ósseo, bastante semelhante ao das outras doenças que compõem esse grupo. Desse modo, o patologista deve ser bem informado acerca da história do doente e dos aspectos radiográficos ou de outros exames de imagem completos do PAC, para que possa analisar de maneira global o quadro e emitir parecer consistente.

O tratamento recomendado é a excisão cirúrgica completa, mas em função da possibilidade de recidiva, o PAC deve ser mantido em controle periódico longo.

Histiocitose de células de Langerhans

A denominação "histiocitose de células de Langerhans" substituiu o termo "histiocitose X" na caracterização dessa proliferação anormal de histiócitos do tipo Langerhans e eosinófilos, cuja natureza, neoplásica ou inflamatória, ainda se discute. Incluiu-se esta patologia neste subtítulo de neoplasias ósseas benignas considerando que, apesar de seu comportamento clínico muitas vezes sugerir doença inflamatória, sua expressão difere bastante daquelas listadas no grupo de inflamatórias.

Trata-se de afecção relativamente rara, dois a cinco casos por milhão de indivíduos; exibe amplo espectro de manifestação clínica, podendo apresentar-se como lesão óssea localizada ou envolver vários ossos, vísceras e sistema nervoso central. Afeta indivíduos em ampla faixa etária, porém é mais frequente entre as crianças.

Atualmente divide-se em três categorias a expressão clínica da histiocitose de células de Langerhans, dependendo do número e da distribuição das lesões, e da idade dos PAC:

- Forma crônica localizada: lesão óssea solitária ou poucas lesões isoladas em mais de um osso, sem envolvimento de outros órgãos (antigamente chamada granuloma eosinófilo)
- Forma crônica disseminada: lesões múltiplas afetando vários ossos, outros órgãos, linfonodos e pele (antigamente denominada doença de Hand-Schuller-Christian). Classicamente descreve-se, para esta forma da doença, a manifestação de diabetes insípido, exoftalmia (proptose) e múltiplas lesões osteolíticas. Entretanto, esses sinais dependem da localização das lesões e não constituem achado invariável
- Forma aguda disseminada: afeta especialmente crianças, é frequentemente fatal, caracterizando-se por lesões múltiplas envolvendo praticamente todos os órgãos, linfonodos, pele e medula óssea. A sintomatologia varia conforme o órgão envolvido e a extensão das lesões.

As lesões cutâneas, que podem se apresentar nas formas disseminadas da doença, consistem em manchas avermelhadas, pápulas ou ulcerações, distribuídas principalmente pelo couro cabeludo, face, área genital, pregas, pescoço e axilas. Pode haver falência pulmonar, dependendo da extensão das lesões nesse órgão. O envolvimento da hipófise pode causar o quadro de diabetes insípido (sede e diurese excessiva sem relação com glicemia) e lesões na tireoide podem causar aumento de peso e distúrbios menstruais na mulher. Os sinais de envolvimento do sistema nervoso central podem incluir espasmos musculares, astenia, dificuldade de ambulação, perda de equilíbrio ou sensação de fraqueza. Outros órgãos são mais raramente afetados.

As lesões bucais, quando ocorrem, constam de ulcerações, especialmente gengivais ou palatinas, e perda óssea periodontal com abalamento e perda dos dentes. As ulcerações em mucosa podem assumir aspecto granulomatoso e profundo, às vezes sugerindo lesão maligna. Pode ocorrer lesão na boca sem destruição do osso subjacente, embora constitua achado pouco frequente (Figura 11.29).

Radiograficamente as lesões são osteolíticas, afetando especialmente os ossos do crânio, costelas e ossos longos dos membros superiores e inferiores. As lesões ósseas podem causar dor e fraturas patológicas. Nos maxilares constata-se perda progressiva do osso alveolar com extrusão dentária e dentes flutuantes característicos (Figura 11.30). Vale, mais uma vez, ressaltar que a quantidade de lesões ósseas e a sua distribuição diferenciam as formas disseminadas desta condição da sua expressão localizada.

O diagnóstico é firmado pela análise histopatológica de material obtido por biopsia, observando-se células de Langerhans CD1a positivas com núcleos bilobados, semelhantes a grãos de café, e grupos de eosinófilos.

O tratamento varia de acordo com a extensão da doença. As lesões localizadas podem ser tratadas com cirurgia limitada, pequenas doses de radioterapia ou quimioterapia, enquanto os quadros disseminados exigem complexa análise fisiopatológica para adequado planejamento terapêutico.

Neoplasias malignas

As neoplasias malignas que envolvem os maxilares podem originar-se primariamente do tecido ósseo, de constituintes do tecido odontogênico, hematopoético, ou representarem metástases de lesões em outros órgãos.

Sua ocorrência é bastante rara. O osteossarcoma, a neoplasia maligna mais comum de tecido ósseo, apresenta prevalência de um caso para cada 1,5 milhão de pessoas, sendo que, além desse fato, menos de 5% dos osteossarcomas afetam os maxilares. Essa raridade pode, muitas vezes, ser responsável por erros ou retardo no diagnóstico dessas ocorrências.

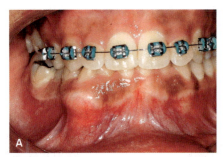 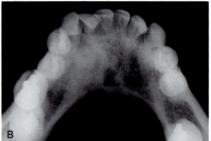 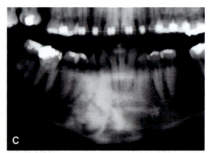

Figura 11.28 Fibroma ossificante central. **A.** Aspecto clínico exibindo expansão óssea que, segundo essa paciente de 28 anos de idade, vem se desenvolvendo há 10 anos. **B.** Radiografia oclusal exibindo condensação óssea delimitada associada a apinhamento dental. **C.** Recorte de radiografia panorâmica do mesmo caso das imagens **A** e **B** mostrando lesão radiopaca razoavelmente circunscrita, percebendo-se calcificação irregular e halo radiolúcido periférico em região basilar.

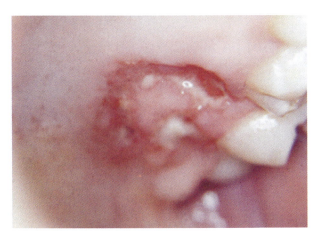

Figura 11.29 Histiocitose de células de Langerhans: úlcera granulomatosa em PAC do sexo feminino de 28 anos de idade, como expressão intrabucal da histiocitose de células de Langerhans, sem lesão óssea aparente.

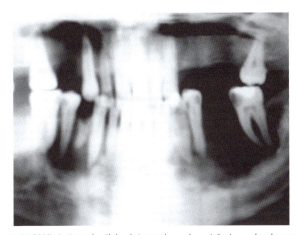

Figura 11.30 Histiocitose de células de Langerhans: destruição óssea alveolar extensa e multifocal, com margens irregulares e conferindo o aspecto radiográfico descrito como "dentes flutuantes".

As neoplasias ósseas malignas geralmente apresentam crescimento rápido, provocando deformidade, aumento de volume e, frequentemente, destruição de corticais, extensão aos tecidos moles e sintomatologia dolorosa. Os dentes na área afetada apresentam, comumente, mobilidade e deslocamento. A reabsorção radicular é menos comum nas neoplasias malignas, sendo mais observada em associação a lesões benignas agressivas. De modo geral, pode-se dizer que quanto mais agressiva a neoplasia, mais precoce e mais intensa a mobilidade e menor o deslocamento ou a ocorrência de reabsorção dental.

O aspecto radiográfico comum às neoplasias ósseas malignas é infiltração e irregularidade de margens (difusas ou em "roído de traça"). O osteossarcoma e o condrossarcoma podem produzir tecidos malignos calcificados, eventualmente com padrão radial, descrito como "raios de sol", e mostrar aspecto radiográfico misto. Metástase de carcinoma de próstata e sarcoma de Ewing podem estimular formação óssea adjacente ao tumor, também produzindo aspecto radiográfico misto. No entanto, a maioria das ocorrências malignas é osteolítica, expressando-se por imagens radiolúcidas com limites pouco definidos. Em algumas situações, a infiltração óssea irregular preserva algumas áreas de tecido ósseo que podem sugerir, erroneamente, processo osteogênico. A tomografia computadorizada pode ser bastante útil nesses casos.

Nesta seção serão descritas as características clínicas e radiográficas das neoplasias malignas que mais frequentemente afetam os ossos maxilares, fazendo-se apenas breve referência a doenças mais raras, mas que, de certa modo, se tornaram clássicas.

Carcinomas intraósseos primários, provavelmente originários de restos epiteliais odontogênicos, constituem ocorrências extremamente raras, assim como neoplasias odontogênicas malignas e carcinomas metastáticos que, quando ocorrem, são provenientes de mamas, rins, pulmão, cólon, próstata e tireoide. Menos raros, mas também muito pouco frequentes, são os carcinomas intraósseos de glândulas salivares, dentre eles, o carcinoma mucoepidermoide é o que conta com maior número de casos, envolvendo principalmente a região posterior da mandíbula.

Osteossarcoma

A mais comum das neoplasias malignas primárias do osso, respondendo por cerca de 20% dos sarcomas. Pode originar-se em alterações ósseas preexistentes, como a doença óssea de Paget ou a osteogênese imperfeita, e acomete principalmente ossos longos, sendo rara sua ocorrência nos maxilares.

Os osteossarcomas chamados convencionais originam-se na medula óssea, havendo também ocorrências justacorticais ou parosteais e, muito mais raramente, extraesqueléticas. Afeta PAC em ampla faixa etária, porém é mais frequente em crianças e adultos jovens. Parece afetar um pouco mais os homens que as mulheres. A maxila e a mandíbula são envolvidas com a mesma frequência, sendo o corpo mandibular e a região dos molares superiores as regiões mais afetadas.

A sintomatologia mais comum consiste em dor, tumefação, mobilidade dental, parestesia e obstrução nasal.

Radiograficamente os osteossarcomas mostram características agressivas, com destruição óssea infiltrativa, pobre definição de margens, pouco deslocamento dental, destruição de corticais e expansão variável. Os dentes podem ter todo o suporte ósseo destruído pela doença e assumir o aspecto descrito como dentes flutuantes, situação também observada em outras lesões agressivas como no ameloblastoma ou na histiocitose de células de Langerhans. Em fases mais iniciais, o periodonto pode ser infiltrado pela neoplasia e demonstrar, radiograficamente, alargamento do espaço periodontal. Pode haver produção óssea e reação periosteal, conferindo aspecto radiográfico misto à neoplasia, que, raramente, mostra aspecto radiado semelhante a raios de sol. Cerca de metade das ocorrências de osteossarcoma apresenta calcificações em seu interior e, destas, cerca de 25% podem mostrar o aspecto de raios de sol (Figura 11.31).

A destruição das corticais possibilita rápido envolvimento dos tecidos moles adjacentes pela neoplasia maligna. O pulmão é o principal alvo de metástases do osteossarcoma, embora a boca possa também, raramente, representar região de metástases dessa lesão.

O diagnóstico é firmado pela análise histológica de material obtido por biopsia, que mostra proliferação de osteoblastos atípicos, grande quantidade de osteoide e expressão variável de material condroide e tecido conectivo fibroso.

O tratamento recomendado é o cirúrgico radical, com quimioterapia adjuvante e, menos comumente, radioterapia. O prognóstico ainda é ruim, embora tenha havido melhora significativa da sobrevida nos últimos anos, devido ao desenvolvimento de protocolos poliquimioterápicos mais efetivos. A sobrevida em 5 anos está em torno dos 40%. As lesões mandibulares parecem apresentar melhor prognóstico que as maxilares. Os justacorticais têm melhor prognóstico, mas são bem menos frequentes, cerca de 5% dos casos.

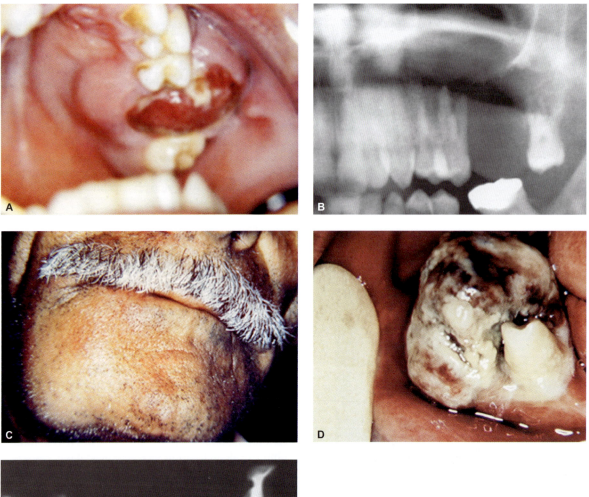

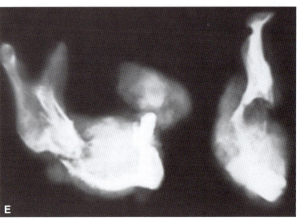

Figura 11.31 Osteossarcoma. **A.** Imagem clínica mostrando tumor emergindo de alvéolo após extração recente, com aspecto expansivo e ulcerado; dentes contíguos com mobilidade acentuada, mas indolores. **B.** Radiografia panorâmica do caso da Figura 11.31A, mostrando osteólise extensa com margens irregulares e infiltrativas e pouco deslocamento dental. **C.** Aspecto extrabucal mostrando deformidade evidente em corpo de mandíbula. **D.** Aspecto intrabucal evidenciando tumor de aparência hemorrágica e necrótica emergindo do plano ósseo. **E.** Radiografia da peça cirúrgica demonstrando a extensa destruição óssea e algum aspecto osteogênico radiado junto à cortical basilar.

Condrossarcoma

Neoplasia maligna ainda mais rara que o osteossarcoma, caracterizada pela presença de células que formam cartilagem. Menos de 1% dos condrossarcomas surge na área de cabeça e pescoço, sendo mais frequente em ilíaco, costelas e ossos longos. Afeta homens e mulheres em igual proporção, abrangendo ampla faixa etária, com maior número de casos entre adultos jovens.

A apresentação clínica é pouco específica, consistindo em deformidade por aumento de volume, consistência óssea, com dor eventual e deslocamento ou mobilidade dentária. Na maxila acomete mais a região anterior e, na mandíbula, região de molares, sínfise e processo coronoide.

Radiograficamente assemelha-se ao osteossarcoma, mostrando áreas radiolúcidas de margens difusas, com quantidade variável de material calcificado em seu interior, que também pode assumir aspecto de raios de sol.

O tratamento é fundamentalmente cirúrgico radical, considerando que esta neoplasia responde mal à quimioterapia e também à radioterapia. Raramente envolve linfonodos regionais e parece produzir metástases com menos frequência, mas, quando acontece, o pulmão e os ossos são as principais regiões. O prognóstico não é bom, com sobrevida de 17% em 5 anos.

Sarcoma de Ewing

Descrito por James Ewing em 1921, é o segundo tumor ósseo primário mais comum. Sua origem ainda não está bem esclarecida, sugerindo-se células primitivas da crista neural. Afeta predominantemente crianças entre 10 e 15 anos de idade, com ligeira predileção pelo sexo masculino.

Afeta especialmente a diáfise de ossos longos e os ossos da pélvis. Apenas cerca de 1% dos casos ocorrem nos maxilares, onde a mandíbula é mais afetada. Clinicamente, provoca aumento de volume e, devido ao rompimento precoce de corticais e crescimento rápido, logo envolve os tecidos moles, provocando dor e deformidade extensa (Figura 11.32). Os PAC podem ainda apresentar febre, anemia e leucocitose.

Às radiografias, o aspecto é osteolítico, infiltrativo, com margens irregulares e reação periosteal semelhante ao observado na periostite proliferativa, de aspecto em "casca de cebola". O diagnóstico diferencial inclui neoplasias malignas agressivas como os linfomas e outros sarcomas.

O diagnóstico, em geral, exige o emprego de técnicas laboratoriais especiais, como a imuno-histoquímica e a microscopia eletrônica.

O tratamento envolve quimioterapia, radioterapia e, eventualmente, cirurgia. O prognóstico depende da extensão das lesões, da quantidade e da localização de metástases e da efetividade da quimioterapia, mas a taxa de sobrevida em 5 anos ainda é baixa.

Linfomas

Esta denominação agrupa grande número de neoplasias malignas derivadas de linfócitos, cujos apresentação clínica, evolução e prognóstico variam sobremaneira. Há casos com excelente resultado terapêutico e cura completa, e outros levam o PAC a óbito em poucas semanas, apesar de todo o esforço de cura empreendido.

Podemos, *grosso modo*, destacar três classes de linfomas. Os linfomas tipo Hodgkin, que apresentam tipo celular destacado à histopatologia – as células de Reed-Sternberg; os linfomas não Hodgkin, que não apresentam as células de Reed-Sternberg; e o linfoma de Burkitt, que foi primeiramente descrito na África, em crianças, e apresenta associação ao vírus Epstein-Barr (EBV).

Os linfomas tipo Hodgkin e não Hodgkin apresentam grande variação microscópica e são atualmente classificados de acordo com suas características histopatológicas e imuno-histoquímicas. Essa variação é mais acentuada nos linfomas não Hodgkin e é importante ressaltar que esta classificação morfológica tem importância clínica e prognóstica, pois para muitos dos tipos de linfoma existem protocolos terapêuticos, essencialmente quimioterápicos, bem estabelecidos, mas para outros, o prognóstico é bem mais sombrio.

Além da tipagem histomorfológica é também importante o estadiamento clínico de cada caso, ou seja, a verificação de parâmetros como regiões de envolvimento, distribuição das lesões, associação a vírus (vírus linfotrópico da célula humana [HTLV], EBV) e avaliação das condições gerais do PAC, para permitir adequado desenho do protocolo de tratamento e estabelecimento do prognóstico de cada caso.

Os linfomas tipo Hodgkin afetam principalmente homens e, caracteristicamente, iniciam-se em um linfonodo, em geral cervical, inguinal ou axilar. A doença pode provocar grande deformidade e, à medida que progride envolve outros nodos linfáticos e regiões extranodais. O PAC pode queixar-se de febre e sudorese noturna. Inicialmente os nodos linfáticos apresentam características inflamatórias, gerando suspeita diante da ausência de um foco infeccioso ou inflamatório na área de drenagem correspondente ou persistência do infartamento ganglionar apesar do afastamento de suas possíveis causas. Em caso de suspeita indica-se biopsia aspirativa do linfonodo sob investigação.

Os casos de melhor prognóstico (cerca de 90% de cura completa) são aqueles com características microscópicas favoráveis e envolvimento de um único linfonodo, sem extensão do tumor aos tecidos circunvizinhos. Os de pior prognóstico seriam aqueles com doença disseminada, regiões extranodais e características microscópicas com alto grau de malignidade.

O tratamento é feito por meio da aplicação de uma combinação de quimioterápicos dependente das características clínicas e histomorfológicas de cada caso, com participação importante, em geral, dos recursos da radioterapia.

Os linfomas não Hodgkin (não exibem as células de Reed-Sternberg) mostram variação mais complexa e lista de subtipos bem mais extensa. Tendem a apresentar prognóstico pior que os do tipo Hodgkin e podem iniciar-se fora dos linfonodos, embora a maioria deles os envolva. Especialmente nos casos presentes em portadores do HIV é possível surpreender uma lesão inicial desta classe de linfomas originando-se nos tecidos da boca, cérebro ou mucosa gástrica, aspecto que, no caso do tipo Hodgkin, só acontece em quadros avançados e disseminados.

A maioria dos linfomas não Hodgkin origina-se da linhagem de linfócitos B, afeta mais homens na quarta ou quinta década de vida, faixa pouco superior à observada nos portadores do tipo Hodgkin, e também se apresenta clinicamente como crescimento progressivo de um linfonodo cervical, inguinal ou axilar. As localizações extranodais podem ser intra ou extraósseas. É a segunda neoplasia maligna mais frequente em pacientes HIV-positivos, após o sarcoma de Kaposi. Nesses PAC a boca é frequentemente envolvida, principalmente a gengiva superior, sendo raras as ocorrências intraósseas (Figura 11.33).

As manifestações clínicas dos linfomas não Hodgkin podem variar de expressões nodulares a lesões ulceradas e vegetantes. Comumente sugerem malignidade em virtude da velocidade

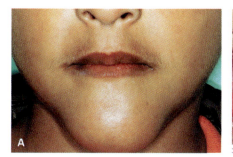
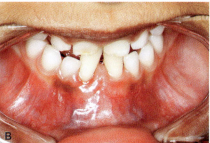
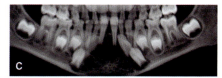

Figura 11.32 Sarcoma de Ewing. **A.** Aspecto extrabucal evidenciando expansão e deformidade da região do mento dessa criança. **B.** Aspecto intrabucal evidenciando expansão óssea central e deslocamento dos incisivos centrais sugestivo de afastamento das raízes dentárias para distal. **C.** Recorte de radiografia panorâmica exibindo extensa área de destruição óssea na região do mento, com aspecto multiloculado, afastamento dentário e reabsorção parcial da cortical basilar da área.

de crescimento e ausência de fatores locais que justifiquem a lesão. O diagnóstico diferencial depende da apresentação fundamental de cada caso (Figuras 11.34 e 11.35).

Diagnóstico, estadiamento clínico e prognóstico seguem os parâmetros discutidos para os linfomas do tipo Hodgkin, assim como o planejamento terapêutico.

O linfoma de Burkitt, ao contrário dos tipos anteriormente discutidos, manifesta-se principalmente em regiões extranodais (maxilares e vísceras) e afeta especialmente crianças. É um linfoma não Hodgkin de células B que apresenta aspectos distintivos que justificam seu isolamento do grande grupo de linfomas. Há dois tipos clássicos descritos: uma forma endêmica encontrada na África equatorial, que afeta mais crianças do sexo masculino na primeira década de vida, causa grande deformidade na maxila ou mandíbula, produzindo massas indolores às vezes ulceradas e sangrantes e que pode envolver mais de um quadrante dos maxilares (descrito em 1958, em Uganda, por Dennis Burkitt); e outra forma não endêmica, mais localizada, que afeta principalmente os linfonodos mesentéricos e região ileocecal, que ocorre em Europa, Ásia e EUA. Tem sido ainda descrita uma variante associada a PAC com síndrome da imunodeficiência adquirida (AIDS). O genoma do EBV é detectado em 90% dos casos africanos e em apenas 10% dos americanos. Em todos os tipos ocorre translocação do segmento distal do cromossomo 8 para o 14.

Radiograficamente podem-se observar infiltração óssea difusa e grande deslocamento de dentes. São frequentes o rompimento de corticais e o envolvimento dos tecidos moles adjacentes. A maxila posterior é a região mais afetada. Dor e parestesia podem ocorrer.

O tratamento quimioterápico produz redução drástica e rápida da grande massa tumoral que frequentemente os PAC exibem, mas a sobrevida de 5 anos ainda é baixa devido às recidivas que costumam ocorrer.

Mieloma múltiplo

Neoplasia maligna disseminada de células plasmocitárias que se inicia nos espaços medulares dos ossos. Afeta principalmente adultos, pouco mais homens, acima da quinta década de vida, produzindo lesões ósseas múltiplas, radiolúcidas, circulares, com margens em "roído de traça" e sem esclerose periférica. Esse aspecto radiográfico é descrito como numular (em forma de moeda) ou "em saca-bocado" (punched-out) (Figura 11.36). Dor profunda nos ossos é queixa comum dos PAC afetados. Há manifestação localizada, denominada plasmocitoma solitário, que raramente é intraóssea e que, muitos autores acreditam, se dissemine para constituir o quadro de mieloma múltiplo.

Pode haver perda de peso, anemia, síndromes de hiperviscosidade, fratura patológica, mobilidade dentária e perda de sensibilidade. O diagnóstico segue a metodologia empregada para o esclarecimento dos casos de linfoma. A eletroforese de proteínas do soro pode mostrar redução de imunoglobulinas normais e pico de imunoglobulina anormal. Proteína de Bence Jones na urina está presente em cerca de 50% dos casos.

O prognóstico é bastante sombrio, apesar do emprego de poliquimioterapia, corticosteroides e radiação local. Transplante de medula figura entre as opções terapêuticas. Sobrevida de 18% em 5 anos.

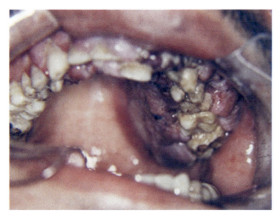

Figura 11.33 Linfoma: lesão agressiva de evolução bastante rápida mostrando aspecto expansivo-infiltrativo, em PAC do sexo masculino, 29 anos de idade, diagnosticado com síndrome da imunodeficiêncnia adquirida (AIDS) após confirmação do linfoma bucal.

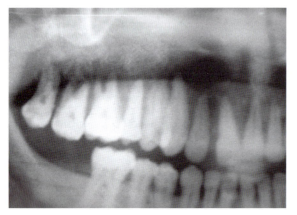

Figura 11.34 Linfoma: radiografia panorâmica do caso da Figura 11.33 mostrando extensa infiltração óssea pela neoplasia, provocando margens irregulares e aspecto de dentes em flutuação.

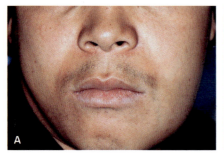
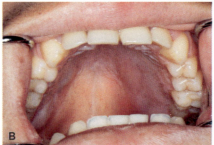
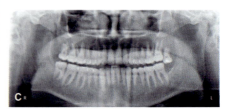

Figura 11.35 Linfoma. **A.** Aspecto clínico extrabucal exibindo assimetria facial em função de aumento de volume na face esquerda. **B.** Imagem intrabucal do PAC da imagem **A** mostrando aumento de volume palatino bilateral com superfície lobulada e arroxeada. **C.** Radiografia do caso da imagem **A** exibindo extensa reabsorção óssea alveolar de toda a maxila, mais acentuada do lado esquerdo, que correspondia clinicamente a grande mobilidade dos dentes envolvidos.

11 | Lesões Ósseas   171

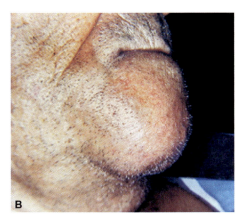

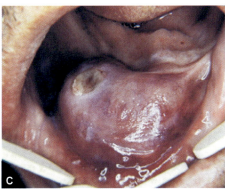

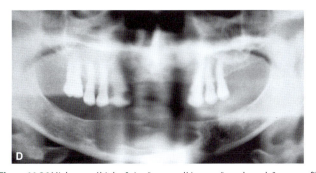

Figura 11.36 Mieloma múltiplo. **A.** Lesões osteolíticas em "saca-bocado", com perfil esférico, margens definidas e ausência de esclerose periférica, dispersas pela calota craniana e corpo mandibular. **B.** Aspecto extrabucal de paciente do sexo masculino, 73 anos de idade, mostrando expansão tensa em região de sínfise e eritema cutâneo. **C.** Aspecto intrabucal do paciente da **A** evidenciando tumoração arroxeada com ulceração superficial provocada por indentação. **D.** Radiografia panorâmica mostrando radiolucência unilocular bem demarcada, correspondente à lesão intrabucal observada em **C**.

Lesões fibro-ósseas benignas

Constituem um conjunto de lesões intraósseas, não neoplásicas, que se caracterizam pela substituição de osso normal por tecido conectivo fibroso celular com conteúdo calcificado, osso ou cemento, em quantidade e distribuição variada. Algumas neoplasias ósseas e odontogênicas podem também mostrar esse aspecto histopatológico de displasia óssea (cementoblastoma, osteoma osteoide, fibroma odontogênico central).

Nesta seção de doenças ósseas, reuniram-se as lesões displásicas e aquelas cuja etiologia ainda não se encontra completamente definida e não exibem características neoplásicas. Assim sendo, compõem o grupo de lesões fibro-ósseas benignas a displasia cementiforme periapical, a displasia cemento-óssea florida, a displasia fibrosa em suas variantes monostótica e poliostóticas, e o querubismo.

Esse grupo de doenças tem comportamento autolimitante e evolução de uma fase osteolítica para uma fase osteoblástica. Distinguem-se entre si pelas variáveis de idade e etnia do PAC, distribuição das lesões e aspecto radiográfico. O diagnóstico diferencial varia conforme a fase predominante da lesão fibro-óssea, se osteolítica ou osteogênica, mas, em geral, o conjunto de características clínicas e radiográficas restringe bastante as hipóteses de diagnóstico, muitas vezes dispensando a necessidade de biopsia e estudo anatomopatológico.

Displasias cemento-ósseas

Lesões fibro-ósseas benignas dos maxilares, com estreita relação a ápices dentários, contendo calcificações esféricas semelhantes a depósitos de cemento, normalmente assintomáticas e não expansivas.

Displasia cementária periapical

Caracteriza-se por apresentar áreas radiolúcidas e radiopacas periapicais, de contorno irregular e assintomáticas, especialmente localizadas na região anterior de mandíbula, junto ao periápice dos incisivos, onde tecido cemento-ósseo substitui a arquitetura normal do osso. Afeta principalmente mulheres negras de meia-idade, sendo raramente observada em PAC com menos de 20 anos de idade (Figura 11.37).

Mostra potencial de crescimento limitado, em que as lesões osteolíticas iniciais atingem determinada dimensão e, em seguida, passam a sofrer processo de maturação que culmina com a formação de nódulos intraósseos múltiplos e densamente calcificados.

É normalmente descoberta acidentalmente, considerando que não há sintomas ou deformidade. É mais frequente abaixo dos ápices dos incisivos inferiores, mas pode envolver outras áreas do arco. Os dentes exibem vitalidade e raramente há expansão cortical.

Há três estágios clássicos:

- Estágio osteolítico: radiolucências bem definidas na região apical de um ou mais dentes. Pode mimetizar lesão periapical
- Estágio cementoblástico: lesões de tamanho regular com radiolucências contendo depósitos radiopacos nodulares
- Estágio maduro: radiopacidades bem definidas que exibem certa nodularidade. A membrana periodontal é visível e as calcificações também exibem periferia radiolúcida que as destaca do osso normal.

Não há necessidade de tratamento.

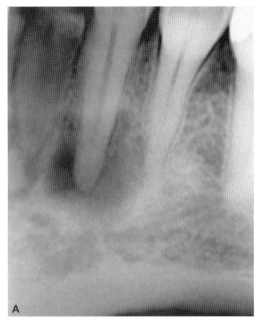 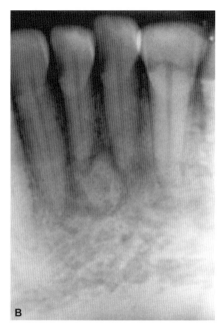

Figura 11.37 Displasia cementária periapical. **A.** Radiolucência circunscrita em periápice de dentes anteriores inferiores vitais, estágio osteolítico. **B.** Estágio maduro da displasia cementária periapical mostrando radiopacidade delimitada, de formato irregular junto ao ápice de incisivos inferiores.

Displasia óssea florida

Forma mais extensa da displasia cementária periapical, que pode estar confinada a um quadrante ou envolver difusamente os dois arcos maxilares. Abrange atualmente aqueles quadros antigamente classificados como osteomielites crônicas esclerosantes difusas, nas quais não havia indícios de infecção. Caracteriza-se, a exemplo da displasia cementária periapical, por áreas radiolúcidas e radiopacas intraósseas, assintomáticas e irregulares de tecido cemento-ósseo.

É também mais comum em mulheres negras de meia-idade e bastante incomum em homens. Assintomática e não expansiva, constitui achado radiográfico na maioria das ocasiões. A dor pode resultar de infecção de origem dentária ou após extração. As áreas de esclerose óssea são menos vascularizadas e resistem menos a infecções transitórias.

PAC desdentados podem ter expostas essas massas escleróticas em virtude de reabsorção mais lenta destas em relação ao osso normalmente vascularizado. Esse fato pode produzir infecção e osteomielite com formação de sequestros, causando grande desconforto e dificuldade de tratamento.

O aspecto radiográfico consiste em múltiplas lesões intraósseas, radiolúcidas e radiopacas, conforme a fase evolutiva do processo, distribuídas difusamente e mostrando aspecto de bolas de algodão. As lesões variam em número e expressividade, podendo ocupar toda a espessura dos maxilares ou se mostrar bastante discretas. Há relatos de associação destes quadros ao cisto ósseo simples (Figura 11.38).

O tratamento só é instituído quando esses nódulos densos são secundariamente infectados e evoluem para osteomielite: o manejo terapêutico desses casos geralmente é prolongado, exigindo desbridamento, drenagem e antibioticoterapia.

Displasia fibrosa

Lesão fibro-óssea benigna ainda pouco esclarecida, em que a arquitetura normal do osso é substituída por tecido fibroso com estruturas ósseas irregulares. As lesões causam expansão óssea, mas distinguem-se dos crescimentos neoplásicos por seu comportamento autolimitante, apesar de alguns poucos casos de evolução mais agressiva.

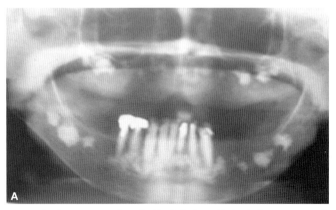 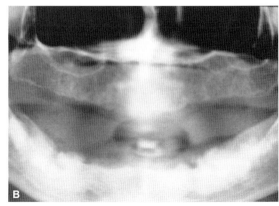

Figura 11.38 Displasia cemento-óssea florida. **A.** Radiopacidades de formato e tamanho variáveis, circunscritas, assintomáticas e dispersas pelos quatro quadrantes. **B.** Radiopacidades extensas e disformes distribuídas pela mandíbula com áreas de exposição ao meio bucal e infecção.

Afeta geralmente jovens e adultos jovens, embora se observe, raramente, forma tardia que acomete adultos. Não há distinção entre os sexos. Inicia-se pela substituição do osso medular por tecido fibro-ósseo, podendo envolver, em casos mais avançados, também o osso compacto cortical. A exemplo das displasias cemento-ósseas, também apresenta aspecto evolutivo de uma fase inicial menos calcificada para uma fase madura, na qual se deposita osso lamelar denso.

A displasia fibrosa pode envolver um osso (monostótica) ou múltiplos ossos (poliostótica), substituindo o padrão trabecular normal e alterando seu tamanho e formato. Há algumas manifestações da displasia fibrosa, que envolvem mais de um osso, mas se restringem ao esqueleto craniofacial, recebendo de alguns autores a denominação displasia fibrosa craniofacial.

A displasia fibrosa poliostótica ocorre como parte da síndrome de McCune-Albright, uma condição que inclui pigmentações cutâneas e distúrbios endócrinos, destacando-se a puberdade precoce em meninas. Quando a forma poliostótica não apresenta distúrbios endócrinos, denomina-se síndrome de Jaffe-Lichtenstein.

Displasia fibrosa juvenil monostótica

Forma mais comum da displasia fibrosa, apresentando crescimento lento e causando deformidade e aumento de volume do osso afetado. Essa situação persiste e evolui com o crescimento do indivíduo, cessando, geralmente, ao final da segunda década de vida. Há algumas formas de crescimento mais rápido e exuberante que podem causar deformidade extensa e prejuízo funcional importante, classificadas por alguns autores como displasia fibrosa juvenil agressiva.

Inicia-se na infância e, devido à sua evolução bastante lenta, geralmente só é percebida quando a deformidade torna-se evidente, já que o crescimento é completamente indolor. A maxila é afetada mais frequentemente que a mandíbula. Os dentes da área envolvida podem ser deslocados, de forma discreta a moderada, causando má oclusão e gerando necessidades ortodônticas ou ortopédicas. A deformidade óssea é normalmente limitada e não requer tratamento, esperando-se alguma remodelação após o final do crescimento corpóreo e a estabilização do processo. Nas formas agressivas, nas quais pode haver invasão do seio maxilar e deslocamento do assoalho da órbita, muitas vezes estabelece-se a necessidade de intervenção cirúrgica precoce.

O aspecto radiográfico varia de acordo com o estágio evolutivo do processo. Radiolúcido no início, a imagem vai se tornando mais radiopaca à medida que tecido ósseo vai se formando no processo de maturação e substituição dos tecidos. A lesão madura, embora calcificada, não reproduz o trabeculado ósseo normal, exibindo aspecto de "vidro fosco" ou "vidro despolido" às radiografias. As margens são difusas, não se conseguindo delimitar com precisão a área afetada. As corticais ósseas podem apresentar-se expandidas, adelgaçadas ou envolvidas no processo displásico, sendo também comuns o deslocamento dos dentes e o apagamento da lâmina dura dos dentes envolvidos pela lesão (Figura 11.39).

Geralmente o diagnóstico é confirmado pela análise de tecido obtido por biopsia, que deve ser encaminhado ao patologista juntamente com informações clínicas e material radiográfico do caso. Importante também salientar a necessidade de, no ato da biopsia, recolher-se material do cerne da lesão, sendo comum o engano de se remover a cortical óssea, não afetada pelo processo, e a enviar para o laboratório de anatomia patológica, obtendo-se então laudo não conclusivo.

O tratamento da deformidade óssea só é instituído em casos em que a estética está gravemente afetada ou quando há prejuízo funcional importante para visão, mastigação, respiração ou fala. Há relatos de reativação ou recrudescimento agressivo após intervenções osteoplásticas repetidas em casos de displasia fibrosa dos maxilares. Radioterapia utilizada em décadas passadas com o intuito de interromper o crescimento das lesões foi associada ao desenvolvimento de osteossarcomas.

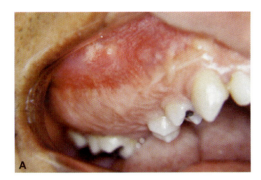
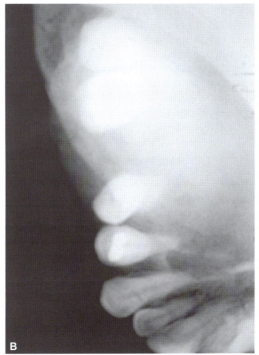
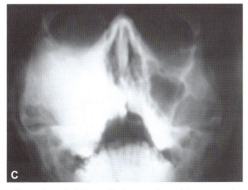

Figura 11.39 Displasia fibrosa juvenil. **A.** Expansão óssea assintomática em quadrante maxilar posterior, sem alteração do aspecto superficial da mucosa de revestimento. **B.** Radiopacidade homogênea, de limites difusos, mostrando o clássico aspecto de vidro despolido. **C.** Radiografia extrabucal mostrando o envolvimento sinusal no mesmo paciente das imagens **A** e **B**.

A maioria das displasias fibrosas juvenis não requer tratamento, recomendando-se que o prejuízo estético seja avaliado após cessado o crescimento corporal.

Displasia fibrosa monostótica do adulto

Forma rara da displasia fibrosa que afeta adultos. Assemelha-se ao estágio maduro da displasia fibrosa juvenil, expandindo corticais e deslocando dentes na mesma proporção. O aspecto radiográfico pode ser menos homogêneo que o observado na forma juvenil, exibindo algumas áreas irregulares de radiopacidade mais intensa. As lesões são igualmente difusas, com expansão e adelgaçamento de corticais. Essa manifestação normalmente requer intervenção cirúrgica, buscando-se remodelação ou mesmo remoção completa da área afetada, no caso de lesões menores e restritas (Figura 11.40).

Displasia fibrosa poliostótica

Os ossos envolvidos podem estar restritos ao complexo craniofacial ou distribuírem-se difusamente pelo esqueleto. As lesões ósseas acompanham-se de pigmentação cutânea e, facultativamente, de distúrbios endócrinos.

As pigmentações acastanhadas, de perfil e tamanho irregulares, denominadas café com leite, distribuem-se especialmente por tronco, nádegas e área sacral. Os ossos mais comumente envolvidos são costelas, crânio, maxila, fêmur, tíbia e úmero. Quando há manifestações endócrinas (síndrome de McCune-Albright), estas surgem, em geral, na infância, sendo as mais notáveis o desenvolvimento precoce das características sexuais secundárias e a menarca nas meninas. Outras glândulas envolvidas são hipófise, tireoide e paratireoides.

O tratamento é complexo e normalmente voltado ao alívio de comprometimentos funcionais importantes.

Querubismo

Forma hereditária das lesões fibro-ósseas benignas. É transmitida por herança autossômica dominante, com grande variabilidade de expressão, encontrada exclusivamente nos maxilares, com predileção de envolvimento da mandíbula de forma bilateral e simétrica. A denominação deriva da expressão angelical que as crianças afetadas assumem, especialmente quando há envolvimento dos quatro quadrantes maxilares.

As lesões iniciam-se na tenra infância com crescimento lento, assintomático e expansivo das porções posteriores da maxila e/ou da mandíbula. O ramo é frequentemente envolvido. Os dentes podem ser deslocados gravemente, o que, aliado à deformidade óssea, pode provocar prejuízo mastigatório e fonético. As lesões tendem a se estabilizar por volta da puberdade e, eventualmente, sofrer remodelação e redução em volume. Após a estabilização do quadro, pode-se considerar alguma intervenção cirúrgica estética.

O aspecto radiográfico é bastante característico, especialmente durante a fase de crescimento ativo, caracterizando-se por radiolucências multiloculares com expansão de corticais e deslocamento tanto de dentes quanto de germes dentários. À medida que a lesão se desenvolve, acentua-se a radiopacidade até um estágio de "vidro fosco", semelhante ao observado nos casos de displasia fibrosa, que caracteriza a fase de estabilização do processo.

Considerando-se sua característica de crescimento limitado e a recalcificação das lesões osteolíticas, normalmente medidas terapêuticas são postergadas para a fase de estabilização das lesões, preocupando-se então com a estética e as funções de fala e mastigação. Recomenda-se cuidado no diagnóstico para não se confundir o quadro com uma lesão central de células gigantes, em virtude de a fase osteolítica do querubismo apresentar, histologicamente, grande quantidade dessas células. Mais uma vez, é importante salientar que o diagnóstico de lesões ósseas sempre se estabelece no tripé: clínica, radiologia e patologia.

Lesões de células gigantes

Este grupo de lesões ósseas é composto, classicamente, de três patologias: lesão central de células gigantes, cisto ósseo aneurismático e tumor marrom do hiperparatireoidismo. Caracterizam-se por apresentar aspecto histológico composto de tecido contendo fibroblastos, células inflamatórias mononucleadas, células gigantes multinucleadas e eritrócitos. Este mesmo aspecto é observado na variante periférica que ocorre exclusivamente em gengiva e é associada a irritantes locais.

Neste capítulo, alocou-se o cisto ósseo aneurismático no grupo dos pseudocistos, em virtude de sua manifestação cavitária e eventual conteúdo líquido sanguinolento, observado à punção. Tais características clinicorradiográficas, além de sua denominação, o tornam mais semelhante às lesões císticas, justificando sua inclusão naquele grupo, apesar de sua histopatologia. Consulte outros detalhes acerca do cisto ósseo aneurismático na seção "Pseudocistos".

São doenças fundamentalmente radiolúcidas, que podem afetar outros ossos do esqueleto e que, nos maxilares, distinguem-se entre si por comportamento clínico, localização

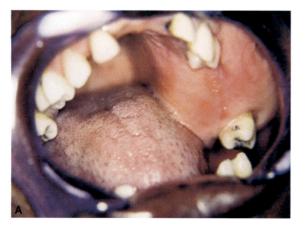 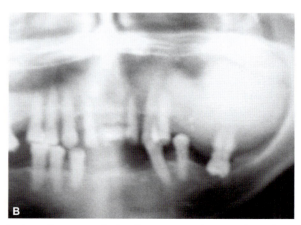

Figura 11.40 Displasia fibrosa do adulto. **A.** Expansão óssea evidente na região posterior da maxila com extrusão dental e manutenção das características da mucosa em paciente negra de 40 anos de idade. **B.** Imagem radiográfica panorâmica mostrando o aspecto radiopaco de vidro despolido e falta de definição de margens.

e etiologia. Fazem diagnóstico diferencial entre o grupo dos cistos e o de neoplasias agressivas não calcificantes.

Lesão central de células gigantes

Lesão relativamente agressiva que destrói osso em proporção maior à expansão que eventualmente provoca. Pode perfurar corticais, reabsorver raízes e alterar a coloração da mucosa de revestimento em virtude de adelgaçamento ou reabsorção da cortical óssea. Deslocamento dental pode ser observado, mas é geralmente discreto.

Afeta especialmente jovens, na faixa etária entre 10 e 30 anos de idade, preferindo a região anterior dos maxilares, adiante dos molares, sendo a mandíbula envolvida em 75% dos casos, em relação à maxila. As lesões frequentemente cruzam a linha média dos maxilares, a exemplo de alguns cistos, fato menos comumente observado no caso das neoplasias (Figura 11.41).

O aspecto radiográfico clássico é de lesão radiolúcida multiloculada com margens difusas, mas pode se apresentar uniloculada, com margens mais definidas e variar bastante em tamanho e agressividade. Sua apresentação multilocular remete a ameloblastoma, mixoma, cistos glandulares, tumor odontogênico queratocístico e carcinomas glandulares, e a manifestação unilocular faria diagnóstico diferencial entre cistos e neoplasias não calcificantes.

O tratamento recomendado é a curetagem cirúrgica, mas há relatos de casos avançados em que se procedeu à ressecção em bloco, e publicações mais recentes descrevendo bons resultados com tratamento conservador à base de injeções intralesionais de corticosteroides.

Tumor marrom do hiperparatireoidismo

A progressiva perda do conteúdo mineral do osso decorrente da secreção aumentada do PTH pode produzir lesão óssea radiolúcida de margens mal definidas, que caracteriza o tumor marrom do hiperparatireoidismo. É uma lesão óssea destrutiva com aspectos histológicos idênticos aos da lesão central de células gigantes, da qual deve ser diferenciada e vice-versa.

Clinicamente, o PAC com este tipo de lesão óssea, causada pelo hiperparatireoidismo, apresentaria outros sinais e sintomas gerais, decorrentes do envolvimento sistêmico da disfunção hormonal, como problemas renais, deformidade e fraturas de ossos longos. Radiograficamente o PAC portador de hiperparatireoidismo mostraria alterações generalizadas da densidade óssea, como adelgaçamento e apagamento de corticais, especialmente da lâmina dura periodontal, que suportariam o processo diagnóstico em direção à hipótese de tumor marrom em detrimento de lesão central de células gigantes ou de cisto ósseo aneurismático (Figura 11.42).

O tratamento objetiva a correção do quadro de hiperparatireoidismo, sendo absolutamente contraindicada qualquer intervenção local no osso afetado pelo tumor marrom. Uma vez corrigida a disfunção hormonal, os ossos voltam a se mineralizar, regredindo completamente a lesão óssea osteolítica.

Consulte mais detalhes na seção "Hiperparatireoidismo".

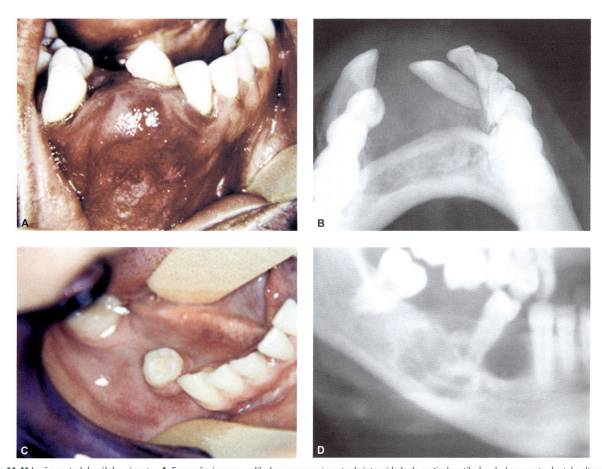

Figura 11.41 Lesão central de células gigantes. **A.** Expansão óssea mandibular com rompimento da integridade da cortical vestibular, deslocamento dental e alteração de cor da mucosa. **B.** Lesão francamente osteolítica que desloca dentes da região e mostra aspecto infiltrativo com pouca delimitação. **C.** Lesão expansiva na região de pré-molares inferiores que apaga o fundo de sulco e confere tom arroxeado à mucosa de superfície. **D.** Radiolucência multilocular de contorno irregular e margens definidas erodindo discretamente a cortical basilar sem deformá-la.

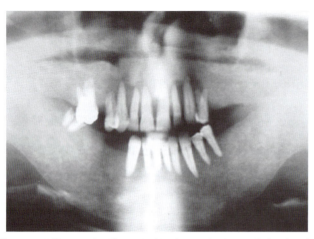

Figura 11.42 Hiperparatireoidismo primário: desorganização e perda do trabeculado e apagamento das corticais ósseas, inclusive das lâminas duras; aspecto de vidro despolido e rarefações ósseas de contorno mais definido em torno das raízes dos dentes superiores, configurando o tumor marrom do hiperparatireoidismo.

Alterações metabólicas

Alterações genéticas, hormonais e outras, de etiologia ainda não completamente esclarecida, podem alterar o metabolismo ósseo e produzir doenças variadas. A característica principal desse grupo de patologias é a produção frequente de lesões múltiplas que afetam todo o esqueleto, ou seja, ocorre o envolvimento de outros ossos, além dos maxilares.

Doença óssea de Paget/osteíte deformante

Condição crônica, de etiologia ainda desconhecida, caracterizada pelo aumento simultâneo dos processos de reabsorção e aposição óssea em indivíduos adultos.

O distúrbio pode acometer um osso isolado ou disseminar-se por múltiplos ossos do organismo. Inicialmente predominam os processos de reabsorção, mas logo os mecanismos de aposição e reabsorção sobrepõem-se e ocorrem simultaneamente, produzindo aumento de volume, deformidade e fragilidade ósseas.

Afeta, em geral, PAC acima dos 40 anos de idade. Quando há envolvimento de múltiplos ossos, frequentemente o PAC experimenta sintomatologia dolorosa, deformidade, problemas articulares, fraturas patológicas e algum grau de incapacidade física. O envolvimento do crânio provoca deformidade e aumento de volume. Quando a base do crânio é afetada, pode haver redução da luz dos forames, com compressão de feixes nervosos que podem causar perda de visão, audição ou paralisia. A maxila é mais frequentemente envolvida que a mandíbula. Os ossos maxilares podem apresentar deformidades diversas ou crescimentos nodulares, espaçamento de dentes ou perda de adaptação de próteses removíveis.

O elevado *turnover* ósseo que caracteriza a doença óssea de Paget pode ser avaliado pelo nível de fosfatase alcalina sérica, cujo valor médio normal pode ser multiplicado por até 80 vezes, dependendo do envolvimento monostótico ou poliostótico. Níveis altos de hidroxiprolina urinária indicam elevada atividade osteoclástica. Apesar da grande movimentação do cálcio ósseo, os níveis de cálcio sérico tendem a permanecer nos limites de normalidade.

A maior complicação da doença óssea de Paget é o desenvolvimento de neoplasia maligna: osteossarcoma ou fibrossarcoma. Lesões de células gigantes também são encontradas em associação ao Paget.

Radiografias e cintilografia são importantes para o diagnóstico da doença óssea de Paget. Inicialmente, quando predomina a reabsorção óssea, pode-se encontrar radiolucência difusa, mas o aspecto radiográfico mais comum é uma combinação de imagens radiolúcidas e radiopacas, descritas como "bolas de algodão" dispersas em fundo radiolúcido difuso. O osso apresenta-se aumentado, com espessamento de corticais, mas com menor densidade radiográfica. Há perda de lâmina dura e é comum observar hipercementose nas raízes dentárias envolvidas. A cintilografia é útil para avaliação geral do esqueleto, apontando lesões incipientes e seu grau de atividade.

Somente os casos sintomáticos são objeto de intervenção terapêutica, normalmente empreendida à base de calcitonina e difosfonados: compostos que inibem a reabsorção óssea, possibilitando que a osteogênese se equilibre com os processos de lise óssea. O tratamento não elimina a doença, mas reduz sua atividade, elevando a resistência óssea. A cirurgia é evitada ao máximo devido à intensa vascularização das áreas reabsorvidas e ao elevado risco de osteomielite, especialmente nas áreas de maior densidade óssea.

Hiperparatireoidismo

Perda da mineralização óssea devido a aumento na secreção de PTH – hiperparatireoidismo primário –, ou aumento da demanda de cálcio sérico – hiperparatireoidismo secundário –, resultando em complicações diversas, incluindo perda da arquitetura do osso alveolar e, raramente, lesão de células gigantes (tumor marrom do hiperparatireoidismo).

O hiperparatireoidismo pode ser causado primariamente pela secreção excessiva do PTH ou secundariamente devido à doença renal. Em qualquer caso, a hipercalcemia e a hiperfosfatemia resultantes causam diversos problemas metabólicos: cálculo renal, distúrbios gastrintestinais e fraqueza muscular. A hipersecreção do PTH é frequentemente causada por adenomas da paratireoide. A identificação precoce dessas neoplasias e o tratamento cirúrgico adequado rapidamente devolvem o metabolismo do PAC ao seu estado normal. A forma secundária da doença está ligada à solicitação de secreção da glândula paratireoide por outros problemas no organismo. O mais frequente é a doença renal, que causa perda de íons fosfato. Esse desequilíbrio aumenta a demanda por cálcio, que é movimentado do esqueleto pelo aumento da secreção de PTH.

Há grande variação na expressão clínica do hiperparatireoidismo, desde PAC assintomáticos e que sequer procuram por tratamento até situações críticas com grande deformidade esquelética e prostração do indivíduo. A hipercalcemia é o sinal mais comum do hiperparatireoidismo. Baixos níveis de fosfato sérico e elevação dos níveis de fosfato urinário também podem ser indicadores da doença. Os níveis de fosfatase alcalina e hidroxiprolina urinária só se alteram em quadros mais graves. Quase sempre são necessários exames específicos para dosagem do PTH para confirmação do diagnóstico.

As alterações ósseas causadas pelo hiperparatireoidismo variam de acordo com a gravidade do quadro, observando-se desde rarefação óssea difusa e inespecífica até a formação de lesão óssea destrutiva (tumor marrom do hiperparatireoidismo), com perda completa do trabeculado ósseo (aspecto de vidro fosco) e adelgaçamento de corticais. Todas as lesões são reversíveis com a correção da disfunção hormonal (ver Figura 11.42).

O tratamento varia de acordo com a causa da doença. Cirurgia de hiperplasias ou de adenomas das paratireoides, controle clínico e suplementação dietética são as principais alternativas.

Osteopetrose

Também conhecida como doença do osso marmóreo ou doença de Albers-Schönberg, é uma condição hereditária caracterizada por defeito do metabolismo ósseo, com prejuízo da atividade osteoclástica, sem que a aposição óssea seja compensada. O resultado é aumento progressivo da densidade óssea, paralisação do crescimento endocondral e redução dos espaços medulares hematopoéticos.

São reconhecidas duas formas principais de herança: uma forma dominante de expressão mais benigna e outra recessiva, grave e geralmente fatal. Os PAC afetados apresentam baixa estatura, são suscetíveis a infecções e hemorragias, além de apresentar alto índice de fraturas durante a vida.

Em geral os primeiros sintomas surgem durante a infância, com dificuldades de audição e respiração em virtude do crescimento dos ossos faciais e mastoide. Também são comuns alterações na função dos nervos ocular e trigêmeo, devido à compressão por esclerose dos forames da base do crânio. Pode haver expansão craniana e bossas frontais proeminentes. Retardo na erupção dental é frequente. Os ossos longos têm dimensão reduzida e são frágeis, exibindo substituição da medula por osso denso. A falta de medula óssea causa depleção de plaquetas, leucócitos e eritrócitos, predispondo os PAC a hematomas, infecções e anemia. PAC com quadros graves de osteopetrose raramente sobrevivem muito além dos 10 anos de idade.

Nas formas mais benignas, os nervos são menos afetados, e a estatura pode ser menos alterada. Os dentes apresentam tendência à anquilose e são comuns quadros de osteomielite pós-extrações devido à deficiência de vascularização óssea.

Radiograficamente observa-se aumento generalizado da densidade óssea com apagamento da arquitetura óssea normal. As corticais aparecem espessadas, e a base do crânio é especialmente afetada. Os seios da face aparecem reduzidos e observa-se com frequência a retenção de dentes. Fraturas de ossos longos são igualmente comuns.

O tratamento é complexo e depende da forma da doença. Transplante de medula tem mostrado bons resultados em alguns casos, mas não em todos, e controle dietético e hormonal pode também produzir benefícios ao PAC.

Osteogênese imperfeita

Ao contrário da osteopetrose, é uma condição que apresenta defeito na formação da matriz óssea, com falta de mineralização. O PAC apresenta fragilidade óssea, história de fraturas múltiplas, problemas auditivos e frequente associação à dentinogênese imperfeita. O quadro clínico pode apresentar sinais semelhantes aos da síndrome de Marfan e da síndrome de Ehlers-Danlos.

As formas mais graves são letais e os PAC sobrevivem pouco tempo após o nascimento. As formas menos graves variam em sua expressão, mas fraturas quase sempre acontecem de forma mais intensa quando a criança começa a andar. Dentinogênese imperfeita e esclera azul parecem estar mais associadas às formas mais graves da doença. Defeitos auditivos e lassidão articular são também bastante frequentes.

Não há terapia capaz de alterar o curso da doença; atualmente busca-se prevenir as fraturas e corrigir as deformidades.

Bibliografia

Ajagbe HA, Daramola JO, Junaid TA. Chondrosarcoma of the jaw: review of fourteen cases. J Oral Maxillofac Surg. 1995;43:763-6.

Alshariff MJ, Sun ZJ, Chen XM, Wang SP, Zhao YF. Benign fibro-osseous lesions of the jaws: a study of 127 chinese patients and review of literature. Int J Surg Pathol. 2009;17(2):122-34.

Appelman-Dijkstra NM, Papapoulos SE. Paget's disease of boné. Best Pract Res Clin Endocrinol Metab. 2018;32(5):657-68.

Arafat A, Ellis GL, Adrian JC. Ewing's sarcoma of the jaws. Oral Surg Oral Med Oral Pathol. 1983;55:589-96.

Arruda JA, Silva LV, Silva L et al. Calcifying odontogenic cyst: a 26-year retrospective clinicopathological analysis and immunohistochemical study. J Clin Exp Dent. 2018;10(6):e542-7.

Avelar RL, Antunes AA, Carvalho RWF et al. Odontogenic cysts: a clinicopathological study of 507 cases. J Oral Sci. 2009;51(4):581-6.

Bagan J, Scully C, Sabater V et al. Osteonecrosis of the jaws in patients treated with intravenous bisphosphonates (BRONJ): a concise update. Oral Oncol. 2009;45:551-4.

Baker WR, Swift JQ. Ameloblastic fibro-odontoma of the anterior maxilla: report of a case. Oral Surg Oral Med Oral Pathol. 1993;76:294-7.

Bezerra JRS, Silva ARS, Jorge JJr. et al. Atypical presentations of simple bone cysts of the mandible: A case series and review of literature. J Craniomaxillofac Surg. 2012. Disponível em: http://dx.doi.org/10.1016/j.jcms.2012.11.0022012.

Bilodeau EA, Collins BM. Odontogenic cysts and neoplasms. Surg Pathol Clin. 2017;10(1):177-222.

Blankestin J, Panders AK, Wymenga JP. Ameloblastic fibroma of the mandible. Br J Oral Maxillofac Surg. 1996;24:417-21.

Boyce AM. Denosumab: an emerging therapy in pediatric bone disorders. Curr Osteoporos Rep. 2017;15(4):283-92.

Buchnner A. The central (intraosseous) calcifying odontogenic cyst: an analysis of 215 cases. J Oral Maxillofac Surg. 1991;49:330-9.

Buchner A, Merrell PW, Carpenter WM. Relative frequency of peripheral odontogenic tumors: a study of 45 new cases and comparison with studies from the literature. J Oral Pathol Med. 2006;35(7):385-91.

Buchner A, Merrell PW, Hansen LS et al. Peripheral (extraosseous) calcifying odontogenic cyst: a review of forty-five cases. Oral Surg Oral Med Oral Patbol. 1991;72:65-70.

Burke AB, Collins MT, Boyce AM. Fibrous dysplasia of bone: craniofacial and dental implications. Oral Dis. 2017;23(6):697-708.

Bustamante EV, Albiol JG, Aytés LB, Escoda CG. Benign fibro-osseous lesions of the maxillas: Analysis of 11 cases. Med Oral Pathol Oral Cir Bucal. 2008;13(10):E653-6.

Carrillo R, Morales A, Rodrigues-Peralto JL et al. Benign fibro-osseous Lesions in Paget's disease of the jaws. Oral Surg Oral Med Oral Pathol. 1991;71:588-92.

Castro-Nunez J. Decompression of odontogenic cystic lesions: past, present and future. J Oral Maxillofac Surg. 2016;74:104e1-9.

Chadwick JW, Alsufyani NA, Lam EWN. Clinical and radiographic features of solitary and cemento-osseous dysplasia-associated simple bone cysts. Dentomaxillofacial Radiology. 2011;40:230-5.

Cohen MA, Hertzanu Y. Radiologic features, including those seen with computed tomography, of central giant cell granuloma of the jaws. Oral Surg Oral Med Oral Pathol. 1988;65:255-61.

Costa DOP, Maurício AS, Faria PAS et al. Odontogenic tumors: a retrospective study of four brazilian diagnostic pathology centers. Med Oral Patol Oral Cir Bucal. 2012;17(3):e389-94.

Cowan PW. Cystic ameloblastoma. J Int Dent Assoc. 1987;33:22-4.

Daley TD, Wysocki GP, Pringle GA. Relative incidence of odontogenic tumors and oral and jaw cysts in a Canadian population. Oral Surg Oral Med Oral Pathol Oral Rad. 1994;77(3):276-80.

Del Corso G, Righi A, Bombardi M et al. Jaw cysts diagnosed in an italian population over a 20-year period. Int J Surg Pathol. 2014;22(8):699-706.

Del Fabbro M, Taschieri S, Goker F. Platelet concentrates as an adjunctive therapy for medication related osteonecrosis of the jaw: a systematic review and meta-analysis. Int J Growth Fact Stem Cell Dent. 2018;1(2):48-57.

Del Pozo EG, Collazos J, Cartón JA et al. Bacterial osteomyelitis: microbiological, clinical, therapeutic, and evolutive characteristics of 344 episodes. Rev Esp Quimioter. 2018;31(3):217-25.

Delgado R, Maafs E, Alfeiran A et al. Osteosarcoma of the jaw. Head Neck. 1994;16:246-52.

Effiom OA, Adewole RA, Odukoya O. Clinicopathological characteristics of odontogenic myxoma in Nigerians. West Afr J Med. 2011;30(4):255-61.

Effiom OA, Ogundana OM, Akinshipo AO et al. Ameloblastoma: current etiopathological concepts and management. Oral Dis. 2018;24(3):307-16.

Eisenbud L, Stern M, Rothberg M et al. Central giant cell granuloma of the jaws: experiences in the management of thirty-seven cases. J Oral Maxillofac Surg. 1988;46:376-84.

Faircloth WJ, Edwards RC, Farhood VW. Cherubism involving a mother and daughter: case reports and review of the literarture. J Oral Maxillofac Surg. 1991;49:535-42.

Fan J, Kubota E, Imamura H et al. Clear cell odontogenic carcinoma: a case report with massive invasion of neighboring organs and lymph node metastasis. Oral Surg Oral Med Oral Patbol. 1992;74:768-75.

Flores IL, Hamilton ME, Zanchin-Baldissera EF et al. Simple and aneurysmal bone cyst: Aspects of jaw pseudocysts based on an experience of Brazilian pathology service during 53 years. Med Oral Patol Oral Cir Bucal. 2017;22 (1):e64-9.

Florez H, Peris P, Guanabens N. Fibrous dysplasia. Clinical review and therapeutic management. Med Clin (Barc). 2016;147(12):547-53.

Fraser WD. Hyperparathyroidism. Lancet. 2009;374(9684):145-58.

Gennari L, Rendina D, Falchetti A et al. Paget's disease of bone. Calcif Tissue Int. 2019. doi:10.1007/s00223-019-00522-3.

Gingrass DJ, Sadeghi EM, Eslami A. Florid osseous dysplasia: clinical, histopathologic and therapeutic considerations. Compendium. 1986;71:731-6.

Gómez CQ, Castellón EV, Aytés LB et al. Stafne bone cavity: a retrospective study of 11 cases. Med Oral Patol Oral Cir Bucal. 2006;11:e277-80.

Gonzalez-Alva P, Tanaka A, Oku Y et al. Keratocystic odontogenic tumor: a retrospective study of 183 cases. J Oral Sci. 2008;50(2):205-12.

Hackney FL, Aragon SB, Aufdemorte TB et al. Chandrosarcoma of the jaws: clinical findings, histopathology, and treatment. Oral Surg Oral Med Oral Patbol. 1991;71:139-43.

Hakim DN, Pelly T, Kulendran M et al. Bone tumours of the bone: a review. J Bone Oncol. 2015;4(2):37-41.

Hong SP, Ellis GL, Hartman KS. Calcifying odontogenic cyst: a review of ninety-two cases with reevaluation of their nature as cysts or neoplasms, the nature of ghost cells, and subclassification. Oral Surg Oral Med Oral Patbol. 1991;72:56-64.

Jaafari-Ashkavandi Z, Akbari B. Clinicopathologic study of intraosseous lesions of the jaws in southern Iranian population. J Dent Shiraz Univ Med Sci. 2017;18(4):259-64.

Jaeger MMM, Santos JN, Jaeger RG et al. Large B-cell lymphoma of the mandible comprising filliform and signet-ring cells. Histopathology. 1999;35(?):186-88.

Jelic JS MJ, Miler AS, Cleveland DB. Benign cementoblastoma: report of an unusual case and analysis of 14 additional cases. J Oral Maxillofac Surg. 1993;51:1033-7.

Kaplan I, Calderon S, Buchner A. Peripheral osteoma of the mandible: a study of 10 new cases and analysis of the literature. J Oral Maxillofac Surg. 1994;52:467-70.

Kaugars GE, Cale AE. Traumatic bone cyst. Oral Surg Oral Med Oral Patbol. 1987;63:318-24.

Kaugars GE, Niamtu J, Svirsky JA. Cherubism: diagnosis, treatment, and comparison with central giant cell granulomas and giant cell tumors. Oral Surg Oral Med Oral Patbol. 1992;50:301-3.

Kim TS, Usera GL, Ruggiero SL et al. Improvement of giant cell lesions of the jaw treated with high and low doses of denosumab: a case series. JBMR Plus. 2017;1(2):101-6.

Koivisto CT, Bowles WR, Rohrer M. Frequency and distribution of radiolucent jaw lesions: a retrospective analysis of 9,723 cases. JOE. 2012;38(6):729-32.

Lee SY, Park IW, Jang I et al. A study on the prevalence of the idiopathic osteosclerosis in Korean malocclusion patients. Korean J Oral Maxillof Radiol. 2010;40:159-63.

Lima GS, Fontes ST, Araujo LMA et al. A survey of oral and maxillofacial biopsies in children. A single-center retrospective study of 20 years in Pelotas-Brazil. J Appl Oral Sci. 2008;16(6):397-402.

Liu Y, You M, Wang H et al. Ossifying fibromas of the jaw bone: 20 cases. Dentomaxillofac Radiol. 2010;39:57-63.

MacDonald-Jankowski DS. Keratocystic odontogenic tumour: systematic review. Dentomaxillofac Radiol. 2011;40:1-23.

MacDonald-Jankowski DS. Ossifying fibroma: a systematic review. Dentomaxillofac Radiol. 2009;38:495-513.

Mainville GN, Turgeon DP, Kauzman A. Diagnosis and management of benign fibro-osseous lesions of the jaws: a current review for the dental clinician. Oral Dis. 2017;23(4):440-50.

Makras P, Anastasilakis AD. Bone disease in primary hyperparathyroidism. Metabolism. 2018;80:57-65.

Mamabolo M, Noffke C, Raubenheimer E. Odontogenic tumours manifesting in the first two decades of life in a rural African population sample: a 26 year retrospective analysis. Dentomaxillofac Radiol. 2011;40:331-7.

Manor E, Kachko L, Puterman MB et al. Cystic lesions of the jaws – a clinico pathological study of 322 cases and review of the literature. Internat J Med Sci. 2012;9(1):20-6.

Marini JC, Forlino A, Bachinger HP et al. Osteogenesis imperfecta. Nat Rev Dis Primers. 2017;3:17052. doi:10.1038/nrdp. 2017.52.

Mauri D, Valachis A, Polyzos IP et al. Osteonecrosis of the jaw use of bisphosphonates in adjuvant breast cancer treatment: a metanalysis. Breast Canc Res Treat. 2009;116(3):433-9.

Melo AUC, Martorelli SBF, Cavalcanti PHH et al. Maxillary odontogenic myxoma involving the maxillary sinus – Case report. Rev Bras Otorrinolaringol. 2008;74(3):472-5.

Mendez M, Carrard VC, Haas AN et al. A 10-year study of specimens submitted to oral pathology laboratory analysis: lesion occurrence and demographic features. Braz Oral Res. 2012;26(3):235-41.

Mesquita RA, Sugaya NN, Araújo VC. Peripheral clear cell variant of calcifying epithelial odontogenic tumor: report of a case and immunohistochemical investigation. Oral Surg Oral Med Oral Pathol. 2003;95(2):198-204.

Miler AS, Rambo HM, Bowser MW et al. Benign osteoblastoma of the jaws: report of three cases. J Oral Surg. 1980;38:694-7.

Milman T, Ying GS, Pan W, LiVolsi V. Ameloblastoma: 25 year experience at a single institution. Head Neck Pathol. 2016;10(4):513-20.

Mosqueda-Taylor A, Ledesma-Montes C, Caballero-Sandoval S et al. Odontogenic tumors in Mexico. A collaborative retrospective study of 349 cases. Oral Surg Oral Med Oral Pathol Oral Radiol Endod 1997;84:672-5.

Motamed MH, Yazdi E. Aneurysmal bone cyst of the jaws: analysis of 11 cases. J Oral Maxillofac Surg. 1994;52:471-5.

Mufeed A, Chatra L, Shenai P. Diagnostic features of the paradental cyst and report of a case. Dentomaxillofac Radiol. 2009;38:125-6.

Mullapudi SV, Putcha UK, Boindala S. Odontogenic tumors and giant cell lesions of jaws – a nine year study. World J Surg Oncol. 2011;9:68-75.

Nadella KR, Kodali RM, Guttikonda LK et al. Osteoradionecrosis of the jaws: clinico-therapeutic management: a literature review and update. J Maxillofac Oral Surg. 2015;14(4):891-901.

Nauta JM, Panders AK, Schoots CJ et al. Peripheral ameloblastoma: a case report and review of the literature. Int J Oral Maxillofac Surg. 1992;21:40-4.

Neves A, Migliari DA, Sugaya NN, de Sousa SO. Traumatic bone cyst: report of two cases and review of the literature. Gen Dent. 2001;49(3):291-5.

Nikzad S, Azari A, Khezri FH. Diagnosis of a lingual mandibular bone defect (Stafne's bone defect) by CT scan. Iran J Radiol. 2010;7(1):27-30.

Nonaka CFW, Henriques ACG, Matos FRM et al. Nonodontogenic cysts of the oral and maxillofacial region: demographic profile in a Brazilian population over a 40-year period. Eur Arch Otorhinolaryngol. 2011;268:917-22.

Numan MS, Jean S, Dessay M et al. Gene-environment interactions in Paget's disease of bone. Joint Bone Spine. 2019;86(3):373-80. doi:10.1016/j.jbspin.2018.12.007.

Oguro S, Okuda S, Sugiura H et al. Giant cell tumors of the bone: changes in image features after denosumab administration. Magn Reson Med Sci. 2018;17:325-30.

Palaska PK, Cartsos V, Zavras AI. Bisphosphonates and time to osteonecrosis development. The Oncolog. 2009;14:1154-66.

Palomo T, Vilaça T, Lazaretti-Castro M. Osteogenesis imperfecta: diagnosis and treatment. Curr Opin Endocrinol Diabetes Obes. 2017;24(6):381-8.

Pereira TDSF, Gomes CC, Brennan PA et al. Fibrous dysplasia of the jaws: integrating molecular pathogenesis with clinical, radiological, and histopathological features. J Oral Pathol Med. 2019;48(1):3-9.

Philipsen HP, Reichart PA. Calcifying epithelial odontogenic tumour: biological profile based on 181 cases from the literature. Oral Oncol. 2000;36:17-26.

Philipsen HP, Reichart PA, Zhang KH et al. Adenomatoid odontogenic tumor: biologic profile based on 499 cases. J Oral Pathol Med. 1991;20:149-58.

Pindborg JJ, Vedtofte P, Reibel J, Praetorius F. The calcifying epithelial odontogenic tumor. APMIS Suppl. 1991;23:152-7.

Pogrel MA. The keratocystic odontogenic tumour (KCOT) – an odyssey. Int J Oral Maxillofac Surg. 2015;44(12):1565-8.

Ripamonti CI, Maniezzo M, Campa T et al. Decreased occurrence of osteonecrosis of the jaw after implementation of dental preventive measures in solid tumour patients with bone metastases treated with bisphosphonates. The experience of the National Cancer Institute of Milan. Ann Oncol. 2009;20:137-45.

Ruggieri P, Sim FH, Bond JR, Unni KK. Malignancies in fibrous dysplasia. Cancer. 1994;73:1411-24.

Ruggiero SI, Dodson TB, Landesberg R et al. American association of oral and maxillofacial surgeons position paper on bisphosphonate-related osteonecrosis of the jaws – 2009 update. J Oral Maxillofac Surg. 2009;67(Suppl 1):2-12.

Ruprecht A, Wagner H, Engel H. Osteopetrosis: report of a case and discussion of the differential diagnosis. Oral Surg Oral Med Oral Pathol. 1988; 66:674-9.

Sánchez OH, Berrocal MIL, González JMM. Metanalysis of the epidemiology and clinical manifestations of odontomas. Med Oral Patol Oral Cir Bucal. 2008;13(1):E730-34.

Schmouchkovitch A, Remaud M, Simon H et al. Les médicaments inducteurs d'ostéchimionécroses des maxillaires. Presse Medicale. 2018;47(1):19-33.

Schneider LC, Mesa ML. Differences between florid osseous dysplasia and chronic diffuse sclerosing osteomyelitis. Oral Surg Oral Med Oral Pathol. 1990;70:308-12.

Selvamani M, Donoghue M, Basandi PS. Analysis of 153 cases of odontogenic cysts in a South Indian sample population: a retrospective study over a decade. Braz Oral Res. 2012;26(4):330-4.

Senande MFF, Figueiredo R, Aytés LB, Escoda CG. Lateral periodontal cysts: a retrospective study of 11 cases. Med Oral Patol Oral Cir Bucal. 2008;13(5):E313-7.

Sisman Y, Ertas ET, Ertas H et al. The frequency and distribution of idiopathic osteosclerosis of the jaw. Europ J Dent. 2011;5:409-14.

Sivolella S, Lumachi F, Stellini E et al. Denosumab and anti-angiogenetic drug-related osteonecrosis of the jaw: an uncommon but potentially severe disease. Anticancer Res. 2013;33:1793-8.

Slootweg PJ. Bone diseases of the jaws. Int J Dent. 2010;2010:702314. doi:10.1155/2010/702314.

Slootweg PJ, Muller H. Osteosarcoma of the jaw bones: analysis of 18 cases. J Maxillofac Surg. 1985;13(4):158-66.

Slootweg PJ, Panders AK, Koopmans R, Nikkels PG. Juvenile ossifying fibroma: an analysis of 33 cases with emphasis on histopathological aspects. J Oral Pathol Med. 1994;23:385-8.

Smith BJ, Eveson JW. Paget's disease of bone with particular reference to dentistry. J Oral Pathol. 1981;10:233-47.

Sobacchi C, Schulz A, Coxon FP et al. Osteopetrosis: genetics, treatment and new insights into osteoclast function. Nat Rev Endocrinol. 2013;9(9):522-36.

Soluk-Tekkesin M, Wright JM. The World Health Organization classification of odontogenic lesions: a summary of the changes of the 2017 (4th) edition. Turk J Pathol. 2018;34(1). doi:10.5146/tjpath.2017.01410.

Stark Z, Savarirayan R. Osteopetrosis. Orphanet J Rare Dis. 2009;4:5. doi:10,1186/1750-1172-4-5.

Stimson PG, McDanil RK. Traumatic bone cyst, aneurismal bone cyst, and central giant cell granuloma-pathogenetically related lesions? J Endod. 1989;15:164-7.

Stoelinga PJW. The Management of aggressive cysts of the jaws. J Maxillofac Oral Surg. 2012;11(1):2-12.

Suei Y, Taguchi A, Nagasaki T et al. Radiographic findings and prognosis of simple bone cysts of the jaws. Dentomaxillofacial Radiology. 2010;39:65-71.

Suei Y, Tanimoto K, Taguchi A et al. Primary intraosseous carcinoma: review of the literature and diagnostic criteria. J Oral Maxillofac Surg. 1994;52:580-3.

Summerlin DJ, Tomich CE. Focal cemento-osseous dysplasia: a clinicopathologic study of 221 cases. Oral Surg Oral Med Oral Pathol. 1994;78:611-20.

Swanson AE. Conservative treatment of central giant cell granuloma of the mandible: report of a case with a 10-year follow-up. J Can Dent Assoc. 1988;54:523-5.

Takeda Y, Suzuki A, Sekiyama S. Peripheral calcifying epithelial odontogenic tumor. Oral Surg Oral Med Oral Pathol. 1983;56:71-5.

Taylor AM. New findings and controversies in odontogenic tumors. Med Oral Pathol Oral Cir Bucal. 2008;13(9):E555-8.

Ulmansky M, Hmorting-Hansen E, Praetorius F et al. Benign cementoblastoma: a review and five new cases. Oral Surg Oral Med Oral Pathol. 1994;77:48-55.

Urs AB, Augustine J, Chawla H. aneurysmal bone cyst of the jaws: clinicopathological study. J Maxillofac Oral Surg. 2014;13(4):458-63.

Uvo SA, Beretta EM. Mixoma of maxila in a child, report of a case and review of the literature. Rev Hosp Clin Fac Med Sao Paulo. 1996;51(3):99-102.

Valenzuela NE, Pietschmann P. Epidemiology and pathology of Paget's disease of bone – a review. Wien Med Wochenschr. 2017;167(1-2):2-8.

Verschoor AJ, Bovee JVMG, Mastboom MJL et al. Incidence and demographics of giant cell tumor of bone in The Netherlands: First nationwide Pathology Registry Study. Acta Orthopaedica 2018;89 (5):570-4.

Wakolbinger R, Mannagetta JB. Long-term results after treatment of extensive odontogenic cysts of the jaws: a review. Clin Oral Invest. 2016;20:15-22.

Waldron CA. Fibro-osseous lesions of the jaws. J Oral Maxillofac Surg. 1993;51:828-35.

Watts NB, Diab DL. Long-term use of bisphosphonates in osteoporosis. J Clin Endocrinol Metab. 2010;95(4):1555-65.

Williams TP. Management of ameloblastoma: a changing perspective. J Oral Maxillofac Surg. 1993;51:1064-70.

Willman CL, Busque L, Griffith BB et al. Langerhan's-cell, histiocytosis (histiocytosis X): a clonal proliferative disease. N Engl J Med. 1994; 331:154-60.

Woo SB, Hellstein JW, Kalmar JR. Narrative [corrected] rewiew: bisphosphonates and osteonecrosis of the jaws. Ann Intern Med. 2006;144(10):753-61.

Wu CC, Econs MJ, DiMeglio LA et al. Diagnosis and management of osteopetrosis: consensus guidelines from the osteopetrosis working group. J Clin Endocrinol Metab. 2017;102(9):3111-23.

Zachariades N, Papanicolaou S. Treatment of odontogenic myxoma: report of a case. J Oral Maxillofac Surg. 1988;46:34-7.

Temas Especiais

12

Camila de Barros Gallo | Dante Antônio Migliari |
Esther Goldenberg Birman (*in memoriam*) |
Fernando Ricardo Xavier da Silveira | Norberto Nobuo Sugaya

Introdução

Algumas condições que afetam a cavidade bucal, direta ou indiretamente, quando a sintomatologia bucal é decorrente de uma alteração sistêmica, ou mais ainda, quando afeta o tratamento odontológico pela interação com procedimentos e medicamentos utilizados na prática clínica. Aquelas que não foram abordadas em outros capítulos deste livro, e que apresentam destaque especial no contexto da Estomatologia, serão abordadas neste capítulo.

Xerostomia

Corresponde ao sintoma de secura bucal. É uma condição individual que pode ser acompanhada ou não da disfunção das glândulas salivares, principalmente associada à redução do volume de saliva produzida, denominado *hipossalivação*. Do ponto de vista clínico, a hipossalivação representa um estado de secura bucal, que pode ocorrer de forma discreta, moderada ou grave, dependendo do tipo de agente causal e, mais ainda, pode ser permanente ou transitória.

A caracterização da xerostomia envolve análise de sintomas, sinais, determinação do fluxo salivar e investigação de fatores causais. Epidemiologicamente, essa condição ocorre com mais frequência em indivíduos de idade mais avançada (média de 60 anos) e afeta mais mulheres que homens. Embora seja predominante em idosos, não é simples consequência do processo natural de envelhecimento. Esses indivíduos estão mais sujeitos a desenvolver xerostomia devido ao uso de medicamentos que a induzem. Às vezes, ela ocorre sem que haja alteração do fluxo salivar; nesses casos, a sensação de secura na boca é frequentemente associada a distúrbios emocionais.

Causas

Existem três causas principais: medicamentos sistêmicos, síndrome de Sjögren e radioterapia de cabeça e pescoço. Outras causas possíveis são: diabetes não controlado, hepatite viral C, infecção pelo vírus da imunodeficiência humana (HIV), cirrose biliar primária e doença do enxerto *versus* hospedeiro.

Quanto aos medicamentos, os que podem induzir xerostomia são: anti-hipertensivos, antidiabéticos, antiarrítmicos, ansiolíticos, antidepressivos, diuréticos, anti-histamínicos, anoréxicos, quimioterápicos, anti-inflamatórios, antiparkinsonianos.

Diagnóstico

Sintomas

Deve ser realizado questionário sobre a secura bucal do paciente (PAC), com as seguintes perguntas:

- Em que períodos do dia a sensação de boca seca está presente?
- Essa sensação ocorre em alguns períodos ou durante o dia todo e é mais acentuada à noite e durante o sono?
- Há necessidade de ingerir água frequentemente para manter a boca úmida?
- Há dificuldade de engolir e, principalmente, dificuldade de mastigar alimentos secos?

Deve-se investigar também sintomas de ardor na mucosa bucal, halitose, desconforto, irritabilidade e dificuldade de usar prótese total.

Sinais

- Saliva espessa e aderente
- Atrofia das papilas linguais
- Ressecamento da mucosa (mucosa áspera e aderente)
- Candidose (pseudomembranosa e eritematosa atrófica)
- Cáries rampantes
- Queilite angular
- Ressecamento e fissurações na semimucosa labial.

Determinação do fluxo salivar

Deve-se avaliar a saliva total não estimulada, embora a coleta da saliva estimulada também possa servir de parâmetro. A saliva deve ser coletada pela manhã, após 2 h do desjejum, durante 15 min, com a utilização de cilindro graduado em 0,1 mℓ para melhor precisão. O fluxo é expresso em mℓ/min; fluxo inferior a 0,1 mℓ/min é indicativo de xerostomia.

Tratamento

Não há cura para a xerostomia. Os tratamentos existentes são paliativos e visam reduzir o desconforto causado pela secura bucal e restabelecer o máximo possível as funções orais alteradas. Não se deve esquecer que a xerostomia se manifesta de maneiras diferentes nos indivíduos. Existem algumas opções

182 Fundamentos de Odontologia | Estomatologia

para controle do sintoma de xerostomia e agentes estimuladores do fluxo salivar. São elas:

- Agentes de ação local:
  - Água
  - Saliva artificial
  - Substitutos salivares
  - Goma de mascar sem açúcar
- Agentes de ação sistêmica:
  - Pilocarpina: agente colinérgico muscarínico
    - Efeitos colaterais: sudorese, náuseas, tonturas e calafrios
    - Contraindicações: asma, glaucoma
  - Betanecol: agente colinérgico muscarínico
    - Efeitos colaterais: idem aos da pilocarpina, porém são mais incomuns pois este fármaco atua em receptores mais específicos (M3)
    - Contraindicações: as mesmas da pilocarpina.
- Acupuntura: tratamento que vem sendo utilizado em alguns centros de estudos com bons resultados.

Síndrome de ardência bucal

Caracteriza-se por sensação de ardor localizado ou difuso em mucosa bucal clinicamente normal. A síndrome de ardência bucal (SAB) afeta principalmente mulheres no período pós-menopausa, sendo a relação homens:mulheres de 1:9. A faixa etária mais prevalente da doença situa-se entre 50 e 60 anos; sua manifestação antes dos 30 anos de idade é rara. Mucosa íntegra, sobretudo nas áreas em que os sintomas de ardência ocorrem, é fundamental para o diagnóstico da síndrome, que é eminentemente clínico. É imprescindível, também, a exclusão de quadros que possam causar ardência na mucosa bucal, como infecção fúngica (candidose), hipossalivação, diabetes descompensado, deficiências nutricionais, por meio de exames complementares, como citologia esfoliativa, sialometria, avaliações séricas e hematológicas.

A etiologia é desconhecida. A maioria dos estudos considera a doença de etiologia multifatorial, podendo estar associada a fatores locais, sistêmicos e psicológicos. Possivelmente trata-se de distúrbio de origem neuropática, com danos nas fibras nervosas periféricas.

A língua é o local acometido em mais de 60% dos casos, seguido de rebordo alveolar superior, palato, lábios e rebordo inferior. Mucosa da bochecha, assoalho bucal e orofaringe são localizações menos frequentes. A ardência é quase sempre bilateral e simétrica. Alguns pacientes (PAC) podem apresentar ardência ocasional; outros a apresentam todos os dias, porém somente em alguns períodos, e outros manifestam os sintomas durante o dia todo por tempo indeterminado. Em geral, os sintomas surgem pela manhã, algum tempo depois do despertar, e pioram ao longo do dia, com remissão durante a noite; raramente interferem no sono do PAC.

As queixas bucais secundárias mais frequentes dos PAC são boca seca (xerostomia), ocorrendo em cerca de 60% dos casos, porém com fluxo salivar em níveis normais, e alteração do paladar (disgeusia), com a sensação persistente de sabor amargo ou metálico. Em casos nos quais a xerostomia é acompanhada da hipossalivação e resultante, por exemplo, de medicamentos de uso diário (anti-hipertensivos e antidepressivos, principalmente), o sintoma de ardência está mais relacionado a este fato do que com a síndrome e tende a melhorar com o manejo da boca seca.

O tratamento da SAB é empírico e segue os esquemas utilizados em condições neuropáticas crônicas. Benzodiazepínicos e antidepressivos tricíclicos estão entre as opções de tratamento, apesar de não existirem muitos estudos controlados sobre a utilização desses medicamentos em SAB. Muitos PAC, no entanto, abandonam o uso dos antidepressivos, devido aos efeitos colaterais que podem ser mais incômodos que a própria sensação de ardor.

Novas possibilidades de tratamento com outras substâncias estão sendo estudadas, assim como a fotobiomodulação com *laser* de baixa intensidade. O ácido alfalipoico é um potente antioxidante, assim como as vitaminas C e E. Essa substância apresenta possível ação neuroprotetora e tem eficácia particularmente estudada no tratamento da polineuropatia diabética. A avaliação psicológica e a psicoterapia são recomendadas como parte do tratamento, devido à alta prevalência de ansiedade e depressão entre esses PAC, além da interferência dessas condições sobre os sintomas.

Halitose

Caracterizada pelo odor fétido presente na cavidade bucal, sentido durante a fala ou a respiração, que afeta de 2 a 65% da população mundial, podendo causar grande impacto na qualidade de vida do indivíduo, especialmente em relação a autoconfiança e capacidade de estabelecer relações sociais.

A percepção clínica do mau odor bucal corresponde à halitose objetiva, que pode ser fisiológica ou patológica. A de origem fisiológica corresponde ao mau hálito matinal, decorrente da degradação bacteriana de restos de alimentos e células, devido ao longo tempo de jejum e à diminuição da secreção salivar que ocorre durante o período em que o indivíduo dorme. Tem caráter leve e transitório, desaparecendo assim que o indivíduo inicia a rotina diária de alimentação e higienização.

A halitose patológica é subclassificada em intra e extrabucal. A forma intrabucal corresponde a 85% dos casos de halitose e resulta da degradação de restos de alimentos e células descamadas ou provenientes da corrente sanguínea e da microbiota presente na cavidade bucal. As bactérias gram-negativas *Prevotella* sp., *Porphyromonas* sp., *Fusobacterium* sp., Enterobacteriaceae, frequentemente presentes na bolsa periodontal e na saburra lingual, produzem neste processo de degradação agentes causadores de mau odor, como: compostos sulfurados voláteis (CSV), diaminas e ácidos graxos de cadeia curta.

Normalmente a halitose intrabucal está principalmente relacionada com saburra lingual, doença periodontal e redução do fluxo salivar (hipossalivação ou hipossialia). Entretanto, pode ser um sinal de outras doenças ou alterações bucais, como: gengivite e periodontite necrosante aguda, gengivoestomatite herpética primária, pericoronarite, peri-implantite, cavidades de cárie, próteses inadequadas, ulceração aftosa recorrente, candidose e câncer bucal. Também pode estar relacionada com consumo de certos alimentos, como alho, cebola e certos condimentos, hábitos de tabagismo e etilismo. Nestes casos o odor costuma ser transitório, dependendo da frequência de utilização destes compostos, e regride completamente com a cessação do consumo.

A forma extrabucal relaciona-se principalmente com problemas no sistema respiratório superior (secreções oriundas de infeções nasais e sinusais e tonsilites), contabilizando 10% dos casos de halitose. Também, porém com menos frequência, podem decorrer de bronquiectasia, corpos estranhos em cavidade nasal, infecções ou doenças malignas pulmonares.

Mais raramente outras doenças sistêmicas (5% dos casos) podem apresentar a halitose como sinal clínico, assim como o uso de certos medicamentos, além daqueles causadores de hipossalivação, como diuréticos e antidepressivos. Uma causa extrabucal classicamente conhecida é a halitose devido à cetoacidose em PAC diabéticos.

Em relação às doenças que afetam o sistema digestório, podem ser mencionadas infecção por *Helicobacter pylori*, doença do refluxo gastresofágico, divertículo faringoesofágico e estenose pilórica ou obstrução duodenal. Há também quadros graves, como falência renal ou hepática e leucemias, e doenças genéticas como trimetilaminuria e hipermetioninemia, e situações controversas, como a halitose menstrual. Medicamentos como anfetaminas, nitritos/nitratos e dissulfiram também podem ocasionar esta sintomatologia.

Entretanto, alguns PAC apresentam esse sintoma sem sinal clínico de odor fétido, correspondendo aos casos de halitose subjetiva, como a pseudo-halitose e a halitofobia. A pseudo-halitose é o diagnóstico atribuído ao indivíduo que relata mau hálito, mas não o apresenta. A queixa se resolve com a orientação profissional da inexistência deste quadro. O PAC com halitofobia, desencadeada por distúrbio emocional decorrente de interpretação negativa da atitude de alguma pessoa em relação ao seu hálito, pode apresentar quadro obsessivo de higienização bucal e utilização de artifícios para mascarar o hálito, mesmo não apresentando halitose e sendo orientado quanto a isso. Neste caso o PAC necessita de tratamento psicológico/psiquiátrico. Em contrapartida a PAC com halitofobia, há os que não conseguem notar seu próprio mau hálito, pois o ar exalado é diluído e o odor desagradável não é percebido pelo indivíduo.

O método considerado padrão-ouro para diagnóstico de halitose utilizado pela American Dental Association é o teste organoléptico, que consiste na avaliação do hálito pelo olfato do examinador. Apesar da subjetividade na classificação, a capacidade olfatória humana consegue perceber muitos outros odores além dos CSV e representa método simples e de baixo custo em relação aos equipamentos portáteis Halimeter® e OralChroma™, desenvolvidos para esta finalidade.

A cromatografia gasosa é um meio objetivo e altamente sensível e específico na avaliação dos gases que compõem o hálito, e os principais odorivetores podem ser quantificados pelos aparelhos Halimeter® e OralChroma™ por ativação de sensores eletroquímicos. O OralChroma™ avalia separadamente as quantidades encontradas dos CSV (sulfato de hidrogênio e metilmercaptano – produzidos principalmente pelas bactérias da cavidade bucal e associados a saburra lingual e doença periodontal –, e dimetilsulfureto – relacionado com a origem extrabucal da halitose) diferenciando a halitose intrabucal da extraoral.

O tratamento consiste em uma série de medidas de acordo com o tipo de halitose detectado, objetivando a melhora da queixa de mau odor bucal. Se houver causas orgânicas associadas, estas devem ser tratadas pelo especialista da área. Do ponto de vista estomatológico, medidas de higiene, remoção de cáries dentárias, resolução de problemas periodontais, tratamento de lesões da mucosa bucal e orientação adequada sobre hábitos orais podem melhorar consideravelmente o problema.

Síndrome de Sjögren

Doença inflamatória crônica autoimune, de causa desconhecida, que pode comprometer múltiplos órgãos e/ou tecidos do organismo, principalmente as glândulas exócrinas lacrimais e salivares. Duas formas da doença são conhecidas: a forma primária, na qual sintomas e sinais de secura ocular (queratoconjuntivite seca) e oral (xerostomia) (Figura 12.1A) estão invariavelmente presentes; e a forma secundária, que inclui um ou ambos os sintomas glandulares (Figura 12.1B) descritos na forma primária (queratoconjuntivite seca e xerostomia), e a doença do colágeno, mais frequentemente artrite reumatoide ou lúpus eritematoso sistêmico. O envolvimento predominante na síndrome de alterações oculares e bucais resulta da destruição progressiva, por processo autoimune, dos ácinos das glândulas lacrimais e salivares.

A síndrome de Sjögren acomete predominantemente as mulheres (relação mulheres:homens é aproximadamente de 9:1) e ocorre mais frequentemente entre a 4ª e a 5ª década de vida. PAC com a síndrome de Sjögren, principalmente os que apresentam a forma primária da doença, podem desenvolver sintomas extraglandulares, envolvendo pulmão, fígado, tireoide, linfonodos, células do sangue e sistema nervoso central. A complicação mais séria da síndrome de Sjögren é o desenvolvimento de linfomas.

O diagnóstico da síndrome de Sjögren é complexo e geralmente requer a consulta de múltiplas especialidades médicas. O critério de diagnóstico inclui: sintomas oculares e orais;

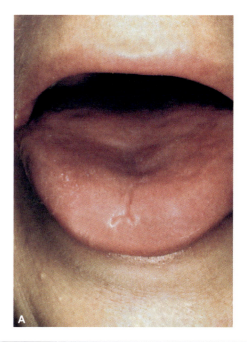

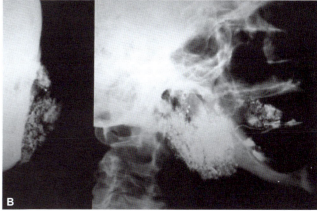

Figura 12.1 Síndrome de Sjögren. **A.** Dorso da língua. Notar mucosa lingual, que se apresenta lisa, brilhante e ressecada. **B.** Sialografia de glândula submandibular, mostrando sialectasia puntiforme.

Fundamentos de Odontologia | Estomatologia

diminuição do fluxo secretório das glândulas lacrimais e salivares; biopsia de glândula salivar menor para avaliar índice de infiltração linfocítica e autoanticorpos séricos. Do ponto de vista estomatológico, o tratamento visa à melhora das condições de lubrificação da mucosa bucal, com a aplicação de salivas artificiais, flúor tópico, estimulação com goma de mascar não cariogênica e prescrição de sialagogos.

Hepatites

Embora as hepatites infecciosas não promovam sintomatologia bucal, elas devem ser de conhecimento de todos os profissionais de saúde (PS), quer pela sua importância em Saúde Pública, quer pelos aspectos de biossegurança que suscitam, devido à sua alta infecciosidade e morbidade, sendo um dever a promoção de conhecimentos básicos que possibilitem sua profilaxia e controle. Assim, a inserção do tema como tópico especial no presente livro é plenamente justificável.

Hepatite A

Doença infecciosa aguda, causada pelo vírus da hepatite A (HAV), que produz inflamação e necrose do fígado. A transmissão é fecal-oral, por ingestão de água e alimentos contaminados ou diretamente de uma pessoa para outra. Uma pessoa infectada pode ou não desenvolver a doença. Ocorre em todos os países do mundo, inclusive nos mais desenvolvidos. É mais comum onde a infraestrutura de saneamento básico é inadequada ou inexistente. A infecção confere imunidade permanente contra a doença. Desde 1995, existem vacinas seguras e eficazes contra a hepatite A.

Transmissão

O ser humano é o único hospedeiro natural do HAV. A infecção por esse vírus, produzindo ou não sintomas, determina imunidade permanente contra a doença. A principal forma de sua transmissão é por via oral-fecal de uma pessoa infectada para outra saudável. Dez dias depois de uma pessoa ser infectada, o vírus passa a ser eliminado nas fezes durante cerca de 3 semanas. O período de maior risco de transmissão é de 1 a 2 semanas antes do aparecimento dos sintomas.

O consumo de frutos do mar, como mariscos crus ou inadequadamente cozidos, está particularmente associado à transmissão, uma vez que esses organismos concentram o vírus por filtrarem grandes volumes de água contaminada. A transmissão por transfusões, uso compartilhado de seringas e agulhas contaminadas é pouco comum, ao contrário das infecções pelo HIV e pelo vírus da hepatite B. A população brasileira tem risco elevado para a aquisição de hepatite A, em razão de condições deficientes ou inexistentes de saneamento básico, nas quais é obrigada a viver grande parte da população, inclusive nos grandes centros urbanos. Contudo, não faz parte da Lista Nacional de Doenças de Notificação Compulsória. Os dados oficiais disponíveis são escassos e incompletos e, provavelmente, refletem apenas a disponibilidade de recursos para confirmação diagnóstica, variável em cada estado e município. Em geral, os casos de hepatite A são notificados apenas quando detectados eventuais surtos da doença. Em 1997 o Ministério da Saúde registrou 808 casos de hepatite A, a maioria na região Sul (510 casos). Na região Sudeste foram registrados 44 casos, todos no estado do Rio de Janeiro. Em 1997, apenas o município do Rio de Janeiro apresentou 57 casos, número que passou a 321 em 1999 – a maioria entre pessoas com menos de 15 anos.

Foram ainda notificados 6.556 casos de hepatite de causa não determinada. Desses, parcela significativa foi provavelmente causada pelo HAV. Mesmo nos estados mais desenvolvidos são detectadas epidemias, como a ocorrida em Valença (RJ) em 1993, com 1.069 casos.

Estudos de prevalência dessa doença na população brasileira, por meio de exames sorológicos, demonstram redução em seus índices. O México e a República Dominicana apresentam, respectivamente, 81% e 89% em prevalência da doença contra 65% no Brasil. Os índices de infecção pelo HAV estão relacionados com idade e condições socioeconômicas das populações.

No Brasil, os casos de hepatite A chegam a 95% nas populações mais pobres e a 20% nas populações de classes média e alta. A diferença é mais acentuada entre crianças e adolescentes. Embora o risco de infecção seja alto em todas as regiões do país, pode-se presumir que, de modo semelhante às outras doenças de transmissão fecal-oral (hepatite E, cólera), as áreas menos desenvolvidas apresentem risco ainda mais elevado. Também podem ser considerados de risco elevado a periferia dos grandes centros urbanos e os municípios onde a infraestrutura de saneamento básico (água e esgotos tratados) seja inexistente ou inadequada.

A hepatite A pode ser evitada com medidas de prevenção contra doenças transmitidas por água e alimentos, com a vacinação e, em algumas situações, com a utilização de imunoglobulina intramuscular. As medidas de proteção incluem utilização de água clorada ou fervida e consumo de alimentos cozidos, preparados na hora do consumo. Deve-se lavar criteriosamente as mãos com água e sabão antes das refeições e evitar o consumo de bebidas e qualquer tipo de alimento, adquiridos com vendedores ambulantes.

Desde 1995, foram licenciadas duas diferentes vacinas contra a hepatite A, ambas produzidas com o vírus inativado, com imunogenicidade e eficácia semelhantes. Após 1 mês da primeira dose, as vacinas produzem mais de 95% de soroconversão (imunidade) em adultos, que chega a 97% em adolescentes e crianças acima de 2 anos.

As vacinas estão liberadas para aplicação a partir dos 2 anos de idade, uma vez que a eficácia e a segurança abaixo dessa faixa etária ainda não foram adequadamente avaliadas. Em geral os efeitos adversos geralmente são discretos, podendo ocorrer dor, vermelhidão e edema no local da aplicação em 20 a 50% das pessoas. A aplicação é intramuscular, feita em duas doses com intervalo de 6 meses.

A imunoglobulina é capaz de evitar a infecção em 85% das pessoas, quando utilizada em até 2 semanas após a exposição ao HAV. É indicada a contatantes não imunes e viajantes que não possam receber a vacina, incluindo os menores de 2 anos, ou que não tenham recebido a primeira dose pelo menos 15 dias antes da partida para áreas de risco elevado.

Manifestações

A infecção pelo HAV pode ou não resultar em doença. Em cerca de 70% das crianças com menos de 6 anos de idade, a infecção não produz qualquer sintoma. A infecção, causando ou não sintomas, produz imunidade permanente contra a doença. As manifestações, quando surgem, podem ocorrer de 15 a 50 dias (30, em média) após o contato com o vírus (período de incubação). O início é súbito, em geral com febre baixa, fadiga, mal-estar, perda do apetite, sensação de desconforto no abdome, náuseas e vômito. É comum a aversão acentuada à fumaça de cigarros. Pode ocorrer diarreia, mais comum em crianças (60%) do que em adultos (20%). Após alguns dias, pode surgir icterícia (olhos amarelados) em cerca de 25% das crianças e 60% dos adultos.

As fezes podem apresentar-se amarelo-esbranquiçadas (como massa de vidraceiro), e a urina de cor castanho-avermelhada. Em geral, quando a pessoa está ictérica, a febre desaparece, há diminuição dos sintomas e o risco de transmissão do vírus torna-se mínimo. Em crianças, a icterícia desaparece em 8 a 11 dias, e nos adultos, em 2 a 4 semanas.

Normalmente a evolução da doença não ultrapassa 2 meses. Em cerca de 15% das pessoas, as manifestações podem persistir de forma discreta por até 6 meses, com eventual reaparecimento dos sintomas. A recuperação é completa, o vírus é totalmente eliminado do organismo. Não há desenvolvimento de doença hepática crônica ou estado de portador. A letalidade, considerando-se todos os casos, é cerca de 0,3%. Em adultos a evolução grave é mais comum, e o número de óbitos pode chegar a 2% em pessoas com mais de 40 anos. A confirmação do seu diagnóstico não tem importância para tratamento da pessoa doente. No entanto, é fundamental para a diferenciação entre outros tipos de hepatite e para a adoção de medidas que reduzam o risco de transmissão entre os contatantes. É importante, ainda, que seja feita a notificação do caso ao Centro Municipal de Saúde mais próximo, para que possam ser adotadas providências que diminuam o risco de disseminação da doença para a população. A confirmação é feita com exames sorológicos. O método mais utilizado é o ELISA (do inglês, *enzyme-linked immunosorbent assay*), com pesquisa de anticorpos IgM contra o HAV no sangue, que indicam infecção recente. Esses anticorpos geralmente podem ser detectados a partir do 5º dia do início dos sintomas. A hepatite A não tem tratamento específico. As medidas terapêuticas visam reduzir o incômodo dos sintomas. No período inicial da doença pode ser indicado repouso relativo, e a volta às atividades deve ser gradual. As bebidas alcoólicas devem ser abolidas. Os alimentos podem ser ingeridos de acordo com o apetite e a aceitação da pessoa, não havendo necessidade de dietas.

Hepatite B

Definida como inflamação do fígado causada por infecção com o vírus da hepatite B (HBV), agente infeccioso da família Hepadnaviridae, cujo material genético é constituído por DNA.

Do ponto de vista epidemiológico, a transmissão sexual de agentes infecciosos causadores de hepatite ocorre mais frequentemente com os vírus das hepatites tipos A, B, C e delta. Os tipos B e C podem evoluir para doença hepática crônica e têm sido associados a carcinoma hepatocelular primário.

Dentre os fatores que influenciam o risco de infecção pelo HBV citamos: relações sexuais desprotegidas, tipo de prática sexual (oroanal, orogenital, relacionamento sexual passivo ou ativo), concomitância com outras doenças sexualmente transmissíveis (DST), como sífilis, cancro mole, gonorreia, herpes genital e/ou oral etc. e compartilhamento de seringas e agulhas.

Prevenção

Embora os métodos empregados para prevenção de outras DST também sirvam para a infecção pelo HBV, a vacinação ainda é o método mais eficaz.

Quadro clínico

O período de incubação da hepatite B aguda ocorre entre 45 e 180 dias. A transmissão, na maioria das vezes, se dá por exposição percutânea (intravenosa, intramuscular, subcutânea ou intradérmica) ou por exposição de mucosas aos fluidos corporais infectados (sangue, saliva, sêmen, secreções vaginais).

Na mulher grávida, é importante salientar a possibilidade de ocorrer a transmissão materno-fetal (transmissão vertical). Estima-se que até 90% das crianças contaminadas verticalmente possam se tornar portadoras crônicas desse vírus; nestas, a evolução para cirrose e hepatoma é elevada.

Em PAC sintomáticos, a hepatite B em geral evolui para as seguintes fases:

- Fase prodrômica: sintomas inespecíficos de anorexia, náuseas e vômito, alterações de olfato e paladar, cansaço, mal-estar, artralgia, mialgias, cefaleia e febre baixa
- Fase ictérica: inicia-se após 5 a 10 dias da fase prodrômica, caracterizando-se pela redução na intensidade dos sintomas e a ocorrência de icterícia. Colúria precede esta fase por 2 ou 3 dias
- Fase de convalescença: a sintomatologia desaparece gradativamente, geralmente em 2 a 12 semanas.

Dependendo da idade em que acontece a infecção pelo HBV, esta pode evoluir para a forma crônica, confirmada por marcadores sorológicos, testes de função hepática alterados e biopsias de tecido hepático. A evolução para cirrose e carcinoma hepatocelular primário não é rara.

Diagnóstico

Realiza-se por meio dos seguintes marcadores sorológicos do HBV:

- O antígeno de superfície da hepatite B (HBsAg) é o primeiro marcador a aparecer, geralmente precede a hepatite clinicamente evidente, e também está presente no portador crônico; quando presente em mulher grávida, significa grande chance de transmissão vertical
- O antígeno "e" do vírus da hepatite B (HBeAg) é detectado logo após o aparecimento do HBsAg; sua presença indica replicação viral ativa e sua positividade é verificada entre a 8ª e a 12ª semana após a infecção
- O anticorpo contra o antígeno "c" do vírus da hepatite B da classe IgM (anti-HBc IgM) é um marcador da replicação viral que aparece no início da infecção e pode ser o único marcador sorológico de fase aguda presente em alguns PAC
- O anticorpo contra o antígeno de superfície do vírus da hepatite B (anti-HBs) pode aparecer tardiamente na fase de convalescença e sua presença indica imunidade natural.

Outros testes refletem a lesão hepatocelular na hepatite viral aguda, como:

- Aminotransferases (alanina, ou ALT, e aspartato, ou AST), previamente denominadas transaminases (respectivamente, TGP e TGO) geralmente encontram-se acima de 500 U/ℓ
- Bilirrubina total (que se eleva, podendo alcançar níveis entre 5 e 20 mg/dℓ)
- Fosfatase alcalina (geralmente aumentada).

Em hepatite crônica, a biopsia hepática definirá a lesão histológica e possibilitará melhor avaliação da atividade da doença.

Diagnóstico diferencial

- Outros agentes virais (vírus tipos A, C, D, E, Epstein-Barr, citomegalovírus)
- Toxoplasmose, leptospirose
- Hepatite autoimune
- Hepatite causada por substâncias (agrotóxicos, álcool)
- Colecistite ou coledocolitíase.

Tratamento

Geralmente o indivíduo com hepatite viral aguda, independentemente do tipo viral que o acometeu, deve ser acompanhado ambulatorialmente, na rede de assistência médica. O tratamento consiste em manter repouso domiciliar relativo, até que a sensação de bem-estar retorne e os níveis das aminotransferases (transaminases) voltem aos valores normais. Em média, esse período dura 4 semanas. Não há nenhuma restrição de alimentos no período de doença. É aconselhável não ingerir bebidas alcoólicas.

Os PAC com hepatite B podem evoluir para estado crônico e devem ser acompanhados com pesquisa de marcadores sorológicos (HBsAg e anti-HBs) por período mínimo de 6 a 12 meses. Aqueles casos definidos como crônicos, pela complexidade do tratamento, devem ser encaminhados para serviços de atendimento médico especializados.

Uma das principais medidas de prevenção da infecção é a vacinação pré-exposição contra hepatite B. É uma vacina extremamente eficaz (90 a 95% de resposta vacinal em adultos imunocompetentes) e que não apresenta toxicidade; os efeitos colaterais são raros e em geral pouco importantes, entre os quais destacam-se: dor discreta no local da aplicação (3 a 29%), febre nas primeiras 48 a 72 h após a vacinação (1 a 6%) e, excepcionalmente, fenômenos alérgicos relacionados com determinados componentes da vacina.

A aplicação da vacina deve ser sempre por via intramuscular, no músculo deltoide ou no vasto lateral da coxa, em crianças pequenas, isso porque a aplicação em glúteos comprovadamente tem menor eficácia (menor frequência de detecção do anti-HBs). A dose para adultos é de 1,0 mℓ e para crianças menores de 12 anos de 0,5 mℓ. O intervalo entre as doses preconizado pelo Ministério da Saúde, independentemente da gravidade do caso, deverá ser de 0, 1 e 6 meses.

A gravidez e a lactação não são contraindicações à utilização da vacina. A vacinação tem por objetivo eliminar a transmissão do HBV na população, no entanto, algumas populações específicas devem ser priorizadas:

- Profissionais da área da saúde
- Pessoas portadoras ou com história de DST
- Recém-nascidos
- Crianças e adolescentes que não tenham sido previamente vacinados.

A eficácia da vacina persiste por longos períodos, podendo ultrapassar 10 anos. Doses de reforço não são recomendadas em intervalos regulares, devendo ser realizadas somente em alguns casos pós-exposição e em PS que fazem diálise. Neste último caso, há indicação de repetição anual do anti-HBs e dose de reforço aos que apresentem sorologia não reativa.

Hepatite C

Hepatite pós-transfusional mais frequente. O vírus da hepatite C (HCV) é responsável pela maioria dos casos de hepatites não A e não B. Tem curso clínico mais indolente e prolongado que a hepatite B, porém a maioria dos casos é assintomática. Seu período de incubação é de 4 a 20 semanas. Sua transmissão é predominantemente parenteral, podendo ser disseminada por exposição sexual (acometendo 8% dos homossexuais do sexo masculino). Tem propensão a cronificar-se em 50 a 60% dos casos e, destes, 20 a 25% desenvolvem cirrose.

Sorologia

Anti-HCV

A positividade é confirmada de 4 a 32 semanas após o início da doença (em média, 15 semanas) ou de 10 a 30 semanas após a transfusão (em média, 22 semanas). Os testes de segunda geração atualmente utilizados apresentam positividade de 65% na fase aguda e sensibilidade de 90% na fase crônica. Entretanto, estes testes apresentam algumas restrições, que incluem:

- Longo período de "janela imunológica" (até 6 meses entre infecção e soroconversão)
- Infecção pelo HCV sem anticorpos detectáveis ocasionalmente em PAC imunodeprimidos, como receptores de transplante renal
- Possibilidade de reações falso-positivas na concomitância de doenças autoimunes e infecções por outros flavivírus, como febre amarela e dengue, e soro antigo.

PCR para HCV

Devido à limitação dos testes que detectam anticorpos anti-HCV, a demonstração da viremia pode ser necessária. A amplificação do ácido nucleico viral RNA pela reação em cadeia da polimerase (PCR) é um método efetivo para detecção direta de vírus circulante. As indicações mais frequentes para esse exame são: confirmação da infecção em indivíduos com anti-HCV (por ELISA ou RIBA [do inglês, *recombinant immunoblot assay*]) positivos ou indeterminados; diagnóstico precoce em PAC com hepatite aguda; monitoramento da hepatite perinatal; monitoramento do tratamento da hepatite C com interferona.

Hepatite delta

Vírus de RNA incompleto que requer o HBV para sua replicação, isto é, ocorre apenas em PAC HBsAg positivos. O período de incubação é de 2 a 12 semanas. Acomete pessoas com exposição parenteral múltipla: uso de intravenosos, hemofílicos e politransfundidos. É raro em PS e em homossexuais do sexo masculino. Existem áreas de alta prevalência em Bacia Amazônica, África Central, sul da Itália e países do meio Leste Europeu. Existem duas formas clínicas:

- Coinfecção: a hepatite delta aguda ocorre simultaneamente com a hepatite B aguda
- Superinfecção: a hepatite delta aguda é superposta à hepatite B crônica.

Deve ser investigada sempre que um paciente com infecção crônica pelo HBV apresentar piora súbita (superinfecção) ou, se na hepatite B aguda, houver curso bifásico, isto é, em algumas semanas após a infecção primária, os sintomas recidivarem (coinfecção). A hepatite delta aguda tende a ser mais grave ou apresentar-se na forma fulminante, com mortalidade de 2 a 20%. A hepatite delta crônica é mais grave que as hepatites crônicas B ou C: cronifica-se em cerca de 5% na coinfecção e de 50 a 70% na superinfecção, ocasionando cirrose em 60 a 70% destes casos.

Sorologia

O marcador sorológico é o anti-HDV. Surgem anticorpos da classe IgM 5 a 7 semanas após o início da infecção, enquanto anticorpos IgG aparecem apenas na fase de convalescença, em títulos baixos. O anticorpo pode estar presente tanto na fase aguda como na crônica da hepatite B. Uma maneira prática de saber se há coinfecção ou superinfecção é fazer o anti-HBc: sendo positivo o anti-HBc IgM, confirma-se coinfecção; e sendo positivo apenas o anti-HBc IgG, confirma-se superinfecção. Quando o HDV se instala, consome o HBsAg, cujo título diminui, podendo até negativar-se. Nesse caso, curando-se a hepatite delta, o HBsAg volta a ser detectado.

Hepatite E

Antigamente chamada de "não A, não B fecal-oral", o vírus da hepatite E (HEV) é uma partícula esférica, com genoma constituído de RNA de fita simples não envelopado, provisoriamente classificado na família Caliciviridae.

Os sintomas clínicos são similares aos da hepatite A, embora a hepatite E tenha aspectos distintos e característicos, como: infecção primária em população de adultos jovens e alta taxa de mortalidade fetal em mulheres grávidas infectadas (10 a 20%). Não há descrição de casos de HEV que tenham evoluído para cronicidade. O período de incubação é de 2 a 9 semanas. A via de transmissão é fecal-oral, em consequência de condições sanitárias inadequadas e uso de água não tratada contaminada por fezes no ambiente.

Diagnóstico laboratorial

Atualmente, o diagnóstico de hepatite E baseia-se em testes sorológicos – ELISA –, que utilizam frações antigênicas do HEV obtidas por recombinação genética ou peptídios sintéticos e são capazes de detectar a presença de anti-HEV (IgG e IgM).

Métodos que utilizam anticorpos fluorescentes possibilitam identificar o antígeno do vírus E em tecido hepático e confirmar antígenos específicos do HEV nos hepatócitos, durante o curso da infecção.

Doença de Chagas

Provocada pela picada de um inseto triatomíneo (*Triatoma infestans*) conhecido pelo nome de barbeiro, sendo o agente etiológico um protozoário flagelado, o *Trypanosoma cruzi*. Após a contaminação pelo barbeiro, há um período de incubação de cerca de 4 a 12 dias, a partir do qual se inicia a fase aguda da doença – que na maioria dos casos dura 3 a 8 semanas.

No entanto, frequentemente essa fase passa despercebida, gerando maior mortalidade entre as crianças, principalmente em menores de 3 anos de idade, em virtude de a infecção afetar o músculo cardíaco, o cérebro e as meninges, provocando miocardite ou meningoencefalite. Nessa fase, infelizmente, não há registros de curas espontâneas da doença.

A fase crônica pode durar 15 a 20 anos ou toda a vida e são raríssimos os casos de cura espontânea.

No Brasil, 50 a 60% dos chagásicos encontram-se na fase crônica e sem manifestações clínicas. Calcula-se que, a cada ano, 2 a 4% desses PAC passem à forma crônica clinicamente definida, ou seja, apresentem sintomas de doenças do coração, do esôfago e do intestino grosso. A doença é geralmente progressiva e mais comum no sexo masculino, ocorrendo mais frequentemente a partir dos 30 ou 40 anos de idade.

Anualmente, são registradas entre 5.500 e 6.000 mortes causadas pela doença de Chagas. A mortalidade deve-se, basicamente, às formas graves da cardiopatia, mas também às complicações no intestino.

Atualmente a doença de Chagas é uma doença de notificação compulsória, e os dados de vigilância epidemiológica demonstram 200 novos casos ao ano, entre 2007 e 2016, especialmente na região norte do Brasil, com taxa de mortalidade, no ano de 2015, de 2,19 a cada 100.000 habitantes.

Quadro clínico

Nas áreas endêmicas, destaca-se a diferença significativa entre a pequena quantidade de casos diagnosticados na fase aguda e a grande quantidade de casos crônicos conhecidos: apenas 1% é diagnosticado na fase aguda, provavelmente porque, na maioria dos indivíduos, a fase inicial não apresenta sintomas específicos. Entre os poucos registros em fase aguda, 605 são de crianças, nas quais os sinais se manifestam de forma mais rica, na palavra de um especialista.

Em muitos casos registrados, a fase aguda apresenta as seguintes características:

- Inchaço ou edemas superior e inferior de pálpebra de um só lado
- Inchaço ou edema duro e de cor violeta no local da picada do barbeiro
- Aumento dos gânglios ou nódulos linfáticos atrás das orelhas.

Em 25% dos casos nota-se marca em face ou braço, locais mais fáceis de serem picados, caracterizada por vermelhidão, coceira e tumefação da pele.

Febre prolongada, cansaço e desânimo, dor e inchaço dos gânglios linfáticos, edema facial e das pernas e aumento do fígado e do baço são também características da fase aguda. Taquicardia pode ocorrer com ou sem febre e é sinal de miocardite – que, na maioria das vezes, é benigna. No entanto, esses sinais desaparecem em 2 a 4 meses.

Após a fase aguda, mais da metade das pessoas acometidas por essa doença permanecem pelo resto da vida com a forma indeterminada, assintomática ou latente, como explicado. Nos demais portadores crônicos, com o passar dos anos surgem alguns sinais de comprometimento do coração ou do sistema digestório.

Na fase crônica, a forma cardíaca é a mais grave e importante manifestação clínica da doença e pode ocorrer em 80% dos PAC. Caracteriza-se por:

- Palpitações (taquicardia) e batimentos cardíacos fora de ritmo (extrassístoles e arritmias)
- Tonturas
- Dor no peito, à esquerda
- Falta de ar quando da realização de esforços físicos
- Insuficiência cardíaca progressiva.

A manifestação digestiva da doença caracteriza-se por dilatação e alteração dos movimentos do esôfago (megaesôfago) ou do cólon descendente (megacólon). Isso ocorre porque a doença destrói as terminações nervosas e os músculos se afrouxam, perdendo a capacidade de se contrair e fazendo com que o órgão (esôfago ou intestino) aumente de tamanho.

Megaesôfago e megacólon chagásicos

No primeiro caso, o principal sintoma é a dificuldade para engolir (disfagia). Este é um sintoma que evolui até a pessoa conseguir engolir apenas líquidos, pois sente dores ao realizar esse processo; manifestam-se também vômito, queimação e sensação de sufocamento. Soluços, aumento da salivação e tosse noturna são sintomas associados que podem progredir para pneumonia por aspiração.

O megacólon manifesta-se pela retenção de fezes, gases e, muitas vezes, pela formação de fecaloma – bolo de fezes endurecidas que se acumula no reto e impede a defecação.

Diagnóstico e tratamento

Na fase aguda, o diagnóstico da doença é corroborado pelo achado do *Trypanosoma cruzi* no sangue periférico – fato que também ocorre na fase crônica. Nesta, além disso, a radiografia de tórax evidencia aumento da área cardíaca, e o eletrocardiograma mostra as alterações que a doença provoca no coração.

O tratamento, sempre a critério médico, dura 1 mês, mas o acompanhamento médico deve prolongar-se por toda a vida. Os percentuais de cura já alcançam 60 a 70% dos PAC. O exame solicitado é a reação de Machado Guerreiro.

Síndrome da imunodeficiência adquirida

A infecção causada pelo HIV foi reconhecida em 1981, em Nova Iorque, quando detectada em paciente homossexual do sexo masculino que apresentava grave comprometimento da imunidade. Desde sua descoberta até os dias atuais é denominada síndrome da imunodeficiência adquirida (AIDS).

Essa doença, que inicialmente foi associada a comportamento homossexual masculino, atualmente se distribui mundialmente, afeta milhões de homens e mulheres, e tem incidência aumentada especialmente entre heterossexuais.

A infecção é capaz de afetar praticamente todos os órgãos do indivíduo, tanto por ação direta do HIV quanto pela depressão imunológica que o torna vulnerável a infecções oportunistas múltiplas.

O HIV é um retrovírus – especificamente da família dos lentivírus – com afinidade por linfócitos T CD4 e monócitos e capacidade de incorporar seu DNA ao das células do hospedeiro e replicar-se com o auxílio da enzima transcriptase reversa.

O HIV é transmitido principalmente pelo contato sexual (cerca de 70% dos casos). A transmissão parenteral por sangue contaminado, tanto por transfusão quanto por exposição acidental (puntura de agulhas contaminadas, em ambiente profissional e ambulatorial) é bastante rara atualmente nos países desenvolvidos. Há, ainda, a infecção de crianças por transmissão perinatal.

Desde o início da epidemia de AIDS no mundo, estima-se em cerca de 16 milhões as mortes causadas por essa doença até o início de 2000 e calcula-se que existissem, nessa mesma época, cerca de 33 milhões de indivíduos portadores de HIV: assintomáticos, com AIDS, em tratamento e não diagnosticados. A imensa maioria dos PAC está nos países em desenvolvimento, especialmente na África Subsaariana e no Sudeste Asiático.

Em geral a infecção pelo HIV caracteriza-se por longo período de latência antes de se manifestar clinicamente como AIDS. Mais de 10 anos podem se passar entre a aquisição do vírus e o desenvolvimento dessa síndrome. A doença fatal, que levava os indivíduos com AIDS rapidamente à morte na época inicial de seu reconhecimento, hoje, apresenta um prognóstico bem mais favorável. A introdução de regimes terapêuticos com múltiplos medicamentos antirretrovirais e o estabelecimento do protocolo de controle de doenças oportunistas, graças ao maciço investimento aplicado desde o início do reconhecimento da doença, reduziram drasticamente o índice de mortalidade pela infecção.

A faixa etária mais afetada pela doença é, infelizmente, a de maior produtividade, entre 25 e 44 anos, estimando-se que cerca de 10% da população de portadores do HIV seja constituída de crianças abaixo dos 15 anos de idade. Os homens ainda constituem a maioria dos infectados, mas a reversão deste quadro pode ocorrer em pouco tempo visto que, em virtude da maior suscetibilidade de as mulheres adquirirem a doença de seus parceiros sexuais, o percentual de mulheres infectadas está aumentando.

Os sinais e sintomas da infecção são múltiplos e diversos, variando bastante entre os indivíduos. As queixas podem consistir em febre, perda de peso e sudorese noturna. Embaçamento da visão, disfagia, tosse e dores torácicas, diarreia, vômito, cefaleia e depressão.

Os sinais clínicos mais comuns são candidose bucal, leucoplasia pilosa, linfadenopatia cervical persistente, hepatoesplenomegalia, confusão mental, *rash* cutâneo maculopapular, sarcoma de Kaposi, molusco contagioso e infecção herpética crônica.

As infecções oportunistas normalmente acontecem com contagem de CD4 abaixo das 200 células/mm^3.

Os fatores de risco clássico são a prática sexual desprotegida e o uso de drogas ilícitas intravenosas e receptores de produtos sanguíneos (p. ex., hemofílicos).

O diagnóstico é confirmado pela detecção de anticorpos contra o HIV em testes como o ELISA (*enzyme-linked immunosorbent assay*) ou o *Western blot*, considerando-se a sintomatologia presente, e complementado pela contagem de linfócitos e toda a investigação necessária à avaliação do comprometimento de órgãos vitais e da extensão de prováveis infecções oportunistas.

O tratamento combate a replicação do HIV no organismo do hospedeiro, previne e debela as infecções oportunistas instaladas. Desse modo, as medidas terapêuticas envolvem desde tratamento de suporte, como oxigênio para dispneia e perfusão intravenosa para desidratação e hipotensão, por exemplo, até medicações específicas para infecções fúngicas, bacterianas ou virais.

A expectativa média de vida para indivíduos com AIDS não tratados é de apenas 2 ou 3 anos. Os atuais protocolos terapêuticos antivirais têm proporcionado melhora do quadro clínico, redução da transmissão do vírus e das recorrências. A combinação de medicamentos antirretrovirais tem demonstrado eficiência animadora no controle da infecção. Os inibidores de protease bloqueiam a síntese de transcriptase reversa, essencial à replicação do vírus, e os inibidores de fusão bloqueiam a entrada do HIV nas células por inibição da proteína gp41. Espera-se o aprimoramento dos recursos terapêuticos de controle da AIDS em direção à cura da doença o mais breve possível.

A atuação do estomatologista é importante para o diagnóstico dessa doença, feito por meio das lesões iniciais que podem ocorrer na mucosa bucal, sendo a mais comum a candidíase pseudomembranosa aguda (Figura 12.2) e atrófica aguda (Figura 12.3), doença periodontal (Figura 12.4), gengivite linear (Figura 12.5), sarcoma de Kaposi (Figura 12.6) e linfomas (Figura 12.7). Além

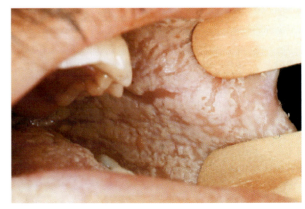

Figura 12.2 Candidíase pseudomembranosa aguda em mucosa bucal de paciente com síndrome da imunodeficiência adquirida.

do diagnóstico, o estomatologista deverá, em conjunto com a equipe multiprofissional de saúde, tratar das lesões que são de sua atribuição e, obviamente, manter a higidez bucal. Após a introdução do tratamento com medicamentos antirretrovirais, as lesões da mucosa bucal quase não são mais observadas, mas, apesar disso, o cirurgião-dentista deverá estar atento, para poder diagnosticar casos novos da doença ou recidivas das lesões estomatológicas.

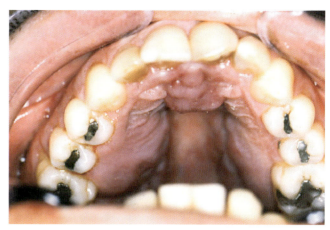

Figura 12.6 Sarcoma de Kaposi em paciente com síndrome da imunodeficiência adquirida. Notar tumoração bilateral localizada em palato duro.

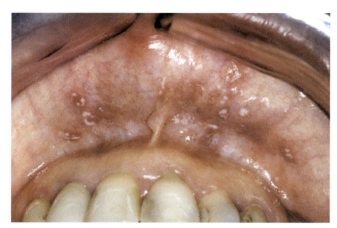

Figura 12.3 Candidíase eritematosa aguda (atrófica aguda) em paciente com síndrome da imunodeficiência adquirida. Atentar para o aspecto eritematoso generalizado da mucosa bucal.

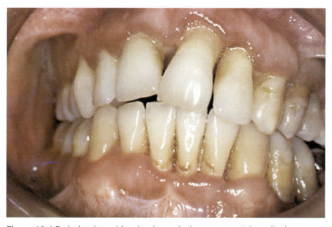

Figura 12.4 Periodontite evidenciando perda óssea e exposição radicular em paciente com síndrome da imunodeficiência adquirida.

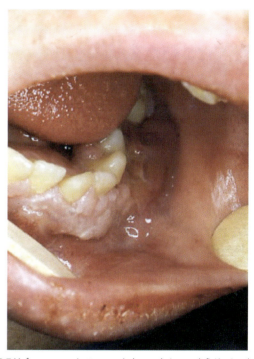

Figura 12.7 Linfoma em paciente com síndrome da imunodeficiência adquirida. Notar lesão tumoral em rebordo alveolar e fundo de sulco.

Bibliografia

Aghahosseini F, Kalati FA, Fashtami LA et al. Methylene blue-mediated photodynamic therapy: a possible alternative treatment for oral lichen planus. Laser Surg Med. 2006;38(1):33-8.

Alter MJ et al. Risk factors for acute non-A, non-B hepatitis in the United States and association with hepatitis C virus infection. JAMA. 1990;264(17):2231-5.

Alves MB, Motta ACF, Messina WC, Migliari DA. Saliva substitute in xerostomic patients with primary Sjögren's syndrome: a single-blind trial. Quintessence Int. 2004;35:392-6.

Aragona et al. Serological response to the hepatitis delta virus in hepatitis D. Lancet. 1987;1(8531):478-80.

Arora H, Pai KM, Maiya A et al. Efficacy of He-Ne laser in the prevention and treatment of radiotherapy-induced oral mucositis in oral cancer patients. Oral Surg Oral Med Oral Pathol. 2008;105(2):180-6.

Barak S, Kaplan I. The CO_2 laser in the excision of gingival hyperplasia caused by nifedipine. J Clinic Periodontol. 1988;15(10):633-5.

Brouns EREA, Baart JA, Karagozoglu KH et al. Treatment results of CO_2 laser vaporisation in a cohort of 35 patients with oral leukoplakia. Oral Dis. 2013;19(2):212-6.

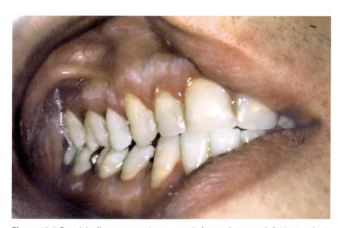

Figura 12.5 Gengivite linear em paciente com síndrome da imunodeficiência adquirida. Notar linha eritematosa distribuída ao longo da gengiva marginal.

Carvalho VJG, Gallo CB, Sugaya, NN et al. Clinical characteristics and therapeutic response in patients with burning mouth syndrome: accompanying 2 years. Rev Odontol Unesp (online). 2017;46:45-50.

Cavalcanti DR. Síndrome da ardência bucal: perfil clínico de pacientes e prevalência de leveduras do gênero Cândida [Dissertação de Mestrado]. São Paulo: Faculdade de Odontologia da USP; 2003.

Chu FWK, Silverman Jr. S, Dedo HH. CO_2 laser treatment of oral leukoplakia. Laryngoscope. 1988;98(2):125-30.

De Carli ML, Guerra MB, Nunes TB et al. Piroxicam and laser phototherapy in the treatment of TMJ arthralgia: a double-blind randomised controlled trial. J Oral Rehab. 2013;40(3):171-8.

De Geest S, Laleman I, Teughels W et al. Periodontal diseases as a source of halitosis: a review of the evidence and treatment approaches for dentists and dental hygienists. Periodontol 2000. 2016;71(1):213-27.

Dudzik A, Chomyszyn-Gajewska M, Łazarz-Bartyzel K. An evaluation of halitosis using OralChroma™ Data Manager, organoleptic scores and patients' subjective opinions. J Int Oral Health. 2015;7(3):6-11.

Emshoff R, Bösch R, Pumpel E et al. Low-level laser therapy for treatment of temporomandibular joint pain: a double-blind and placebo-controlled trial. Oral Surg Oral Med Oral Pathol. 2008;105(4):452-6.

Ferguson M, Aydin M, Mickel J. Halitosis and the tonsils: a review of management. Otolaryngol Head Neck Surg 2014;151(4):567-74.

Fukuda TY, Malfatti CA. Análise da dose do laser de baixa potência em equipamentos nacionais. Rev Bras Fisioter. 2008;12(1):70-4.

Genovese WJ, Santos MTBR, Faloppa F, Merli LAS. The use of surgical diode Laser in oral hemangioma: A case report. Photomed Laser Surg. 2010;28(1):147-51.

Hollinger BF. Serologic evaluation of viral hepatitis. Hosp Practice. 1987; 22(2):101-14.

Jaguar GC, Lima EN, Kowalski LP et al. Double blind randomized prospective trial of bethanechol in the prevention of radiation-induced salivary gland dysfunction in head and neck cancer patients. Radiother Oncol. 2015 May;115(2):253-6.

Jorge ACT, Cassoni A, Rodrigues JA. Aplicações dos lasers de alta potência em Odontologia. Rev Saúde. 2010;4(3):25-33.

Kapoor U, Sharma G, Juneja M, Nagpal A. Halitosis: current concepts on etiology, diagnosis and management. Eur J Dent. 2016;10(2):292-300.

Khadra M, Kasem N, Lyngstadaas SP et al. Laser therapy accelerates initial attachment and subsequent behaviour of human oral fibroblasts cultured on titanium implant material: a scanning electron microscopic and histomorphometric analysis. Clinic Oral Impl Res. 2005;16(2):168-75.

Kizhner V, Xu D, Krespi YP. A new tool measuring oral malodor quality of life. Eur Arch Otorhinolaryngol 2011;268(8):1227-32.

Kuhn A, Porto FA, Miraglia PT, Brunetto AL. Low-level infrared laser therapy in chemotherapy-induced oral mucositis: a randomized placebo-controlled trial in children. J Ped Hemat Oncol. 2009;31(1):33-7.

Lamey PJ. Burning mouth syndrome. Dermatologic Clinics. 1996;14(2):339-54.

Lopes CO, Mas JRI, Zângaro RA. Prevenção da xerostomia e da mucosite oral induzidas por radioterapia com uso do laser de baixa potência. Radiol Bras. 2006; 39(2):131-6.

McPherson RA. Laboratory diagnosis of human hepatitis viruses. J Clin Lab Anal. 1994;8(6):369-77.

Merigo E, Fornaini C, Manfredi M et al. Orofacial granulomatosis treated with low-level laser therapy: a case report. Oral Sur Oral Med Oral Path Oral Radiol. 2012;113(6):e25-9.

Mokeem SA. Halitosis: a review of the etiologic factors and association with systemic conditions and its management. J Contemp Dent Pract. 2014;15(6):806-11.

Nadanovsky P, Carvalho LB, Ponce de Leon A. Oral malodour and its association with age and sex in a general population in Brazil. Oral Dis. 2007;13(1):105-9.

Ozcelik O, Haytac MC, Kunin A et al. Improved wound healing by low-level laser irradiation after gingivectomy operations: a controlled clinical pilot study. J Clinic Periodontol. 2008;35(3):250-4.

Paiva Filho O, Braz JRC. Cirurgia a laser e anestesia. Rev Bras Anestesiol. 2004;54(1):99-107.

Pedron IG, Galletta VC, Azevedo LH et al. Treatment of mucocele of the lower lip with diode laser in pediatric patients: presentation of 2 clinical cases. Pediatr Dent. 2010;32(7):539-41.

Porter SR, Scully C. Oral malodour (halitosis). BMJ 2006;333(7569):632-5.

Porter SR, Scully C, Hegarty M. An update of the etiology and management of xerostomia. Oral Surg Oral Med Oral Pathol Oral Radio Endod. 2004;97:28-46.

Schubert MM, Eduardo FP, Guthrie KA et al. A phase III randomized double-blind placebo-controlled clinical trial to determine the efficacy of low level laser therapy for the prevention of oral mucositis in patients undergoing hematopoietic cell transplantation. Support Care Canc. 2007;15(10):1145-54.

Shafritz MD. Variants of hepatitis B virus associated with fulminant liver disease. N Engl J Med. 1992;324:1737-8.

Slot DE, De Geest S, van der Weijden FA et al. Treatment of oral malodour. Medium-term efficacy of mechanical and/or chemical agents: a systematic review. J Clin Periodontol 2015;42(Suppl 16):S303-16.

Tangerman A, Winkel EG. The portable gas chromatograph OralChroma™: a method of choice to detect oral and extra-oral halitosis. J Breath Res. 2008;2(1):017010.

Tuncer I, Tomruk CO, Encift K, Çölolu S. Comparison of conventional surgery and CO_2 laser on intraoral soft tissue pathologies and evaluation of the collateral thermal damage. Photomed Laser Surg. 2010;28(1):75-9.

Vescovi P, Manfredi M, Merigo E et al. Surgical approach with Er:YAG laser on osteonecrosis of the jaws (ONJ) in patients under bisphosphonate therapy (BPT). Lasers Med Sci. 2010;25(1):101-13.

Vieira CN, Falcão DP, Faber J et al. Avaliação da condição periodontal e da presença de biofilme lingual como indicadores de risco para halitose. R. Periodontia 2010; 20(2):53-60.

Yang HW, Huang YF. Treatment of burning mouth syndrome with a low-level energy diode laser. Photomed Laser Surg. 2011;29(2):123-5.

Dor Orofacial

13

Andréa Lusvarghi Witzel

Escute com cuidado, considere todas as possibilidades, cure se puder, encaminhe se não puder, mas sempre console. (Frase esculpida na parede da Faculdade de Medicina da Universidade "La Sapienza", de Roma.)

Introdução

A dor é o sintoma mais comum apresentado pelo paciente (PAC) que procura auxílio médico/odontológico, ela pode estar associada a uma doença de base ou ser a própria doença. Na maioria das vezes, a dor é o indício de que algo não está bem no organismo, portanto, para que o PAC seja tratado corretamente, o profissional de saúde (PS) deve se preocupar não somente com a cessação da dor (p. ex., com o uso de analgésicos), mas também com a identificação da causa dessa dor. Assim, antes da instituição de qualquer terapêutica, é fundamental seguir com adequado exame clínico e elaboração de hipóteses diagnósticas; às vezes são necessários exames complementares também.

Muitas doenças que provocam dor orofacial não apresentam sinais evidentes, como lesões aparentes, por isso a anamnese se torna preponderante na obtenção de dados que irão auxiliar no estabelecimento do diagnóstico. A ausência de sinais pode levar o profissional inexperiente a executar terapêuticas desnecessárias e, por vezes, causadoras de iatrogenias.

Na rotina da clínica especializada em dor orofacial não é raro o relato de PAC que apresentavam dor miofascial e tiveram dentes tratados endodonticamente ou extraídos como tentativa de alívio da mesma.

A dor é uma experiência complexa multifatorial que inclui não somente as dimensões discriminativas sensoriais, como também emocionais, motivacionais e cognitivas, que se relacionam afetando a resposta dos PAC à dor e sua expressão diante dela. (Suvinen e Reade, 1995).

Um PAC que procura atendimento por não estar conseguindo abrir a boca (trismo) pode apresentar disfunção da articulação temporomandibular (ATM), pericoronarite, câncer na cavidade bucal, entre outras doenças. Diante desse PAC, o estomatologista ou o estudante devem estar preparados para estabelecer o diagnóstico diferencial para que possam encaminhar o PAC a uma das especialidades da Odontologia que cuida dessa área: o especialista em disfunção temporomandibular ou em dor orofacial. Deve ser considerada a gravidade e diferenciada a conduta para cada uma das hipóteses, cabendo ao profissional estabelecer o correto exame clínico e, consequentemente, o diagnóstico.

Há várias publicações sobre o tema, e este capítulo não visa abordar todo o conteúdo, apenas apresentar as doenças mais comuns; assim, sugere-se a consulta de livros mais completos para aprofundamento dos assuntos. A Academia Americana de Dor Orofacial (*American Academy of Orofacial Pain* – AAOP) publicou um guia de avaliação, diagnóstico e tratamento que é atualizado frequentemente com base em literatura científica, auxiliando a prática da Odontologia Baseada em Evidências.

Classificação

A dor é definida como experiência sensorial e emocional desagradável associada a dano tecidual real ou potencial, ou descrita como tal. A dor orofacial é aquela associada aos tecidos moles e mineralizados de cabeça, face e pescoço e abrange doenças variadas; algumas são de responsabilidade médica e outras do profissional da área odontológica. O odontólogo deve conhecer as doenças da área da Medicina (seus principais sinais e sintomas) para estabelecer um diagnóstico diferencial e encaminhamento do PAC ao médico.

A dor é um fenômeno complexo que pode ser modulado por fatores biológicos, psicológicos e sociais. Fatores que podem aumentar a experiência dolorosa incluem medo, ansiedade, atenção e expectativa de dor. Já a autoconfiança, o estado emocional positivo, o relaxamento e a crença de que a dor é tratável podem reduzir essa condição.

Há várias classificações para as doenças compreendidas na dor orofacial e nenhum consenso universal. A classificação que será utilizada neste texto é a seguida pela AAOP e inclui: dores intracranianas vasculares e não vasculares, cefaleia primária, dores neuropáticas, dores intrabucais, disfunções temporomandibulares, dores cervicais, causas extracraniais e sistêmicas de dor orofacial e transtornos mentais. Os grupos que apresentam doenças tratadas pelo cirurgião-dentista são: dores neuropáticas, dores intrabucais e disfunções temporomandibulares (DTM) e, por isso, serão abordados mais amplamente.

Dores intracranianas vasculares e não vasculares

Nesse primeiro grupo constam as condições médicas que colocam em risco a vida do PAC e podem necessitar de atenção imediata, como neoplasias, aneurismas, abscesso, hemorragia, hematoma e edema, localizadas na região intracraniana. Quando houver indícios de alguma dessas condições, o PAC deve ser encaminhado para atendimento médico de urgência/emergência. A dor pode se instalar de maneira abrupta e nova, interrompendo o sono do PAC (ele relata acordar em virtude da dor), ou ser desencadeada por esforço físico ou mudança de posição da cabeça. O PAC também pode apresentar perda de peso, incoordenação muscular, fraqueza, febre e sinais neurológicos. Alguns autores chamam esses sinais e sintomas de bandeiras vermelhas (*red flags*), que, quando presentes, devem alertar o profissional para possível gravidade de doença e necessidade de tratamento imediato. A dor relatada pelo PAC não pode ser provocada por exame odontológico, seja por palpação muscular, articular, testes de sensibilidade dental ou percussão. Em geral, as dores de origem intracraniana não cedem com analgésicos convencionais.

Cefaleia primária

As cefaleias primárias são representadas pela enxaqueca (migrânea), cefaleia tensional, cefaleia em salvas, entre outras. Os sinais e sintomas podem ser diferentes entre essas cefaleias; a enxaqueca está associada a dor latejante, pulsátil, que pode estar associada a fotofobia e alterações visuais, podendo ocasionar episódios de vômito. Geralmente o PAC não declara espontaneamente fotofobia, alterações visuais e náuseas. Cabe ao profissional, frente a um relato de dor pulsátil/latejante, perguntar se o PAC sente incômodo à luz quando está com dor ou se precisa ficar em um quarto escuro para a dor passar. Para as alterações visuais, deve-se perguntar se o PAC enxerga halos ou bolinhas brilhantes antes ou durante o episódio da dor e se ela é tão intensa que chega a provocar náuseas ou vômito.

A cefaleia tensional não se apresenta como dor pulsátil e não é acompanhada por vômito, e sim como pressão ou sensibilidade, como se o PAC estivesse usando uma faixa de tenista ou chapéu. Fotofobia e sensibilidade a sons podem estar presentes e até náuseas leves. É a cefaleia mais comum dentre as cefaleias primárias. Os músculos masseter e temporal podem ser acometidos, e a função mastigatória ser prejudicada. Após o diagnóstico médico, a instituição de placa oclusal pode auxiliar no tratamento.

A cefaleia em salvas manifesta-se como dor pulsátil localizada nas regiões orbital, supraorbital e/ou temporal unilateral. Para esse diagnóstico, o PAC precisa relatar pelo menos um dos seguintes sintomas: lacrimejamento ocular, olhos vermelhos (injeção da conjuntiva), escoamento de líquido pelo nariz (rinorreia), congestão nasal, edema na face e na fronte, contração da pupila (miose), queda da pálpebra (ptose) ou edema nas pálpebras.

Caso haja a hipótese de qualquer uma das cefaleias primárias, o PAC deverá ser encaminhado ao médico neurologista que irá realizar o diagnóstico e instituir a terapêutica.

Dores neuropáticas

A dor neuropática é descrita como dor oriunda de lesão, doença ou disfunção do sistema nervoso periférico ou central.

A qualidade da dor neuropática é normalmente descrita como em choque, agulhada, fisgada, cortante, queimação ou coceira.

Podem ser divididas em episódicas (paroxísticas) ou contínuas. As neuropatias episódicas são caracterizadas por dor repentina em choque com duração de segundos a alguns minutos e são nominadas de acordo com o nervo envolvido: neuralgia do nervo trigêmeo, neuralgia do nervo glossofaríngeo, neuralgia do nervo intermédio e neuralgia do nervo laríngeo superior. As neuropatias contínuas são descritas como dor em queimação contínua e podem estar associadas com parestesia (sensação anormal sobre a pele), sendo classificadas em periféricas e centrais. As periféricas são as neurites, a neuralgia pós-herpética e a dor por desaferentação (odontalgia atípica, síndrome do dente fantasma). As neuralgias centrais se relacionam a alterações do sistema nervoso central.

Dores intrabucais

O cirurgião-dentista é o profissional mais qualificado para diagnosticar e tratar as dores intrabucais, que são a fonte mais comum de dores orofaciais. Os tecidos capazes de desencadear dor nessa região são: dentina, polpa dentária, periodonto, tecidos mucogengivais e língua.

Disfunções temporomandibulares

DTM é um termo que abrange variados sinais e sintomas envolvendo os músculos da mastigação, a ATM, estruturas associadas ou ambas. A DTM é identificada como a principal causa de dor não dental na região orofacial e é classificada como subclasse das dores musculoesqueléticas.

Dores cervicais

A dor na região cervical pode irradiar em direção à face, tendo origem nos músculos ou na coluna cervical. O médico a ser consultado é o ortopedista ou o fisiatra. Como as dores podem irradiar para a face, é comum o PAC procurar o cirurgião-dentista relatando a queixa álgica na face. O profissional deverá estar apto a encontrar a dor de origem cervical e encaminhar o PAC corretamente, por isso que a palpação cervical deve ser incluída na avaliação do PAC com dor orofacial.

Causas extracranianas e sistêmicas da dor orofacial

Antigamente esse subgrupo era denominado estruturas associadas e compreendia as dores relacionadas com orelhas, olhos, nariz, seios paranasais, garganta, linfonodos, glândulas salivares e pescoço. Com a mudança de nomenclatura, as estruturas associadas foram intituladas causas extracranianas e foram adicionadas às doenças sistêmicas.

A sinusite maxilar é a condição que mais pode referir dor dental pela proximidade das raízes dos molares ao seio maxilar; o PAC normalmente relata dor que piora com a mudança de posição da cabeça. O exame dental não irá apresentar alterações que justifiquem a dor. O PAC deve ser encaminhado ao otorrinolaringologista para avaliação e tratamento.

A otalgia também é um sintoma comum que leva o PAC ao consultório odontológico. A proximidade do meato acústico com a ATM pode fazer o PAC acreditar que sua dor é proveniente da ATM. Nesses casos, ao exame clínico, o PAC não apresentará artralgia da ATM e sentirá dor quando a orelha for tracionada. O mais comum é que o PAC com artralgia da ATM acredite que esteja com otalgia e procure um otorrinolaringologista, embora o inverso também possa acontecer.

Transtornos mentais do eixo II

Quando o clínico não encontrar evidências clínicas que expliquem a dor, não deve simplesmente considerar que o PAC tenha problema psicológico ou que esteja simulando a dor. Apenas em casos muito raros a dor é fabricada e, em princípio, o clínico deve acreditar que as queixas dolorosas do PAC são reais e respeitar o seu relato. Os indivíduos com transtornos mentais/psicológicos podem apresentar quadros reais de dores orofaciais, e a falta de achados orgânicos evidentes em PAC com dor orofacial é insuficiente para sugerir origem psicogênica.

Os transtornos mentais que ocorrem com mais frequência nos PAC com dor orofacial são: depressão maior, ansiedade e transtorno de personalidade. Há também os transtornos somatoformes, em que os PAC têm queixas somáticas, mas não há evidência de doença orgânica, e os transtornos fictícios, cujos sintomas físicos são produzidos pelo indivíduo. O aprofundamento das características específicas de cada diagnóstico mental deve ser realizado em literaturas específicas. Quando se suspeitar de transtorno mental, deve-se encaminhar o PAC ao médico psiquiatra para diagnóstico e tratamento adequados.

Dores neuropáticas

A neuralgia do trigêmeo é a neuropatia episódica mais comum e, por se manifestar em estruturas muito próximas da cavidade bucal, os PAC acreditam que as dores têm origem odontológica e procuram o cirurgião-dentista para atendimento. Infelizmente muitos PAC sofrem iatrogenias diversas antes de receberem diagnóstico e tratamento corretos. Pode acontecer em qualquer um dos três ramos no nervo, mas é mais comum nos ramos maxilar e mandibular. O relato é de dor paroxística em choque unilateral que dura de poucos segundos a, no máximo, 2 min, desencadeada por um estímulo inócuo, como falar, fazer a barba, lavar ou tocar o rosto. Acomete mais mulheres acima de 40 anos de idade, na proporção de 3:1.

A etiologia ainda é bastante discutida na literatura, e a hipótese mais aceita é a desmielinização do nervo por razões idiopáticas, compressão vascular ou neoplasias. A necessidade de exclusão de uma neoplasia desencadeando a dor torna a avaliação do neurologista fundamental para o estabelecimento de um correto diagnóstico.

O tratamento pode ser farmacológico ou cirúrgico. Em geral, o tratamento farmacológico é a primeira escolha, com a carbamazepina como a medicação de eleição. A dosagem inicial é de 100 mg (a menor dosagem disponível é 200 mg, assim o PAC é orientado a dividir o comprimido ao meio) antes de dormir, durante 1 semana, quando deverá retornar para nova avaliação da dor e dos efeitos colaterais. A medicação pode provocar sonolência, tontura, náuseas e anorexia. Como a neuralgia do trigêmeo é mais comum na população idosa, esses efeitos colaterais podem propiciar acidentes, por isso é importante investigar se o PAC reside sozinho, se há escadas na casa e informar que o medicamento poderá provocar muito sono, mas que esses efeitos colaterais devem melhorar com o passar das semanas. De acordo com a melhora ou não da dor, a dose pode ser aumentada em incrementos de 100 mg até o máximo de 1.200 mg/dia divididos em doses de 200 mg ou de 400 mg. O uso contínuo da carbamazepina pode causar anemia

aplástica e hepatopatia, portanto, o monitoramento desses PAC é importante. Existem outras medicações como oxcarbamazepina, gabapentina e lamotrigina.

A abordagem cirúrgica da neuralgia do trigêmeo pode ser feita por meio de neurectomia, crioterapia, injeções de álcool, termocoagulação, rizotomia por glicerol, compressão por balão e cirurgia gamma knife. As cirurgias podem aliviar a dor, mas o PAC pode apresentar disestesias e parestesias pós-operatórias permanentes ou transitórias e há possibilidade de recorrência da dor, que pode variar de 6 a 24 meses, dependendo do tipo de cirurgia utilizada.

Dores intrabucais

A cavidade bucal é a fonte mais prevalente de dor orofacial e o cirurgião-dentista é o profissional mais apto a diagnosticar e tratar as doenças compreendidas nesse grupo, que incluem: dor odontogênica, dor mucogengival e dor na língua.

A consulta de literatura especializada em endodontia e periodontia é muito importante para o correto manejo do PAC com dor dental ou periodontal. A discussão desse assunto visa auxiliar no diagnóstico diferencial dessas dores.

As dores mucogengivais e na língua normalmente estão associadas a lesões erosivas ou ulcerativas detectáveis que podem ter fatores etiológicos bem diversos e serão abordadas em seus respectivos capítulos deste livro (ulceração aftosa recorrente, glossite migratória benigna, candidíase, gengivite ulcerativa necrosante (GUN), periodontite ulcerativa necrosante (PUN), síndrome de ardência bucal, herpes-vírus, câncer, infecção pelo vírus da imunodeficiência adquirida [HIV], pênfigo, penfigoide etc.).

A dor odontogênica pode ser de origem pulpar ou periapical. A dor pulpar é visceral, geralmente profunda, difusa, podendo irradiar para outros dentes ou estruturas de cabeça e pescoço e pode ser de difícil localização. A dor de origem periapical é musculoesquelética, sendo de característica mais localizada que a pulpar, assim o PAC normalmente consegue apontar com precisão o local da dor.

A dor pulpar pode se originar da polpa viva (vital) ou polpa morta (não vital). A polpa viva pode estar inflamada de forma reversível (pulpite reversível) ou irreversível (pulpite irreversível).

Geralmente a pulpite reversível se manifesta como dor estimulada de curta duração que pode ser desencadeada por estímulos térmico, químico, elétrico ou mecânico. O dente irá responder de maneira positiva ao teste de sensibilidade ao gelo. A remoção do fator causal (cárie, exposição dentinária, restauração inadequada etc.) propiciará a resolução da inflamação, e a dor cessará.

A pulpite irreversível é caracterizada por dor de longa duração, estimulada ou espontânea. Os testes de sensibilidade elétricos ou térmicos produzem uma resposta prolongada. A remoção do fator causal não produz a resolução da inflamação, e apenas o tratamento endodôntico do dente solucionará o quadro álgico.

Os testes térmicos podem auxiliar na distinção do tipo de pulpite dental. Deve-se realizar o teste de vitalidade térmico orientando o PAC a levantar a mão quanto sentir a dor provocada e ir abaixando, conforme a dor passa. Isso posto, coloca-se gelo ou algodão com gás refrigerante (tetrafluoretano) no dente a ser avaliado, o PAC levanta a mão e remove-se o estímulo; se o PAC abaixar a mão prontamente, será confirmado que o dente possui polpa normal ou pulpite reversível. Caso o PAC abaixe a mão lentamente, o diagnóstico provável é de pulpite irreversível. O dente vital/normal responde positivamente ao teste de vitalidade térmico ao frio, mas não ao quente; assim, a resposta demorada ao teste frio pode ser seguida pelo teste quente com o auxílio de guta-percha aquecida. Caso haja resposta positiva, o diagnóstico será pulpite irreversível; o teste térmico ao quente sendo negativo não exclui essa possibilidade. Em alguns casos o PAC pode referir melhora da dor com o frio e piora com o quente; esse sintoma também será compatível com pulpite irreversível. Se ao estímulo térmico frio não houver resposta de sensibilidade, o diagnóstico será necrose pulpar (polpa não vital).

A evolução da pulpite irreversível não tratada é a necrose pulpar que não apresenta mais dor estimulada por temperatura e normalmente é assintomática caso não envolva o tecido periapical. Quando há envolvimento do tecido periapical, a dor pode se tornar espontânea e contínua e ser desencadeada ou exacerbada pelo teste de percussão vertical.

A anestesia do dente com suspeita de pulpite ou necrose deve cessar ou diminuir a dor, caso isso não ocorra, a fonte álgica pode ser outro dente ou outra estrutura, como, por exemplo, dor muscular irradiada para o dente. A anestesia sendo efetiva o diagnóstico se confirma. No caso de dor irradiada de outras regiões para o dente, pode-se utilizar o termo dor dental de origem não odontogênica, e nesse caso os testes de vitalidade pulpar serão compatíveis com dentes vitais não inflamados.

Em geral, a doença periodontal não é uma fonte de dor. Infelizmente ela pode evoluir por muitos anos, e o PAC não ter consciência da sua presença. Os casos que podem apresentar dor são aqueles em que há abscesso gengival, periodontal, perirradicular e pericoronário. O periodonto (ligamento periodontal e osso alveolar) é um órgão musculoesquelético e, por isso, desencadeia dor mais localizada que a pulpar, que é mais difusa. O acúmulo de líquidos inflamatórios pode desencadear o deslocamento do dente em sentido coronário, podendo resultar em má oclusão e sensação de contato prematuro, no qual a dor pode estar associada a mastigação ou encostar dos dentes.

Fissuras dentais (fraturas dentais incompletas) também podem causar dor durante a mastigação, denominada síndrome do dente gretado, na qual o PAC se queixa de dor localizada e esporádica durante mastigação ou ingestão de bebidas ou alimentos frios. Na maioria das vezes os testes de palpação, percussão e profundidade de sondagem são normais, sendo o melhor auxílio diagnóstico solicitar ao PAC que morda com as cúspides uma espátula de madeira até que a dor seja provocada. O teste com frio também pode auxiliar. Essas fraturas incompletas dificilmente são visualizadas em radiografias convencionais; a tomografia computorizada pode auxiliar em alguns casos. A fratura coronária pode se estender até a raiz e nesses casos poderá haver dor à percussão e necrose pulpar.

A dor dentária não odontogênica deve ser suspeitada quando não houver causa dental visível para produção da dor relatada pelo PAC, em queimação e não pulsátil, que não cede ou reduz à anestesia odontológica, entre outras. Infelizmente muitos profissionais não avaliam corretamente o caso antes da instituição terapêutica, por isso submetem o PAC a várias iatrogenias. Na história da doença atual, é comum o PAC relatar dor que se iniciou em um dente, esse dente foi tratado endodonticamente, a dor não cedeu, foi realizado retratamento endodôntico, seguido de novo tratamento endodôntico em dente próximo, exodontia do primeiro dente tratado, exodontia do segundo dente e assim sucessivamente, até a ausência dental da hemiarcada do PAC, devido a tentativas de tratamento da dor.

A dor de origem dental normalmente pode ser provocada por percussão, forças mastigatórias, alimentos ou testes térmicos. Quando não for possível desencadear ou aumentar a dor por meio destes testes, deve-se suspeitar de origem não odontogênica. O teste anestésico também auxilia no diagnóstico, pois a anestesia dental não diminuirá a dor.

As causas de irradiação da dor para os dentes podem ser de origem: muscular, do seio maxilar, cardíaca e neuropática.

Disfunções temporomandibulares

As DTM são consideradas a principal causa de dores não dentais na região orofacial e englobam diversas doenças que acometem os músculos mastigatórios, as articulações temporomandibulares e as estruturas associadas. O sintoma mais frequente é a dor, em geral localizada em músculos da mastigação, área pré-auricular e/ou ATM. As queixas mais comuns dos PAC incluem dor nos maxilares, dor de ouvido, dor de cabeça e dor facial; além da dor, os PAC com DTM podem apresentar movimentos mandibulares limitados ou assimétricos e sons na ATM (estalos ou crepitações).

Estudo epidemiológico na população brasileira revelou que pelo menos 1 sintoma de DTM foi relatado por 39,2% dos participantes. Dor na ATM foi o segundo sintoma mais comum relatado e a prevalência foi significativamente maior em mulheres, comparadas aos homens. A DTM acomete principalmente adultos jovens ou de meia-idade, embora possa se manifestar sob diferentes diagnósticos no decorrer da idade.

Não há causa que justifique todos os sinais e sintomas. Existem inúmeros fatores que contribuem para as DTM: traumatismo, estresse emocional, fontes de estímulo de dor profunda, hábitos parafuncionais (apertamento e bruxismo), hiperatividade muscular e fatores sistêmicos, como doenças degenerativas, infecciosas, metabólicas, neoplásicas, reumatológicas, vasculares e endócrinas.

A maioria das atividades bucais funcionais consiste em contrações isotônicas, que possibilitam adequado fluxo sanguíneo para oxigenar os tecidos e eliminar os produtos do metabolismo acumulado ao nível celular. Já a atividade parafuncional resulta normalmente em contração muscular isométrica, contração muscular sustentada, mantida por longos períodos, que causa inibição do fluxo sanguíneo normal dos tecidos acarretando acúmulo dos produtos do metabolismo, podendo levar a sintomas de fadiga, dor e espasmo.

Mudanças na abertura bucal podem traduzir DTM, assim como índice de sucesso de tratamento para DTM. A abertura da boca é em geral medida pela distância entre as bordas incisais dos dentes incisivos superiores e inferiores com o uso de uma régua milimetrada.

Os estalos são relatados com 34 a 79% de frequência em PAC com DTM, dependendo da seleção do grupo de PAC e do tipo de levantamento. A causa mais frequente de ruídos articulares na ATM é o deslocamento de disco. Em torno de 22 a 25% dos PAC com ruídos articulares apresentam posição normal do disco na ressonância magnética (RM), o que confirma a existência de outras causas para os estalos da ATM como, por exemplo, o remodelamento (desvio de forma).

Adaptações regressivas das superfícies articulares funcionais têm relação com a crepitação e a presença desta pode ser considerada como um sinal clínico confiável de osteoartrite ativa quando acompanhada por dor articular (artralgia) ou osteoartrose quando assintomática. Para avaliação de estalo e crepitação, é utilizado estetoscópio infantil sobre a articulação e solicitado que o PAC faça movimento de abertura e fechamento da boca.

A palpação manual é o método clínico mais amplamente utilizado para a avaliação da dor muscular no PAC com DTM. É considerada parte importante do processo de exame clínico e o conhecimento da anatomia muscular é fundamental para um correto exame. É realizada com a porção da polpa digital do dedo indicador da mão dominante do examinador aplicando uma pressão sobre o músculo a ser estudado durante 3 a 6 s. Durante a pressão, deve ser perguntado se o PAC sente dor e se a mesma fica no local da palpação ou se "caminha, irradia ou vai" para outra região. Caso seja relatado que a dor irradia para outra região, isso deve ser anotado na ficha clínica, pois é um sinal de dor miofascial. Em caso de dor à palpação, deve-se questionar ao paciente se ela é de seu conhecimento e se foi o que o levou a consulta.

Os músculos submetidos à palpação são: temporal (anterior, médio e posterior), masseter (superior, médio e inferior), pterigóideos medial e lateral, tendão do músculo temporal, esternocleidomastóideo, posturais de pescoço e trapézio. A dor pode ser direita, esquerda ou bilateral para cada músculo e deve-se palpar um músculo de cada vez, alternando lado direito e esquerdo.

A palpação da articulação é realizada pela pressão da polpa do dedo mínimo no polo posterior da articulação através do meato acústico externo e no polo lateral da ATM, podendo estar localizada em um qualquer um dos lados ou em ambos.

Dizer que o PAC é portador de DTM o localiza dentro das dores orofaciais, mas é um diagnóstico ainda muito amplo. Após definir que o PAC tem DTM, deve-se verificar se é articular ou muscular. Os distúrbios articulares compreendem: distúrbios de desenvolvimento (aplasia, hipoplasia, hiperplasia, displasia e neoplasia), distúrbio de desarranjo do disco (deslocamento do disco com redução e deslocamento do disco sem redução), deslocamento da ATM (luxação da ATM), distúrbios inflamatórios (sinovite, capsulite e poliartrite), distúrbios não inflamatórios (osteoartrite primária e osteoartrite secundária), anquilose e fratura. Os distúrbios dos músculos mastigatórios são: mialgia local, dor miofascial, mialgia mediada centralmente, mioespasmo, miosite, contratura miofibrótica e neoplasia dos músculos mastigatórios.

A existência de vários diagnósticos possíveis se traduz em inúmeros tratamentos possíveis para cada diagnóstico. As terapias conservadoras e menos invasivas devem ser a primeira linha de tratamento: educação do PAC e automanejo, fisioterapia, tratamento farmacológico, acupuntura, *laser*, infiltração de pontos-gatilho e placas oclusais. Caso não melhorem, encaminha-se o PAC para tratamentos mais invasivos, como cirurgia.

Bibliografia

Carlson CR. Psychological factors associated with orofacial pains. Dent Clin North Am. 2007;51(1):145-60.

Christensen LV, Mohamed SE. Effects of topical cooling on isometric contractions of the human masseter muscle.Arch Oral Biol. 1984;29(8):635-9.

Freund B, Rao A. Efficacy of botulinum toxin in tension-type headaches: a systematic review of the literature. Pain Pract. 2019 Feb 11. doi: 10.1111/papr.12773. [Epub ahead of print].

Gonçalves DA, Dal Fabbro AL, Campos JA et al. Symptoms of temporomandibular disorders in the population: an epidemiological study. Journal of Orofacial Pain. 2010;24(3):270-8.

Goulet JP, Clark GT, Flack VF. Reproducibility of examiner performance for muscle and joint palpation in the temporomandibular system following training and calibration. Community dentistry and oral epidemiology. 1993;21(2):72-7.

Greene CS, Bertagna AE. Seeking treatment for temporomandibular disorders: what patients can expect from non-dental health care providers. Oral Surg Oral Med Oral Pathol Oral Radiol. 2019;S2212-4403(19):30011-2. doi: 10.1016/j.oooo.2019.01.007. [Epub ahead of print].

Leeuw Rd. Dor orofacial. Guia de avaliação, diagnóstico e tratamento. 4. ed. São Paulo: Quintessence; 2010. 300 p.

Manfredini D, Guarda-Nardini L, Winocur E et al. Research diagnostic criteria for temporomandibular disorders: a systematic review of axis I epidemiologic findings. Oral surgery, oral medicine, oral pathology, oral radiology, and endodontics. 2011;112(4):453-62.

Manfredini D, Piccotti F, Ferronato G et al. Age peaks of different RDC/TMD diagnoses in a patient population. Journal of Dentistry. 2010; 38(5):392-9.

Ohrbach R, Dworkin SF. The evolution of TMD diagnosis: past, present, future. J Dent Res. 2016;95(10):1093-101. doi: 10.1177/0022034516653922. Epub 2016 Jun 16.

Okeson JP. Tratamento das Desordens Temporomandibulares e Oclusão. 7. ed. São Paulo: Artes Médicas; 2013. 504 p.

Sessle BJ, Lavigne GL, Lund JP et al. Dor Orofacial. Da Ciência Básica a Conduta Clínica. 2. ed. São Paulo: Quintessence; 2010. 249 p.

Suvinen T, Reade P. Temporomandibular disorders: a critical review of the nature of pain and its assessment. J Orofac Pain. 1995 Fall;9(4):317-39.

Tratamento das Manifestações Estomatológicas Antes, Durante e Após Quimioterapia e Radioterapia

14

Jayro Guimarães Júnior

Introdução

Ao especializá-lo [o homem], a civilização tornou-o hermético e satisfeito dentro da sua limitação; mas essa mesma sensação íntima de domínio e valia vai levá-lo a querer predominar fora da sua especialidade. E a consequência é que, ainda neste caso, que representa um maximum de homem qualificado – o especialismo – e, portanto, o mais oposto ao homem-massa, o resultado é que se comportará sem qualificação e como homem-massa em quase todas as esferas da vida. Quem quiser pode observar a estupidez com que pensam, julgam e atuam hoje na política, na arte, na religião e nos problemas gerais da vida e do mundo. (José Ortega y Gasset (1883-955), filósofo espanhol, sobre o excesso de especialização, em *A rebelião das massas*.)

Há muito tempo, o tratamento do paciente (PAC) oncológico de cabeça e pescoço deixou de ser realizado por apenas um profissional, em virtude da quantidade de problemas desencadeados na terapêutica e enfrentados pelo PAC. Em geral, nesse tratamento estão envolvidos os seguintes profissionais de saúde (PS):

- Estomatologista
- Odontologista hospitalar
- Periodontista
- Protesista bucomaxilofacial
- Oncologista
- Cirurgião de cabeça e pescoço
- Radioterapeuta
- Médico clínico geral
- Hematologista
- Fonoaudiologista
- Nutricionista
- Psico-oncologista
- Auxiliares de enfermagem
- Enfermeiro
- Imunologista
- Microbiologista.

Para se mencionar a transdisciplinaridade, é necessário esclarecer alguns conceitos. Em primeiro lugar, a interdisciplinaridade pode ser definida como integração, troca e cooperação entre as várias disciplinas (ou especialidades). Ela é muito decantada, mesmo tendo limitações, mas nem sempre aplicada.

A transdisciplinaridade é o aniquilamento de qualquer barreira que inibe ou reprime o sinergismo entre esses PS e suas especialidades, transcendendo os alcances da ciência fragmentada de um conteúdo programático. Em outras palavras, o procedimento é para valer e ilimitado.

Em um trabalho sobre cárie radioinduzida, alguns autores a consideravam como indispensável à cumplicidade do PAC nos cuidados pré, trans e pós-radioterapia (RT) para se obterem resultados desejáveis.

Não é o objetivo deste capítulo explicitar o papel de cada um dos profissionais nesse drama clínico e humano, mas sim explicar a importância do papel do estomatologista.

Em primeiro lugar, esse profissional deverá estar focado científica e profissionalmente no problema, ou seja, ele deverá direcionar seus estudos para a Oncologia e vivenciar essas relações profissionais que se desenrolam, frequentemente, no âmbito hospitalar. Para uma especialidade que ainda precisa firmar sua atividade frente a outros PS, o despreparo é desastroso.

Em Estomatologia, várias vezes foram observados PS tentando tratar doenças próprias do estudo da especialidade de maneira desnorteada, esquecendo-se de que existem colegas mais bem preparados. Alguns PS, quando solicitam a avaliação do estomatologista, apressam-se em saber qual foi o esquema terapêutico adotado como se este fosse uma "receita de bolo" repetida *ad infinitum*. Absurdo evidente, pois cada caso é um caso.

Infelizmente, no momento atual, surge o interesse por Odontologia Hospitalar, que não é o mesmo que Odontologia em Hospitais, por cirurgiões-dentistas movidos por diferentes razões do que se pode considerar preparo profissional. Observa-se que muitos dos que aguardam a regulamentação da Odontologia Hospitalar parecem esquecer que já existem outras especialidades mais antigas, cujos profissionais têm ampla experiência e prestam atendimento aos PAC com mais acurácia do que os novos treinandos em Odontologia Hospitalar.

Odontologia em hospitais é a atividade odontológica que trata dos PAC sem levar em consideração as condições sistêmicas destes, dissociada das outras profissões de saúde que orbitam o ambiente nosocomial e realizam a clínica geral ou específica.

Exemplifica-se com um truísmo: um profissional que trabalhe em hospital psiquiátrico deve compreender que nesse

198 Fundamentos de Odontologia | Estomatologia

ambiente terá PAC com transtornos mentais, ainda que sua função seja tratar uma cárie. Continuando no exemplo: não é muito fácil convencer um PAC depressivo a melhorar sua escovação dental, pois talvez ele nem tenha mais vontade de viver.

Todo indivíduo que pretende cumprir uma missão deve se perguntar se possui os seguintes fatores conhecidos pelo mnemônico "CHA":

- "C" de competência: ter o conhecimento para executar a missão
- "H" de habilidade: ter destreza para executar a missão
- "A" de atitude: querer executar a missão.

Não basta apresentar apenas um atributo, e para sua obtenção são necessários esforço, dedicação e estudo.

Conforme Ortega y Gasset, em *A rebelião das massas*:

É imoral pretender que uma coisa desejada se realize magicamente, simplesmente porque a desejamos. Só é moral o desejo acompanhado da severa vontade de prover os meios da sua execução.

Câncer de cabeça e pescoço

"As complicações orais decorrentes do câncer podem causar efeitos tóxicos agudos e crônicos que podem estar subnotificados, depreciados e subtratados. Avanços recentes no tratamento do câncer levaram às alterações na incidência, natureza e gravidade das complicações orais. Como aumenta o número de sobreviventes, está se tornando cada vez mais reconhecido que a gestão agressiva da toxicidade oral é necessária para garantir a saúde oral e bem-estar geral ideais a longo prazo. Os avanços nos cuidados tiveram um impacto sobre as complicações orais anteriormente conhecidas e estão levando a novos efeitos adversos recentemente diagnosticados". (Epstein et al., 2012.)

Sobre a transdiciplinaridade e os PAC com câncer, deve-se pensar que o impacto do câncer de cabeça e pescoço e de suas complicações é evidenciado dramaticamente com o risco de suicídio, que é quatro vezes superior nos sobreviventes dessa doença do que na população em geral e aproximadamente o dobro da taxa de todos os PAC com câncer. Fatores que contribuem para essa situação depressiva incluem os aspectos emocionais e físicos, como os problemas de comunicação, mastigação e ingestão, disgeusia, desnutrição, perda ponderal, dispneia, disacusia, dor e exaustão.

Em casos de neoplasias malignas de cabeça e pescoço, e mesmo de outros cânceres mais disseminados, como leucemias, linfomas e outras neoplasias mieloproliferativas, alguns deles necessitando de transplante de medula, o estomatologista bem preparado tem papel importante no diagnóstico e no tratamento das lesões bucais secundárias que muito atormentam os PAC.

Como a função do estomatologista é tratar especificamente as doenças da cavidade bucal, como nenhuma outra especialidade odontológica, o cirurgião-dentista, conseguirá, melhor que em outras especialidades, cuidar das ocorrências no seu sítio-alvo. Sendo assim, considera-se um forte equívoco que os grandes hospitais oncológicos não tenham em seus quadros tais especialistas.

No tratamento dos casos mencionados, o Royal College of Surgeons da Inglaterra preconiza o que mostra o Quadro 14.1.

Em hospitais, o estomatologista também pode atuar em outras situações, além dos casos oncológicos. Não há como

---

Quadro 14.1 Recomendações gerais de The Royal College of Surgeons para prevenção das complicações estomatológicas dos pacientes oncológicos.

- Estabelecer um bom protocolo para prevenir ou minimizar as complicações estomatológicas
- Elaborar filosofia preventiva simples e realista, ressaltando o valor de manter o conforto oral durante a terapia
- Haver, na equipe transdisciplinar, membro responsável para encaminhar o paciente para a Estomatologia e na equipe desta última um responsável pela organização dos cuidados com os tratamentos estomatológicos específicos para cada fase da terapêutica oncológica, incluindo o período após a alta
- Todo protocolo deve incluir avaliação e tratamento odontológicos pelo estomatologista da equipe antes da terapêutica oncológica
- Os cirurgiões-dentistas devem conhecer o papel que eles podem desempenhar em uma equipe oncológica

---

explicitar neste capítulo todas as especialidades médicas que poderiam atuar em conjunto com o estomatologista nessa transdisciplinaridade adequada para a qualidade e segurança do atendimento ao PAC.

Apesar dos avanços obtidos na oncoterapia, as complicações estomatológicas dos PAC oncológicos continuam a acontecer.

A utilização da cirurgia minimamente invasiva, como a cirurgia mandibular de espessura parcial (mandibulectomia marginal), para tratamento do câncer de cabeça e pescoço tem aumentado nos últimos tempos; entretanto, na maioria dos casos em que esse osso é envolvido, é necessária a ressecção segmentar de mandíbula com reconstrução microvascular utilizando retalhos livres de fíbula ou de outros ossos para restaurar a mastigação e o contorno facial e possibilitar a colocação de implantes osteointegrados para reabilitação orofacial e dental.

Recentemente começaram a ser usadas a cirurgia robótica e a microcirurgia a *laser*, ambas por via intrabucal, com bons resultados. Essa técnica fornece melhor acesso visual e melhor recurso para a manipulação de tecidos do que as cirurgias convencionais.

Os fracionamentos e hiperfracionamentos da RT vêm sendo extensivamente estudados para melhorar os resultados do tratamento, como alternativa à RT normofracionada (2 cGy/dia/5 dias/semana, durante 5 a 7 semanas).

Os fracionamentos melhoram o controle da neoplasia e reduzem a toxicidade tardia; no entanto, estão associados às toxicidades orais agudas mais intensas, principalmente mucosite.

Há poucos anos, enfatizam-se a oncoterapia e o desenvolvimento de terapias específicas para neoplasia, objetivando controlar as neoplasias, mantendo, ao mesmo tempo, toxicidades mínimas no tecido não neoplásico. Terapias de câncer direcionadas às moléculas (terapias-alvo moleculares) têm sido estudadas para bloquear o crescimento e a sobrevivência de células cancerígenas, interferindo em moléculas específicas e vias envolvidas na carcinogênese. Terapias-alvo para o câncer são indicadas no tratamento de primeira e segunda linha de grande variedade de tumores sólidos em vários estágios, incluindo: pulmão, mama, rim, colorretal, cabeça e pescoço, e malignidades hematopoéticas. Os efeitos colaterais das terapias-alvo são considerados leves a moderados e, na maioria dos casos, substancialmente menores do que na quimioterapia (QT) convencional. Entretanto, se as terapias-alvo forem combinadas com as convencionais, toxicidades previamente identificadas podem aumentar em gravidade ou duração.

Protocolo para tratamento odontológico antes da oncoterapia

Procurar consenso sobre um protocolo para o tratamento odontológico antes da oncoterapia é uma tarefa ingrata. Existem muitos trabalhos divergentes sobre o assunto e, certamente, polêmicos.

Em geral, o tratamento odontológico tem caráter de urgência dada a necessidade de se iniciar a oncoterapia. Quando muito, tem-se aproximadamente de 30 dias para realizá-lo. Os tratamentos complexos estão fora de questão.

Dentes que em outras condições poderiam ser restaurados devem ser extraídos, sobretudo se o PAC não estiver motivado a colaborar com as instruções fornecidas. Se os dentes têm mau prognóstico, o conservadorismo sobre sua manutenção tem que ser bem analisado.

Peculiaridades à anamnese

Embora as apreciações biológicas não sigam padrões imutáveis – por exemplo, estão surgindo casos de carcinomas epidermoides intrabucais em PAC mais jovens –, as peculiaridades relatadas após anamnese de PAC com neoplasias estomatológicas estão elencadas no Quadro 14.2.

Durante a anamnese desses PAC que já foram atendidos em outras especialidades, o estomatologista deverá observar alguns cuidados essenciais, os quais são descritos no Quadro 14.3.

Peculiaridades ao exame físico

Se a higiene bucal é importante em qualquer situação, nesses casos a atenção à higiene bucal e ao estado periodontal é muito maior, provavelmente uma das bases para tratamento posterior bem-sucedido.

Quadro 14.2	Peculiaridades relatadas à anamnese de pacientes com câncer intrabucal.

- A maioria dos pacientes tem mais de 50 anos de idade
- Frequentemente apresentam doenças cardiovasculares, diabetes, doenças respiratórias e outras doenças próprias dessa faixa etária na história médica
- Os pacientes fazem uso de medicações sistêmicas, muitas vezes polifarmácia
- Quantidade significativa de pacientes é tabagista e etilista
- Uma parcela dos pacientes costuma ter baixo nível socioeconômico e/ou de qualidade de vida, sofrendo com má nutrição, má higiene oral e geral, moradias em locais sem saneamento etc.
- Os pacientes costumam procurar os serviços de saúde somente em casos de emergência

Quadro 14.3	Cuidados fundamentais que o profissional da saúde deve ter ao atender o paciente.

- Inteirar-se do diagnóstico de câncer e das regras da oncoterapia a ser empregada, conforme indicado pela equipe oncológica do hospital
- Ler o prontuário
- Atentar para os procedimentos planejados para quimioterapia e radioterapia
- Atentar para as comorbidades associadas
- Verificar os exames complementares solicitados e seus resultados (se já obtidos)
- Se ainda necessário, aconselhar-se com o oncologista e/ou demais especialistas citados no texto
- Avaliar as condições psicológicas e motivacionais do paciente e de seus cuidadores ou parentes

Fatores irritativos e que possam ser corrigidos – biofilme dental, cálculo dental, cáries e próteses – são avaliados com extrema atenção, além da cuidadosa análise dos tecidos moles da cavidade bucal.

Peculiaridades dos exames complementares

Como rotina, solicitam-se exames de imagem. Para os PAC com dentes, é rotina a solicitação de radiografias periapicais e panorâmicas; para os desdentados, solicitam-se radiografias panorâmicas e oclusais.

Mais uma vez, cáries e perda ou rarefações ósseas por lesões periodontais e endodônticas são atenciosamente investigadas. Periapicopatias crônicas podem agudizar durante e após RT.

Tratamento odontológico prévio à oncoterapia

O bom senso guiará os procedimentos, em função da urgência particular da oncoterapia de cada neoplasia. Rapidez é a palavra-chave.

Antes da RT, o PAC passará pelo estomatologista, que executará, se pertinente, os procedimentos descritos no Quadro 14.4.

Protocolo para tratamento odontológico durante a oncoterapia

Complicações estomatológicas da oncoterapia de cabeça e pescoço

Complicações precoces das oncoterapias podem resultar de efeitos tóxicos agudos e de rápida instalação decorrentes da RT e QT, que afetam várias estruturas orofaciais. Essas complicações podem ser mucosite orofaríngea e gastrintestinal, hipofunção das glândulas salivares, infecções odontogênica, dor e neurotoxicidade.

Complicações tardias geralmente levam meses ou anos para desenvolver e incluem fibrose dos tecidos moles orofaciais, trismo, osteorradionecrose (ORN) e recorrência do câncer.

Essas complicações também estão associadas a perda significativa de função e desfiguração facial, que levam a diminuição da qualidade de vida e desfechos psicossociais.

Diagnóstico precoce, planejamento do tratamento e atendimento odontológico criterioso antes, durante e após a oncoterapia são aspectos essenciais dos cuidados que podem melhorar a sobrevida ao câncer e a qualidade de vida.

Embora as complicações orais da QT sejam limitadas a algumas semanas, os efeitos da RT tendem a persistir por meses a anos. A combinação de cirurgia com QT e RT pode exacerbar ainda mais essas complicações.

As complicações passíveis decorrentes da oncoterapia de cabeça e pescoço estão listadas no Quadro 14.5.

Fatores de risco para complicações estomatológicas

Os fatores de risco para o aparecimento das complicações estomatológicas durante oncoterapia são:

- Doença bucal preexistente
- Maus cuidados durante a oncoterapia
- Todos os fatores que alteram a mucosa bucal
- Todos os fatores relacionados com o câncer e seu tratamento.

200 Fundamentos de Odontologia | Estomatologia

Quadro 14.4 Procedimentos odontológicos curativos e preventivos antes da oncoterapia.

Curativos

- Ajustes de próteses removíveis que, quando instáveis ou traumatizantes, podem ser fonte de infecção. Após a oncoterapia, os ajustes devem ser reavaliados
- Ajustes de próteses fixas: bordas em excesso devem ser eliminadas. São irritantes em caso de mucosite
- Diagnóstico e tratamento das lesões estomatológicas de tecidos moles e mineralizados*
- Detecção e remoção de focos de infecção
- Exodontias dos dentes com mau prognóstico, em relação direta com a neoplasia ou com o sítio de irradiação:** de preferência, 3 semanas antes da RT (1 semana é o tempo mínimo). Tentar cicatrização alveolar por primeira intenção
- Adequação do meio bucal*** pela remoção de tecido cariado e restaurações com ionômero de vidro ou, se houver tempo e oportunidade, com resina composta
- Preparo periodontal básico
- Tratamento endodôntico, inclusive de raízes a serem sepultadas para preservação do osso alveolar

Preventivos

- Identificação de riscos potenciais para lesões (ou complicações) orais
- Instituição verbal e escrita da metodologia detalhada de higiene bucal com escova ultramacia, creme dental com flúor (ou com flúor + bicarbonato de sódio), fio dental (com cuidado) e antisséptico***
- Pacientes pediátricos: os pais devem receber todas as orientações e aprender a escovar os dentes da criança. Escovas usadas durante episódios infecciosos devem ser substituídas
- Estabelecimento de dieta não cariogênica e restrição de bebidas açucaradas (associação com o nutricionista)[δ]
- Estimular o abandono do tabagismo e/ou etilismo
- Executar polimento dental e eliminação de arestas cortantes
- Orientar o paciente a não usar a prótese durante a oncoterapia, se possível, ou, pelo menos, a não usá-la à noite
- Se tiver que usar próteses removíveis (parciais ou totais), assegurar sua higienização
- Suspender o tratamento ortodôntico com a remoção dos aparelhos fixos
- Construção de moldeiras para os arcos dentados ou desdentados para aplicação de flúor e outros medicamentos e/ou planejamento eventual de obturador palatino
- Recomendação de bochechos com solução de benzidamina para pacientes que serão submetidos à RT de cabeça e pescoço de dose moderada sem QT concomitante[†]
- Aplicação de crioterapia e *laser* de baixa intensidade em pacientes que serão submetidos à QT[†]
- Estabelecer a necessária colaboração multidisciplinar para reduzir e/ou aliviar os sintomas orais e sequelas, antes, durante e após o tratamento do câncer
- Traçar um plano para acompanhamento do paciente
- Conferir a motivação e a adesão do paciente às orientações
- Expandir as instruções para parentes e cuidadores. Registrá-las no prontuário para conhecimento de todos os integrantes da equipe de saúde
- Orientar sobre futuras extrações após RT

QT, quimioterapia; RT, radioterapia. *A profilaxia antibiótica antes de procedimentos orais invasivos é indicada pela American Heart Association (AHA) para prevenção da endocardite infecciosa quando o paciente tem cateteres venosos centrais (CVC) instalados. **Exodontias realizadas em áreas com tumores sem previsão de tratamento imediato poderão ser desastrosas se ocorrer invasão da massa tumoral no alvéolo vazio. As referidas exodontias devem ser realizadas o mais rápido possível antes da instituição da oncoterapia, cujo início não pode ser retardado. Exodontias feitas após a RT têm predisposição a causar osteorradionecrose. ***Não se indica a troca de restaurações ou próteses dentárias metálicas previamente à realização da RT, tendo em vista o desenvolvimento de técnicas de planejamento que poupam a interação destes metais com a radiação, evitando a alteração da dose no local a ser tratado e o redirecionamento de doses a tecidos sadios. [δ]Frequentemente, devem ser realizados bochechos com solução de gliconato de clorexidina a 0,12%. Crianças podem não ser receptivas ao seu sabor. [†]Em alguns casos, o paciente necessita de dieta hipercalórica, rica em carboidratos. Intensificam-se os cuidados. Deve-se higienizar a boca logo após a ingestão. [†]Protocolos recomendados pela MASCC (Multinational Association for Supportive Care in Cancer).

Quadro 14.5 Complicações estomatológicas da oncoterapia de cabeça e pescoço.

- Alterações das mucosas
  - Atrofia
  - Mucosite
- Alterações salivares: xerostomia e hipossialia
  - Xerostomia geralmente após RT com dosagens acima de 4.000 cGy e após cerca de 3 semanas
  - RT causa fibrose, degeneração gordurosa, atrofia acinar, necrose e apoptose celular
- Alterações na viscosidade
- Desmineralização e cáries decorrentes da RT
- Periodontopatias
  - Periodontite e periodontose
  - Mobilidade dental
- Osteorradionecrose e osteonecrose
- Linfadenopatias
- Neurotoxicidade da QT e RT
  - Disgeusia, hipogeusia ou ageusia (após cerca de 2 semanas)
    - As papilas gustativas que estão nas papilas fungiformes e circunvaladas são mais radiossensíveis, assim como as fibras nervosas que daí partem e tendem a se regenerar em aproximadamente 4 meses
- Disosmia
- Algias
  - Hiperestesia dental
  - Síndrome de ardência bucal generalizada
  - Estomatalgia
  - Glossopirose
  - Odinofagia e disfagia
  - Otalgia e disacusia
- Infecções oportunistas causadoras de estomatites
  - Bacterianas
  - Virais
  - Fúngicas
- Alterações hematológicas decorrentes de QT e RT
  - Hemorragias
  - Anemias
- Transtornos alimentares
  - Dificuldades mastigatórias: diminuição da força muscular, fibrose tecidual
  - Perda do prazer em comer
  - Perda do apetite (anorexia)
  - Perda ponderal
  - Má nutrição: fraqueza, mal-estar, desidratação
  - Náuseas e vômito
  - Diarreia ou constipação intestinal
- Miopatias bucais e cervicais
  - Mialgia
  - Disfunção da articulação temporomandibular
  - Trismo
- Radiodermite
- Alopecia*
- Distúrbios da fala (dislalia e afasia)
- Doença enxerto-*versus*-hospedeiro
- Depressão, ansiedade e outros transtornos psicológicos

*A palavra grega *alopekia*, provinda de *alopex* (raposa), faz referência ao fato de esses animais perderem o pelo. A sílaba *ki* é tônica, logo, para que seja mantida a acentuação grega original, deve-se usar a forma "alopecia". A forma "alopécia", registrada em alguns dicionários, é mais eufônica para a maioria dos profissionais de saúde brasileiros. No dicionário *Aurélio* consta que a pronúncia é facultativa, todavia o *Vocabulário Ortográfico da Língua Portuguesa*, da Academia Brasileira de Letras, assinala somente "alopecia", e a ele seguimos. Não é sinônimo de calvície.

Tratamento das complicações estomatológicas

Vale ressaltar que, em algumas circunstâncias, algumas medidas detalhadas na fase transoncoterápica são válidas para a fase pós-oncoterápica, mas dependem de quando o problema surgir. Influem a adversidade e a necessidade de intervir (Quadro 14.6).

Protocolo para tratamento odontológico após a oncoterapia

Compreende o acompanhamento ou *follow-up* imediato e mediato do PAC (ver considerações gerais para o tratamento no Quadro 14.7). Nessa fase é imprescindível ter em mente as possíveis complicações da oncoterapia citadas no Quadro 14.5, que servirão de base para diagnóstico e, talvez, tratamento.

Sequelas cirúrgicas como as mutilações, ainda que reabilitadas microcirurgicamente, constituem um campo de ação na Odontologia, pois as próteses bucomaxilofaciais são imprescindíveis para a reinserção do PAC na sociedade.

Após os delineamentos gerais mencionados, serão detalhadas as complicações da oncoterapia e seu tratamento.

Quadro 14.6	Protocolo de tratamento das complicações estomatológicas durante a oncoterapia.

- O paciente deve comparecer frequentemente para a consulta com um estomatologista
- O exame intrabucal deve ser o mais gentil possível para se evitarem traumatismos
- A higiene bucal é controlada e incentivada, sobretudo a de próteses removíveis. Verificar a necessidade de recomendar escovas especiais
- O uso de colutório com clorexidina a 0,12% é obrigatório, se a escovação estiver inadequada. Todo colutório que contenha álcool é contraindicado
- Se a boca estiver muito sensível para a limpeza com escova macia, os tecidos podem ser limpos com esponjas orais, se disponíveis, ou gaze umedecida em clorexidina a 0,12%
- As próteses removíveis devem ser escovadas e imersas em solução de clorexidina. Uma alternativa é a solução de hipoclorito de sódio diluída (1 colher de café de hipoclorito de sódio em 1/2 copo de água, 10 min, enxaguando abundantemente em água corrente antes do uso). *Alternativa*: solução de bicarbonato (1 colher de chá para 1/2 copo de água). O alvo, nesses casos, é principalmente a infecção fúngica
- Pacientes irradiados estão com alto risco de cáries dentárias e devem receber aconselhamento nutricional e suplementos de flúor
- Certos alimentos e bebidas que irritam a mucosa bucal devem ser evitados
- Todo o esforço objetiva reduzir a gravidade de odinofagia, disfagia, mucosite e xerostomia e das infecções oportunistas
- Deve-se informar ao paciente que o desagradável período da mucosite é temporário
- Em pacientes imunossuprimidos, considerar o uso profilático de aciclovir por via sistêmica
- Medicações antifúngicas e antivirais são usadas após detecção de candidose ou infecção herpética oral. Em alguns centros de Oncologia, essas medicações são usadas rotineiramente como profilaxia em pacientes pediátricos e adultos, principalmente em transplantados de medula óssea
- Em alguns casos, os pacientes são informados de que as próteses removíveis podem tornar-se difíceis de usar e devem ser provisoriamente guardadas
- O tratamento dentário é evitado, se possível, durante a oncoterapia. Se surgirem cáries, devem-se removê-las e proceder à restauração provisória da área com ionômero de vidro ou pasta de óxido de zinco e eugenol
- Instituir bochechos com fluoreto de sódio a 0,05% ou fluoreto de estanho a 1% fora dos horários de escovação e/ou aplicação de vernizes fluorados a 2,2%

Quadro 14.7	Considerações gerais para o tratamento odontológico após a oncoterapia.

- As consultas devem ser mantidas pelo mesmo tempo que a equipe de Oncologia atender o paciente
- Após esse período, em intervalos mínimos entre as consultas: a cada 3 meses no primeiro ano e a cada 6 meses daí em diante
- Atenção para as reações adversas (ver Quadro 14.5)
- Reforçar as instruções de higiene bucal
- Em caso de doença periodontal não controlada, tratamento rigoroso deve ser iniciado. Isso pode envolver a identificação de patógenos periodontais atípicos
- O herpes labial pode ser um problema crônico. O aciclovir tópico é eficaz
- As restaurações serão simples para garantir estética e função aceitáveis
- Exodontias, se necessárias, são problemáticas e devem ser realizadas com as devidas precauções
- O uso de próteses removíveis parciais ou totais deve ser evitado sempre que possível. Não dormir com elas. Se ocasionarem dor, devem ser retiradas
- A estabilização de próteses e obturadores com implantes podem ser realizadas em certos pacientes. O ajuste dos obturadores deve ser revisto periodicamente
- Atentar para as alterações psicossociais

Tratamento das infecções oportunistas

Além das preocupações com os patógenos microbianos nos PAC sob oncoterapia, o PS deve ficar atento ao hemograma, especificamente para a contagem de neutrófilos. Diante de neutropenia, o pensamento clínico pode ser redirecionado. A terapêutica não se conduz por receitas estandardizadas, mas deve ser a mais personalizada possível e fundamentada tanto na ciência quanto na experiência clínica.

Os PAC têm maior risco de desenvolver infecções odontogênicas se não receberem atendimento imediato para qualquer distúrbio dentário ou periodontal.

A mielossupressão induzida pela QT e o desenvolvimento de mucosite oral (MO), hipossalivação e má higiene bucal alteram qualitativa e quantitativamente a microbiota oral, tornando os PAC suscetíveis a infecções bacterianas, virais e fúngicas oportunistas.

Infecções orais
Bacterianas

▶ *Exames complementares*

Sempre que viável, deve-se evitar tratar o PAC empiricamente. Por isso, deve-se realizar cultura, antibiograma, concentração inibitória mínima, concentração bactericida mínima e, eventualmente, citologia esfoliativa.

As bactérias gram-negativas são frequentes, entre elas *Pseudomonas aeruginosa*, *Staphylococcus epidermidis* e *Escherichia coli*.

▶ *Tratamento*

Se o tratamento medicamentoso for empírico, melhor estendê-lo contra bactérias aeróbicas e anaeróbicas (Quadro 14.8).

Fúngica

▶ *Candidose*

A candidose orofaríngea é condição comum em PAC com câncer tratados por RT, durante e após o tratamento. Pode causar dor, disgeusia, anorexia, desnutrição e dispersão esofágica ou sistêmica.

Quadro 14.8 Tratamento empírico de infecções orais de origem bacteriana.

- Antiaeróbicos
  - Amoxicilina 500 mg: 1 cáp. a cada 8 h/1 semana
  - Amoxicilina 875 mg: 1 cáp. a cada 12 h/1 semana
- Antianaeróbico
  - Metronidazol 500 mg: a cada 8 h/5 dias
- Contra os produtores de betalactamases
  - Amoxicilina 500 mg e clavulanato de potássio 125 mg: 1 cáp. a cada 8 h/1 semana
  - Amoxicilina 875 mg e clavulanato de potássio 125 mg: 1 cáp. a cada 8 h/1 semana

Embora a terapia antifúngica tópica possa ser eficaz no controle da candidose oral em alguns PAC, a terapia antifúngica sistêmica é frequentemente usada em sua forma disseminada e em outras infecções fúngicas, como aspergilose e mucormicose.

A infecção sistêmica deve ter pronto diagnóstico, pois não se pode perder tempo em tratá-la, uma vez que representa risco seríssimo para o quadro clínico do PAC. A mortalidade da candidemia chega a 40% dos casos.

Quase 70% dos PAC sob oncoterapia para câncer de cabeça e pescoço são colonizados por *Candida*, e 40% dos PAC sintomáticos apresentam candidose orofaríngea. Além disso, observa-se aumento de outras cepas diferentes da *Candida albicans*, que estão presentes em quase 50% das amostras.

Algumas espécies de *Candida* são comuns na microbiota bucal. São as principais moradoras na microbiota comensal das mucosas digestiva e genital, e a espécie *Candida albicans* é identificada em aproximadamente 10 a 20% dos adultos saudáveis, seguida por *Candida glabrata* e *Candida tropicalis*.

Sob algumas condições fisiológicas e patológicas, o fungo pode mudar o estado de colonizador para patogênico, particularmente em PAC com doenças malignas, nas quais sua frequência pode chegar até 96% dos casos.

Fatores que contribuem para o aumento do risco da candidose em PAC com câncer de cabeça e pescoço incluem lesão da mucosa local, devido à radiação e à hipossalivação. A hipossalivação aumenta o risco de colonização e infecção, assim como o uso de próteses orais.

Alguns componentes da saliva fornecem defesa para mucosa. A síndrome *sicca* a longo prazo pode contribuir para risco maior de persistência de candidose nessa situação.

De acordo com pesquisa em PAC que fizeram exclusivamente RT de cabeça e pescoço, a manifestação dessa infecção fúngica oral foi de 7,5% de pré-tratamento, 37,4% durante o tratamento, e 32,6% após o final da terapia de radiação.

Como as várias espécies de *Candida* podem apresentar comportamentos diversos frente aos antifúngicos, sob o ponto de vista clínico, há interesse em identificá-las e testar sua sensibilidade para esses medicamentos. Existem sistemas automatizados e manuais para detectar as várias espécies.

As principais formas clínicas descritas são pseudomembranosa, eritematosa e queilite angular. As formas hiperplásica e invasiva também podem ocorrer. Além de PAC com câncer de cabeça e pescoço, PAC com neoplasias hemáticas são em geral vitimados por essa infecção.

Os fatores de risco para a infecção e sua eliminação, sempre que possível, devem ser identificados. Esta providência clínica importantíssima nem sempre é realizada, o que acarreta insucesso no tratamento e possíveis recorrências. Isso inclui revisão dos medicamentos em uso (e talvez sua substituição), hipossialia, tabagismo e/ou etilismo e próteses sem higienização adequada.

Os princípios gerais para o tratamento de candidose encontram-se nos Quadros 14.9 e 14.10.

É preciso ter atenção à leitura de indicações para tratamento desta e de outras manifestações orais nesses PAC. Nem tudo que existe no exterior está disponível no Brasil. Aconselha-se fortemente consultar guias terapêuticos atualizados.

Muitos medicamentos têm efeitos adversos e interações medicamentosas que devem ser considerados. A educação continuada impõe-se.

Alguns medicamentos para uso local contêm açúcar para tornar o gosto mais agradável, o que facilita o surgimento de cáries e a manutenção da sobrevida dos fungos.

Em geral os tratamentos sistêmicos são utilizados em caso de falha do tratamento local ou imediatamente em casos de candidose com grave manifestação clínica e em alto risco, por exemplo, PAC com mielossupressão e imunocomprometidos.

Na terapia sistêmica é mais comum o uso do fluconazol, cuja eficácia é amplamente comprovada e superior à do tratamento com cetoconazol ou tópicos. A tolerância ao fluconazol é excelente, com efeitos colaterais mais discretos e suas interações medicamentosas são menos frequentes.

O fluconazol é secretado na saliva após a administração sistêmica e, portanto, esse efeito pode ser antecipado após administração sistêmica em doentes sem hipossalivação e pode ser reforçada com a prescrição de sialagogos.

Existem casos de resistência ao fluconazol. Seu substituto é o itraconazol, que tem mais efeitos adversos (intolerância gastrintestinal e hepática, e maior risco de interações medicamentosas).

O voriconazol tem eficácia semelhante à do fluconazol em candidose esofágica em PAC imunocomprometidos, mas não deve ser utilizado para o tratamento de casos iniciais ou leves.

A anfotericina B também é eficaz, aplicada por via intravenosa e utilizada nos casos de falha de outros tratamentos e em de PAC de alto risco, mas tem efeitos colaterais importantes.

O tratamento da candidose é fundamental para PAC que têm mucosite, na qual as espécies de *Candida* atuam como oportunistas.

Um mecanismo de aplicação foi recentemente desenvolvido: o comprimido de miconazol mucoadesivo (Loramyc® UE; Oravig® EUA), que apresenta várias vantagens em relação a outros agentes tópicos, incluindo a aplicação apenas 1 vez/dia, o amplo espectro de atividade contra várias espécies de *Candida* e a não utilização de açúcar na sua composição. Um ensaio realizado em Europa e Norte de África avaliou a eficácia desta apresentação bucal em candidose oral em PAC com câncer de cabeça e pescoço que tinham feito RT previamente. O sucesso clínico foi obtido em 56% dos casos com o uso, durante 15 dias, do Loramyc®, com 50 mg de miconazol em aplicação diária única, em comparação aos 52,5% com o uso de gel de miconazol oral, totalizando 500 mg de miconazol em quatro aplicações diárias. No entanto, a formulação desses mucoadesivos é mais cara do que a de outros agentes tópicos para candidose.

Quadro 14.9 Diretrizes gerais para o tratamento de candidose.

- Preferir, tanto quanto possível, tratamento tópico
- Os tratamentos tópicos são recomendados como terapia inicial em formas menos graves de candidose. São usados bochechos e gargarejos (2 min) e contato; em algumas situações, podem ser deglutidos depois
- Agentes tópicos requerem tempo de permanência intrabucal e em contato com as mucosas adequado para agir contra os fungos e o ambiente contaminado
- Usar medicamentos com baixos riscos de interações medicamentosas e de resistência fúngica
- Soluções antissépticas inespecíficas são geralmente ineficazes para o tratamento de candidose

14 | Tratamento das Manifestações Estomatológicas Antes, Durante e Após Quimioterapia e Radioterapia   **203**

Quadro 14.10	Tratamento de candidoses.		
Medicamento	**Apresentação**	**Posologia**	**Observações**
Uso tópico			
Imidazólicos			
Cetoconazol	Creme (bisnaga)	2 vezes/dia, durante 1 semana até o desaparecimento dos sinais para se evitar a recidiva	A duração depende da gravidade do quadro. Uso em pele e queilite
Clotrimazol	Creme (bisnaga), solução, pó e *spray*	Pequena porção/2 a 3 vezes/dia, durante 1 semana ou mais	A duração depende da gravidade do quadro. Uso em pele e queilite
Miconazol	Gel oral (bisnaga) ou loção cremosa (bisnaga)	4 vezes/dia, durante 1 semana ou mais	Uso em mucosa e na prótese total Uso em pele e queilite
Fenticonazol	Creme (bisnaga)	Pequena porção/2 a 3 vezes/dia, durante 1 semana ou mais	Uso em pele e queilite
Poliênicos			
Nistatina	Comprimido	1 comprimido/4 a 6 vezes/dia, durante 2 semanas ou mais	Dissolver lentamente na boca e deglutir
	Suspensão com 100.000 UI/mℓ	100.000 UI (1 mℓ)/4 vezes/dia, por no mínimo 1 semana, prosseguindo por 2 dias após resolução	Bochechar, pairar na boca e gargarejar por 2 a 3 min. Tem gosto desagradável
Coadjuvante			
Hidróxido de Mg*	Frascos com 120 e 350 mℓ	3 vezes/dia	Bochechar e gargarejar em horários diferentes do uso de antifúngicos. Não deglutir
Uso sistêmico			
Imidazólicos			
Cetoconazol	Comprimido 200 mg	200 a 400 mg/dia, durante 1 semana	A dosagem depende da gravidade do quadro
Fluconazol	Cápsula 50, 100 e 150 mg	Tratamento de infecções agudas: 50 a 150 mg, em dose única diária, por um período de 1 a 2 semanas ou mais Como profilaxia de recorrências frequentes: 50 a 200 mg/dia	Esquema da Infectious Diseases Society of America para infecção aguda: *dose de ataque* – 200 mg no 1º dia; *dose de manutenção* – 100 mg/dia durante 7 a 14 dias
Voriconazol	Comprimido 50 e 200 mg Ampola 200 mg IV	*Dose de ataque*: pacientes com 40 kg ou mais – 400 mg a cada 12 h (nas primeiras 24 h); pacientes com menos de 40 kg – 200 mg a cada 12 h (nas primeiras 24 h) *Dose de manutenção*: pacientes com 40 kg ou mais – 200 mg a cada 12 h; pacientes com menos de 40 kg – 100 mg a cada 12 h	Usado principalmente em infecções graves
Itraconazol	Cápsula e comprimido 100 mg	100 mg/dia, durante 15 dias	
Poliênicos			
Nistatina	Drágeas com 500.000 UI/mℓ	1 ou 2 drágeas/3 a 4 vezes/dia	A duração depende da gravidade do quadro
Anfotericina B	Ampola de 50 mℓ	Infusão IV lenta (2 a 6 h)	É nefro e cardiotóxica

IV, via intravenosa; *Leite de Magnésia de Philips®.

Viral

▸ Herpes-vírus simples

O mecanismo da reativação das infecções herpéticas nos PAC sob oncoterapia não está bem esclarecido.

Estudos realizados sugerem que a reativação do herpes-vírus simples (HSV) (HHV-1 e 2) não é comum durante a RT, o que não indica a profilaxia do HSV em PAC submetidos à RT. Entretanto, em PAC sob oncoterapia de câncer de cabeça e pescoço a prevalência da infecção pelo HSV aumenta para 43,2%, sendo maior quando existe comorbidade com ulcerações. Os medicamentos anti-herpéticos são virustáticos, e não virucidas. Devem ser usados tão logo a infecção seja percebida. Nesses PAC o herpes labial pode ser um problema crônico.

Metanálise, mencionada no Quadro 14.11, evidenciou que não existe a supremacia do valaciclovir em relação ao aciclovir ou que a alta dosagem do valaciclovir seja mais efetiva que sua baixa dosagem.

Osteorradionecrose

Existem numerosas conceituações de ORN e, da mesma maneira, muitos sistemas de classificação foram propostos. O que é comum a todos esses conceitos é a presença de osso desvitalizado ou necrótico em um campo irradiado, na ausência de doença neoplásica local.

Os ossos gnáticos estão geralmente dentro do campo de radiação durante a RT do câncer bucal, resultando na

Quadro 14.11 — Tratamento de infecções pelo herpes-vírus simples.

Medicamento	Apresentação	Posologia	Observações
Uso tópico			
Aciclovir	Creme a 5%	5 vezes/dia, durante 5 a 10 dias	Iniciar tratamento preferencialmente na fase de prurido
Uso sistêmico			
Aciclovir	Comprimido 200 mg	5 vezes/dia, durante 5 dias	Iniciar tratamento preferencialmente na fase de prurido
Valaciclovir	Comprimido 500 mg	5 vezes/dia, durante 5 dias	Idem comentário anterior
Fanciclovir	Comprimido 125, 250 e 500 mg	3 vezes/dia, durante 7 dias	Idem comentário anterior

complicação potencial da ORN, principalmente mandibular. Ela pode afetar, mais raramente, outros ossos (p. ex., o osso temporal).

A ORN foi descrita pela primeira vez por Regaud, em 1922, e é conceitualmente definida como uma área de exposição de osso desvitalizado previamente irradiado por um período de 3 a 6 meses, sintomática ou assintomática, sem evidência de persistência ou recorrência do tumor no local ou do uso de medicações associadas à osteonecrose e pode estar associada a drenagem e fistulização da mucosa ou pele.

Os PAC edêntulos têm menor probabilidade de tê-la. Exodontias realizadas após a RT predispõem ao problema, que pode ocorrer espontaneamente.

Embora os eventos celulares precoces associados ao dano por RT ao osso tenham início nas primeiras 2 semanas, a ORN é considerada complicação tardia da RT, pois pode não se apresentar clinicamente por vários meses após extrações dentárias ou qualquer outro procedimento cirúrgico odontológico no osso mandibular afetado. Ela propicia a suscetibilidade do organismo a microrganismos orais, o que pode agravar ainda mais o processo osteorradionecrótico. O risco pode ser permanente.

A literatura médica é controversa ao informar sobre quanto tempo depois da RT o osso se recobra de seus efeitos. A ORN é mais comum na mandíbula. É causada por falta de irrigação óssea em virtude de endoarterite obliterante induzida pela RT, acrescida de hipoxia, hipocelularidade, colagenólise e diminuição da fibrogênese, e infecção secundária. Como a maxila é mais bem irrigada, a ORN afeta menos este osso.

Nas zonas dos ossos gnáticos que receberam maiores dosagens de radiação, a inflamação periapical devido à infecção bacteriana é mais provável de acontecer devido ao dano biológico provocado. Isso deve ser considerado na avaliação odontológica dos PAC.

Por abordagem clínica e exames de imagem é conveniente situar adequadamente o diagnóstico de ORN, comprovando que as alterações ósseas não se devem à malignidade.

Os fatores de risco incluem: dose total de radiação, modalidade de tratamento, fracionamento da RT, higiene bucal, tempo após exodontias e outros procedimentos invasivos, tabagismo e etilismo.

A ORN é caracterizada por osteoalgia profunda e intensa – em alguns casos, não há dor –, abscessos, osteonecrose sequestração óssea.

Se tratada inadequadamente ou não tratada, pode ser muito debilitante e prejudicar significativamente a qualidade de vida do PAC.

Na histopatologia, a ORN apresenta as características clássicas de hipovascularização, hipocelularidade, infiltração inflamatória crônica e fibrose. Na fase avançada, mostra fibrose e atrofia com hialinização densa e perda de células medulares. Pode haver osteomielite secundária – frequentemente por actinomicetos –, epitélio escamoso reativo, osso necrótico (sequestro) ou esclerótico, fibrose e necrose medular mais intensa.

Estadiamento

O estadiamento da osteorradionecrose é estabelecido da seguinte maneira:

- Estágio 0: exposição da mucosa há menos de 1 mês sem evidência radiográfica de osteólise
- Estágio 1: exposição da mucosa há mais de 1 mês sem evidência radiográfica de osteólise em radiografias periapicais e panorâmicas. A ORN pode ser assintomática ou apresentar sintomas como dor e/ou fistulização
- Estágio 2: exposição da mucosa há mais de 1 mês com sinais radiográficos, mas não envolvendo a borda inferior da mandíbula. A ORN pode ser assintomática ou apresentar sintomas como dor e/ou fistulização
- Estágio 3: exposição da mucosa há mais de 1 mês com sinais radiográficos envolvendo a borda inferior da mandíbula. A ORN pode ser assintomática ou apresentar sintomas como dor e/ou fistulização.

Em caso de dúvida sobre presença ou extensão do envolvimento ósseo, atribuir o menor grau.

Prevenção

É uma providência importantíssima – pois uma vez instalada é de difícil tratamento – e inclui os seguintes procedimentos:

- Cuidados básicos periodontais
- Dentisteria e prevenção da cárie de radiação (CR) com fluoretação
- Exodontias prévias ao tratamento radioterápico
  - Eventualmente em dentes que poderiam receber tratamento mais conservador em outra situação. Considerar caso a caso
  - Evitá-las quando próximo à realização da RT (no mínimo 2 semanas antes)
  - Evitá-las sempre que possível, principalmente se for indicada RT em dosagens acima de 5.000 cGy
  - O risco de desenvolver osteorradionecrose após exodontias é maior na mandíbula, em região de molares, pois as raízes se encontram abaixo da linha milo-hióidea, na qual o ato pode ser mais traumático
- Exodontias após RT
  - É o pior momento para realizá-las
- Evitar traumatismos na mucosa
- Fazer ajustes nas próteses removíveis parciais ou totais
- Estabelecimento de dieta tenra

- Estabelecimento de alto padrão de higiene orabucal
- Manutenção da umidificação das mucosas
  - Manutenção da salivação ou uso de saliva artificial
  - Ingestão de água constantemente.

Tratamento da osteorradionecrose

O tratamento da osteorradionecrose abrange:

- Antibioticoterapia preemptiva
  - Principalmente quando a neutropenia for menor que $1.500/mm^3$
- Antibioticoterapia em altas dosagens, se já estabelecida a osteorradionecrose
  - A hipovascularização dificulta o aporte do medicamento
  - Usar antibióticos de amplo espectro, estendendo sua cobertura contra anaeróbicos e aeróbicos
  - A tetraciclina tem boa afinidade com o osso
  - Atentar para infecções actinomicóticas, que poderão alterar o esquema terapêutico
- Ultrassom de ondas curtas produz neovascularização e neoformação celular (frequências de 3 MHz, intensidade de 1 W/cm^2, 10 min/dia, por 50 dias)
- Irrigação
  - Soluções salinas
  - Clorexidina a 0,12% (antisséptico)
- Analgésicos potentes (dependendo do caso)
  - Associação com codeína
  - Tramadol
  - Morfina
- Anti-inflamatórios não esteroidais
- Sequestrectomia: os sequestros poderão ser usados para exame histopatológico (inclusive para descartar a possibilidade de células malignas), cultura e antibiograma
- Remoção de tecidos necrosados e tentativa de cicatrização por primeira intenção
- Cirurgia ablativa radical de tecidos moles e duros
  - Em casos crônicos avançados, com extensas áreas de necrose óssea
  - Reconstruir com enxertia livre de fíbula e cirurgia microvascular
- Controle por exames de imagem a cada 6 meses ou menos: radiografias panorâmicas e/ou periapicais, tomografia computadorizada (*cone beam*).

O diagnóstico e o manejo da ORN baseiam-se na história e na apresentação clínica do PAC, combinados com exames radiológicos e histopatológicos. O tratamento também é guiado pela extensão da exposição óssea e pela gravidade dos sintomas e pode variar de terapia conservadora com antibióticos e irrigação salina até desbridamento cirúrgico e cirurgia de retalho. Vários protocolos incorporaram o uso da terapia com oxigênio hiperbárico (OHB) como terapia adjunta antes e após o tratamento cirúrgico da ORN para promover a cicatrização. Relatórios sobre a eficácia da terapia com OHB permanecem controversos, não sendo recomendada essa terapêutica em PAC com metástase de neoplasias devido à sua propriedade angiogênica.

A pentoxifilina – medicamento antiagregante plaquetário e vasodilatador – facilita a microcirculação, inibe os mecanismos inflamatórios e promove a proliferação de fibroblastos e formação de matriz extracelular. A dose indicada é de 800 mg/dia, durante 5 dias na semana. Pode ser associada ao tocoferol (vitamina E), que protege a membrana da célula contra a peroxidação, na dosagem de 1.000 UI/dia, durante 5 dias na semana.

Efeito sinérgico foi observado entre pentoxifilina e tocoferol no tratamento de ORN. É uma associação de medicamentos acessíveis, bem tolerados e seguros nas doses diárias recomendadas de pentoxifilina 800 mg/dia e vitamina E 1.000 UI/dia (5 dias por semana). Tanto a pentoxifilina quanto sua associação à vitamina E necessitam de mais ensaios clínicos para validar esse tratamento. Nem todos ainda admitem seu uso.

Fizeram uma revisão da incidência e dos fatores que influenciam o desenvolvimento da ORN após a extração de dentes em PAC irradiados. A incidência total de ORN após exodontias em PAC irradiados foi de 7%. Quando as exodontias foram realizadas em conjunto com a OHB profilática, a incidência foi de 4%; quando as exodontias foram feitas com antibioticoprofilaxia, a incidência foi de 6%.

A revisão feita por Buglione et al. mostrou que a diferença entre o uso ou não da antibioticoprofilaxia é mínima.

Mucosite oral

Um dos grandes desafios para tratamento das complicações orais da oncoterapia. Embora os avanços sejam apreciáveis, não existe ainda um tratamento mágico para a dificuldade.

Mucosite oral (MO) representa uma situação muito estressante e sofrida para PAC com câncer de cabeça e pescoço submetidos à RT e QT. Uma abordagem multidisciplinar é obrigatória, mas ainda não há um protocolo padrão-ouro ou mágico que seja proeminentemente melhor do que outros, a despeito dos avanços consideráveis obtidos.

A MO é uma reação inflamatória de mucosa e submucosa oral como resultado do efeito citotóxico da QT antineoplásica e da RT de cabeça e pescoço; um dos efeitos colaterais mais debilitantes da oncoterapia.

Etiopatogenia e desenvolvimento

Historicamente, pensava-se que a mucosite surgiu apenas como decorrência de lesão epitelial. Suspeitava-se que a RT ou a QT, não especificamente direcionadas para as células de proliferação rápida da camada basal do epitélio, causassem perda da capacidade do tecido se renovar. A atrofia e a ulceração do epitélio da mucosa causadas pela mucosite foram consideradas como consequências destes eventos, e acreditava-se que o processo fosse facilitado por traumatismos e microrganismos orais. A mucosite induzida por radiação foi caracteristicamente reconhecida como processo exógeno no qual ocorreram a quebras cadeia de DNA basocelular epiteliais. Embora a ocorrência da mucosite seja em grande parte o resultado de lesão epitelial, ela é produto de muitos eventos biológicos que ocorrem ao longo dos diferentes compartimentos celulares e teciduais da mucosa. Apesar de o desenvolvimento da mucosite ser um processo dinâmico, é útil dividi-lo em cinco etapas, com diversos eventos, descritas no Quadro 14.12.

Classificação e sintomatologia

A classificação das MO, segundo a Organização Mundial da Saúde, e suas repercussões constam no Quadro 14.13.

A MO é uma reação aguda caracterizada, progressivamente, por placas leucoplasiformes, eritema, ulceração acompanhada de dor orofaríngea, disfagia e disfonia e reparação.

A frequência de MO secundária à QT varia de 20 a 40%, e a incidência é de 50% para aqueles PAC que recebem indução da QT. Metotrexato, ciclofosfamida, cisplatina e 5-fluoruracila estão associados ao maior risco de mucosite.

Quadro 14.12 | Etapas e eventos no desenvolvimento das mucosites.

Etapas	Eventos
Iniciação	Mucosa com aspecto normal, mas com eventos clinicamente quiescentes Quebras de fitas de DNA por lesão celular direta que atinge as células basais do epitélio e células da submucosa Geração de espécies reativas ao oxigênio, que são mediadoras e mensageiras na transdução de sinal celular normal e no ciclo celular Citólise de algumas células epiteliais basais e suprabasais e várias células na submucosa subjacente que representam grande contribuição para a lesão
Resposta primária aos danos	Ativação de genes de transcrição e produção de citocinas Dano precoce aos tecidos conectivo e endotelial Ativação de genes devido à radiação e à ativação do fator de transcrição induzida por QT na produção de citocinas Citocinas e metaloproteinases estimulam o dano aos tecidos conectivos e endoteliais e iniciam a sinalização mesenquimal-epitelial, que provoca a redução da oxigenação epitelial e resulta em lesões, apoptose e morte de células basais epiteliais
Amplificação do sinal	A sinalização mesenquimal-epitelial pelas citocinas pró-inflamatórias não apenas danifica o tecido, mas também fornece um ciclo de realimentação positivo para amplificar a lesão primária que foi iniciada pela RT ou pela QT Este ciclo resulta na ativação da caspase 3 e na morte celular epitelial e mesenquimal
Ulceração	Como as células basais demoram 2 semanas para maturar, não há adequado *turnover* e ocorre sua ulceração. Por isso, a mucosite demora esse tempo para surgir Principalmente em pacientes neutropênicos essas rupturas na mucosa servem como portas de entrada para numerosos microrganismos que residem na boca, e, muitas vezes, levam a bacteriemia e sepse Os produtos das paredes celulares de bactérias colonizadoras penetram na submucosa e ativam a infiltração de células mononucleares para produzir e liberar mais citocinas e a expressão de genes pró-apoptóticos, o que potencia a lesão tecidual Células inflamatórias migram por quimiotaxia para a base da lesão, onde produzem enzimas prejudiciais
Reparação	Na maioria dos casos, a mucosite se repara assim que termina a terapia do câncer Embora haja semelhanças entre a resolução de úlceras por mucosite e a cicatrização de outros tipos lesão da mucosa, é provável que a sequência de eventos que levaram à mucosite module o processo Sinais da matriz extracelular submucosa e mesênquima guiam a migração de células epiteliais, a proliferação e a diferenciação do tecido cicatricial, influenciados pelo tipo de tratamento do câncer (RT, QT ou ambos), as substâncias usadas na QT, a dose de radiação na RT e o tempo de tratamento, tabagismo, má nutrição etc.

DNA, ácido desoxirribonucleico; QT, quimioterapia; RT, radioterapia.

Quadro 14.13 | Classificação da mucosite oral, segundo a Organização Mundial da Saúde (OMS), e suas repercussões.

Graduação	Sinais clínicos	Sintomas e impedimentos
0	Nenhum	Nenhum
1	Manchas ou placas brancas	Desconforto
2	Eritema	Dor pequena Ingestão de sólidos
3	Pseudomembrana branca	Dor moderada Ingestão de líquidos e sólidos tenros
4	Ulcerações	Dor intensa Dificuldade para alimentação Necessidade de suporte nutricional

Os atuais protocolos de RT e QT mostram que as MO induzidas por esses medicamentos têm incidência de 85 a 100% e dependem de três fatores principais: modificação da dose de radiação recebida, tipo de medicamento administrado na QT e modo de administração (fracionada ou não).

O dano é diretamente proporcional ao volume de tecido irradiado, e a dose total é inversamente proporcional ao fracionamento e ao tempo de exposição. Ocorre quando a dosagem de radiação é maior que 180 cGy/dia, durante 5 dias por semana, ou cumulativa a partir de 1.800 a 2.000 cGy, na maioria das vezes cerca de 4.000 cGy (Gray = 100 cGy ou 100 rad = absorção de 1 J/kg de tecido, cGy = 1 rad).

Quando se alcança a dosagem total de 1.000 a 2.000 cGy pode ocorrer hiperqueratose da mucosa bucal, o que se manifesta como discromia leucoplasiforme leve que pode muitas vezes não ser notada.

Acima de 2.000 cGy, surge o eritema, considerado o primeiro sinal clínico da mucosite. O eritema é difuso e ocorre em 7 a 10 dias após a RT, seguido por erosões e/ou ulcerações que podem ser isoladas, agrupadas ou coalescentes. Hemorragias podem ou não estar presentes. As lesões podem ocorrer em qualquer região da boca e recidivam quando o radioterápico é novamente aplicado.

Estágios mais graves são produzidos quando a dose total acumulada é mais de 3.000 cGy, o que ocorre geralmente após a terceira semana de tratamento. Aparecem ulcerações cobertas por pseudomembranas que favorecem a colonização bacteriana.

MO induzida por QT é frequentemente observada na mucosa móvel e raramente atinge a parte posterior da língua, o palato duro ou a gengiva. MO induzida por RT afeta a mucosa móvel e a inserida, sendo que a última é menos envolvida.

O diagnóstico diferencial inclui as infecções primárias bacterianas, virais ou fúngicas. Essas infecções, principalmente por *Candida* e herpes-vírus, podem ser secundárias à mucosite.

Prevenção da mucosite oral

A prevenção deve ser instituída antes do tratamento proposto na oncoterapia e segue as medidas recomendadas no Quadro 14.14.

Quadro 14.14 Medidas preventivas contra mucosite oral (pré-tratamento).

- Instruções nutricionais*
  - Evitar comidas picantes, tabaco, cafeína, carboidratos e bebidas alcoólicas
- Correção da xerostomia* (ver mais medidas adiante, em "Xerostomia")
  - O paciente deve manter-se hidratado*
  - As dores podem impedir a ingestão de líquidos em quantidades adequadas
  - O paciente deve dormir com vaporizador ligado*
- Infecções secundárias*
  - Diagnosticar e tratar
  - As mais comuns são candidoses e infecções herpéticas ou bacterianas
- Higiene bucal*
  - Escovar os dentes após as refeições, com cuidado
  - Usar escova ultramacia e creme dental fluoretado
  - Se a escova agredir a mucosa, usar cotonetes
  - Aplicar irrigador oral (Water-Pick®) com água morna, somente em baixa pressão e com 1/2 colher de chá de NaCl e 1/2 colher de NaHCO$_3$
  - Passar o fio dental após cada refeição
  - Evitar cortar as gengivas para não produzir mais portas de entrada
  - Cotonetes não são tão eficazes quanto as escovas de dente, mas podem ser necessários algumas vezes. Usá-los 3 a 4 vezes/dia embebidos em clorexidina
- Próteses*
  - Higienizar próteses removíveis
  - Próteses totais não devem ser usadas para dormir, mas devem ser mantidas sempre limpas e hidratadas
  - O uso de obturadores palatinos não deve ser interrompido
- Bochechos alternados*
  - Colutórios que contêm álcool devem ser evitados
  - Clorexidina pode piorar a mucosite, causar disgeusia e manchar os dentes, por isso existem os que a contraindicam. Tem valor na prevenção das cáries de radiação
  - Alternativa para a clorexidina: uma parte de água oxigenada a 10% em 6 partes de água morna
  - Hidrocloridrato de benzidamina: 2 colheres de sopa em 1/2 copo de água morna, 4 a 8 vezes/dia
  - Solução de NaCl e NaHCO$_3$, 1/2 colher de chá a cada 2 h
  - Solução de hidróxido de Mg,** 1 colher de chá em 1/2 copo de água, a cada 2 h, 3 vezes/dia (não deglutir)

*Podem ser seguidos/empregados na prevenção (antes da instalação da MO) ou no tratamento (MO instalada). **Leite de magnésia de Philips®.

Tratamento

O tratamento da MO é orientado basicamente para controle da dor, apoio nutricional, boa higienização bucal e contenção das ulcerações (Quadro 14.15).

Embora muitas intervenções utilizadas para o tratamento ou a prevenção de MO tenham o suporte de algumas evidências clínicas, nenhuma intervenção foi conclusivamente validada pela pesquisa.

Não são recomendados, por falta de evidências consistentes de eficácia: prostaglandinas, corticosteroides, sucralfato, alopurinol, aciclovir (se houver superinfeção herpética).

Serão abordadas algumas sugestões para o tratamento da MO com base em produtos.

Há efeitos benéficos do gel de *Aloe vera* para cicatrização de feridas, proteção da membrana mucosa e tratamento de úlceras orais, além de efeitos anti-inflamatórios, imunomoduladores e antifúngicos, e eliminação de radicais livres, aumentando a formação de colágeno e inibição da colagenase. A aplicação de gel de *Aloe vera*, segundo Ahmadi, pode ser uma alternativa para o tratamento da MO e da candidose em PAC em tratamento de câncer de cabeça e pescoço.

Quadro 14.15 Medidas usadas no tratamento da mucosite oral.

- Exames
  - Executar exame clínico e considerar hemograma completo realizado no período de 24 a 48 h antes de qualquer tratamento
  - Os resultados dos exames hematológicos podem ser discutidos com a equipe médica do paciente para que sejam adotadas as medidas adequadas
- Tratamento antifúngico, anti-herpético ou antiactinomicótico (diagnosticadas as infecções)
- Mel
  - Tem efeito calmante, antibacteriano tópico e consistência para atuar como cobertura
  - Pode ajudar a aumentar a ingestão calórica em pacientes que tenham dificuldade para comer
- Crioterapia
  - Causa vasoconstrição local e reduz o fluxo de sangue para a mucosa bucal e, portanto, diminui a concentração de quimioterápico (pode ser preventivo e terapêutico)
    - ○ Beber água gelada
    - ○ Derreter gelo na boca em pequenas porções várias vezes ao dia
- *Laser* de baixa potência (*Helium-Neon* [He-Ne])
  - Atrasa a instalação da mucosite oral
  - Atenua o pico da manifestação
  - Diminui a duração da condição clínica
  - Apressa a reparação ao estimular a divisão celular
  - Promove analgesia ao modificar a condução nervosa pela produção de endorfinas e encefalinas
- Próteses
  - Ajustar e atenuar bordas dentais afiadas
- Bochechos alternados
  - Evitar colutórios que contenham álcool
  - Chá de camomila (efeito anti-inflamatório e espasmolítico), 4 a 6 vezes/dia
  - Cloridrato de difenidramina: 1 colher de chá em 1/2 copo de água morna. Alternar com outros bochechos
  - Hidrocloridrato de benzidamina: 2 colheres de sopa em 1/2 copo de água morna, 4 a 8 vezes/dia
  - Dexametasona (elixir), cerca de 5 mℓ, 3 a 4 vezes/dia
  - Solução de hidróxido de Mg,* 1 colher de chá em 1/2 copo de água, a cada 2 h, 3 vezes/dia (não deglutir)
  - Xilocaína viscosa a 2%
  - Aplicar sobre as áreas doloridas
  - Evitar antes das refeições para impedir aspiração de alimentos
  - Não deglutir
- Analgésicos
  - Comuns
  - Opiáceos fracos*
    - ○ Codeína associada ao paracetamol: 1 comprimido a cada 4 h
    - ○ Tramadol mais potente que a codeína; não causa depressão cardiocirculatória e respiratória; pode ser usado em pacientes idosos e debilitados; dose máxima diária de 400 mg/8 cápsulas ou comprimidos/dia; caixa com 10 cápsulas ou comprimidos com 50 ou 100 mg (Retard)
  - Morfina (sulfato): 1 comprimido de 10 ou 30 mg a cada 4 h

*Há uma preocupação crescente quanto ao uso de opiáceos. Em alguns países a dependência é epidêmica. O paciente deve ser alertado para o problema e, se possível, evitar esses medicamentos em detrimento de analgésicos mais corriqueiros.

Em uma revisão da literatura encontraram-se muitos ensaios clínicos realizados para avaliar produtos naturais fitoterápicos no tratamento da MO, e os resultados foram relativamente promissores. Entre os produtos pesquisados estão *Calendula officinalis*, *Matricaria chamomilla*, *Aloe vera*, *Isatis indigotica*, *Leptospermum scoparium*, placenta humana, óleos essenciais, mel e própolis. Os pesquisadores concluíram que ainda não se encontrou um agente preventivo padrão para MO entre os produtos naturais que fosse bem documentado com vários ensaios clínicos multicêntricos. Mais ensaios clínicos devidamente projetados são ainda necessários para entender eficácia desses produtos naturais para controlar a MO.

A amifostina (Ethyol®), – administrada por via intravenosa (IV) ou subcutânea (SC), 30 a 60 min antes da RT –, tem efeito citoprotetor: diminui a fibrose e a necrose das células. É um medicamento utilizado em QT para redução do risco de infecção relacionado com neutropenia (p. ex., febre neutropênica) devido aos regimes associados de ciclofosfamida e cisplatina em pacientes com carcinoma do ovário avançado. O medicamento é usado para proteção dos doentes portadores de tumores sólidos contra a nefrotoxicidade cumulativa resultante dos tratamentos com cisplatina, ou com regimes terapêuticos que incluem cisplatina, conjuntamente com medidas adequadas de hidratação.

O uso da amifostina é controverso, após revisão da literatura, nenhuma diretriz sobre sua utilização em qualquer cenário de tratamento de câncer foi encontrada. A revisão dos estudos sobre a amifostina para prevenção e tratamento da MO encontrou evidências insuficientes para apoiar seu uso em qualquer tratamento oncológico.

É indicada à RT para proteção contra a xerostomia imediata e tardia relacionada à RT convencional fracionada, em casos de câncer de cabeça e pescoço. No entanto, há a preocupação de que este mecanismo citoprotetor possa reduzir a eficácia da oncoterapia nas células malignas.

A amifostina tem sido referida pela sua capacidade de melhorar a sintomatologia ligada à xerostomia durante e após a RT, mas seu uso deve ser ponderado junto com sua toxicidade de forma individual (para cada PAC). Assim, os entrevistados sugerem cautela no seu uso e não é rotineiramente recomendada devido a seus efeitos colaterais – por exemplo, náuseas, vômito, hipotensão transitória e reação alérgica. Sendo assim, medicação antiemética é necessária diariamente para evitar esses sintomas.

Palifermina, um fator de crescimento de queratinócitos, é o primeiro agente farmacêutico aprovado para a prevenção da MO. Sua utilização está restrita a PAC que receberam RT ou QT em regimes de condicionamento antes de transplante autólogo de células-tronco hematopoéticas. Nenhum outro benefício por esse agente foi demonstrado fora dessa condição específica e sua aplicação deve ser limitada a ensaios clínicos. Diverge da informação anterior o resultado de um estudo duplo-cego realizado em PAC portadores de neoplasias hemáticas, cuja incidência de MO graus 3 ou 4 foi de 63% no grupo que usou palifermina e 98% no grupo placebo.

Estudos recentes confirmaram que a glutamina tem efeito importante no tratamento da MO. A glutamina, um precursor da glutationa, desempenha papel fundamental na regulação intracelular. A glutamina reduz a produção de citocinas pró-inflamatórias e citocinas relacionadas com a apoptose. O Saforis® é composto de glutamina com maior absorção e é usado por via oral.

O gel de hialuronato de sódio é um novo produto dedicado unicamente ao tratamento da MO. É aplicado na mucosa bucal sob a forma de um gel viscoso e cria uma barreira adesiva protetora na superfície do epitélio.

Prognóstico da mucosite oral

A duração da fase aguda de MO induzida por QT é de cerca de 1 semana e geralmente cicatriza espontaneamente em 21 dias após esse tratamento.

A MO induzida pela RT tem a duração de pelo menos 2 semanas, iniciando após 7 dias do tratamento.

Úlceras graves que duram 5 a 7 semanas após o fim do tratamento não são incomuns em PAC que receberam QT e RT concomitantes para o tratamento de câncer de cabeça e pescoço. MO crônica após a RT também tem sido descrita, mas com menos frequência.

A complicação mais comum da mucosite, especialmente acompanhada de neutropenia, é maior predisposição para bacteriemia, septicemia e fungemia. Há eventual risco à vida. *Streptococcus mitis* e *Streptococcus oralis* são as bactérias mais comumente isoladas. O *S. mitis* pode causar síndrome da angústia respiratória em adultos, mais frequentemente quando são tratados com altas doses de citarabina.

A MO pode ser também manifestação de infecção micótica, geralmente por *Candida albicans*, bem como outros tipos de *Candida* tais como *C. krusei*, *C. tropicalis* e *C. parapsilosis* e, também, dos fungos *Aspergillus*.

Cárie de radiação

Todo dente presente no campo irradiado durante a QT de câncer bucal tem risco de desenvolver cárie de radiação (CR), que pode progredir rapidamente para doença periapical. A CR pode desenvolver-se repentinamente, levando a amputação de coroas e perda completa da dentição. Além disso, a oncoterapia pode agravar qualquer distúrbio dental subclínico.

Afora os efeitos diretos da radiação nos dentes, a diminuição do fluxo salivar e a alteração da microbiota bucal para um tipo mais cariogênico são fatores adicionais que promovem a formação da CR avançada.

Uma rápida hipossialia pode ser constatada durante os primeiros dias de RT e, posteriormente, o fluxo salivar diminui gradualmente para menos de 10% dos valores iniciais. Uma alteração qualitativa da composição salivar também ocorre: viscosidade aumentada, reduzida capacidade de tamponamento e lubrificação, alteração dos eletrólitos salivares e alteração imunitária. Este último fator contribui para o aumento de espécies bacterianas cariogênicas.

Clinicamente, a CR se inicia nas superfícies vestibulares cervicais dos dentes e afeta as superfícies lisas, incluindo as dos dentes anteriores inferiores, o que é inesperado, uma vez que estas regiões são, em outras condições, as mais resistentes à cárie. As lesões progridem e circundam as áreas cervicais dos dentes (cárie rampante).

Posteriormente, ocorrem mudanças na translucidez e na coloração (inicialmente esbranquiçada, passando a negro-acastanhada), aumentando a friabilidade e a progressiva desagregação estrutural do dente e provocando amputação completa da coroa.

Uma recomendação comum é realizar avaliações odontológicas e radiográficas completas e fornecer tratamentos odontológicos urgentes antes do início da terapia para câncer bucal.

Manejo da cárie de radiação

Os procedimentos para prevenção e tratamento da cárie de radiação estão descritos no Quadro 14.16.

Os tempos para o início da oncoterapia e as condições do PAC são frequentemente ruins para permitir que sejam concluídos os procedimentos restauradores dentais. Além dessas limitações de gestão, os critérios clínicos para a seleção de dentes restauráveis e não restauráveis não são claros, mas são baseados em julgamento clínico sólido e experiência do cirurgião-dentista.

Quando praticável, os dentes com lesões cariosas avançadas, doenças periapicais e infecções periodontais podem precisar

Quadro 14.16 — Medidas para o manejo da cárie de radiação.

Medidas preventivas

- Adotar procedimentos que possam preservar, o máximo possível, a dentição do paciente*
- Idealmente, começar a prevenção 2 semanas antes da oncoterapia
- Instruções rigorosas sobre higienização bucal (o paciente deverá usar cremes dentais fluorados)
- Recomendação para evitar carboidratos
- Revisões de acompanhamento frequentes
- Executar exame clínico meticuloso
- Solicitar exame radiográfico
- Bochechos
  - Clorexidina a 0,12 a 0,2%, 2 vezes/dia
- Fluoretos neutros aplicados no consultório
  - Utilizaram gel de fluoreto de sódio a 2%, neutro, durante o tratamento radioterápico dos pacientes que estudaram, e observaram que houve diminuição da cárie de radiação nesses pacientes
  - Os fluoretos com o pH ácido são, em geral, insuportáveis para o paciente em tratamento com RT
- Fluoretos neutros aplicados em moldeiras flexíveis
  - Moldar e confeccionar as moldeiras
  - Gel de fluoreto de sódio a 1 a 2%, neutro, 1 vez/dia, durante 5 a 10 min, após escovação
- Remover cáries e restaurar com compósitos, compômeros e ionômeros
  - Compômeros são melhores, por serem mais resistentes que os ionômeros e conterem fluoreto, o que não acontece com os compósitos
  - Usar resinas fotopolimerizáveis adesivas onde for recomendável
- Ajustar próteses e restaurações com bordas em excesso
- Executar exodontias necessárias
- Controlar microbiota cariogênica
- Fazer preparo inicial periodontal
- Controlar hipossialia
- Tratar fontes de infecção focal que poderão se exacerbar durante e após a oncoterapia

Medidas terapêuticas

- Radiografar e examinar periodicamente
- Tratar prontamente as lesões cariosas com os materiais citados
- Reforçar a continuação da fluoretação e dos bochechos com clorexidina, e a importância da higiene bucal e da restrição de açúcares
  - O gel de fluoreto ácido tem efeito negativo na hipossalivação radioinduzida, uma vez que o esmalte é desmineralizado pelo fluoreto, mas a remineralização é dificultada por causa da ausência de saliva
- Tratar e controlar xerostomia
- Tratar de eventual trismo
- Tratar periodontopatias
- Promover a amputação coronária dos dentes excessivamente destruídos e a restauração do topo radicular com amálgama ou compósito
  - Tais dentes poderão ocasionalmente ser tratados endodonticamente ou removidos
- Controlar infecções secundárias
- Reabilitar proteticamente os dentes muito comprometidos

*No entanto, a cárie permanece problemática mesmo para pacientes que seguem estritamente as diretrizes atuais.

---

ser extraídos para não precipitar complicações dentárias e infecções durante a terapia do câncer bucal.

Pacientes que negligenciaram seu atendimento odontológico e que se apresentam com higiene bucal deficiente e múltiplas lesões dentárias não restauráveis requerem abordagem menos conservadora, como a extração de múltiplos dentes, antes da oncoterapia.

A RT pode exercer efeitos diretos na estrutura dental, incluindo mudanças na microdureza e/ou alterações nas estruturas micromorfológicas do esmalte e da dentina, bem como na composição química destes tecidos.

O aumento de bactérias orais cariogênicas (*i. e.*, *Streptococcus mutans* e espécies de lactobacilos) foi identificado em PAC com cáries dentárias graves induzidas por radiação. Essas bactérias produzem ácidos, o que resulta no aumento do risco de cárie dentária. A mudança microbiana para cariogênica tem sido claramente documentada em PAC durante e após RT.

A melhoria do fluxo salivar com agentes farmacológicos e não farmacológicos reduz a contagem microbiana oral e promove a remineralização dos dentes.

A estimulação da secreção salivar residual pode ser possível e deve ser abordada no tratamento do PAC. Antes da prescrição, recomenda-se a avaliação da produção de saliva. Os sialagogos raramente são eficazes em PAC com disfunção salivar próxima e não podem aumentar a função das glândulas salivares se estas forem completamente destruídas, mas podem melhorar a função quando há tecido glandular residual. Sialagogos disponíveis incluem pilocarpina, cevimelina e betanecol.

Xerostomia

Objetivamente, xerostomia (do grego, *xeros* [seca] + *stomatos* [boca]) significa boca seca, um sintoma. Pode ou não haver ausência (assialia) (do grego, *a* [privação] + *sialon* [saliva]) ou diminuição do fluxo salivar (hipossialia) (do grego, *hypo* [posição inferior] + *sialon* [saliva]); ambas as situações são sinais. O termo "sialosquese" (do grego, *sialon* [saliva] + *schésis* [retenção]) pode abranger tanto a assialia (sialosquese total) como a hipossialia (sialosquese parcial). Sialorreia (do grego, *sialon* [saliva] + *rhoia* [fluxo]), ptialismo (do grego, *ptýalon* [saliva]), hipersialia (do grego, *hyper* [posição superior]) ou polissialia (do grego, *polys* [muito]) é a secreção aumentada de saliva.

No texto estamos usando tanto o termo "hipossialia", o sinal, quanto "xerostomia", o sintoma, para expressar a mesma ideia: "boca seca".

Um PAC é considerado com hipossialia se seu fluxo salivar não estimulado for ≤ 0,1 mℓ/minuto, medido por 5 a 15 min, ou quando seu fluxo salivar estimulado for ≤ 0,7 mℓ/minuto medido ao longo de 5 min.

De todas as modalidades terapêuticas utilizadas no câncer de cabeça e pescoço, a RT é a que causa mais danos permanentes nas glândulas salivares.

Em pesquisa realizada, concluiu-se que cerca de 50 a 60% dos PAC submetidos à terapia do câncer bucal apresentavam hipossialia. O fluxo salivar reduzido se traduz em diminuição acentuada nas funções fisiológicas, bioquímicas e antimicrobianas da saliva na cavidade bucal, acarretando efeitos negativos em mastigação, deglutição, olfação, mastigação, fonação, dentes, periodonto, resistência às infecções e diminuindo o estado geral de saúde e a qualidade de vida do PAC.

Qualquer uma das três glândulas salivares maiores (especialmente as glândulas parótidas) e as numerosas glândulas salivares menores podem situar-se no campo de radiação durante a radioterapia do câncer bucal. O parênquima da glândula salivar é sensível a danos por radiação e efeitos tóxicos da QT. Esse dano resulta em redução significativa no fluxo de saliva e da hipossialia inicial, os PAC desenvolvem xerostomia e outros sinais e sintomas da mesma.

Deve-se ter conhecimento de que a principal causa de xerostomia/hipossialia é a prescrição de medicamentos e esta

210 Fundamentos de Odontologia | Estomatologia

recomendação aumenta com a idade. Muitos medicamentos apresentam efeito anticolinérgico – inibição das funções da acetilcolina (Quadro 14.17), também chamados de antimuscarínicos e parassimpaticolíticos – ao se ligarem aos receptores muscarínicos das células acinares. Manifestamente, se o PAC submeter-se à RT e ainda fizer uso destas substâncias, a chance de aumentar a hipossalivação é maior.

Efeitos da radioterapia em glândulas salivares, saliva e consequências da hipossialia

Os efeitos podem ser percebidos a partir da primeira semana do tratamento radioterápico (Quadro 14.18), em que se estima redução de 50 a 60% após 200 a 1.000 cGy, e tendem a ser mais profundos e persistentes quando a dosagem do tratamento radioterápico estiver acima de 4.000 cGy.

Tratamento de sialosquese e xerostomia

Tanto as abordagens farmacológicas como as não farmacológicas são utilizadas para aliviar os efeitos da redução fluxo salivar.

Conceitualmente, denominamos a alteração da salivação de sialosquese, que pode ser graduada em hipossialia (diminuição da salivação) ou assialia (abolição total da salivação). As duas formas de sialosquese podem causar um sintoma: a xerostomia.

O tratamento da sialosquese/xerostomia radioinduzida é semelhante ao tratamento dessa disfunção causada por outros motivos (Quadro 14.19).

Aprovada pela Food and Drug Administration (FDA), em 1999, a amifostina é um agente citoprotetor eficaz na redução de incidência, gravidade e duração da sialosquese/xerostomia em PAC submetidos à RT de câncer de cabeça e pescoço. O medicamento é administrado IV ou SC, 30 a 60 min antes da RT. Seus efeitos colaterais são: hipotensão, náuseas e vômito. A eficácia da RT não é afetada pelo uso desta. Não obstante,

---

Quadro 14.17	Exemplos de medicamentos com efeitos anticolinérgicos.

- Medicamentos usados em psiquiatria:
  - Ansiolíticos
  - Antidepressivos
  - Antipsicóticos
- Antiparkinsonianos
- Anticonvulsivantes
- Anti-hipertensivos:
  - Inibidores da ECA
  - Bloqueadores de canais de cálcio
  - Betabloqueadores
  - Antiarrítmicos (p. ex., amiodarona)
  - Diuréticos
- Anti-histamínicos
- Inalantes anti-DPOC
- Isotretinoína (antiacneico)
- Antieméticos
- Antidiarreicos
- Analgésicos opiáceos
- Escopolamina (antivertiginoso)
- Antiespasmódicos
- Clorexidina
- Metronidazol

ECA, enzima conversora de angiotensina; DPOC, doença pulmonar obstrutiva crônica.

Quadro 14.18	Efeitos da radioterapia em glândulas salivares, saliva e consequências da hipossialia.

Em glândulas salivares

- Radiações ionizantes: alterações nas glândulas salivares, causando danos ao DNA de suas células
  - Citólise e, principalmente, apoptose das células acinares
  - Atrofia
  - Fibrose glandular
- O grau de alteração está relacionado com dosagem, fracionamento e tempo de exposição às radiações e com a idade do paciente
- O dano é maior se as glândulas forem irradiadas bilateralmente
- Sensibilidade às radiações
  - Parótidas > submandibulares > sublinguais > acessórias
  - Células serosas acinares > células mucosas
- Resposta glandular
  - Aumento de volume (sialadenomegalia)
  - Degeneração progressiva
  - Dor
- Danos causados pela QT
  - Menos intensos que os da RT
  - Alterações transitórias de composição e volume
  - Quando usadas QT e RT, há sinergismo nos danos
  - A QT lesa mais as células da mucosa do que as das glândulas salivares
- Regeneração
  - RT
    - Em alguns pacientes, após muitos meses (6 a 12 meses)
    - Em outros, nunca mais
  - QT
    - Regeneração total (hipossialia transitória)

Na saliva

- Sialosquese (sinal) total (assialia) ou parcial (hipossialia) ou xerostomia (sintoma)
  - A duração varia em cada caso
- Alterações quantitativas: menor volume ou ausência de fluxo
- Alterações qualitativas
  - Maior viscosidade e desconforto
  - Diminuição ligeira do pH
  - Diminuição da capacidade tampão
  - Aumento da concentração proteica
  - Aumento da concentração de magnésio, cálcio e cloreto de sódio

Consequências da hipossialia

- Xerostomia (sintoma)
- Alterações nas mucosas
  - Desidratação, friabilidade e irritabilidade
  - Maior propensão para inflamação e subsequente infecção
- Disgeusia (anormalidade de gosto)
  - A prevalência relatada de disgeusia de 56 a 76%, dependendo do tipo de oncoterapia
  - Volume e concentração alterados de minerais e eletrólitos contribuem para a disgeusia
- Disosmia (anormalidades cheiro) e disgeusia (anormalidade de gosto)
  - Ocorrem com frequência após RT e QT
  - Afetam a nutrição
- Dificuldade na mastigação e na deglutição (disfagia)
  - Pode causar aspiração de resíduos alimentares, facilitando a instalação de pneumonia causada por bactérias anaeróbicas gram-negativas oriundas do sulco gengival
- Disfonia (dificuldades na fonação)
- Aumento das infecções orais
  - Fúngicas
  - Virais
  - Bacterianas
  - Cárie e periodontopatia
- Diminuição da qualidade de vida e transtornos psicológicos e do sono
- Contribui para o surgimento da osteorradionecrose

DNA, ácido desoxirribonucleico; QT, quimioterapia; RT, radioterapia.

14 | Tratamento das Manifestações Estomatológicas Antes, Durante e Após Quimioterapia e Radioterapia   211

Quadro 14.19	Tratamento e prevenção da sialosquese/xerostomia.

Prevenção da xerostomia

- Visitar o cirurgião-dentista 3 vezes/ano ou o mais rápido possível, se houver sintomatologia
- Hidratação frequente*
  - Ingestão de água
  - Uso de *spray* com água
  - Uso de umidificador, quando for dormir
- Evitar medicamentos anticolinérgicos e xerogênicos
- Instruções dietéticas
  - Mastigar devagar e cuidadosamente, tomar um gole de água antes de engolir
  - Evitar carboidratos
  - Preferir sobremesas ácidas (sem açúcar, para diabéticos)
  - Evitar álcool, café, tabaco e produtos com cafeína
- Transposição cirúrgica de glândula salivar
  - Transferência da glândula submandibular contralateral para a região mentual
- Sulfato de zinco (50 mg/dia)
  - Diminui a apoptose
  - Previne xerostomia e mucosite
- Protocolo de RT
  - Minimizar a dose de RT para as glândulas parótidas
  - Dispositivo intrabucal
  - Fracionamento ou hiperfracionamento das doses
  - Utilizar a IMRT, se disponível

Tratamento da sialosquese/xerostomia

- Dependendo do grau de destruição, torna-se impossível haver resposta aos estímulos
- Algumas providências já foram citadas (em prevenção) e deverão ser continuadas no tratamento
- A dissolução de pastilhas sem açúcar ou a mastigação de gomas sem açúcar podem estimular os ácinos residuais das glândulas a secretar mais saliva
- Chupar cubos ou raspados de gelo ou picolés caseiros sem açúcar pode ajudar, mantendo a boca fria e úmida
- Os substitutos da saliva usados para lubrificar a mucosa bucal são bem tolerados pela maioria dos pacientes, mas têm efeitos limitados porque eles não restauram as propriedades bioquímicas e antimicrobianas da saliva e não aumentam significativamente a salivação
- A aplicação tópica de flúor é um modo eficaz de mitigar a alta suscetibilidade à cárie dentária
- Sialagogos sistêmicos, como a pilocarpina, cevimelina e outros, são agonistas colinérgicos eficazes na melhora do fluxo salivar dos ácinos salivares residuais
- Terapias alternativas e mais recentes, como a acupuntura e a terapia com células-tronco, estão sendo atualmente exploradas para melhorar a hipossalivação associada à oncoterapia

IMRT (*intensity-modulated radiation therapy*) ou RT de intensidade modulada (RTIM), radioterapia de alta precisão que utiliza aceleradores lineares controlados por computador para aplicar precisamente doses de radiação em pequenas intensidades em feixes tridimensionais para tumor maligno ou zonas específicas dentro do tumor. *Pode ser preventiva ou terapêutica (hipossialia e/ou xerostomia instaladas).

existe a preocupação de que o medicamento proteja também as células neoplásicas da ação da RT.

Cevimelina e betanecol são agonistas colinérgicos que têm se mostrado úteis no aumento do fluxo salivar. São bem tolerados e usados por via oral, na dosagem de 30 a 45 mg, 3 vezes/dia, no caso da cevimelina; e 25 mg, 2 vezes/dia, no caso do betanecol. A cevimelina não é comercializada no Brasil.

Terapia com células-tronco pode, no futuro, ser utilizada para prevenção ou tratamento da hipossialia radioinduzida.

Disgeusia

A disgeusia (alteração da gustação) pode surgir após cerca de 2 semanas da RT ou após 7 a 21 dias da infusão do quimioterápico, pois as papilas gustativas são estruturas sensíveis à toxicidade de ambas as terapias, e este efeito pode persistir por aproximadamente 4 meses.

A radiação tão baixa quanto a de 2 a 4 Gy na mucosa bucal pode comprometer a percepção do paladar. As substâncias quimioterápicas têm como alvo células com alta atividade mitótica e podem danificar os receptores gustativos. Além disso, vários agentes quimioterápicos secretados na saliva causam dano direto aos receptores gustativos. Sialosquese generalizada secundária a RT e QT também podem causar disgeusia; é muitas vezes temporária, com duração de apenas alguns meses.

Alguns PAC poderão apresentar redução residual na acuidade gustativa (hipogeusia), ou até mesmo dano permanente na sensação (ageusia).

Essa alteração gustativa afeta a suscetibilidade à cárie, pois a ingestão de carboidratos aumentará em muitos casos, por causa da satisfação hedonista na degustação.

A orientação dietética é obrigatória, ainda que a perda do paladar seja geralmente transitória e a gustação volte gradualmente aos estados normais ou quase normais em 1 ano após a RT.

Pacientes com câncer bucal podem relatar disgeusia após QT, caracterizada, muitas vezes, pelo gosto metálico ou químico durante o período do tratamento. Os PAC podem queixar-se de falta de paladar (ageusia), redução da sensibilidade gustativa (hipogeusia) ou aumento da sensibilidade (hipergeusia). Qualquer uma dessas mudanças no paladar pode afetar profundamente a nutrição, provocando perda de peso e má qualidade de vida em geral.

Disfagia e odinofagia

A disfagia (do grego, *dys* [mau] + *phagein* [comer]) é conceituada como a dificuldade em engolir líquidos, alimentos ou medicamentos e pode ocorrer durante a fase orofaríngea ou esofágica da deglutição. Pode acontecer por várias causas, sendo uma delas a odinofagia.

Odinofagia é conceituada como dor ao engolir (do grego, *odynos* [dor] + *phagein* [comer]).

Como todos os efeitos colaterais da oncoterapia, sua ocorrência e intensidade dependem do protocolo utilizado.

A disfunção da deglutição – geralmente por mucosite e a dor que a companha – afeta entre 30 e 50% dos PAC com câncer de cabeça e pescoço tratados com regimes não cirúrgicos intensivos. Embora a disfagia melhore ao longo do tempo em 32% das pessoas com câncer de cabeça e pescoço, 48% dos PAC não relatam melhora da disfagia e em 20% dos PAC os sintomas pioraram com o tempo. É importante observar que a disfagia pode desenvolver-se ou piorar anos após a conclusão da oncoterapia.

Os doentes podem sentir dores esporádicas ou a longo prazo nas mucosas devido a atrofia epitelial, sensibilização neurológica e/ou neuropatia. Fatores de risco para a sensibilidade da mucosa incluem: regimes quimioterápicos agressivos, xerostomia e tabagismo ativo. A dor pode ser evocada por alimentos sólidos ou líquidos quentes ou condimentados, ácidos e até pela baixa umidade relativa do ar.

As queixas mais comuns do PAC com disfagia são incapacidade de engolir, controlar alimentos, líquidos ou saliva na cavidade bucal; retenção de alimento nas mucosas das bochechas; mastigação excessiva; babar; tossir, asfixiar ou pigarrear antes, durante ou depois de engolir; qualidade vocal anormal após deglutição; sensação de plenitude após refeição; queixa de alimento retido na orofaringe e na faringe, regurgitação nasal e perda de peso.

Ao fazer planos de tratamento, a capacidade de um PAC tolerar o aumento da dor oral e doses mais altas de opioides devem ser consideradas. Os PAC mais frágeis, idosos ou que tenham condições médicas concomitantes graves podem ter pouca tolerância aos regimes de medicamentos agressivos necessários para lidar com a dor oral grave associada a esquemas agressivos de RT/QT.

Com a mucosite odinofágica, há aumento dos custos com os cuidados (p. ex., uso de analgésicos opioides e alimentação por sonda), internações adicionais e períodos prolongados no hospital, levando a interrupções, alterações, demora nos protocolos de tratamento do câncer, que podem afetar o prognóstico. A dor da mucosa pode ser causada ou exacerbada por infecções orais. Além da evidente dificuldade em se alimentar, estes PAC estão em risco de pneumonia aspirativa e sepse.

Aproximadamente 1/3 dos PAC com disfagia desenvolve pneumonia que necessita de tratamento. A mortalidade associada à pneumonia aspirativa varia de 20 a 65%. A disfagia não identificada causou morbidade significativa, aumentando a mortalidade e diminuindo a qualidade de vida.

Os PAC devem ser instruídos sobre os sinais e sintomas de aspiração e devem relatá-los imediatamente aos seus prestadores de cuidados de saúde. Infelizmente, frequentemente subestimam os sintomas desencadeantes; assim, os PS devem investigar questões de deglutição e quaisquer sinais e sintomas que anunciem disfagia ou aspiração em cada consulta antes, durante e após o tratamento (Schindler et al., 2015).

Evidências crescentes apoiam a importância do esforço contínuo para manter a deglutição durante e após o curso da RT, a fim de minimizar a atrofia por desuso e fibrose e aperfeiçoar a função de deglutição a longo prazo. O manejo adequado da dor para prevenir e tratar o sintoma pode melhorar substancialmente o esforço de deglutição.

Analgésicos tópicos ou sistêmicos de potência diretamente proporcional à intensidade da dor são usados para tratar a odinofagia, desde os mais corriqueiros até os opiáceos e a morfina.

A administração sistêmica de opioides pode ser complicada por efeitos colaterais conhecidos, como náuseas, vômito, opacificação mental, constipação intestinal, sedação e tolerância, que devem ser avaliados com frequência e evitados sempre que possível (Mirabile et al., 2016).

Neurotoxicidade e dor neuropática

Efeitos adversos autolimitantes secundários às terapias do câncer bucal. Os sintomas comuns de neurotoxicidade incluem fadiga, neuropatia e função cognitiva alterada. Pouco se sabe sobre o mecanismo da neurotoxicidade induzida pela quimioterapia, embora a inflamação, o estresse oxidativo e o dano ao DNA tenham sido implicados.

A cirurgia de câncer bucal também pode perturbar os nervos adjacentes no campo cirúrgico e causar dor neuropática oral.

ORN extensa também pode causar parestesia e/ou anestesia, deixando o PAC desconfortável.

O tratamento depende da gravidade dos sintomas e objetiva o controle da dor com analgésicos ou opioides. Outros medicamentos usados para tratar a neurotoxicidade induzida pela quimioterapia incluem anticonvulsivantes, antidepressivos e corticosteroides, bem como suplementação nutricional com ácido alfalipoico, vitamina E, eritropoetina e acetil-L-carnitina.

Osteonecrose associada aos medicamentos

Há algum tempo essa doença osteolítica era conhecida como osteorradionecrose ligada aos bifosfonatos. Atualmente foi descrita pela American Association of Oral and Maxillofacial Surgeons (AAOMS) como osteonecrose associada aos medicamentos (OAM).

Os bifosfonatos (BF) são medicamentos que evitam a perda de massa óssea. BF de alta potência de uso intravenoso modificam a progressão das metástases neoplásicas ósseas em vários tipos de câncer, especialmente os da mama e da próstata. BF VO são usados para tratar osteoporose, osteíte deformante (doença óssea de Paget) e outras condições que levem à fragilidade óssea.

Depois de empregados (por via oral ou intravenosa), os BF ligam-se fortemente aos osteoclastos, prejudicando suas funções osteolíticas, por indução de apoptoses. Como resultado, os osteoblastos continuam atuando e ocorre o abrandamento da perda óssea, o aumento da densidade óssea e, consequentemente, a diminuição do risco de fraturas.

Os BF são coadjuvantes no tratamento de neoplasias ósseas primárias que se tornam metastáticas ou de lesões que sempre se manifestam de forma poliostótica como, por exemplo, o mieloma múltiplo, reduzindo expressivamente essas complicações ósseas.

Esses medicamentos revelaram-se eficazes quando ingeridos oralmente pelos PAC com ou em risco de osteoporose. Os benefícios da terapia de BF para pessoas que sofrem de osteoporose são ainda mais evidentes vários anos após o tratamento.

A FDA aprovou recentemente uma nova classe de medicamentos denominados anticorpos monoclonais (denosumabe) para tratamento da osteoporose em mulheres na pós-menopausa em risco elevado de fraturas e para reduzir a perda óssea ou fragilidade em PAC com câncer. O denosumabe foi identificado como fator de alto risco para OAM.

Outra classe de medicamentos – o denosumabe – vem sendo utilizada como o mesmo propósito dos BF, que é o controle da osteoporose e de metástases ósseas. Os inibidores de RANK-L (ativador do receptor do fator nuclear kappa-B ligante), que participam da diferenciação de macrófagos em osteoclastos. Suas formulações comerciais: o Denosumab® SC (60 mg) a cada 6 meses – usado para o tratamento de osteoporoses, e o Xgeva®, 1 vez por mês (120 mg) – usado para metástases ósseas.

Diferentemente dos BF, estes medicamentos têm seus efeitos diminuídos após 6 meses. Entretanto, tanto os anticorpos monoclonais como os BF têm sido associados ao desenvolvimento de necroses ósseas, principalmente nos ossos gnáticos, sendo a mandíbula o principal osso afetado. A importância de se evitar o tratamento odontológico intervencionista até que o denosumabe tenha sido suspenso por 6 meses pode ser razoável.

Devido ao constante aumento da prescrição do denosumabe para o manejo da osteoporose, em ambos os sexos, os médicos devem estar cientes desse risco potencial. Resultados adicionais em relação à segurança do esqueleto a longo prazo (i. e., ORN da mandíbula e fratura femoral diafisária atípica) são necessários.

O denosumabe vem sendo usado para curar, aliviar a dor e/ou diminuir o volume para possibilitar abordagem cirúrgica com menor ressecção em um segundo tempo de tratamento. Entre as doenças referidas entre alguns pesquisadores estão cisto ósseo aneurismático, displasia fibrosa e lesões centrais de células gigantes muito agressivas.

Outro medicamento que também pode estar relacionado com a OAM é o bevacizumabe (Avastin®), aprovado pela FDA em 2004 para o tratamento de câncer colorretal metastático. O bevacizumabe é um anticorpo monoclonal recombinante humano antiangiogênico que age ao se ligar ao fator de crescimento vascular endotelial (VEGF; do inglês, *vascular endothelial growth factor*). O medicamento, em combinação com outros agentes, também demonstrou eficácia clínica em muitos outros tipos de câncer, incluindo os de mama e pulmão.

A propriedade antiangiogênica de bevacizumabe pode comprometer a integridade microvascular na mandíbula e levar ao comprometimento subclínico do *osteon*. Traumatismo ao escovar os dentes ou mastigar pode aumentar a demanda por esse osso comprometido para reparar-se, resultando em necrose óssea localizada, morte do periósteo, sequestração e osso necrótico exposto.

As toxicidades observadas associadas ao bevacizumabe incluem hipertensão, proteinúria ligeira a moderada hemorragia, retardo na cicatrização, complicações tromboembólicas e perfuração gastrintestinal e do septo nasal.

Começam a surgir implicações semelhantes com outros medicamentos: o denosumabe, receptor monoclonal ativador do anticorpo contraligante do fator kappa B (RANKL), usado para tratamento da osteoporose, e o sunitinibe, medicamento com pequena molécula usado por via oral para tratamento do carcinoma renal. Em outras palavras, ultrapassou-se a abordagem dos bifosfonatos, daí o título deste capítulo.

O risco de desenvolvimento de OAM em um PAC que não tem câncer parece ser baixo, sendo de 0,1% em PAC fazendo uso de BF orais, subindo para 0,21% em PAC fazendo uso desses medicamentos há mais de 4 anos – BF intravenosos e denosumabe (AAOMS, 2014).

OAM pode ocorrer espontaneamente, mas ocorre mais frequentemente em associação a procedimentos odontológicos e condições que aumentem o risco de traumatismo ósseo, principalmente com abordagens invasivas, como ocorre, por exemplo, nas exodontias. Afeta mais os PAC que têm mais de 65 anos de idade, que utilizam esses medicamentos há mais de 2 anos, os diabéticos, obesos, em corticoterapia, fumantes e usuários de próteses totais.

Deve-se atentar para outros medicamentos antiangiogênicos e futuras substâncias que possam estar relacionados com necrose óssea. Os principais medicamentos estão listados no Quadro 14.20.

No Japão, estudo populacional demonstrou que a doença primária associada aos BF mais comum foi a neoplasia maligna (46,5%), seguida pela osteoporose (45,3%, incluindo o uso preventivo do medicamento). A proporção de PAC submetidos aos BF aumentou, aproximando-se à incidência de PAC recebendo BF parenterais, com consequente elevação da incidência de ORN. Este dado é preocupante, já que, em nosso meio, o uso de BF por via oral para tratamento e prevenção da osteoporose é muito menor que o uso parenteral.

Aspectos clínicos e estadiamento da osteonecrose associada aos medicamentos

A OAM pode surgir espontaneamente, afetando mais mulheres na menopausa – são elas as que mais usam substâncias antirreabsortivas.

A sintomatologia se caracteriza por ulceração da mucosa com exposição óssea, fístula; dor localizada; inflamação, infecção e dor em osso e tecidos moles circundantes, friabilidade, sequestração e/ou fratura óssea, edema dos tecidos moles e mobilidade dental. A mandíbula é muito mais afetada que a maxila. O Quadro 14.21 mostra o estadiamento e as estratégias de tratamento de acordo com a AAOMS.

Prevenção e tratamento da osteonecrose associada aos medicamentos

Apesar de vários estudos, o tratamento da ORN não é fácil e, em alguns casos, é frustrante para PS e PAC. O pouco tempo que decorreu desde a primeira descrição da ORN (2003) e, portanto, destinado ao conhecimento profundo da sua biopatogenia e prevenção, não contribuiu para que fossem obtidas grandes alternativas terapêuticas (Quadro 14.22).

Quadro 14.20	Principais medicamentos antirreabsortivos existentes no Brasil.	
Nomes genéricos	**Nomes comerciais**	**Indicações***
Risedronato e ácido risedrônico	Actonel, Risedross	Prevenção da osteoporose em mulheres após menopausa (principalmente) e em homens; tratamento da doença óssea de Paget
Clodronato	Bonefós	Prevenção da osteoporose em mulheres após menopausa
Ibandronato	Bonviva	Prevenção da osteoporose em mulheres após menopausa, tratamento de hipercalcemia e osteólise em neoplasias e metástases ósseas de neoplasia mamária
Alendronato	Alendil, Bonalen, Cleveron, Endronax, Fosamax, Minusorb, Ossomax, Ostenan, Osteofar, Osteoform	Prevenção da osteoporose em mulheres após menopausa (principalmente) e em homens; tratamento da doença óssea de Paget
Pamidronato	Aredia, Fauldpami, Pamidron, Pamidronato sódico	Tratamento de condições associadas ao aumento da atividade osteoclástica: metástases ósseas predominantemente líticas; hipercalcemia induzida por tumor; doença óssea de Paget e mieloma múltiplo
Ácido zoledrônico	Ácido zoledrônico, Aclasta, Zolibbs, Zometa	Para o tratamento de hipercalcemia de neoplasias, para reduzir e retardar as complicações ósseas devido ao mieloma múltiplo e às metástases ósseas de tumores sólidos, em conjunto com medicamentos antineoplásicos

*Devido ao efeito dos bifosfonatos na remodelação óssea, os medicamentos antirreabsortivos estão agora sendo usados fora do seu uso normal indicado (*off label*) para tratamento de diversos processos patológicos ósseos que não a osteoporose, como lesões centrais de células gigantes, tumor ósseo de células gigantes, osteogênese imperfeita, displasia fibrosa, doença de Gaucher e osteomielite.

Quadro 14.21 — Estadiamento da osteonecrose associada aos medicamentos e estratégias de tratamento.

Estágios	Estratégias
Pacientes de risco (pacientes em uso de medicamentos antirreabsortivos)	Nenhum tratamento. Pacientes devem ser orientados sobre o uso desses medicamentos
Estágio 0 (sem evidência clínica, mas com achados inespecíficos, alterações radiográficas e sintomas)	Antibióticos e analgésicos
Estágio 1 (osso exposto e necrótico ou fístulas; pacientes não apresentam dor e sem evidência de infecção)	Enxaguatórios bucais bactericidas, acompanhamento clínico. Solicitar avaliação sobre a necessidade de continuar o uso do medicamento antirreabsortivo
Estágio 2 (osso exposto e necrótico ou fístulas, ambos associados à infecção; dor e drenagem purulenta e edema nos tecidos moles ao redor do osso exposto)	Antibióticos, enxaguatórios e desbridamentos se necessário
Estágio 3 (osso exposto e necrótico ou fístula em pacientes com dor, e mais de um dos seguintes sinais: osso exposto estendendo-se além da região alveolar [p. ex., cortical basal ou ramo da mandíbula, seio maxilar, osso zigomático], resultando em fratura patológica, fístula extraoral, comunicação buconasal ou bucossinusal)	Enxaguatórios bactericidas, antibióticos e controle da dor. Desbridamento ou ressecção do osso afetado

Trismo

A RT na região de cabeça e pescoço pode ser complicada pela fibrose cicatricial ou não dos músculos de mastigatórios, alterações degenerativas nas articulações temporomandibulares (ATM) e danos nos nervos motores. Estas alterações provocam o trismo caracterizado pela redução da abertura da boca causada por amplitude limitada dos músculos da mastigação.

O risco do trismo deve ser considerado durante a fase de planejamento da RT. A dose de radiação no aparelho mastigatório deve ser minimizada o máximo possível sem comprometer o controle locorregional do tumor.

O trismo pode surgir nos primeiros 3 dias de RT e o PAC pode não notar redução gradual na abertura da boca até ela tornar-se associada à dor ou à disfunção significativa. A gravidade do trismo geralmente se relaciona com o aumento das doses e o efeito cumulativo de radiação.

O trismo tem impacto significativo em mastigação, fala, capacidade de manter a higiene bucal ideal, bem como na capacidade de receber atendimento odontológico por causa do acesso limitado para a cavidade bucal.

Pacientes que desenvolvem trismo apresentam comprometimento do estado nutricional, o que pode dificultar cicatrização pós-operatória de estruturas orofaciais e piora na qualidade de vida.

O trismo foi identificado em 45% dos indivíduos que receberam doses curativas de RT. Sua ocorrência se deve a alterações fibróticas dos músculos e da cápsula da ATM e está associada à disfagia. Também pode decorrer de tratamento cirúrgico, especialmente em casos de tumores com estadiamento clínico avançado ou em casos de reconstrução microcirúrgica. Tem impacto na qualidade de vida do PAC.

Quadro 14.22 — Tratamento da osteonecrose associada aos medicamentos (OAM).

Informações preventivas
- Obter detalhadamente o tratamento médico atual para a osteoporose
- Informar ao paciente que ele está em tratamento com medicamentos de risco, baixo mas existente, para desenvolvimento de OAM
- Em geral os pacientes desconhecem o risco
- A eventual suspensão do uso dos medicamentos, discutida com o médico prescritor, não elimina esse risco e prejudica o tratamento da osteoporose
- Não existe técnica válida para determinar o grau de risco
- Os riscos podem ser diminuídos, mas não eliminados
- O risco com o uso de pamidronato e ácido zoledrônico é maior
- Dar informações atualizadas ao paciente
- Obter do paciente, por escrito, o consentimento informado
- Estabelecer um plano de tratamento odontológico
  - Exame clínico completo de mucosa bucal, dentes e periodonto
  - Em linhas gerais, o plano de tratamento odontológico será rotineiro
  - Boas práticas de higiene oral
- Consultas regulares
  - Procurar imediatamente o cirurgião-dentista em caso de suspeição de alteração oral
  - Informar o paciente sobre os tratamentos odontológicos necessários, suas alternativas e quais deles são mais associados aos riscos de OAM
    - Tratamentos cirúrgicos não são contraindicados
    - Obter fechamento primário da ferida cirúrgica
    - Recomendar o uso de antissépticos durante o pós-operatório
    - Considerar o uso de antibióticos sistêmicos
    - Pacientes que usarão pamidronato e ácido zoledrônico: idealmente as exodontias ou qualquer outro procedimento cirúrgico devem ser realizados pelo menos 1 mês antes do início do uso dos medicamentos
  - É preferível realizar os procedimentos odontológicos de maior risco a evitá-los. Se não tratados, os riscos são maiores
  - Existirão riscos, se o tratamento odontológico não for bem conduzido e com a regularidade necessária
  - Fluoretar os dentes
  - Tratar as infecções orais agressivamente
    - Tratar as infecções focais antes que se tornem multifocais
  - Abordagens iniciais localizadas para sugerir o grau de risco de um paciente. Por exemplo, exodontia de um dente em vez de exodontias múltiplas por quadrante
  - Atenção para o tempo de cicatrização. Dificuldades cicatriciais notadas: prescrever antissépticos por longo período
  - Implantes
    - Não existem estudos conclusivos para o uso de implantes, enxertos ósseos e regeneração óssea guiada
    - Existem relatos de que muitos pacientes receberam implantes com sucesso
    - Aconselha-se juízo rigoroso sobre a necessidade de se colocarem implantes
  - Os tratamentos endodônticos devem limitar-se às raízes, sem invadir o periápice, e são preferíveis no lugar de exodontia
  - A má oclusão não aparenta ser risco para a OAM
- As próteses removíveis deverão ser atraumáticas
  - O tratamento ortodôntico não é contraindicado, mas pode haver dificuldades na movimentação dos dentes, tornando-o mais longo

Curativo
- Irrigação diária e uso de enxaguatórios antimicrobianos
- Antibióticos em altas dosagens para controlar a infecção
- Tratamento cirúrgico (geralmente conservativo, postergado e limitado)
  - Remoção das bordas ósseas agudas
  - Sequestrectomia
  - Ressecção segmentada
  - Laserterapia + cirurgia: alguns bons resultados obtidos
- Laserterapia + plasma rico em plaquetas: *laser* de diodo contínuo (InGaAlP, 660 nm) utilizando o modo pontual e de contato, 40 mW, tamanho do ponto, 0,042 cm² (2), 6 J/cm² (6 s) e energia total de 0,24 J por ponto

Tratamento

O trismo induzido por RT é um desafio a ser administrado. Qualquer limitação na mobilidade da articulação temporomandibular pode desencadear a atrofia por desuso dos músculos da mastigação, o que agrava ainda mais o trismo. Portanto, o início dos exercícios de alongamento da mandíbula antes de o trismo se estabelecer é uma abordagem preventiva eficaz. O uso contínuo de exercícios de alongamento passivo durante o período pós-RT impede a contração muscular tônica e melhora a abertura mandibular. Melhora do trismo com cirurgia e medicações, como injeções de toxina botulínica e pentoxifilina, constitui outra abordagem de tratamento que está sendo explorada.

Nos EUA, existe um dispositivo para facilitar a fisioterapia para abertura da boca, que se sabe não estar disponível no Brasil: o TheraBite.

No Quadro 14.23 são apresentadas as medidas mais comuns para tratamento de trismo.

Radiodermite

Embora não se julgue que o tratamento da radiodermite seja feito pelo estomatologista, nada custa saber alguns cuidados que podem ser informados ao PAC (Quadro 14.24). Esta alteração tende a regredir em 2 a 3 semanas após a conclusão da RT, porém em alguns PAC pode ocorrer alteração mais duradoura na pigmentação da pele irradiada.

Alopecia

As células de proliferação mais rápida no ser humano estão no seu cabelo; por isso, um dos efeitos comuns dos medicamentos citotóxicos, como os quimioterápicos, é a queda de cabelo ou alopecia. O efeito do processo pode ser devastador para a autoestima do PAC (Quadro 14.25).

Quadro 14.24 | Radiodermite | Orientações ao paciente.

- Evitar irritar a região
- Lavar com água morna e sabonete neutro
- Evitar roupas apertadas sobre a área
- Não coçar, escovar, ou atritar a área
- Evitar colocar no local coisas muito quentes ou muito frias
- Informar-se sobre produtos que não irritem a sua pele
- Durante várias semanas, evitar o uso de talcos, cremes, perfumes desodorantes, óleos, linimentos, loções ou remédios caseiros não recomendados, principalmente durante as primeiras 2 h após a RT
- Evitar a exposição solar e proteger o local com roupas e protetores solares recomendados
- Informar por quanto tempo o paciente deve continuar com esses cuidados

---

Quadro 14.25 | Alopecia | Informações para o paciente.

- Pode ocorrer inibição parcial, o que leva os cabelos a se tornarem mais finos e friáveis. Pelos de outras regiões são variavelmente afetados
- A alopecia ocorre 1 a 2 semanas após o início da QT e torna-se mais evidente 1 a 2 meses depois
- Existe uma técnica de resfriamento (hipotermia) do couro cabeludo, que produz vasoconstrição, logo após a QT
- A recuperação ocorre em tempos variados após a cessação do tratamento e o cabelo pode retornar mais fino e com alterações de cor e textura
- A recuperação depende do tratamento e de cada pessoa
- Cubra a cabeça com chapéu, turbante ou lenço
- Proteja contra o sol e o frio
- Se quiser usar peruca, certifique-se de que ela não irrite a sua pele
- Escolha a peruca antes do tratamento e peça para produzir uma que combine com o seu cabelo natural
- Se possível, corte seu cabelo antes da oncoterapia e solicite que façam a peruca com ele
- Consulte um dermatologista especializado em alopecia

Quadro 14.23 | Tratamento do trismo.

- Microcorrentes elétricas (TENS, *transcutaneous electrical nerve stimulation*)
    - Produz analgesia e relaxamento muscular
    - Recomendam-se 10 aplicações de 30 min cada
- Relaxantes musculares
    - Carisoprodol com:
        - Paracetamol
        - Paracetamol, diclofenaco e cafeína (1 comprimido, 3 vezes/dia)
    - Cloridrato de ciclobenzaprina (5 ou 10 mg, 3 vezes/dia)
- Fisioterapia
    - Calor: em compressas, por radiação infravermelha ou com uma fronha em que se colocou cloreto de sódio aquecido em frigideira ou micro-ondas
    - *Laser* de baixa potência (He-Ne): em varreduras nos músculos mastigatórios em pontos de acupuntura (ver a seguir)
    - Mobilização da musculatura e da articulação temporomandibular: o paciente faz os exercícios tanto quanto puder (*ad libitum*)
    - Pregadores de roupa de plástico: a parte que prenderia a roupa é colocada entre os incisivos, e o paciente forçará a abertura dela pressionando intermitentemente o lado que fica externo
    - Espátulas de madeira (abaixadores de língua): colocadas umas sobre as outras, progressivamente
    - Goma de mascar com xilitol
- Acupuntura
    - Pontos P 7 e 11, IG 4 e 19, E 4, 5 e 36, ID 16 e 17, V 4, TA 17, 20 e 22, VG 11 e 27 e VC 24

Este efeito pode ser observado, em menor escala, em PAC irradiados na região de cabeça e pescoço, especialmente do sexo masculino, que ficam sem os pelos faciais (barba) na região tratada por período variável ou indeterminado, dependendo da dose e terapia de radiação ionizante utilizada.

Bibliografia

Agência Nacional de Vigilância Sanitária (ANVISA). Bulário eletrônico. Disponível em: http://portal.anvisa.gov.br/bulario-eletronico1. Acesso em: 01/10/2018.

Aghamohamamdi A, Hosseinimehr SJ. Natural products for management of oral mucositis induced by radiotherapy and chemotherapy. Integr Cancer Ther. 2016;15(1):60-8.

Ahmadi A. Potential prevention: Aloe vera mouthwash may reduce radiation-induced oral mucositis in head and neck cancer patients. Chin J Integr Med. 2012;18(8):635-40.

AME. Dicionário de Administração de Medicamentos na Enfermagem 2007-2008, 5. ed. Rio de Janeiro: EPUB; 2006.

American Academy of Oral Medicine. Clinician's Guide to Treatment of Common Oral Conditions. Fall; 1993.

Benhamou J, Gensburger D, Chapurlat R. Transient improvement of severe pain from fibrous dysplasia of bone with denosumab treatment. Joint Bone Spine. 2014;81(6):549-50.

Bensadoun RJ, Patton LL, Lalla RV et al. Oropharyngeal candidiasis in head and neck cancer patients treated with radiation: update 2011. Support Care Cancer. 2011;19(6):737-44.

Bettini G, Blandamura S, Saia G et al. Bevacizumab-related osteonecrosis of the mandible is a self-limiting disease process. BMJ Case Rep. 2012.

Bocca M, Coscia D, Bottalico L et al. Orodental management in patients with malignant hematologic diseases who are waiting for bone marrow transplantation. Minerva Stomatol. 1999;48(12):615-9.

Bonan PRF, Lopes MA, Alves FA et al. Aspectos clínicos, biológicos, histopatológicos e tratamentos propostos para a mucosite oral induzida por radioterapia: revisão da literatura. Rev Bras Cancerol. 2005;51(3):235-42.

Bueno AC, Ferreira RC, Barbosa FI et al. Periodontal care in patients undergoing radiotherapy for head and neck câncer. Support Care Cancer. 2013;21(4):969-75.

Buglione M, Cavagnini R, Di Rosario F et al. Oral toxicity management in head and neck cancer patients treated with chemotherapy and radiation: Xerostomia and trismus (Part 2). Literature review and consensus statement. Crit Rev Oncol Hematol. 2016;102:47-54.

Buglione M, Cavagnini R, Di Rosario F et al. Oral toxicity management in head and neck cancer patients treated with chemotherapy and radiation: Dental pathologies and osteoradionecrosis (Part 1) literature review and consensus statement. Crit Rev Oncol Hematol. 2016;97:131-42.

Chrcanovic BR, Reher P, Sousa AA et al. Osteoradionecrosis of the jaws: a current overview – part 1. Physiopathology and risk and predisposing factors. Oral Maxillofac Surg. 2010;14:3-16.

Chrcanovic BR, Reher P, Sousa AA et al. Osteoradionecrosis of the jaws: a current overview – part 2. Dental management and therapeutic options for treatment. Oral Maxillofac Surg. 2010;14:81-95.

Corvalan F, Marcucci G, Guimarães Júnior J. Cárie radioinduzida. Revista de literatura e instituição de um protocolo preventivo. Rev ABO Nac. 2003;11(2):112-7.

Coudet GJ. Acupuntura Práctica em Odontoestomatología. Buenos Aires: Panamericana; 1978.

Cousins N, Macaulay F, Lang H et al. A systematic review of interventions for eating and drinking problems following treatment for head and neck cancer suggests a need to look beyond swallowing and trismus. Oral Oncol. 2013;S1368-8375(12):00371-5.

de Felice F, de Vincentiis M, Luzzi V et al. Late radiation-associated dysphagia in head and neck cancer patients: evidence, research and management. Oral Oncol. 2018;77:125-30.

de Sanctis V, Bossi P, Sanguineti G et al. Mucositis in head and neck cancer patients treated with radiotherapy and systemic therapies: Literature review and consensus statements. Crit Rev Oncol Hematol. 2016;100:147-66.

de Santana Santos T, Calazans AC, Martins-Filho PR et al. Evaluation of the muscle relaxant cyclobenzaprine after third-molar extraction. J Am Dent Assoc. 2011;142(10):1154-62.

Denaro N, Marco C, Merlano MC et al. Dysphagia in head and neck cancer patients: pretreatment evaluation, predictive factors, and assessment during radio-chemotherapy. Recommendations Clin Exp Otorhinolaryngol. 2013; 6(3):117-26.

Deng J, Jackson L, Epstein JB et al. Dental demineralization and caries in patients with head and neck cancer. Oral Oncol. 2015;51(9):824-31.

Dhanda J, Pasquier D, Newman L et al. Current concepts in osteoradionecrosis after head and neck radiotherapy. Clin Oncol (R Coll Radiol). 2016;28(7):459-66.

Dias MC, Nadalin W, Baxter YC, Faintuch J, Waitzberg DL, Maculevicius J. Assistência nutricional aos pacientes durante a radioterapia. Rev Hosp Clin Fac Med São Paulo. 1996;51(2):53-9.

Dijkstra PU, Kalk WW, Roodenburg JL. Trismus in head and neck oncology: a systematic review. Oral Oncol. 2004;40(9):879-89.

Edgar M, Dawes C, O'Mullane D. Saliva e saúde bucal. Composição, funções e efeitos protetores. 3. Ed. São Paulo: Santos; 2010.

Elad S, Zadik Y, Hewson I et al. Viral infections section. Oral Care Study Group, Multinational Association of Supportive Care in Cancer (MASCC)/International Society of Oral Oncology (ISOO). A systematic review of viral infections associated with oral involvement in cancer patients: a spotlight on Herpesviridae. Support Care Cancer. 2010;18(8):993-1006.

Epstein JB, Gorsky M, Hancock P et al. The prevalence of herpes simplex virus shedding and infection in the oral cavity of seropositive patients undergoing head and neck radiation therapy. Oral Surg Oral Med Oral Pathol Oral Radiol Endod. 2002;94(6):712-6.

Epstein JB, Thariat J, Bensadoun RJ et al. Oral complications of cancer and cancer therapy: from cancer treatment to survivorship. CA Cancer J Clin. 2012;62(6):400-22.

Epstein JB, Truelove EL, Hanson-Huggins K et al. Topical polyene antifungals in hematopoietic cell transplant patients: tolerability and efficacy. Support Care Cancer. 2004;12(7):517-25.

Estilo CL, Fornier M, Farooki A et al. Osteonecrosis of the jaw related to bevacizumab. J Clin Oncol. 2008;26(24):4037-8.

Estilo CL, Van Poznak CH, Wiliams T et al. Osteonecrosis of the maxilla and mandible in patients with advanced cancer treated with bisphosphonate therapy. Oncologist. 2008;13(8):911-20.

Fangusaro J, Gururangan S, Jakacki RI et al. Bevacizumab-associated osteonecrosis of the wrist and knee in three pediatric patients with recurrent CNS tumors. J Clin Oncol. 2013;31(2):e24-7.

Gill SS, Frew J, Fry A, Adam J et al. Priorities for the head and neck cancer patient, their companion and members of the multidisciplinary team and decision regret. Clin Oncol (R Coll Radiol). 2011;23(8):518-24.

Glenny AM, Fernandez Mauleffinch LM et al. Interventions for the prevention and treatment of herpes simplex virus in patients being treated for cancer. Cochrane Database Syst Rev. 2009;(1):CD006706.

Goldberg SL, Chiang L, Selina N et al. Patients perceptions about chemotherapy-induced oral mucosites: implications for primary/secondary prophylaxis strategies. Support Care Cancer. 2004;12(7):526-30.

Gomez DR, Estilo CL, Wolden SL et al. Correlation of osteoradionecrosis and dental events with dosimetric parameters in intensity-modulated radiation therapy for head-and-neck cancer. Int J Radiat Oncol Biol Phys. 2011;81(4):e207-13.

Gonçalves M, Rodrigues TR, Friedrich CF et al. Prevalência e caracterização do trismo no câncer de cabeça e pescoço. Rev Bras Cir Cabeça Pescoço. 2014;43(4):158-62.

Guimarães Jr. J. Câncer de boca. Disponível em: <http://estomatologista. blogspot.com.br/2011/12/cancer-de-boca-cronica-radiofonica.html>.

Guimarães Jr. J. A Estomatologia no âmbito hospitalar. Disponível em: <http://estomatologista.blogspot.com.br/2012/09/a-estomatologia-no-ambito-hospitalar.html>.

Guimarães Jr. J. Expectativa de câncer oral – EUA, 2012. Disponível em: <http://estomatologista.blogspot.com.br/2012/04/expectativa-de-cancer-oral-eua-2012.html>.

Guimarães Jr. J. O ato de fumar e o câncer. Disponível em: <http://estomatologista.blogspot.com.br/2011/11/o-ato-de-fumar-e-o-cancer.html>.

Guimarães Jr. J. O estomatologista e o transplante de medula óssea. Disponível em: <http://estomatologista.blogspot.com.br/2012/01/o-estomatologista-e-o-transplante-de.html>.

Guimarães Jr. J. O que a Estomatologia pode fazer pelos pacientes e pelos profissionais de saúde. Disponível em: <http://estomatologista.blogspot.com.br/2012/07/o-que-estomatologia-pode-fazer-pelos.html>.

Guimarães Jr J. O que é Estomatologia. Disponível em: <http://estomatologista.blogspot.com.br/2011/10/o-que-e-estomatologia.html>.

Guimarães Jr. J. Quimioterapia e alterações do paladar. Estomatonotícias. Disponível em: <http://estomatologista.blogspot.com.br/2012/01/quimioterapia-e-alteracoes-do-paladar.html>.

Guimarães Jr. J. Quosque tandem Catilina abutere patientia nostra? Disponível em: <http://estomatologista.blogspot.com.br/2012/02/quousque-tandem-abutere-catilina.html>.

Hellstein JW, Adler RA, Edwards B et al. Managing the care of patients receiving antiresorptive therapy for prevention and treatment of osteoporosis: executive summary of recommendations from the American Dental Association Council on Scientific Affairs. J Am Dent Assoc. 2011;142(11):1243-51.

Hood AF. Efeitos colaterais cutâneos da quimioterapia do câncer. In: Oncologia Cutânea. Clin Med Am do Norte. 1986;1:197-220.

Karagozoglu KH, Dekker HA, Rietveld D et al. Proposal for a new staging system for osteoradionecrosis of the mandible. Med Oral Patol Oral Cir Bucal. 2014;19(5):e433-7.

Kielbassa AM, Hinkelbein W, Hellwige E et al. Radiation-related damage to dentition. The Lancet Oncol. 2006;7(4):326-35.

Kumar N, Brooke A, Burke M et al. The oral management of oncology patients requiring radiotherapy, chemotherapy and/or bone marrow transplantation. Clinical Guidelines Updated 2012. Londres: The Royal College of Surgeons of England and The British Society for Disability and Oral Health. 2012.

Kumar S, Ram S, Navazesh M. Salivary gland and associated complications in head and neck cancer therapy. J Calif Dent Assoc. 2011;39(9):639-47.

Lalla RV, Latortue MC, Hong CH et al. A systematic review of oral fungal infections in patients receiving cancer therapy. Support Care Cancer. 2010;18:985-92.

Lalla RV, Saunders DP, Peterson DE. Chemotherapy or radiation-induced oral mucositis. Dent Clin North Am. 2014;58(2):341-9.

Lalla RV, Schubert MM, Bensadoun RJ et al. Anti-inflammatory agents in the management of alimentary mucositis. Support Care Cancer. 2006;14(6):558-65.

Landesberg R, Eisig S, Fennoy I, Siris E. Alternative indications for bisphosphonate therapy. J Oral Maxillofac Surg. 2009;67(5 suppl):27-34.

Leite CA, Bittencourt WS, Briezinski JP et al. Fototerapia com laser em baixa intensidade no tratamento da mucosite oral. UNOPAR Cient Ciênc Biol Saúde. 2015;17(3):203-5.

Lo JC, O'Ryan FS, Gordon NP et al. Predicting risk of osteonecrosis of the jaw with oral bisphosphonate exposure (PROBE) investigators. Prevalence of osteonecrosis of the jaw in patients with oral bisphosphonate exposure. J Oral Maxillofac Surg. 2010;68(2):243-53.

Lodi G, Sardella A, Salis A et al. Tooth extraction in patients taking intravenous bisphosphonates: a preventive protocol and case series. J Oral Maxillofac Surg. 2010;68(1):107-110.

Louise KM, Brennan MT, Noll JL et al. Radiation-induced trismus in head and neck cancer patients. Support Care Cancer. 2008;16(3):305-9.

Lovelace TL, Fox NF, Sood AJ et al. Management of radiotherapy-induced salivary hypofunction and consequent xerostomia in patients with oral or head and neck cancer: meta-analysis and literature review. Oral Surg Oral Med Oral Pathol Oral Radiol. 2014;117:595-607.

Martins MA, Martins MD, Lascala CA et al. Association of laser phototherapy with PRP improves healing of bisphosphonate-related osteonecrosis of the jaws in cancer patients: a preliminary study. Oral Oncol. 2012;48(1):79-84.

Migliorati CA, Epstein JB, Abt E et al. Osteonecrosis of the jaw and bisphosphonates in cancer: a narrative review. Nat Rev Endocrinol. 2011;7(1):34-42.

Migliorati CA, Mattos K, Palazzolo MJ. How patients' lack of knowledge about oral bisphosphonates can interfere with medical and dental care. J Am Dent Assoc. 2010;141(5):562-6.

Migliorati CA, Woo SB, Hewson I et al. Bisphosphonate Osteonecrosis Section, Oral Care Study Group, Multinational Association of Supportive Care in Cancer (MASCC)/International Society of Oral Oncology (ISOO). A systematic review of bisphosphonate osteonecrosis (BON) in cancer. Support Care Cancer. 2010;18(8):1099-106.

Mirabile A, Airoldi M, Ripamonti C et al. Pain management in head and neck cancer patients undergoing chemo-radiotherapy: Clinical practical recommendations. Crit Rev Oncol Hematol. 2016;99:100-6.

Murdoch-Kinch CA. Salivary gland imaging. J Calif Dent Assoc. 2011;39(9):650-4.

Nabil S, Samman N. Incidence and prevention of osteoradionecrosis after dental extraction in irradiated patients: a systematic review. Int J Oral Maxillofac Surg. 2011;40(3):229-43.

Neuprez A, Coste S, Rompen E et al. Osteonecrosis of the jaw in a male osteoporotic patient treated with denosumab. Osteoporos Int. 2014;25(1):393-5.

Nicolatou-Galitis O, Nikolaidi A, Athanassiadis I, Papadopoulou E, Sonis S. Oral ulcers in patients with advanced breast cancer receiving everolimus: a case series report on clinical presentation and management. Oral Surg Oral Med Oral Pathol Oral Radiol. 2013;116(2):e110-6.

Nicolatou-Galitis O, Sarri T, Bowen J et al. Mucositis Study Group of the Multinational Association of Supportive Care in Cancer/International Society of Oral Oncology (MASCC/ISOO). Systematic review of amifostine for the management of oral mucositis in cancer patients. Support Care Cancer. 2013;21(1):357-64.

Niscola P, Tendas A, Cupelli L et al. The prevention of oral mucositis in patients with blood cancers: current concepts and emerging landscapes. Cardiovasc Hematol Agents Med Chem. 2012;10(4):362-75.

O'Halloran M, Boyd NM, Smith A. Denosumab and osteonecrosis of the jaws – the pharmacology, pathogenesis and a report of two cases. Aust Dent J. 2014;59(4):516-9.

Pakosch D, Papadimas D, Munding J et al. Osteonecrosis of the mandible due to anti-angiogenic agent, bevacizumab. Oral Maxillofac Surg. 2012; 16. [Epub ahead of print].

Parise Jr. O. Câncer de boca: aspectos básicos e terapêuticos. São Paulo: Sarvier; 2000.

Peddi P, Lopez-Olivo MA, Pratt GF, Suarez-Almazor ME. Denosumab in patients with cancer and skeletal metastases: a systematic review and meta-analysis. Cancer Treat Rev. 2013;39(1):97-104.

Peterson DE, Cariello A. Mucosal damage: a major risk factor for severe complications after cytotoxic therapy. Semin Oncol. 2004;31(3 Suppl 8):35-44.

Pinel B, Cassou-Mounat T, Bensadoun RJ. Candidose oropharyngée et radiothérapie. Cancer Radiother. 2012;16(3):222-9.

Posner MR (Edit). Options in the treatment of head and neck cancer. New York: CMP Medica; 2006.

Purdue E. Aneurysmal bone cysts: denosumab extends its reach. Transl Res. 2014;164(2):135-8.

Ram S, Kumar S, Navazesh M. Salivary Gland Hypofunction. J Calif Dent Assoc. 2011;39(9):656-9.

Reginster JY, Neuprez A, Beaudart C et al. Antiresorptive drugs beyond bisphosphonates and selective oestrogen receptor modulators for the management of postmenopausal osteoporosis. Drugs Aging. 2014;31(6):413-24.

Robien K, Schubert MM, Bruemmer B et al. Predictors of oral mucositis in patients receiving hematopoietic cell transplants for chronic myelogenous leukemia. Clin Oncol. 2004;22(7):1268-75.

Rodrigues EAC, Richtmann R. IRAS – Infecções relacionadas à assistência à saúde. São Paulo: Sarvier; 2008.

Ruggiero S, Gralow J, Marx RE et al. Practical guidelines for the prevention, diagnosis, and treatment of osteonecrosis of the jaw in patients with cancer. J Oncol Pract. 2006;2(1):7-14.

Ruggiero SL, Dodson TB, Fantasia J et al.; American Association of Oral and Maxillofacial Surgeons. American Association of Oral and Maxillofacial Surgeons position paper on medication-related osteonecrosis of the jaw. 2014 update. J Oral Maxillofac Surg. 2014;72(10):1938-56.

São Paulo. Governo do Estado de São Paulo. Secretaria da Saúde. Guia de orientações sobre medicamentos. Disponível em: www.saude.sp.gov.br/.../guia...medicamentos/guia_orientacoes_medicamentos.pdf.

Schindler A, Denaro N, Russi EG et al. Dysphagia in head and neck cancer patients treated with radiotherapy and systemic therapies: Literature review and consensus. Crit Rev Oncol Hematol. 2015;96(2):372-84.

Schreuder WH, Coumou AW et al. Alternative pharmacologic therapy for aggressive central giant cell granuloma: denosumab. J Oral Maxillofac Surg. 2014;72(7):1301-9.

Sennhenn-Kirchner S, Freund F, Grundmann S et al. Dental therapy before and after radiotherapy–an evaluation on patients with head and neck malignancies. Clin Oral Investig. 2009;13(2):157-64.

Shibahara T, Morikawa T, Yago K et al. National survey on bisphosphonate-related osteonecrosis of the jaws in Japan. J Oral Maxillofac Surg. 2018;76(10):2105-12.

Ship JA. Xerostomia, diagnóstico, controle e implicações clínicas. In: Edgar M, Dawes C, O'Mullane D. Saliva e saúde bucal. 3. ed. São Paulo: Santos; 2010. pp. 50-70.

Silverman Jr. S. Oral cancer. 4. ed. Hamilton: BC Decker; 1998.

Sonis ST. The pathobiology of mucositis. Nat Rev Cancer. 2004;4:277-84.

Spielberger R, Stiff P, Bensinger W et al. Palifermin for oral mucositis after intensive therapy for hematologic cancers. N Engl J Med. 2004;351(25):2590-8.

Sulaiman F, Huryn JM, Zlotolow IM. Dental extractions in the irradiated head and neck patient: a retrospective analysis of Memorial Sloan-Kettering Cancer Center protocols, criteria, and end results. J Oral Maxillofac Surg. 2003;61(10):1123-31.

Teoh KH, Huryn JM, Patel S et al. Implant prosthodontic rehabilitation of fibula free-flap reconstructed mandibles: A Memorial Sloan-Kettering Cancer Center review of prognostic factors and implant outcomes. Int J Oral Maxillofac Implants. 2005;20(5):738-46.

Teoh KH, Patel S, Hwang F et al. Prosthetic intervention in the era of microvascular reconstruction of the mandible. A retrospective analysis of functional outcome. Int J Prosthodont. 2005;18(1):42-54.

Tierney Jr. LM, McPhee SJ, Papadakis MA. Current Medical Diagnosis & Treatment. New York: Lange/McGraw-Hill; 2004.

Toossi MTB, Ghorbani M, Akbari F et al. Evaluation of the effect of tooth and dental restoration material on electron dose distribution and production of photon contamination in electron beam radiotherapy. Australas Phys Eng Sci Med. 2016;39(1):113-22.

Troeltzsch M, Woodlock T, Kriegelstein S et al. Physiology and pharmacology of nonbisphosphonate drugs implicated in osteonecrosis of the jaw. J Can Dent Assoc. 2012;78:c85.

van den Hurk CJ, Breed WP, Nortier JW. Short post-infusion scalp cooling time in the prevention of docetaxel induced alopecia. Support Care Cancer. 2012;20(12):3255-60.

van Poznak CH, Darke A, Moinpour CM et al. Dental health status and patient-reported outcomes at baseline in patients participating in the osteonecrosis of the jaw registry study, SWOG S0702. Support Care Cancer. 2017;25(4):1191-9.

Verrone JR, Alves FA, Prado JD, Marcicano AD, de Assis Pellizzon AC, Damascena AS et al. Benefits of an intraoral stent in decreasing the irradiation dose to oral healthy tissue: dosimetric and clinical features. Oral Surg Oral Med Oral Pathol Oral Radiol. 2014;118(5):573-8.

Vescovi P, Merigo E, Meleti M, Manfredi M, Guidotti R, Nammour S. Bisphosphonates-related osteonecrosis of the jaws: a concise review of the literature and a report of a single-centre experience with 151 patients. J Oral Pathol Med. 2012;41(3):214-21.

Villa A, Akintoye SO. Dental management of patients who have undergone oral cancer therapy. Dent Clin North Am. 2018;62(1):131-42.

Watters AL, Epstein JB, Agulnik M. Oral complications of targeted cancer therapies: A narrative literature review. Oral Oncol. 2011;47(6):441-8.

Worthington HV, Clarkson JE, Bryan G, Furness S, Glenny AM, Littlewood A et al. Interventions for preventing oral mucositis for patients with cancer receiving treatment. Cochrane Database Syst Rev, 2011;(4):CD000978.

Yarom N, Elad S, Madrid C, Migliorati CA. Osteonecrosis of the jaws induced by drugs other than bisphosphonates – a call to update terminology in light of new data. Oral Oncol. 2010;46(1):e1.

Terapêutica Medicamentosa de Algumas Doenças Estomatológicas | Como Prescrever e Atestar

15

Jayro Guimarães Júnior

Introdução

Neste capítulo serão apresentadas as possibilidades terapêuticas das alterações estomatológicas mais comuns com que o profissional de saúde (PS) se depara em seu dia a dia. Entende-se que o clínico deve ter a consciência ética de procurar conhecer profundamente os medicamentos: natureza química e indicações terapêuticas; biodisponibilidade e farmacocinética, biotransformação e farmacodinâmica; absorção e excreção; interações medicamentosas, posologia, apresentação, efeitos colaterais, uso adequado em adultos, gestantes e crianças; e até o preço do medicamento que esteja receitando.

O assunto é vastíssimo e requer dedicação diária aos estudos para que, aos poucos, essas informações sejam assimiladas pelo clínico. Este deve dispor de livros de terapêutica e farmacologia atualizados ou saber acessar dados confiáveis na internet para poder consultá-los, quando for necessário.

Um dicionário de especialidades farmacêuticas, impresso ou digitalizado, atualizado é um manual absolutamente imprescindível. Nada é mais desagradável que, ao consultar um PS, ele fazer uso de guias que, de tão antigos, não contenham nenhuma informação sobre o que se refere. Desagradável também será o clínico receitar fármacos que há muito tempo foram retirados do mercado e, além de desconhecer as novas formulações, não saber se uma alteração física do paciente (PAC) em tratamento pode ou não decorrer dos tratamentos receitados.

Todas as apresentações e posologias apresentadas neste capítulo podem sofrer alterações, que variam de acordo com o interesse dos fabricantes. Não foram detalhados todos os medicamentos existentes no mercado, pois esse não é o objetivo deste capítulo.

Alguns efeitos adversos de medicamentos novos ou antigos tanto podem ser detectados pelas agências de controle brasileiras como também ser julgados por agências estrangeiras. Cabe ao PS ficar atento a essas notícias, advertências e/ou proibições.

Na história médica, especialmente de PAC geriátricos em uso de polifármacos, muitos tratamentos atuais são relatados, e o estomatologista deve consultar esses guias terapêuticos para entender o que está se passando e como, com seu eventual receituário, evitar interações medicamentosas nocivas ao estado clínico geral dos PAC.

No Brasil, existem vários remédios genéricos, geralmente com preços mais baixos que os de marca. Uma lista atualizada desses medicamentos que não param de se expandir torna-se obrigatória.

O PS deve conhecer a burocracia exigida pelos sistemas de distribuição de medicamentos populares e gratuitos para poder receitar de acordo com as normas exigidas. Às vezes, a falta de um carimbo pode ser o impeditivo maior.

Neste capítulo, será enfatizado o tratamento de doenças infecciosas e serão apresentados os medicamentos antimicrobianos, pois se trata do tipo de doença mais frequente na prática estomatológica.

De antemão se esclarece que alguns preferem denominar antibióticos somente os fármacos naturais e quimioterápicos, os produtos de síntese laboratorial. Considerando-se que existem os semissintéticos, e, por facilidade, adotou-se neste capítulo unicamente o termo "antibiótico" (ATB).

Antibióticos antibacterianos

Os ATB antibacterianos são classificados, de acordo com sua atividade antimicrobiana, em bactericidas e bacteriostáticos, conforme destruam os microrganismos (MO) ou apenas impeçam o seu crescimento.

Principalmente nas infecções agudas, os bactericidas são preferíveis aos bacteriostáticos, pois além de impedirem o desenvolvimento de MO, também são responsáveis pela diminuição em sua contagem.

Embora deva-se considerar as defesas imunitárias do hospedeiro, a dependência desses mecanismos é menor quando se opta pelos bactericidas. Uma das razões é porque os bactericidas, mesmo nas dosagens letais mínimas, causam danos, geralmente na parede celular do MO, resultando em lise bacteriana.

Contrariamente, os bacteriostáticos necessitam da manutenção de níveis séricos constantes, acima das concentrações inibitórias mínimas (CIM).

Uso racional de antibióticos

O conceito de uso racional de ATB tem a seguinte base: utilizar os ATB necessários, com espectro de ação e efeitos adversos adequados para o PAC e sua infecção, com a posologia e a duração efetivas e com adequadas farmacocinética e farmacodinâmica.

A necessidade imperiosa de se adotar esse conceito se deve à crescente resistência bacteriana e ao desproporcional advento de novos ATB capazes de contornar o problema. Como as infecções são doenças tratadas, geralmente, a curto prazo, e os laboratórios parecem estar mais interessados em desenvolver medicamentos usados a longo prazo (ou definitivamente), os MO estão persistindo (Quadro 15.1). Alguns deles estão cada vez mais resistentes a todos os ATB existentes: são os chamados multirresistentes (multi-R).

Uma pesquisa canadense de Daneman et al. demonstrou mau uso de ATB em 66.901 idosos residentes em 630 instalações de cuidados de longa duração (Quadro 15.2).

Os ATB são usados na prática odontológica com frequência. Estima-se que 10% de todas suas prescrições estejam relacionadas com infecções dentárias.

A penicilina e outros betalactâmicos, bem como a associação amoxicilina-clavulanato, são os medicamentos mais prescritos pelos cirurgiões-dentistas. Prescritos em pequena quantidade e utilizados por curtos períodos de tempo, os ATB na prática odontológica são caracterizados pelo empirismo conservador com base (ou sem base alguma) em fatores epidemiológicos clínicos e bacteriológicos. Por causa disso, ocorre aumento do número de cepas bacterianas multi-R aos ATB convencionais na microbiota oral.

Há pouca variação nas classes de ATB que os cirurgiões-dentistas prescrevem. Assim, é importante identificar a potencial presença de cepas dentro da microbiota oral que expressam resistência para ATB. Deve ser dada especial atenção aos ATB que são usados com mais frequência na prática odontológica.

A prescrição de ATB na Odontologia é relativamente pequena, mas ainda assim significativa. Com o surgimento de espécies bacterianas resistentes aos ATB, é necessário tornar-se vigilante sobre sua prescrição, tanto o PS quanto o PAC, e entender quando seu uso é indispensável e apropriado a determinado tratamento (Lewis, 2008).

A prescrição simultânea de medicamentos anti-inflamatórios não esteroidais (AINE) pode modificar a biodisponibilidade dos ATB. Por exemplo, a administração de 100 mg de diclofenaco sódico por via oral reduziu a biodisponibilidade oral de 2 g de amoxicilina, devido à diminuição na absorção, e aumentou em 18% a excreção renal da amoxicilina. Inversamente, a administração de piroxicam 20 mg/dia, associado à azitromicina 500 mg/dia, durante 7 dias, provocou a redução na distribuição de piroxicam na gengiva e no osso alveolar.

Os ATB são indicados para tratamento de infecções orais odontogênicas e não odontogênicas, como profilaxia contra infecção focal e local, e a que se espalhou para os tecidos vizinhos e órgãos. Gravidez, insuficiência renal e insuficiência hepática são situações que requerem cuidado especial por parte do PS que irá indicar o tratamento com ATB.

Este capítulo pretende contribuir para o uso racional de ATB pela análise das características gerais desses medicamentos.

Os princípios para o uso racional dos ATB estão listados nos Quadros 15.3 e 15.4.

Os ATB bactericidas atuam unicamente nos MO que se encontram em fase de crescimento, provocando sua morte, inibindo de maneira irreversível reações bioquímicas essenciais ou destruindo estruturas celulares vitais.

Os ATB bacteriostáticos bloqueiam de maneira reversível a síntese dos ácidos nucleicos ou das proteínas e, uma vez interrompida sua administração, a síntese dessas substâncias é reiniciada e os MO voltam a proliferar.

O caráter bactericida ou bacteriostático é relativo e depende da concentração alcançada pelo medicamento no meio onde atua o MO e da sensibilidade deste. Quando se classifica um ATB como bactericida ou bacteriostático, refere-se à concentração terapêutica média a ser utilizada e a média de germes sobre os quais ela atua.

Qualquer ATB pode ter efeito bactericida ou bacteriostático em determinado germe *in vitro*, dependendo da sua concentração no meio.

A prescrição de associações de ATB reflete o conhecimento do PS, que sempre que possível, deve evitá-la, principalmente de bactericidas com bacteriostáticos. As consequências dessas associações podem ser as relatadas no Quadro 15.5.

O Quadro 15.6 mostra alguns exemplos de ATB bactericidas e bacteriostáticos.

Quadro 15.1 | Informações sobre o uso irracional de medicamentos.

- Mais de 50% de todos os medicamentos são prescritos, dispensados ou vendidos inadequadamente, e metade dos doentes não os utiliza corretamente
- O uso excessivo, a subutilização ou o mau uso de medicamentos prejudica as pessoas e desperdiça recursos
- Mais de 50% de todos os países não adotam políticas básicas para promover o uso racional de medicamentos
- Nos países em desenvolvimento, menos de 40% dos pacientes no setor público e 30% no setor privado são tratados de acordo com as diretrizes clínicas. Por exemplo:
  - Menos de 60% das crianças com diarreia aguda recebem terapia de reidratação oral adequada, e mais de 40% recebem ATB desnecessariamente
  - Apenas 50% das pessoas com malária recebem o antimalárico de primeira linha recomendado
  - Apenas 50 a 70% das pessoas com pneumonia são tratados com ATB apropriados, e até 60% das pessoas com infecção viral no sistema respiratório superior recebem ATB indevidamente
- Possíveis intervenções – combinação de cuidados de saúde, que incluem:*
  - Educação dos provedores e sua supervisão
  - Educação do consumidor
  - Oferta adequada de medicamentos (eficaz em melhorar o uso de medicamentos).

ATB, antibióticos. *Aplicadas isoladamente, essas intervenções têm impacto limitado.

Quadro 15.2 | Uso irracional de antibióticos (ATB) constatado em pesquisa realizada com 66.901 idosos canadenses, durante 1 ano.

- Aproximadamente 50.061 (77,8%) idosos canadenses participaram de um ciclo de tratamento com ATB (com 51.540 receitas ou tratamentos de ATB prescritos)
- O período de tratamento com o ATB selecionado foi de 7 dias, mas, em 23.124 (44,9%) casos, esse tempo foi ultrapassado; 21% dos prescritores superaram o limiar de 7 dias
- Conclusões: os ATB frequentemente são prescritos por longos períodos e escolhidos mais pela preferência do prescritor que pelas características do paciente
- Estudos futuros avaliarão as intervenções de prescrição de ATB visando sistematicamente encurtar as durações médias de tratamento para reduzir complicações, custos e resistência associada ao uso excessivo dessa classe de medicamentos

15 | Terapêutica Medicamentosa de Algumas Doenças Estomatológicas | Como Prescrever e Atestar   221

Quadro 15.3 — Princípios para o uso racional de antibióticos (ATB).

- Evitar autossuficiência dos conhecimentos médicos e ignorância sobre diagnóstico e tratamento das doenças infecciosas
- Evitar o uso desnecessário
- Não utilizar nos seguintes casos:
  - Diagnóstico errôneo e paciente sem infecção
  - Crença errada de que, se não fizer bem, mal não fará
  - Edema por traumatismo ou produto químico
  - Dor por pulpite ou quando o processo infeccioso se circunscrever ao canal radicular
  - Alveolite seca não complicada
  - Pericoronarite muito localizada
  - Periodontopatias, quando o tratamento tópico for suficiente
  - Abscessos sem drenagem
  - Quadro clínico com dor, edema e eritema ou hipertermia localizada em pacientes com outros dados normais em relação à sua saúde geral. Esse quadro possivelmente tem etiofisiopatogenia não infecciosa
- Atentar-se às propriedades farmacocinéticas e farmacodinâmicas dos medicamentos receitados
- Não usar associações desnecessárias (uso de politerapia quando a monoterapia for suficiente)
- Não usar medicamentos de amplo espectro, quando bastarem os de menor amplitude
- Indicar a posologia mais eficaz, de acordo com a farmacocinética e a farmacodinâmica. Corrigir a posologia diante de insuficiências sistêmicas (p. ex., renal ou hepática), de faixas etárias específicas (crianças ou idosos) e de peso corpóreo
- Não usar as vias intramuscular ou intravenosa quando a via oral bastar (e vice-versa)
- Escolher o empirismo apropriado para tratamento e profilaxia. Reavaliar a terapêutica empírica, quando os MO e a sensibilidade específica forem conhecidos e/ou houver falha da escolha nesse tipo de tratamento
- Evitar erros na duração do tratamento. Atentar quando o período de tratamento for:
  - Prolongado irracionalmente (usar o tempo mais curto possível)
  - Muito curto para ser efetivo (no mínimo 3 dias após desaparecimento da sintomatologia)
- Não trocar a boa experiência clínica e os bons resultados de medicamento usual por novo medicamento cujos resultados sejam completamente desconhecidos
- Não confundir colonização com infecção
- Não tratar viroses e micoses com antibacterianos
- Evitar erros no diagnóstico laboratorial:
  - Microbiológico
  - Interpretação errada do antibiograma
  - Uso de ATB antes da coleta para cultura e antibiograma
- Ajustar a medicação após cultura, antibiograma e CIM
- Proceder ao acompanhamento clínico (avaliar clinicamente, buscando possível ineficácia por provável resistência do MO).

CIM, concentração inibitória mínima; MO, microrganismo.

Quadro 15.4 — Regras gerais de quando usar ou não antibióticos (ATB).

Usar quando

- A doença for diagnosticada e tiver sua etiologia conhecida e identificada
- O paciente estiver febril em virtude de infecção bacteriana
- Houver infecção persistente após drenagem ou desbridamento dos tecidos
- A infecção se ampliar sem localização precisa
- Considerar que se justifique por:
  - Alta probabilidade de ocorrerem infecções sistêmicas, como endocardite bacteriana e febre reumática
  - Imunodeficiência do paciente, por exemplo, AIDS, doença autoimune controlada por corticosteroides, neoplasias etc.
  - Comorbidade que levou a transplante, implante ou enxertia
  - Comorbidades como diabetes descompensado ou outras doenças sistêmicas com risco elevado
- Houver trismo com sinais infecciosos vizinhos
- Houver celulite
- Executar cirurgia de processos agudos
- Houver abscessos dentoalveolares não resolvidos pela simples drenagem
- Existirem periodontopatias claramente refratárias ao tratamento local
- Colocar implantes (frequentemente uma única tomada)
- Houver boa relação custo/benefício*

Não usar quando

- O conhecimento do prescritor foi obtido somente por meio de:
  - Testemunho de colegas
  - Extrapolação indevida de estudos específicos em dada população para outra na qual a eficácia não foi estudada
- Estiver dando crédito excessivo a propagandistas e publicações comerciais ou leigas
- Faltar conhecimento sobre os custos envolvidos no tratamento
- Existir avidez e afoiteza no uso do novo medicamento
- Existir atraso no conhecimento de dados sobre tratamentos já consagrados
- For o primeiro (novidadeiro) a testá-lo ou o último (superado)
- Houver falta de confiança ou compreensão do valor das defesas imunológicas, usando "um míssil para matar um pernilongo"
- Não tiver conhecimento dos efeitos colaterais e das interações medicamentosas, inclusive no uso concomitante de medicamentos antagônicos
- Faltar disponibilidade de guia terapêutico atualizado e frequência em cursos de educação continuada, ou, pelo menos, falta de autodidatismo

AIDS, síndrome da imunodeficiência adquirida. *É inútil, inclusive, receitar ATB mais custosos do que o paciente pode pagar. O profissional de saúde deve sempre saber quanto vale o que está receitando.

Quadro 15.5 — Prováveis consequências das associações de antibióticos, segundo sua forma de atuação.

- Bactericida + bactericida: sinergismo entre os medicamentos (um potencializa a ação do outro). Por exemplo: aminoglicosídeos + penicilinas
- Bacteriostático + bacteriostático: sinergismo entre os medicamentos. Por exemplo: sulfas + trimetoprima (essa associação pode até se tornar bactericida)
- Bactericida + bacteriostático: antagonismo entre os medicamentos:
  - Os medicamentos bactericidas, principalmente os inibidores de parede celular (p. ex., penicilinas), necessitam de certo grau de crescimento microbiano para atuarem, momento em que a biossíntese está no auge
  - Com a presença do bacteriostático, o metabolismo microbiano não proporciona condições para atuação do bactericida

Antibioticoprofilaxia dos procedimentos odontológicos

Superfícies mucosas são povoadas por densa microbiota endógena. Traumatismos nas superfícies mucosas, particularmente em sulco gengival ao redor dos dentes, orofaringe, sistema gastrintestinal, uretra e vagina liberam, transitoriamente, diferentes espécies microbianas na corrente sanguínea. Bacteriemia transitória causada por estreptococos viridantes e outros MO da microbiota oral são frequentes em exodontias e outros procedimentos odontológicos rotineiros. Embora controverso, a frequência e a intensidade das bacteriemias resultantes são relacionadas à natureza e à magnitude dos traumatismos nos tecidos, à densidade da microbiota e ao grau de inflamação ou à infecção no local do traumatismo. As espécies microbianas que entram na circulação dependem unicamente da microbiota

Fundamentos de Odontologia | Estomatologia

Quadro 15.6	Exemplos de antibióticos bactericidas e bacteriostáticos.

Bactericidas
- Aminoglicosídeos
  - Neomicina, gentamicina, tobramicina, amicacina, canamicina e estreptomicina
- Quinolonas
  - Ciprofloxacino, levofloxacino, ofloxacino, norfloxacino, acrosoxacino e pefloxacino
- Penicilinas (ver Quadro 15.13)
- Cefalosporinas (ver Quadro 15.26)
- Rifampicina, rifamicina
- Carbapenêmicos
  - Ertapeném, doripeném, imipeném e meropeném
- Glicopeptídios
  - Teicoplanina e vancomicina
- Tetraciclinas
  - Clortetraciclina, oxitetraciclina, minociclina e doxiciclina

Bacteriostáticos
- Cloranfenicol
- Sulfonamidas
  - Sulfadiazina, sulfadimidina, sulfametopirazina, sulfametoxazol e trimetoprima
- Sulfonas
- Nitrofurantoína
- Macrolídios
  - Eritromicina, claritromicina, azitromicina e roxitromicina
- Lincosamidas
  - Lincomicina e clindamicina
- Espectinomicina
- Isoniazida
- Nitroimidazol: metronidazol

endógena que coloniza o local particularmente traumatizado (Wilson et al., 2007).

Silva (2012) lembra que o ATB ministrado por curtíssimo prazo, logo antes do procedimento cirúrgico, não se destina a esterilizar tecidos, mas reduzir a carga microbiana de contaminação intraoperatória de modo que ela não interfira nas defesas do hospedeiro. Uma segunda dose deve ser administrada caso a duração do procedimento ultrapasse 4 horas ou se houver perda sanguínea acima de 2 ℓ.

Sabe-se que a endocardite bacteriana (EB) é consequência da colonização de lesão preexistente, geralmente composta de fibrina e plaquetas, que se desenvolve a partir da ruptura do revestimento endotelial em virtude de doença, corpos estranhos e fluxo turbulento de sangue. Essa acumulação de fibrina, produtos derivados de sangue e plaquetas, conhecida como endocardite trombótica não bacteriana, adere ao endotélio danificado. O endotélio é, posteriormente, colonizado por bactérias, o que, por sua vez, estimula a agregação de plaquetas e bactérias que se incorporam às vegetações aí existentes.

Anomalias cardíacas congênitas ou adquiridas podem predispor o coração a apresentar danos endoteliais e formação de endocardite trombótica não bacteriana. Essas condições podem alterar a hemodinâmica do coração, provocando turbulência, o que, de alguma forma, aumenta a exposição do endotélio cardíaco, predispondo-o à infecção bacteriana, geralmente estreptocócica.

Há relativamente poucas situações em que que a profilaxia antibiótica é indicada. Além dos casos de EB e de infecções tardias por próteses ortopédicas claramente definidas, não há consenso entre os especialistas sobre a necessidade de profilaxia. Existe grande variação de protocolos recomendados, mas pouca base científica para suas recomendações. A nova tendência parece ser a de evitar o uso profilático de ATB em tratamentos odontológicos, a menos que exista indicação clara (ver Quadro 15.7).

Em geral, sangramentos ocorrem durante procedimentos odontológicos em PAC com ou sem doença periodontal. Orientações anteriores da American Heart Association (AHA) recomendavam a profilaxia antibiótica para procedimentos odontológicos nos quais a hemorragia tinha sido antecipada, mas não para aqueles nos quais o sangramento não era previsto.

Como as recomendações da AHA para a prevenção de EB dedicam-se a combater a bacteriemia transitória após procedimentos invasivos, seus protocolos são usados para prevenção dessa cardiopatia e da infecção do local cirúrgico em feridas não contaminadas, tanto no âmbito odontológico quanto em cirurgias de cabeça e pescoço.

Das recomendações anteriores (1997) para as atuais (2007), ocorreram algumas modificações, estando as principais listadas no Quadro 15.8.

Assim sendo, como já antecipado, em 2007 a AHA e a American Dental Association (ADA) mudaram seus protocolos

Quadro 15.7	Princípios gerais para o uso profilático de antibióticos.*

- O medicamento deve estar biodisponível na concentração plasmática adequada antes da disseminação dos MO
- Para ser efetivo e minimizar os efeitos adversos, o ATB deve estar nos tecidos no momento da contaminação (cirurgia) e continuar até 4 h após a cessação desta
- O medicamento deve ser administrado em dosagens suficientes para alcançar quatro vezes a CMI dos MO
- Bactericidas ou bacteriostáticos: a preferência pelos últimos em detrimento dos primeiros é irracional
- Para cada procedimento, o tempo do risco deve ser conhecido, e a profilaxia deve ser mantida enquanto a contaminação cirúrgica persistir. Cirurgias demoradas podem necessitar de doses de reforço
- O procedimento deve apresentar risco significativo de contaminação e grande risco de incidência de infecção
- Os benefícios devem superar os riscos de alergia, toxicidade e superinfecção relacionados com ATB e desenvolvimento de cepas microbianas resistentes a ele
- Os MO que provavelmente podem causar infecção são conhecidos, e o medicamento deve ser efetivo contra eles
- A sensibilidade aos ATB deve ser conhecida

CMI, concentração mínima inibitória; MO, microrganismos. *Estes não são os recomendados pela American Heart Association para prevenção de endocardite bacteriana.

Quadro 15.8	Diferenças entre as recomendações da American Heart Association (AHA) em 1997 e 2007 sobre prevenção da endocardite bacteriana (EB).

- A EB tem maior probabilidade de resultar da exposição frequente a bacteriemias aleatórias associadas às atividades diárias do que de bacteriemia causada durante procedimento odontológico ou de manobra no sistema gastrintestinal
- Diante de bacteriemia aleatória, a profilaxia somente é capaz de prevenir poucos casos de EB
- O risco de eventos adversos associados aos ATB excede as vantagens da antibioticoprofilaxia
- A manutenção de boa saúde e higiene bucal pode reduzir a incidência de bacteriemia nas atividades diárias, sendo mais importante do que o uso profilático de ATB em um procedimento dentário, para reduzir o risco de EB

ATB, antibióticos.

15 | Terapêutica Medicamentosa de Algumas Doenças Estomatológicas | Como Prescrever e Atestar | 223

recomendados para profilaxia antibiótica contra a EB. Além disso, a American Academy of Orthopaedic Surgeons (AAOS) também emitiu nova recomendação contra profilaxia antibiótica em PAC com próteses ortopédicas. Essas alterações refletem a mudança de atitudes em relação ao uso de ATB em PAC com risco de desenvolver bacteriemias decorrentes de procedimentos odontológicos (Quadros 15.9 a 15.12).

São exemplos de doenças cardíacas congênitas: fístula arteriovenosa, defeito do septo ventricular, doença valvar aórtica, coarctação da aorta e tetralogia de Fallot.

O prolapso de valva mitral somente merece profilaxia quando apresenta refluxo ou regurgitação para o átrio.

Os procedimentos odontológicos que podem ou não necessitar de profilaxia com ATB estão listados no Quadro 15.10.

Como se vê no Quadro 15.11, o protocolo para prevenção de EB está mais simplificado. A simplificação passa pelas diferenças entre as recomendações de 1997 e as de 2007 (Quadro 15.12).

A profilaxia antibiótica pode estar perto do fim, porque a suposição preventiva em que se baseou não se provou verdadeira.

Embora os ATB tratem infecções instaladas, um benefício limitado tem sido demonstrado na prevenção de infecções. Os dois procedimentos – tratar e prevenir – são totalmente diferentes, uma distinção que parece não ter sido muito contemplada por mais de 50 anos.

É provável que o uso maciço de ATB como prevenção de litígios éticos tenha contribuído para a epidemia global de MO resistentes aos mesmos e a grande quantidade de efeitos adversos graves desconhecidos para os ATB em si.

Existem dados substanciais de que os ATB não previnem bacteriemias. A taxa de risco para EB após tratamento dentário, mesmo em PAC de risco, é muito baixa.

Quadro 15.11 — Condições cardíacas associadas a maiores riscos de eventos adversos de endocardite bacteriana para os quais a profilaxia com procedimentos odontológicos é razoável.*

Situação	ATB	Posologia* para adultos	Posologia** para crianças
Não alérgicos à penicilina			
VO	Amoxicilina	2 g	50 mg/kg
Impedido de usar VO	Ampicilina, cefazolina ou ceftriaxona	2 g IM ou IV 1 g IM ou IV	50 mg/kg IM ou IV 50 mg/kg IM ou IV
Alérgicos à penicilina			
VO	Cefalexina,***,† clindamicina, azitromicina ou claritromicina	2 g 600 mg 500 mg	50 mg/kg IM ou IV 20 mg/kg 15 mg/kg
Impedido de usar VO	Cefazolina, ceftriaxona*** ou clindamicina	1 g IM ou IV 600 mg	50 mg/kg IM ou IV 20 mg/kg

ATB, antibióticos; IM, via intramuscular; IV, via intravenosa; VO, via oral. *Este protocolo é usado para a profilaxia com ATB nos procedimentos odontológicos que a necessitem, de acordo com o conhecimento estabelecido para cada processo específico. Não se refere aqui à profilaxia de endocardite bacteriana. **Importante: sempre uma única dosagem, 30 a 60 minutos antes do procedimento. ***Ou outra cefalosporina de primeira ou segunda geração com a dosagem equivalente para adultos ou crianças. †As cefalosporinas não devem ser usadas em pacientes com história de anafilaxia, angioedema ou urticária, após utilização de penicilina e ampicilina.

Quadro 15.9 — Condições cardíacas associadas a maiores riscos de eventos adversos de endocardite bacteriana (EB) para os quais é razoável a profilaxia com procedimentos odontológicos.

- História de EB ou uso de prótese cardíaca de válvula ou de prótese para reparação de válvula cardíaca lesionada por EB anterior
- Doença cardíaca congênita
- Coronariopatia cianótica não reparada, incluindo desvios (*shunts*) paliativos e condutas reparadoras de cardiopatias congênitas com material protético, se colocado por cirurgia ou por cateterismo, durante os primeiros 6 meses após o procedimento*
- Correção de coronariopatia com defeitos residuais no local ou adjacentes ao local onde se encontra dispositivo protético que inibe a endotelização
- Candidatos a transplante cardíaco que desenvolveram valvulopatia cardíaca

*A profilaxia é razoável porque a endotelização do material protético ocorre no prazo de 6 meses após sua instalação.

Quadro 15.10 — Procedimentos odontológicos que necessitam (ou não) de profilaxia quando se atendem pacientes com quadros clínicos relacionados no Quadro 15.9.

Profilaxia indicada	Todos os procedimentos que envolvam:
	• Manipulação de tecidos gengivais
	• Manipulação na região periapical dos dentes
	• Penetração da mucosa bucal
Profilaxia não indicada	Todos os procedimentos que envolvam:
	• Injeções rotineiras de anestésicos através de tecidos sadios
	• Tomadas de radiografias
	• Colocação de próteses removíveis (parciais ou totais)
	• Colocação de aparelhos ortodônticos e seus ajustes
	• Esfoliação de dentes decíduos
	• Hemorragia por traumatismo de mucosa bucal ou labial

Quadro 15.12 — Resumo de grandes mudanças entre as recomendações da American Heart Association para prevenção de endocardite bacteriana (EB), de 1997 para 2007.

- Bacteriemias resultantes das atividades diárias são muito mais propensas a causar EB do que as associadas a procedimentos odontológicos
- Um número extremamente pequeno de casos de EB pode ser impedido por profilaxia com ATB, mesmo que a profilaxia seja 100% eficaz
- A profilaxia com ATB não é recomendada com base em apenas maior risco à vida por aquisição de EB
- As recomendações para profilaxia de EB devem se limitar apenas às condições listadas no Quadro 15.9
- Profilaxia com ATB não é mais recomendada para qualquer outra forma de coronariopatia, exceto para as condições listadas no Quadro 15.9
- Profilaxia com ATB é razoável para todos os procedimentos odontológicos que envolvam manipulação dos tecidos gengivais e da região periapical dos dentes ou procedimentos invasivos na mucosa bucal apenas para pacientes com condições cardíacas subjacentes associadas a maior risco de efeitos adversos que resultem em EB
- Para procedimentos em sistema respiratório, pele infectada e suas estruturas ou tecido musculoesquelético, a profilaxia com ATB é razoável apenas para pacientes com condições cardíacas subjacentes associadas ao maior risco de efeitos adversos, resultando em EB
- Profilaxia com ATB apenas para impedir a EB não é recomendada para procedimentos nos sistemas digestório e geniturinário
- Embora essas diretrizes recomendem mudanças nas indicações à profilaxia com ATB para EB em procedimentos odontológicos selecionados, o comitê reafirma que os procedimentos médicos listados como não necessitando de profilaxia para EB nas recomendações de 1997 permanecem inalterados e estende essa recomendação para parto vaginal, histerectomia e tatuagem

ATB, antibióticos.

Penicilinas

No Quadro 15.13 são apresentadas as penicilinas.

De acordo com sua farmacocinética, as penicilinas apresentam várias diferenças, as quais sugerem seu uso clínico (Quadro 15.14).

Aminopenicilinas

Penicilinas semissintéticas formadas após a adição de um grupo amino na cadeia lateral, com espectro de ação mais amplo que o das benzilpenicilinas. Nesse grupo estão a ampicilina, a amoxicilina e a bacampicilina; esta última considerada aminopenicilina de segunda geração.

Ao contrário das penicilinas naturais, esses agentes exibem maior estabilidade à hidrólise ácida gástrica. A biodisponibilidade da amoxicilina é maior do que a observada com a ampicilina (75 a 90% com amoxicilina *versus* 30 a 50% com ampicilina). Apresentam boa absorção, tanto oral como parenteral. Alimentos atrasam a absorção de ampicilina e amoxicilina; no entanto, a dosagem da absorção é diminuída apenas para ampicilina.

Têm atividade variável contra os MO gram-negativos e maior atividade que a penicilina G contra os MO anaeróbicos, mas são menos ativas para a maioria das bactérias que são sensíveis para esta. Ao contrário da penicilina G, apresentam atividade contra *Haemophilus influenzae*, *Escherichia coli*, *Proteus mirabilis*, *Salmonella* sp. e *Shigella* sp.

Convém relatar que os MO, particularmente *Escherichia coli* e *Haemophilus influenzae*, têm se tornado cada vez mais resistentes às aminopenicilinas. Devido ao uso indiscriminado, a resistência bacteriana à ampicilina tornou-se muito maior que à amoxicilina. Por essa razão, a ampicilina tem sido utilizada cada vez menos.

Quadro 15.13	Quadro geral das penicilinas.
• Amoxicilina	• Mezlocilina
• Ampicilina	• Meticilina
• Azlocilina	• Nafcilina sódica
• Carbenicilina	• Oxacilina
• Cloxacilina	• Penicilina
• Dicloxacilina	• Piperacilina
• Flucloxacilina	• Ticarcilina

Quadro 15.14		Divisão das penicilinas de acordo com sua farmacocinética.
Grupos		**ATB**
Aminopenicilinas (semissintéticas)		Amoxicilina e ampicilina
Benzilpenicilinas ou penicilinas naturais		Penicilina aquosa ou cristalina, penicilina G procaína, penicilina G benzatina, penicilina V e penicilina V
Penicilinas de amplo espectro	Carboxipenicilinas	Carbenicilina, carfecilina, carindacilina, sulbenicilina e ticarcilina
	Ureidopenicilinas	Azlocilina, mezlocilina e piperacilina
Penicilinas resistentes às betalactamases		Dicloxacilina, meticilina,* nafcilina e oxacilina
Penicilinas de amplo espectro, obtidas por associação com inibidores de betalactamases		Amoxicilina + ácido clavulânico, ampicilina + sulbactam, piperacilina + tazobactam e ticarcilina + ácido clavulânico

ATB, antibióticos. *A meticilina foi o primeiro ATB deste grupo a ser sintetizado. Atualmente é pouco usada devido à ocorrência de nefrite intersticial. Não é mais usada nos EUA. Já existem bactérias resistentes à meticilina.

Amoxicilina

Lançada em 1970 pelo laboratório Beecham, foi obtida por meio da hidroxilação da cadeia fenólica lateral da ampicilina. Difere da ampicilina pela presença de um grupo hidroxila na cadeia benzênica. Empregada com intervalos de 8 horas, a absorção por via oral é melhor do que a da ampicilina. No líquido cefalorraquidiano (LCR), alcança níveis inferiores aos da ampicilina e, por isso, não há vantagem em utilizá-la na terapêutica de PAC com meningoencefalites bacterianas.

A amoxicilina é mais bem absorvida por via oral que a ampicilina. Sua absorção é de 95%, com picos séricos 2 a 2,5 vezes maiores, semelhantes aos obtidos com a ampicilina via IM. Os alimentos não prejudicam sua absorção. A meia-vida é também maior: 8 horas. Para informações mais detalhadas, ver o Quadro 15.15.

Ampicilina

Apresenta meia-vida de 1 a 2 horas, não devendo ser utilizada em intervalos maiores que 6 horas. Com boa distribuição em todos os compartimentos orgânicos, a ampicilina alcança concentrações terapêuticas em LCR, líquido pleural, articulações e fluidos peritoneais, se houver inflamação, e após administração parenteral (Quadro 15.16).

A eliminação da ampicilina é principalmente renal, mas cerca de 10% do fármaco são metabolizados hepaticamente. Ambos os medicamentos são eliminados por hemodiálise (30 a 40%).

Bacampenicilina

Profármaco da ampicilina obtido por processo de latenciação.

Profármaco é um composto que precisa ser metabolizado para ter atividade biológica, ou seja, ele tem que sofrer biotransformação para apresentar efeitos farmacológicos.

Quadro 15.15	Posologia, apresentações, efeitos colaterais e interações da amoxicilina.
Posologia (VO)	• Adultos: 250 mg a 1 g a cada 8 ou 12 h (dosagens de 875 mg ou 1 g) • Crianças < 12 anos: 20 a 40 mg/kg/dia a cada 8 h • Profilaxia antibiótica pré-operatória: 2 g, 30 a 60 min antes do procedimento (única tomada)
Apresentação	• Ampola (solução injetável) de 3 mℓ: 500 mg de pó + diluente
Efeitos colaterais	• Dermatológicos: eritema e urticária • Gastrintestinais: colite pseudomembranosa, disfunção hepática, náuseas, vômito e diarreia* (com menor intensidade do que a causada pela ampicilina) • Hematológicos: discrasias sanguíneas • No sistema nervoso central: convulsões (em altas doses) • Alergias: anafilaxia e doença do soro • Superinfecções
Interações medicamentosas	• Discromia na língua • Demais efeitos: os mesmos da penicilina cristalina • Contraceptivos orais: ↓ efetividade desse medicamento e do antibiótico • Neomicina: ↓ absorção da penicilina V • Alopurinol: ↑ risco de eritema maculopapular • Glicemia: falsa positividade • Álcool: irritação da mucosa gástrica

*Pode estar associada ao *Clostridioides difficile*.

15 | Terapêutica Medicamentosa de Algumas Doenças Estomatológicas | Como Prescrever e Atestar   225

Quadro 15.16	Posologia, apresentações, efeitos colaterais e interações da ampicilina.

Posologia (VO e IV ou IM)	• Adultos:
	  ■ VO: 250 mg a 2 g a cada 6 h
	  ■ IV ou IM: 1 a 2 g a cada 4 a 6 h
	• Crianças:
	  ■ VO: 12,5 a 50 mg/kg/dia a cada 6 h
	  ■ IV ou IM: 50 a 200 mg/kg/dia a cada 4 a 6 h

Apresentações	• Caps: 250 ou 500 mg • Cp: 500 mg a 1 g • Frascos com 60 mℓ (suspensão VO): cada 5 mℓ com 250 mg • Amp (solução injetável): 250 mg, 500 mg ou 1 g + solvente
Efeitos colaterais	• Iguais aos da penicilina cristalina
Interação medicamentosa	• Alopurinol: ↑ risco de eritema maculopapular

Amp, ampolas; Caps, cápsulas; Cp, comprimidos; IM, via intramuscular; IV, via intravenosa; VO, via oral.

Latenciação é um processo de modificação química e/ou molecular de um composto com a finalidade de formar novo composto que passa a ter atividade biológica por reação química ou enzimática e, assim, o fármaco ativo é liberado no organismo. É um dos processos utilizados no planejamento racional de fármacos, com a finalidade de melhorar os já existentes.

A bacampenicilina, após hidrólise plasmática de um grupo do ácido carboxílico pelas esterases presentes nos eritrócitos, é transformada em ampicilina. O uso do profármaco tem como vantagem melhor absorção por via oral.

Benzilpenicilinas
Penicilina aquosa ou cristalina

A administração por via intravenosa é a maneira mais utilizada para esta classe de penicilinas. Esta via de administração é favorita devido ao aumento das concentrações séricas alcançadas, como nas vias de administração oral ou intramuscular (IM) com o uso da penicilina G ou de outras penicilinas naturais.

A vantagem farmacocinética deste fármaco é que altas concentrações séricas são alcançadas rapidamente, mas a meia-vida é de aproximadamente 30 minutos, sendo necessária readministração a cada 4 a 6 horas.

Está disponível sob a forma de sal de sódio ou potássio para utilização por via intravenosa. Pelo fato de o sal de sódio ser muito mais caro, o sal potássico é mais utilizado; por isso, a penicilina cristalina é mais conhecida como penicilina potássica. Ao utilizar a penicilina G potássica, é preciso lembrar que 1 milhão de unidades têm 1,5 mEq de potássio, o que poderá ser problemático para PAC com insuficiência renal, devido ao risco de hiperpotassemia.

Como em todos os betalactâmicos (penicilina e seus derivados), seu mecanismo de ação resulta, em parte, da habilidade de interferir na síntese do peptidoglicano, responsável pela integridade da parede bacteriana. Por isso, devem se entranhar no MO através das porinas presentes na membrana externa da parede celular bacteriana, não devem ser destruídos pelas betalactamases produzidas pelos MO e devem ligar-se e inibir proteínas ligadoras de penicilina (PLP), responsáveis pelo passo final da síntese da parede bacteriana.

Por outro lado, as bactérias podem resistir a essa classe de ATB sintetizando betalactamases, modificando as estruturas das PLP codificadas pelo gene *mecA* e diminuindo a permeabilidade bacteriana ao ATB por meio de mutações e modificações nas porinas, proteínas que admitem a entrada de nutrientes e outros elementos para o interior da célula.

A penicilina cristalina distribui-se amplamente pelo organismo, alcançando concentrações terapêuticas em praticamente todos os tecidos (Quadro 15.17). É a única benzilpenicilina que ultrapassa a barreira hematencefálica em concentrações terapêuticas.

Apresenta meia-vida curta (30 a 40 minutos) e, em 4 horas, a substância não é mais detectável no sangue, uma vez que, nesse tempo, é eliminada pela via renal e, portanto, deverá ser reposta.

Penicilina G procaína ou de longa duração

A procaína associada torna a absorção mais lenta, retarda o pico máximo (alcançado em 2 a 4 horas) e tem meia-vida mais longa na circulação, aumentando os níveis séricos e teciduais pelo período de 12 a 24 horas.

É usada quando se pretende nível terapêutico não muito elevado, mas prolongado (Quadro 15.18). Quando se pretende dobrar os níveis, é preciso utilizar dois locais de injeção. Se usado o mesmo local, o nível sérico não será duplicado, mesmo dobrando-se sua quantidade. Esses requisitos ocorrem no tratamento de gonorreia, pneumonias pneumocócicas e erisipela.

A vantagem desses agentes de ação prolongada é que a dosagem pode ser menos frequente, se o organismo for suscetível aos níveis mais baixos alcançados.

No tratamento da sífilis, esse ATB é efetivo porque o *Treponema pallidum* apresenta uma CIM baixa, aproximadamente de 0,03 UI/mℓ.

Quadro 15.17	Posologia, apresentações, efeitos colaterais e interações da penicilina cristalina.
Posologia (IV)*	• Infecções moderadas em adultos:** 1 a 4 milhões de UI a cada 4 h • Infecções graves em adultos:*** 3 a 4 milhões de UI a cada 4 h • Maioria das crianças: 25.000 a 400.000 UI/kg/dia
Apresentação	• Amp: 1 ou 5 milhões de UI (pó) + diluente
Efeitos colaterais	• Dermatológicos: *rash* cutâneo, urticária • Gastrintestinais:† diarreia, dor epigástrica, náuseas, vômito, colite pseudomembranosa • Locais: dor e flebite • Superinfecções • Geniturinário: nefrite intersticial • No sistema nervoso central: convulsões (tremor mioclônico) • Hematológicos: eosinofilia, anemia hemolítica e leucopenia† • Alérgicos: anafilaxia, doença do soro
Interações medicamentosas	• Metotrexato: ↑ concentração de toxicidade da penicilina • Probenecida, indometacina e ácido acetilsalicílico: ↑ concentração do antibiótico‡ • Tetraciclina: ↓ efeito da penicilina

Amp, ampolas (abreviatura usada, pois assim aparece em muitas receitas); IV, via intravenosa. *Tratamento mantido durante 48 a 72 horas, após o paciente tornar-se assintomático. **Quando as concentrações baixas puderem ser usadas, a penicilina aquosa pode ser trocada pela penicilina G procaína. ***Doses elevadas são usadas em casos de meningite ou endocardite. †Devido à reação alérgica tardia. ‡Estes medicamentos diminuem a filtração renal do ATB.

226 Fundamentos de Odontologia | Estomatologia

Quadro 15.18	Posologia, apresentações, efeitos colaterais e interações da penicilina G procaína.
Posologia (IM profundo)*	• Infecções moderadas em adultos:** 400.000 a 4,8 milhões de UI a cada 12 h • Maioria das crianças: 25.000 a 50.000 UI/kg/dia
Apresentação	• Amp: 300.000 ou 400.000 a 5 milhões de UI***
Efeitos colaterais	• Demais efeitos: iguais aos da penicilina cristalina • Logo após sua injeção: dor, cacosgeusia, tontura, palpitações, distúrbios visuais e auditivos e sensação de morte eminente†
Interações medicamentosas	• As mesmas da penicilina cristalina

IM, via intramuscular. *Não deve ser usada por via intravenosa devido à toxicidade da procaína por essa via. Quando forem necessárias várias aplicações, o local de aplicação deve ser alternado. **No tratamento da gonorreia, podem-se usar 2,4 milhões de UI em cada músculo glúteo. ***Cada 300.000 UI de penicilina G procaína contém 120 mg de procaína. Um grande problema para os alérgicos à procaína. †Tais efeitos são colaterais devido à procaína.

Penicilina G benzatina

De uso exclusivamente intramuscular, a penicilina G benzatina é uma penicilina de depósito, pouco hidrossolúvel, decorrente da combinação de 1 mol de penicilina com 2 moles de uma base de amônia. Os níveis séricos permanecem 15 a 30 dias, dependendo da dose utilizada; entretanto, os níveis séricos obtidos são baixos, mas de longa duração. A penicilina G é pouco absorvida por via oral, com biodisponibilidade de 15 a 30%.

É útil para tratamento das infecções cutâneas e de tecidos moles, faringites, infecções orais e respiratórias brandas e para complemento de terapêutica parenteral. Costuma ser o medicamento de escolha para tratamento da sífilis em todas as suas fases e é muito usada em faringites estreptocócicas e na profilaxia da febre reumática (Quadro 15.19).

Penicilina V potássica/fenoximetilpenicilina

Os níveis séricos alcançados por essa preparação são de duas a cinco vezes maiores do que os obtidos com as penicilinas G administradas por via intramuscular e com distribuição tecidual similar a esta. A penicilina V potássica pode ser utilizada como terapêutica sequencial oral na substituição das penicilinas parenterais, exceto contra *Neisseria* spp. e *Haemophilus* spp.

Quadro 15.19	Posologia, apresentações, efeitos colaterais e interações da penicilina G benzatina.
Posologia (uso IM profundo)	• Infecções moderadas em adultos: 1,2 a 4,8 milhões de UI a cada 3 semanas • Maioria das crianças: 50.000 UI/kg/dia a cada 3 semanas
Apresentação	• Amp (4 mℓ): com 600.000, 1,2 milhão ou 2,4 milhões de UI*
Efeitos colaterais	• Local: dor • Demais efeitos: iguais aos da penicilina cristalina • Febre • Em altas concentrações, inativa a ação dos aminoglicosídeos
Interações medicamentosas	• As mesmas da penicilina cristalina

Amp, ampola. *Uma dose de 250 mg equivaleria a 400.000 unidades de penicilina G procaína.

Usada apenas por via oral, sua maior vantagem é não ser inativada pelos ácidos gástricos, como ocorre com a penicilina G, devido à sua maior estabilidade ácida (quase o dobro das concentrações séricas máximas). Baixas concentrações são alcançadas nos tecidos. Embora possa ser ministrada durante as refeições, seu nível sérico é consideravelmente mais alto quando ingerida com estômago vazio. Cerca de 80% da dose ingerida se unirão às proteínas séricas.

A penicilina V exerce sua atividade bactericida contra os MO suscetíveis, inibindo a biossíntese de mucopeptídios constituintes de suas paredes celulares. Não é ativa contra os produtores de betalactamases.

É indicada em infecções estreptocócicas, pneumocócicas e estafilocócicas moderadas e suscetíveis. Os estreptococos dos grupos A, C, G, H, L e M geralmente são sensíveis, diferentemente daqueles de outros grupos. Infecções agudas e graves geralmente não são tratadas com medicamentos por via oral. Em geral esse tipo de penicilina demonstra efetividade no tratamento das fusoespiroquetoses da gengivite ulceronecrosante (angina de Vincent). Para informações mais detalhadas, ver o Quadro 15.20.

Penicilinas resistentes às betalactamases

As penicilinas deste grupo são também conhecidas como antiestafilocócicas. A adição de uma cadeia lateral de isoxazolina à molécula de penicilina protege o anel betalactâmico da hidrólise ácida por betalactamases produzidas por *Staphylococcus* spp.

A meticilina, o primeiro agente sintetizado nesse grupo, é raramente usada atualmente devido à maior incidência de ocorrência de nefrite intersticial.

Além disso, como foi a primeira a ser lançada, assim que as bactérias adquiriram-lhe resistência, foram denominadas resistentes à meticilina – abreviadamente de MRSA, isto é, *methicilin-resistant Staphylococcus aureus* –, nomenclatura esta que se mantém, curiosamente ainda que sejam de outras espécies.

As bactérias resistentes à meticilina adquirem resistência a outros ATB e, algumas, infelizmente, a todos eles. São denominadas MO multirresistentes (informalmente "multi-R"). Trata-se de grave problema crescente e de alcance mundial e

Quadro 15.20	Posologia, apresentações, efeitos colaterais e interações da penicilina V potássica.
Posologia (VO)*	• Infecções moderadas (adultos e crianças > 12 anos): 500 mg, 3 a 4 vezes/dia • Maioria das infecções (crianças < 12 anos): 50.000 mg/kg/dia, 4 vezes/dia
Apresentações	• Cp: 500 mg • Frascos (60 mℓ): 400 mg/5 mℓ
Efeitos colaterais	• Iguais aos da penicilina cristalina
Interações medicamentosas**	• Contraceptivos orais: ↓ efetividade desse medicamento e do antibiótico • Neomicina: ↓ absorção da penicilina V potássica • Discromia na língua • Glicemia: falsa positividade • Álcool: irritação da mucosa gástrica • Demais efeitos: os mesmos da penicilina cristalina

Cp, comprimido (a abreviatura foi usada para lembrar que ela está presente em muitas receitas). *Tem estabilidade ácida. **A substância é excretada no leite materno.

15 | Terapêutica Medicamentosa de Algumas Doenças Estomatológicas | Como Prescrever e Atestar

que, incompreensivelmente, alguns profissionais aparentam ignorar, ao receitar ATB indiscriminadamente. Foi um parêntese necessário. Voltemos à oxacilina.

Embora menos ativas contra estreptococos em comparação às penicilinas naturais, são usadas em virtude da debelação dos MRSA.

Em geral a oxacilina é usada por via parenteral, a nafcilina pelas vias parenteral e oral, e a dicloxacilina por via oral.

Clinicamente, em infecções graves – nas quais há suspeita de organismos gram-positivos —, associações com a penicilina G podem ser utilizadas para alcançar cobertura máxima de estreptococos e estafilococos.

Os enterococos não são suscetíveis a essa classe de penicilinas. A atividade anaeróbica e/ou contra gram-negativos é quase desprezível.

Oxacilina

No Brasil, atualmente, o único representante disponível das penicilinas resistentes às betalactamases é a oxacilina, usada apenas por via intravenosa ou intramuscular.

Apresenta metabolização hepática, excreção renal e alcança concentrações liquóricas satisfatórias, quando existem processos inflamatórios. Para informações mais detalhadas, ver o Quadro 15.21.

Nafcilina sódica

Antibiótico semissintético derivado do ácido 6-aminopenicilânico, de amplo espectro, usado contra estafilococos resistentes.

É apresentada em cápsulas de 250 e 500 mg e ampolas de 1 g. As cápsulas (4 vezes/dia) são mais bem absorvidas com o estômago vazio – 1 hora antes ou 2 horas após as refeições. Ressalte-se que absorção não é das melhores. Sempre que possível, prefere-se a via parenteral.

Quadro 15.21	Posologia, apresentações, efeitos colaterais e interações da oxacilina.
Posologia (IV ou IM)	• Adultos: 250 mg a 1 g a cada 8 ou 12 h (dosagens de 875 mg ou 1 g) • Crianças < 12 anos: 20 a 40 mg/kg/dia a cada 8 h
Apresentação	• Amp (suspensão VO) de 3 mℓ: 500 mg de pó + diluente
Efeitos colaterais	• Locais: dor, flebite e trombose • Dermatológico: eritema • Gastrintestinais: diarreia ($\uparrow$ risco em lactantes*) glossite, estomatite, gastralgia, gastrite, náuseas, vômito, colite pseudomembranosa, enterocolite e hepatite medicamentosa** • Geniturinários: nefrite, oligúria, proteinúria, hematúria, azotemia e piúria*** • Hematológicos: anemia, trombocitopenia, leucopenia e sangramento prolongado • No sistema nervoso central: letargia, alucinação e convulsão • Anafilaxia • Superinfecções
Interações medicamentosas	• Aminoglicosídeos: $\downarrow$ atividade da oxacilina • Tetraciclinas: $\downarrow$ atividade da oxacilina

*Eliminada no leite materno. **Pode levar à disfunção hepática. ***Deve-se ter cuidado ao receitá-la para pacientes com disfunção renal.

Dicloxacilina

Como todas as penicilinas isoxazólicas também denominadas antiestafilocócicas, por sua seletividade bactericida sobre *S. aureus*, apresenta meia-vida curta (30 a 60 minutos).

A dicloxacilina é ativa contra alguns cocos gram-positivos, entre os quais está incluída a maioria das cepas de *Streptococci* beta-hemolíticos, pneumococos e estafilococos sensíveis à penicilina G. Seu espectro antimicrobiano é bem mais reduzido que o da penicilina G.

É apresentada em cápsulas de 500 mg para ser tomada 4 a 6 vezes/dia, de preferência com o estômago vazio. Os alimentos prejudicam ainda mais a sua absorção.

Penicilinas de amplo espectro

Carboxipenicilinas

▶ Carbenicilina

Penicilina semissintética (carboxifenilpenicilina), descoberta por pesquisadores do laboratório inglês Beecham, com efeito bactericida seletivo em microbiota gram-negativa (*Proteus, E. coli*), enterobactérias (*Klebsiella, Enterobacter*) e especialmente a *Pseudomonas aeruginosa*. Não é muito eficiente contra as bactérias gram-positivas.

Como os outros derivados betalactâmicos, age nos receptores da parede microbiana, causando sua morte celular por choque osmótico (efeito bacteriolítico).

A absorção de carbenicilina (a única penicilina de espectro estendido disponível por via oral) é pobre, com biodisponibilidade de 30 a 40%. As concentrações séricas alcançadas são inadequadas para tratar a infecção sistêmica; portanto, o uso clínico é limitado à infecção do sistema urinário e, em alguns casos, à prostatite. É uma penicilina com labilidade aos ácidos e, por isso, somente é empregada por via parenteral (intravenosa ou intramuscular).

Após a sua absorção difunde-se no sangue e se liga às proteínas plasmáticas (20 a 25%) e aos diversos tecidos e líquidos biológicos (urina, LCR, pleural, sinovial). Sua meia-vida plasmática é de 1 hora, sofre mínima biotransformação hepática e é eliminada na urina (70 a 80%).

A posologia usada é de 25 a 50 mg/kg a cada 4 a 6 horas para adultos e 12,5 a 50 mg/kg a cada 6 horas para crianças, ambos por via intramuscular ou intravenosa.

Foram relatadas dor e inflamação local na região de aplicação da fleboclise. Ocasionalmente, cefaleia, *rash* cutâneo, prurido, hipopotassemia, convulsões, neutropenia, trombocitopenia, tendência hemorrágica.

Em indivíduos cardiopatas ou hipertensos, considera-se que a cada grama de carbenicilina administrado se incorporem 4,7 mEq de sódio. Em terapias prolongadas, aconselha-se realizar controles hematológicos periódicos e da função renal.

É contraindicada em PAC com antecedentes de hipersensibilidade ao fármaco e a outros derivados betalactâmicos, e em portadores de insuficiência cardíaca grave, retenção hidrossalina patológica (edema, ascites, derrames), distúrbios hematológicos e coagulopatias.

O uso desse medicamento, entretanto, diminuiu desde a disponibilidade de quinolonas administradas por via oral para as mesmas indicações.

▶ Ticarcilina

Antibiótico semissintético, derivado da carbenicilina, com atividade bactericida de amplo espectro, inativado pelas betalactamases, altamente indicado em casos de infecções graves.

228 Fundamentos de Odontologia | Estomatologia

Sua diferença para a carbenicilina é sua maior atividade contra *Pseudomonas aeruginosa*.

Tendo em vista a ação das betalactamases, criou-se a associação de ticarcilina com o ácido clavulânico.

A posologia da ticarcilina é de 200 mg/kg/dia/5 dias, infusão intravenosa, em doses divididas a cada 6 horas. Em algumas situações há a indicação de 1 g, pela mesma via. Ela é somente absorvida pela via parenteral.

Seus efeitos colaterais são diarreia, náuseas, vômito, dor, ardência, edema e endurecimento no local de injeção, e tromboflebite.

Ureidopenicilinas

Este grupo de medicamentos semissintéticos, derivados da ampicilina, tem amplo espectro de atuação — mas não deixam de ser sensíveis às betalactamases —, potente atividade antipseudômonas e menor toxicidade em relação aos aminoglicosídeos. São algumas delas azlocilina, mezlocilina e piperacilina.

A mezlocilina tem atividade menor do que a azlocilina contra as *Pseudomonas*, mas age melhor que frente aos gram-negativos e enterococos.

A piperacilina tem maior potência que as outras duas, mas, como elas, é inativada pelas betalactamases.

Também são denominadas penicilina de amplo espectro e penicilinas de quarta geração.

As três citadas devem ter sua dosagem diminuída pela metade em PAC com insuficiência hepática grave. Elas são eliminadas pelas vias renal e não renal. Este grupo tem os mesmos efeitos colaterais possíveis que as outras penicilinas.

Inibidores de betalactamases

Os inibidores de betalactamases são associados às penicilinas de amplo espectro, pois é o meio mais eficiente e comum de as bactérias tornarem-se resistentes aos antimicrobianos betalactâmicos.

Novas estratégias foram desenvolvidas para recuperar o espectro desses antimicrobianos. Os inibidores de betalactamases, quando em associação aos antimicrobianos betalactâmicos, ligam-se às betalactamases. Desse modo, evitam a hidrólise do anel betalactâmico e potencializam sua atividade.

Clavulanato/ácido clavulânico

Encontrado em culturas de *Streptomyces clavuligerus* no laboratório Beecham e introduzido na terapêutica em 1976, por Brown et al. e Howart et al. Tem pouca ação antibacteriana, mas, combinado com a penicilina G, consegue ser ativo contra a *Klebsiella* spp. anteriormente resistente à penicilina G usada isoladamente.

É um potente inibidor das betalactamases. Por ter uma estrutura semelhante à do anel betalactâmico das penicilinas, é destruído pelas betalactamases produzidas por MO resistentes a penicilina e cefalosporinas, possibilitando que os derivados da penicilina a ele associados permaneçam inalterados e ativos, funcionando de maneira suicida como uma espécie de cavalo de Troia. Em particular, tem boa atividade contra o plasmídio mediador das betalactamases, clinicamente importante para a transferência de resistência à substância.

O clavulanato tem sido associado à amoxicilina desde 1981 e à ticarcilina desde 1985.

▸ Amoxicilina associada ao clavulanato

Com meia-vida de aproximadamente 1 hora, tanto a amoxicilina quanto o clavulanato são absorvidos rapidamente por via oral e pelo sistema digestório sem sofrer interferência de alimentos, antiácidos ou leite.

A ligação proteica é baixa (18 e 25%), com rápida penetração na maioria dos tecidos e líquidos extravasculares, incluindo líquidos pleural, peritoneal e secreções pulmonares. Atravessa a barreira placentária e é eliminada pelas vias urinárias.

Apresenta excelente atividade contra *S. aureus* e anaeróbicos produtores da betalactamases. Ativo contra *H. influenzae* e *Moraxella catarrhalis*, produtoras de betalactamases. Para informações mais detalhadas, ver o Quadro 15.22.

▸ Ticarcilina associada ao clavulanato

Carboxipenicilina semissintética de amplo espectro de ação derivada do núcleo básico da penicilina, o ácido 6-aminopenicilânico. Como todos os ATB deste grupo, pode ser inativada pelas betalactamases, o que justifica sua associação ao clavulanato.

As meias-vidas séricas da ticarcilina e do ácido clavulânico são de 68 minutos e 64 minutos, respectivamente. Aproximadamente 60 a 70% de ticarcilina e 35 a 45% de ácido clavulânico são excretados inalterados pela urina, durante as primeiras 6 horas após a administração de uma dose única. Para informações mais detalhadas, ver o Quadro 15.23.

Sulbactam

Assim como o clavulanato, é um inibidor suicida que se liga às betalactamases inativando-as irreversivelmente, permitindo a recuperação da sensibilidade das penicilinas de amplo espectro. Essa associação proporciona o combate eficaz de diferentes tipos de MO gram-positivos ou gram-negativos, produtores ou não de betalactamases.

É indicado para infecções em várias localizações (respiratórias, geniturinárias, de pele e tecidos moles, gastrintestinais, cirúrgicas, obstétricas) causadas por esses MO.

▸ Ampicilina associada ao sulbactam

A ampicilina é associada ao sulbactam em uma relação de 1:2. A dose total de sulbactam não deve ultrapassar 4 g/dia.

Quadro 15.22	Posologia, apresentações, efeitos colaterais e interações da amoxicilina associada ao clavulanato.
Posologia (VO ou IV)	• Adultos: 250 mg a 1 g a cada 8 ou 12 h (> 875 mg) • Crianças < 12 anos: 45 a 90 mg/kg/dia a cada 8 h
Apresentações	• Cp: amoxicilina 500 ou 875 mg + ácido clavulânico 125 mg • Pó para suspensão VO (cada 5 mℓ): amoxicilina 125 mg + ácido clavulânico 31,25 mg, veículo qsp 5 mℓ • Pó para suspensão VO (cada 5 mℓ): amoxicilina 250 mg + ácido clavulânico 62,5 mg, veículo qsp 5 mℓ • Pó liofilizado para suspensão IV (ampola): amoxicilina 500 mg + ácido clavulânico 100 mg ou amoxicilina 1 g + ácido clavulânico 200 mg
Efeitos colaterais	• Iguais aos da amoxicilina • Reação alérgica imediata e hepatotoxicidade possivelmente decorrente do clavulanato
Interações medicamentosas	• Alopurinol: ↑ risco de eritema • Contraceptivos: ↓ eficácia destes • Probenecida: ↓ *clearance* renal e ↑ concentração do antibiótico • Varfarina: ↑ efeito desta

IV, via intravenosa; VO, via oral.

Quadro 15.23 — Posologia, apresentações, efeitos colaterais e interações da ticarcilina associada ao clavulanato.

Posologia (IV)	• Adultos: 3,1 g a cada 4 a 8 h • Crianças < 12 anos: 300 mg/kg/dia a cada 4 a 8 h
Apresentação	• Amp (solução injetável): 3,1 g de pó + 13 mℓ de diluente
Efeitos colaterais	• Laboratoriais: ↑ concentração sérica de aspartato e alanina aminotransferases, fosfatase alcalina, bilirrubina, creatinina, ureia e sódio; ↓ concentração de ácido úrico e potássio; hepatite e icterícia • Gastrintestinais: estomatite, flatulência, náuseas, vômito, diarreia, dor epigástrica e colite pseudomembranosa • Hematológicos e linfáticos: trombocitopenia, leucopenia, neutropenia, eosinofilia, anemia, aumento do tempo de protrombina e tempo de sangria • Hipersensibilidade: eritema, prurido, urticária, artralgia, mialgia, febre, calafrios, anafilaxia, dor torácica, eritema multiforme e síndrome de Stevens-Johnson • Locais: dor, ardência, edema, endurecimento e tromboflebite • Sensoriais: ↑ disgeusia e disosmia • No sistema nervoso central: cefaleia, vertigem, hiperirritabilidade neuromuscular e convulsões
Interações medicamentosas	• Aminoglicosídeos e tetraciclinas: ↓ efeito da ticarcilina • Contraceptivos: ↓ eficácia destes • Probenecida e ácido salicílico: ↓ *clearance* renal e ↑ concentração do antibiótico • Bloqueadores neuromusculares e heparina: ↑ efeito destes

Quadro 15.24 — Posologia, apresentações, efeitos colaterais e interações da ampicilina associada ao sulbactam.

Posologia (IV)	• Adultos: 1,5 a 3 g a cada 6 h • Crianças < 12 anos: 100 a 300 mg/kg/dia a cada 6 h
Apresentações	• Amp (solução injetável) de 5 a 10 mℓ: 375 a 750 mg ou 1,5 a 3 g de pó + 5 a 10 mℓ de diluente
Efeitos colaterais	• Gastrintestinais: estomatite, glossite, náuseas, vômito e diarreia • Hematológicos e linfáticos: trombocitopenia, púrpura, leucopenia e anemia • Hipersensibilidade: anafilaxia • Locais: dor e tromboflebite • Dermatológicos: eritema e urticária
Interações medicamentosas	• Alopurinol: ↑ risco de eritema • Probenecida: ↓ *clearance* renal e ↑ concentração do antibiótico*

IV, via intravenosa. *Este medicamento é um agente uricosúrico, utilizado em associações de medicamentos (em especial ATB) que inibem a reabsorção de uratos no túbulo contorcido proximal, aumentando assim a sua eliminação. Exerce efeito oposto em ATB, em especial a penicilina e seus derivados, inibindo a sua excreção nos túbulos renais. A probenecida pode ser usada intencionalmente com esse objetivo.

A meia-vida é de 1 hora para ambos os medicamentos. Mais de 75% dessa associação são eliminados por via renal.

Ambos os medicamentos penetram bem nos tecidos e nos líquidos extravasculares. No líquido peritoneal alcançam 90% da concentração sérica. Alcançam bom nível liquórico em meninges inflamadas, porém a correlação clínica precisa ser mais bem avaliada.

A ampicilina associada ao sulbactam é ativa contra cepas produtoras de betalactamases, incluindo *S. aureus, H. influenzae, M. catarrhalis, E. coli, Proteus* spp., *Providencia* spp., *Klebsiella* spp., e anaeróbicos. Não tem atividade contra *P. aeruginosa* ou cepas da família Enterobacteriaceae, indutoras de betalactamases. Já existem relatos de cepas de *E. coli* resistentes a essa associação. Para informações mais detalhadas, ver Quadro 15.24.

Tazobactam

Derivado sulfonado do ácido triazolilmetilpenicilânico. É um potente inibidor de numerosas betalactamases, incluindo as enzimas mediadas por plasmídios e cromossomas, as quais produzem resistência às penicilinas e às cefalosporinas. É usado em combinação com a piperacilina, uma penicilina semissintética.

▸ Piperacilina associada ao tazobactam

A proporção da associação é de 1:8. Após 30 minutos da infusão, a meia-vida é de 0,7 a 1,2 hora. Apresenta boa distribuição tecidual e em líquidos orgânicos, incluindo pulmões, pele, mucosa intestinal, vesícula e líquidos biliares. Alcança baixos níveis no LCR na ausência de inflamação. A eliminação é principalmente renal (80%).

Ativa contra todas as cepas de *S. aureus* sensíveis a amoxicilina, estreptococos e enterococos. O tazobactam aumenta a atividade da piperacilina contra algumas cepas da famíla Enterobacteriaceae, produtoras de betalactamases, *H. influenzae, N. gonorrhoeae* e *M. catarrhalis*. A *P. aeruginosa* é resistente a essa associação.

In vitro e *in vivo*, todos os MO anaeróbicos gram-positivos e negativos são suscetíveis à combinação de piperacilina e tazobactam, mas essa associação não apresenta vantagem em relação às outras associações com inibidores de betalactamases para os anaeróbicos. Para informações mais detalhadas, ver Quadro 15.25.

Cefalosporinas

Foram isoladas de culturas de *Cephalosporium acremonium* encontradas em esgoto da ilha italiana de Sardenha, em 1948, pelo italiano Giuseppe Brotzu. Ele reparou que, em cultura, as cefalosporinas inibiam a *Salmonella typhi*, causadora da febre tifoide. O laboratório farmacêutico Eli Lilly lançou as primeiras cefalosporinas na década de 1960.

As cefalosporinas formam um grupo de betalactâmicos relacionados com as penicilinas e utilizados no tratamento de infecções bacterianas. Correspondem a uma classe que tem como semelhança um anel cefêmico, que é um anel betalactâmico ligado a um anel di-hidrotiazínico.

Como todos os betalactâmicos, as cefalosporinas interferem na síntese da parede celular de peptidoglicanos, inibindo as demais enzimas envolvidas no processo.

Há resistência de algumas estirpes de MO devido à disseminação de plasmídios que codificam o gene das betalactamases, que destrói o antibiótico antes que possa ter efeitos.

De geração a geração, vários medicamentos foram desenvolvidos, dos quais apenas alguns serão abordados (Quadro 15.26).

Primeira geração

Muito ativas contra cocos gram-positivos e têm atividade moderada contra *E. coli, Proteus mirabilis* e *K. pneumoniae* adquiridos na comunidade.

230 Fundamentos de Odontologia | Estomatologia

Quadro 15.25	Posologia, apresentação, efeitos colaterais e interações da piperacilina (PIP) associada ao tazobactam (TZ).
Posologia (IV)	• Adultos: 2,25 g a cada 6 h; ou 4,5 g a cada 8 h • Crianças < 12 anos: 80 mg/kg a cada 6 a 8 h
Apresentações	• Amp (solução injetável): 2,25 mg (PIP 2 mg + TZ 0,25 mg) ou 4,5 mg (PIP 4 mg + TZ 0,5 mg)
Efeitos colaterais	• Locais: dor e flebite • Cardiovasculares: disritmia e insuficiência cardíaca congestiva • Gastrintestinais: náuseas, diarreia, hepatite e colite pseudomembranosa • Dermatológicos: eritema e urticária • Geniturinários: hematúria (crianças) e nefrite intersticial • Metabólico: alcalose • Hematológicos: hemorragias, discrasias sanguíneas e ↑ do tempo de sangramento • Hidreletrolíticos: hipopotassemia e hipernatremia • No sistema nervoso central: convulsões (doses altas), confusão, letargia • Hipersensibilidade: anafilaxia e doença do soro • Superinfecções
Interações medicamentosas	• Aminoglicosídeos: ↓ tempo de meia-vida dos dois medicamentos • Anfotericina B, corticosteroides, diuréticos depletores de potássio: ↑ risco de hipopotassemia • Contraceptivos: ↓ eficácia destes • Probenecida: ↓ *clearance* renal e ↑ concentração do antibiótico • Outros hepatotóxicos: ↑ risco de toxicidade • Lítio: alteração da excreção

Amp, ampola; IV, via intravenosa.

Quadro 15.26	Principais medicamentos das quatro gerações de cefalosporinas.
Primeira geração	Cefadroxila, cefalexina, cefalotina, cefazolina
Segunda geração	Cefaclor, cefuroxima, cefoxitina
Terceira geração	Ceftriaxona, ceftazidima, cefotaxima
Quarta geração	Cefepima, cefpiroma

Quadro 15.27	Posologia, apresentações, efeitos colaterais e interações da cefalexina e da cefadroxila.
Cefalexina	
Posologia (VO)	• Adultos: 250 mg a 1 g a cada 6 h • Crianças < 12 anos: 25 a 100 mg/kg a cada 6 h
Apresentações	• Caps: 250 e 500 mg • Cp: 50 mg, 500 mg ou 1 g • Cp (liberação prolongada): 375 e 750 mg • Frascos (suspensão) 60 e 100 mℓ: 250 mg/5 mℓ • Drag: 500 mg
Cefadroxila	
Posologia	• Adultos: 500 mg a 1 g, a cada 12 h • Crianças < 12 anos: 30 mg/kg, a cada 12 h
Apresentações	• Caps: 500 mg • Frascos (suspensão) 80 mℓ: 250 mg/5 mℓ
Ambas	
Efeitos colaterais	• Locais: dor e flebite • Cardiovasculares: disritmia, insuficiência cardíaca congestiva • Gastrintestinais: glossite, candidose oral, náuseas, vômito, diarreia, colite pseudomembranosa, dispepsia, cólica abdominal e prurido anal • Dermatológicos: eritema e urticária • Geniturinários: prurido e candidose vaginal • Metabólico: alcalose • Hematológicos: neutropenia, eosinofilia e anemia • Respiratório: dispneia • No sistema nervoso central: cefaleia, anorexia, tontura, cansaço e parestesia • Hipersensibilidade: anafilaxia, doença do soro
Interações medicamentosas	• Aminoglicosídeos e outros medicamentos nefrotóxicos: ↑ nefrotoxicidade • ATB bacteriostáticos: ↓ eficiência bactericida da cefalexina • Probenecida: ↓ *clearance* renal e ↑ concentração do ATB

ATB, antibióticos; Caps, cápsulas; Cp, comprimidos; Drag, drágeas; VO, via oral.

Não têm atividade contra *H. influenzae* e não agem contra estafilococos resistentes à oxacilina, pneumococos resistentes à penicilina, *Enterococcus* spp. e anaeróbicos.

Podem ser usadas durante a gestação.

Para informações mais detalhadas sobre cefalexina, cefadroxila, cefazolina e cefalotina, ver Quadros 15.27 a 15.29.

Segunda geração

Em relação às de primeira geração, as cefalosporinas de segunda geração apresentam maior atividade contra *H. influenzae*, *Moraxella catarrhalis*, *Neisseria meningitidis*, *Neisseria gonorrhoeae* e, em certas situações, aumentam a atividade *in vitro* contra algumas cepas da família Enterobacteriaceae.

Os medicamentos disponíveis no Brasil, pertencentes a esse grupo, são: cefoxitina (cefamicina), cefuroxima, axetilcefuroxima e cefaclor.

Para mais informações sobre cefaclor, axetilcefuroxima e cefoxitima, ver Quadros 15.30 a 15.32.

Terceira geração

Mais potentes contra bacilos gram-negativos facultativos e têm atividade antimicrobiana superior contra *S. pneumoniae* (incluindo aqueles com sensibilidade intermediária às penicilinas), *S. pyogenes* e outros estreptococos.

Com exceção da ceftazidima, as cefalosporinas de terceira geração apresentam atividade moderada contra os *S. aureus* sensíveis à oxacilina. Apenas a ceftazidima tem atividade contra *P. aeruginosa*.

No Brasil, os medicamentos pertencentes a esse grupo só estão disponíveis para uso parenteral (ceftriaxona, cefotaxima e ceftazidima).

Para uso oral, têm-se: cefpodoxima proxetila, cefdinir, cefditoreno, cefixima, cefpodoxima e ceftibuteno. Esses medicamentos não estão, no momento, disponíveis no Brasil.

Para mais informações sobre ceftriaxona, cefotaxima e ceftazidima, ver Quadros 15.33 a 15.35.

15 | Terapêutica Medicamentosa de Algumas Doenças Estomatológicas | Como Prescrever e Atestar 231

Quadro 15.28	Posologia, apresentações, efeitos colaterais e interações da cefazolina.
Posologia (IM e IV)	• Adultos: 1 ou 1,5 g a cada 6 ou 8 h • Crianças < 12 anos: 25 a 100 mg/kg/dia a cada 6 ou 8 h
Apresentações	• Amp 10 mℓ: 1 g + diluente • Amp 2 mℓ: 250 mg, 500 mg e 1 g
Efeitos colaterais	• Locais: dor, inflamação, flebite e tromboflebite • Gastrintestinais: glossite, candidose oral, náuseas, vômito, diarreia, colite pseudomembranosa, dispepsia, cólica abdominal e prurido anal • Dermatológicos: eritema, pápulas e urticária • Geniturinários: prurido e candidose vaginal • Hematológicos: neutropenia, leucopenia, eosinofilia e anemia • Respiratório: dispneia • No sistema nervoso central: cefaleia, anorexia, tontura e parestesia • Hipersensibilidade: anafilaxia e doença do soro
Interações medicamentosas	• Aminoglicosídeos e outros medicamentos nefrotóxicos: ↑ nefrotoxicidade • Laboratoriais: risco de falsa positividade no teste de Coombs • Probenecida: ↓ *clearance* renal e ↑ concentração do antibiótico

Amp, ampola; IM, via intramuscular; IV, via intravenosa.

Quadro 15.30	Posologia, apresentações, efeitos colaterais e interações do cefaclor.
Posologia (VO)	• Adultos: 250 ou 500 mg a cada 8 h • Crianças < 12 anos: 20 a 40 mg/kg/dia a cada 8 h
Apresentações	• Caps: 250 ou 500 mg • Drag: 375 ou 750 mg • Frascos 80 mℓ: 250 ou 375 mg/5 mℓ • Frascos 100 mℓ: 250 ou 375 mg/5 mℓ (pó para preparação)
Efeitos colaterais	• Gastrintestinais: náuseas, vômito, diarreia e colite pseudomembranosa • Dermatológicos: eritema, pápulas e dermatite • Geniturinários: prurido e candidose vaginal, leucocitúria e eritrocitúria • Hematológicos: leucopenia, linfocitose, eosinofilia e anemia • No sistema nervoso central: cefaleia, anorexia, tontura e sonolência • Hipersensibilidade: anafilaxia e febre
Interações medicamentosas	• Aminoglicosídeos e outros medicamentos nefrotóxicos: ↑ nefrotoxicidade • ATB bacteriostáticos: ↑ eficiência bactericida do cefaclor • Probenecida: ↓ *clearance* renal e ↑ concentração do antibiótico

ATB, antibióticos, Caps, cápsulas; Drag, drágeas; VO, via oral.

Quadro 15.29	Posologia, apresentações, efeitos colaterais e interações da cefalotina.
Posologia (IM e IV)	• Adultos: 500 mg a 2 g a cada 4 a 6 h • Crianças < 12 anos: 80 a 160 mg/kg/dia a cada 6 ou 8 h
Apresentações	• Amp 10 mℓ: 1 g + diluente • Amp 2 mℓ: 250 mg, 500 mg e 1 g
Efeitos colaterais	• Locais: dor, inflamação, flebite e tromboflebite • Hematológicos: neutropenia, leucopenia, eosinofilia e anemia • Respiratório: dispneia • No sistema nervoso central: cefaleia, anorexia, tontura e parestesia • Hipersensibilidade: anafilaxia, doença do soro • Gastrintestinais: glossite, candidose oral, náuseas, vômito, diarreia, colite pseudomembranosa, dispepsia, cólica abdominal e prurido anal • Dermatológicos: eritema, pápulas e urticária • Geniturinários: prurido e candidose vaginal
Interações medicamentosas	• Aminoglicosídeos e outros medicamentos nefrotóxicos: ↑ nefrotoxicidade • Laboratoriais: risco de falsa positividade no teste de Coombs • Probenecida: ↓ *clearance* renal e ↑ concentração do antibiótico

Amp, ampola; IM, via intramuacular; IV, via intravenosa.

Quadro 15.31	Posologia, apresentações, efeitos colaterais e interações da axetilcefuroxima.
Posologia (IV e IM)	• Adultos: 750 mg a 1,5 g a cada 8 h • Crianças < 12 anos: 50 a 100 mg/kg/dia a cada 8 h
Apresentação	• Amp de 6 mℓ: 75 mg + diluente
Efeitos colaterais	• Gastrintestinais: náuseas, vômito, diarreia, dor abdominal, colite e icterícia • Dermatológicos: eritema, pápulas e urticária • Geniturinários: prurido e candidose vaginal, leucocitúria e eritrocitúria • Hematológicos: leucopenia e eosinofilia • No sistema nervoso central: cefaleia e desmaio • Hipersensibilidade: anafilaxia e febre • Laboratoriais: elevação das enzimas hepáticas • Locais: dor, abscesso, edema, flebite e tromboflebite • Respiratório: dispneia
Interações medicamentosas	• Aminoglicosídeos e outros medicamentos nefrotóxicos: ↑ nefrotoxicidade • ATB bacteriostáticos: ↓ eficiência bactericida da axetilcefuroxima • Probenecida: ↓ *clearance* renal e ↑ concentração do antibiótico

Amp, ampola; ATB, antibióticos; IM, via intramuscular; IV, via intravenosa.

232 Fundamentos de Odontologia | Estomatologia

Quadro 15.32	Posologia, apresentações, efeitos colaterais e interações da cefoxitina.
Posologia (IV e IM)	• Adultos: 1 a 2 g a cada 6 a 8 h • Crianças < 12 anos: 60 a 80 mg/kg/dia, de 3 a 6 vezes/dia
Apresentação	• Amp 10 mℓ: 1 ou 2 g + diluente
Efeitos colaterais	• Gastrintestinais: candidose oral, náuseas, vômito, diarreia, dispepsia, dor abdominal, colite e prurido anal • Dermatológicos: eritema, pápulas e urticária • Geniturinários: prurido e candidose vaginal, leucocitúria e eritrocitúria • Hematológicos: neutropenia, eosinofilia e anemia hemolítica • No sistema nervoso central: cefaleia, parestesia e desmaio • Hipersensibilidade: anafilaxia e febre • Locais: dor, inflamação, edema, flebite e tromboflebite
Interações medicamentosas	• Aminoglicosídeos e outros medicamentos nefrotóxicos: ↑ nefrotoxicidade • ATB bacteriostáticos: ↓ eficiência bactericida da cefoxitina • Probenecida: ↓ *clearance* renal e ↑ concentração do antibiótico

Amp, ampola; ATB, antibióticos; IM, via intramuscular; IV, via intravenosa.

Quadro 15.33	Posologia, apresentações, efeitos colaterais e interações da ceftriaxona.
Posologia (IV e IM)	• Adultos: 1 a 2 g/dia a cada 12 h ou dose única • Crianças < 12 anos: 50 a 100 mg/kg • Recém-nascidos: 20 a 50 mg/kg
Apresentações	• Amp 2,5; 3,5; 5 e 10 mℓ: 250 e 500 mg e 1 g
Efeitos colaterais	• Gastrintestinais: náuseas, vômito, diarreia, dor abdominal, colite e icterícia • Dermatológicos: eritema, pápulas e urticária • Hematológicos: leucopenia e eosinofilia • No sistema nervoso central: cefaleia e desmaio • Laboratoriais: elevação das enzimas hepáticas • Locais: dor, abscesso, edema (IM), flebite e tromboflebite (IV) • Respiratório: dispneia • Hipersensibilidade: anafilaxia e febre
Interações medicamentosas	• Aminoglicosídeos e outros medicamentos nefrotóxicos: ↑ nefrotoxicidade • ATB bacteriostáticos: ↓ eficiência bactericida da ceftriaxona • Probenecida: ↓ *clearance* renal e ↑ concentração do antibiótico

Amp, ampola; ATB, antibióticos; IM, via intramuscular; IV, via intravenosa.

Quadro 15.34	Posologia, apresentações, efeitos colaterais e interações da cefotaxima.
Posologia (uso IV e IM)	• Adultos: 500 mg a 2 g/dia a cada 4 a 8 h • Crianças < 12 anos: 50 a 200 mg/kg/dia a cada 4 a 8 h
Apresentações	• Amp 2,5; 3,5; 5 e 10 mℓ: 250 e 500 mg e 1 g
Efeitos colaterais	• Gastrintestinais: candidose oral, náuseas, vômito, diarreia, dor abdominal, prurido anal e colite • Dermatológicos: eritema, pápulas e urticária • Hematológicos: leucopenia e eosinofilia • No sistema nervoso central: cefaleia e desmaio • Hipersensibilidade: anafilaxia e febre • Laboratoriais: elevação das enzimas hepáticas • Locais: dor, abscesso, edema (IM), flebite e tromboflebite (IV) • Respiratório: dispneia
Interações medicamentosas	• Aminoglicosídeos e outros medicamentos nefrotóxicos: ↑ nefrotoxicidade • ATB bacteriostáticos: ↓ eficiência bactericida da cefotaxima • Probenecida: ↓ *clearance* renal e ↑ concentração do antibiótico

Amp, ampola; ATB, antibióticos; IM, via intramuscular; IV, via intravenosa.

Quadro 15.35	Posologia, apresentações, efeitos colaterais e interações da ceftazidima.
Posologia (IV e IM)	• Adultos: 0,5 a 2 g/dia a cada 8 h • Crianças < 12 anos: 100 mg/kg/dia a cada 8 h
Apresentações	• Amp 2,5; 3,5; 5 e 10 mℓ: 1 ou 2 g
Efeitos colaterais	• Gastrintestinais: candidose oral, náuseas, vômito, diarreia, dor abdominal, prurido anal, colite e icterícia colestática • Dermatológicos: eritema, pápulas e urticária • Hematológicos: leucopenia e eosinofilia • No sistema nervoso central: cefaleia e desmaio • Hipersensibilidade: anafilaxia e febre • Laboratoriais: elevação das enzimas hepáticas • Locais: dor, abscesso, edema (IM), flebite e tromboflebite (IV) • Respiratório: dispneia
Interações medicamentosas	• Aminoglicosídeos e outros medicamentos nefrotóxicos: ↑ nefrotoxicidade • ATB bacteriostáticos: ↓ eficiência bactericida da ceftazidima • Probenecida: ↓ *clearance* renal e ↑ concentração do antibiótico • Soluções que contêm bicarbonato de sódio: evitar o uso concomitante

Amp, ampola; ATB, antibióticos; IM, via intramuscular; IV, via intravenosa.

Quarta geração

Têm maior espectro de ação quando comparadas com as de terceira geração. Apresentam maior estabilidade diante da hidrólise mediada por betalactamases transmitidas por plasmídios ou cromossomas.

Conservam a ação em MO gram-negativos, incluindo atividade antipseudômonas e contra cocos gram-positivos, especialmente estafilococos sensíveis à oxacilina. Atravessam as meninges. São resistentes às betalactamases. Desse grupo, o único medicamento disponível no nosso meio é a cefepima (Quadro 15.36).

Tetraciclinas

Agem inibindo a síntese de proteína dos MO mediante ligação aos ribossomos, impedindo a fixação do RNA transportador ao RNA mensageiro. Com essa ação, as tetraciclinas impedem o crescimento dos MO atuando como bacteriostáticas.

Quadro 15.36	Posologia, apresentações, efeitos colaterais e interações da cefepima.
Posologia (IM e IV)	• Adultos: 500 mg a 1 g, IM, a cada 12 h, e 500 mg a 2 g, IV, a cada 12 h
Apresentações	• Amp: 500 mg e 1 ou 2 g
Efeitos colaterais	• Gastrintestinais: náuseas, vômito, diarreia, flatulência, obstipação, dor abdominal, colite e hepatotoxicidade • Dermatológicos: eritema, pápulas e urticária • Hematológicos: leucopenia e eosinofilia • No sistema nervoso central: anorexia, cefaleia, tontura, letargia, parestesia e convulsão • Hipersensibilidade: anafilaxia e febre • Locais: dor, abscesso, edema (IM), flebite e tromboflebite (IV) • Respiratório: dispneia
Interações medicamentosas	• Aminoglicosídeos e outros medicamentos nefrotóxicos: ↑ nefrotoxicidade • ATB bacteriostáticos: ↓ eficiência bactericida da cefepima • Probenecida: ↓ *clearance* renal e ↑ concentração do antibiótico

Amp, ampola; ATB, antibióticos; IM, via intramuscular; IV, via intravenosa.

Apresentam amplo espectro de ação antimicrobiana contra bactérias gram-positivas e negativas, clamídias, riquétsias e alguns protozoários.

As tetraciclinas apresentam estrutura policíclica, caráter anfótero (ácido e básico) e têm propriedades quelantes formando complexo com íons bi e trivalentes, como ferro, cálcio, magnésio e alumínio. Essas propriedades fazem com que as tetraciclinas por VO sejam incompatíveis com alimentos.

As substâncias mais importantes do grupo das tetraciclinas são clortetraciclina, oxitetraciclina (terramicina) e doxiciclina (Quadro 15.37).

Quadro 15.37	Posologia, apresentação, efeitos colaterais e interações das tetraciclinas.
Posologia (VO)	• 500 mg ou 1 g a cada 6 ou 12 h
Apresentação	• Caps 500 mg
Efeitos colaterais	• Gastrintestinais: diarreia, náuseas, vômito, dispepsia, esofagite, pancreatite, alteração da microbiota • Hepático: toxicidade • Hematológico: discrasia • Infecciosos: superinfecções • Dermatológicos: hipersensibilidade, *rash* • Nos dentes: hipercromia, principalmente na época odontogênica • No sistema nervoso central: hipertensão intracraniana reversível (principalmente em crianças) • No esqueleto: deformidades (feto e jovens) • Contraindicadas na gravidez
Interações	• Alimentos: ↓ absorção (forma quelatos com o cálcio) • Antiácidos: ↓ absorção • Antidepressivos tricíclicos: hemossiderose • Contraceptivos: ↓ efeito destes • Álcool: ↓ efeito das tetraciclinas • Diclofenaco: ↓ absorção

Caps, cápsulas.

Macrolídios

Os macrolídios (Quadro 15.38) são assim denomiandos devido à sua estrutura molecular: um anel lactâmico macrocíclico (não é betalactâmico) ao qual se ligam um ou mais desoxiglicóis. Durante mais de 40 anos, o único representante da classe foi a eritromicina. Decorre disso a resistência dos MO a este ATB.

Os macrolídios ligam-se, de forma reversível, à porção *50S* do ribossomo do MO e inibem ou suprimem sua síntese proteica. Sua ação pode ser bactericida ou bacteriostática, dependendo da concentração, da fase reprodutiva e do tipo de MO. Costumam apresentar maior atividade em pH alcalino, pois sofrem inativação em meio ácido.

Os macrolídios são utilizados como alternativa terapêutica em PAC alérgicos à penicilina, nas seguintes condições: infecções do sistema respiratório por estreptococos do grupo A, pneumonia por *S. pneumoniae*, prevenção de endocardite após procedimento odontológico, infecções superficiais de pele (*Streptococcus pyogenes*), profilaxia de febre reumática (faringite estreptocócica), e, raramente, como alternativa para o tratamento da sífilis, uma vez que a eritromicina tem sido, cada vez mais, substituída por macrolídios mais atuais.

São considerados as primeiras escolhas para tratamento de pneumonias por bactérias atípicas (*Mycoplasma pneumoniae, Legionella pneumophyla* e *Chlamydia* spp.).

Eritromicina

Em 1952, McGuire et al., que trabalhavam para o laboratório Eli Lilly, isolaram a eritromicina a partir do *Streptomyces erythreus*, MO obtido de amostra do solo do arquipélago das Filipinas. Esse tipo de macrolídio passou a ser comercializado a partir de 1965.

Disponível como base ou em diversos sais (estearatos, lactobionato, gluco-heptonato e estolato) e ésteres, age por inibição da síntese proteica bacteriana, ligando-se aos ribossomos dos MO sensíveis. Em geral, funciona como bacteriostático, embora, em altas concentrações e diante de MO bastante sensíveis, possa ser bactericida.

Seu espectro é amplo. É ativa contra os MO gram-positivos, alguns gram-negativos, *Mycoplasma* sp., *Legionella* sp., *Chlamydia* sp., *Rickettsia* sp., *Pneumococcus, Campylobacter, Streptococcus* dos grupos A, B, C e G e *Treponema* sp. Frente aos três primeiros, em casos de pneumonias atípicas, pode ser um dos medicamentos de escolha. Alguns estafilococos são sensíveis, mas somente em altas dosagens. O *Staphylococcus aureus* é frequentemente resistente. De igual modo, sua penetrabilidade é baixa nas enterobactérias que lhes são resistentes. Para informações mais detalhadas, ver Quadro 15.39.

Claritromicina

Difere da eritromicina unicamente por metilação do grupo hidroxila na posição 6 (6-o-metil-eritromicina), mas é muito mais potente que ela contra cepas de estreptococos e estafilococos resistentes à eritromicina. Essa modificação estrutural,

Quadro 15.38	Principais macrolídios.
	• Eritromicina • Azitromicina • Claritromicina • Roxitromicina • Espiramicina

234 Fundamentos de Odontologia | Estomatologia

Quadro 15.39	Posologia, apresentações, efeitos colaterais e interações da eritromicina.
Posologia (VO)	• Adultos: 250 ou 500 mg a cada 6 h • Crianças < 12 anos: 40 mg/kg a cada 6 h
Apresentações	• Caps: 250 mg • Cp: 250 ou 500 mg • Frascos 60 ou 100 mℓ: 125 ou 250 mg/5 mℓ • Frascos 15 mℓ: 100 mg/mℓ • Amp: 1 g
Efeitos colaterais	• Gastrintestinais:* náuseas, vômito, diarreia, abdominalgia, cólica, hepatite e icterícia colestática** • Locais: irritação, queimação, formigamento e rubor (uso parenteral) • Otorrinolaringológico: ototoxicidade • Hipersensibilidade: anafilaxia e febre • Dermatológico: eritema • Hematológico: eosinofilia
Interações medicamentosas	• Alcaloides do *ergot*, alfentalina, bromocriptina, carbamazepina, ciclosporina, clozapina, disopiramida, metilprednisolona, teofilina, triazolam e varfarina: ↑ efeito da eritromicina e ↑ risco de toxicidade • Astemizol, cisaprida e pimozida: ↑ risco de disritmia • Digoxina: ↑ nível sérico • Cloranfenicol, lincosamidas, clotromixasol, penicilinas e cefalosporinas: antagonismo • Vitaminas do complexo B e vitamina C ingeridas juntamente com eritromicina: inativação da eritromicina

Amp, ampola; Caps, cápsulas; Cp, comprimidos; VO, via oral. *Principal efeito colateral. **Considerada reação de hipersensibilidade tardia, que começa entre 10 e 12 dias após o início do tratamento e se manifesta por dor abdominal, febre e icterícia. Entre as formas de eritromicina, o estolato é o que mais a produz.

Quadro 15.40	Posologia, apresentações, efeitos colaterais e interações da claritromicina.
Posologia (VO e IV)	• Adultos: 250 mg a 1 g a cada 12 h • Crianças < 12 anos: 15 mg/kg/dia a cada 12 h
Apresentações	• Caps: 250 mg • Cp: 250 ou 500 mg • Frascos 60 ou 100 mℓ: 125 ou 250 mg/5 mℓ • Frascos 15 mℓ: 100 mg/mℓ • Amp: 1 g
Efeitos colaterais	• Gastrintestinais:* disgeusia, náuseas, vômito, diarreia, abdominalgia, cólica, hepatite e icterícia colestática** • Locais: irritação, queimação, formigamento e rubor (uso parenteral) • Hipersensibilidade: anafilaxia, febre e síndrome de Stevens-Johnson • Dermatológico: eritema • No sistema nervoso central: cefaleia, tontura, ansiedade, insônia, alucinação e psicoses
Interações medicamentosas	• Carbamazepina e teofilina: ↑ concentração destas

Amp, ampola; Caps, cápsulas; Cp, comprimidos; IV, via intravenosa; VO, via oral. *Principais efeitos colaterais. **Considerada reação de hipersensibilidade tardia que começa entre 10 e 12 dias após o início do tratamento e se manifesta por dor abdominal, febre e icterícia.

que criou o lactobionato de claritromicina, melhora a estabilidade no meio ácido, a penetração tecidual e o espectro de atuação.

A claritromicina age por meio da ligação às subunidades ribossômicas dos MO sensíveis, suprindo-lhes a síntese proteica. É altamente ativa contra bactérias gram-positivas, sendo 2 a 4 vezes mais ativa do que a eritromicina contra a maioria dos estreptococos e estafilococos sensíveis à oxacilina.

A atividade da claritromicina contra MO gram-negativos é idêntica à da eritromicina, embora um pouco mais ativa contra *M. catarrhalis*. A atividade contra anaeróbicos é modesta, semelhante à da eritromicina.

Tem boa atividade contra grande variedade de MO gram-negativos e positivos, incluindo *S. agalactiae, S. pyogenes, S. viridans, S. pneumoniae, Haemophilus influenzae* e *parainfluenzae, N. gonorrhoeae, Listeria monocytogenes, M. catarrhalis, Pasteurella multocida, Chlamydia* sp., *L. pneumophila, M. avium-intracelullare* e *Mycobacterium* sp., *Helicobacter pylori, Campylobacter jejuni, Bordetella pertussis, Staphylococcus aureus, Clostridium perfringens* e *Mycoplasma pneumoniae*. Tem atividade modesta contra *Haemophilus influenzae* e *N. gonorrhoeae*.

A claritromicina tem sido a preferida como alternativa para os PAC alérgicos à penicilina, em substituição à habitual indicação da eritromicina. Para informações mais detalhadas, ver o Quadro 15.40.

Azitromicina

Sintetizada por English et al. e Retsema et al., em 1986, e lançada pelo laboratório Pfizer, em 1990. Por conter um átomo de nitrogênio na posição 9 do anel lactônico, tem maior estabilidade em pH ácido. É absorvida, por via oral, 70% mais que a eritromicina.

Alguns autores a classificam como um novo grupo de antimicrobianos denominado azalídeos. Esse rearranjo aumentou o espectro de atividade dessa substância, garantiu um nível tecidual sustentado, superior ao nível sérico, e proporcionou meia-vida tecidual prolongada que possibilita diminuição da dose durante o tratamento.

A azitromicina difere de eritromicina e claritromicina por ter maior atividade contra bactérias gram-negativas, em particular *H. influenzae*. Entretanto, a maioria das enterobactérias é resistente, porque a azitromicina não consegue penetrar efetivamente nas suas membranas externas.

A azitromicina é eliminada primariamente por via hepática; somente uma pequena quantidade é encontrada na urina (75% são eliminados de forma inalterada). Não são conhecidos metabólitos ativos da azitromicina.

Ela atinge, no estômago e nas tonsilas, valores de 10 a 100 vezes a concentração mínima inibitória (CMI) da maioria das bactérias.

Por ser substância estável em meio ácido, sua administração pode ser feita por via oral. Pelo fato de os alimentos interferirem em sua absorção, deve ser administrada fora do horário das refeições. Para informações mais detalhadas, ver Quadro 15.41.

A comunidade médica e a Food and Drug Administration (FDA) expressaram preocupação por algum tempo sobre a associação grave entre azitromicina com eventos cardiovasculares, incluindo morte.

A FDA decidiu que os rótulos dos medicamentos da azitromicina fossem atualizados para reforçar a seção "advertências e precauções" com informações relacionadas com risco de prolongamento cardíaco do intervalo QT e outras anormalidades do ritmo cardíaco.

Os PS devem considerar o risco de ritmos cardíacos fatais com a azitromicina ao considerar opções de tratamento para PAC que já estejam em risco de eventos cardiovasculares. A

15 | Terapêutica Medicamentosa de Algumas Doenças Estomatológicas | Como Prescrever e Atestar 235

Quadro 15.41	Posologia, apresentações, efeitos colaterais e interações da azitromicina.
Posologia (VO* e IV)	• Adultos: 250 mg a 1 g a cada 24 h, durante 3 dias** • Crianças < 12 anos: 5 a 12 mg/kg/dia a cada 24 h
Apresentações	• Cáps: 250 mg • Cp: 250, 500 e 600 mg ou 1 e 2 g • Amp: 600 ou 900 mg
Efeitos colaterais	• Cardiovasculares: palpitações, disritmias,*** dor retrosternal e angioedema • Gastrintestinais: disgeusia, náuseas, vômito, dispepsia, diarreia, abdominalgia, cólica, flatulência, colite, hepatite e icterícia colestática • Hematológico: neutrofilia • Musculoarticular: artralgia • Geniturinários: candidose vaginal, vaginite, nefrite intersticial e disfunção renal aguda • Hipersensibilidade: anafilaxia, febre, eritema multiforme e síndromes de Stevens-Johnson e de Lyell • Dermatológicos: eritema e fotossensibilidade[†] • No sistema nervoso central: cefaleia, agressividade, tontura, vertigem, desmaio, fadiga, sonolência e parestesia
Interações medicamentosas	• Antiácidos: ↓ concentração da azitromicina • Teofilina: ↑ concentração desta

Amp, ampola; Caps, cápsulas; Cp, comprimidos; IV, via intravenosa; VO, via oral. *Ingerir com o estômago vazio. Os alimentos diminuem sua absorção. **Meia-vida elevada. ***A Food and Drug Administration lançou, recentemente, um alerta sobre esse grave efeito colateral. [†]Instruir o paciente para usar fotoprotetores e evitar exposição aos raios solares.

FDA observa que o risco potencial de prolongamento do QT com azitromicina deve ser considerado, em contexto apropriado, ao se escolher um antibacteriano, pois medicamentos alternativos na classe dos macrolídios ou não macrolídios, como as fluorquinolonas, também têm potencial de prolongamento do intervalo QT e outros efeitos colaterais.

Roxitromicina

Trata-se de macrolídio de origem semissintética, derivado da eritromicina, atuando por inibição da síntese proteica sem afetar a síntese do ácido nucleico. É, portanto, um bacteriostático.

É rapidamente absorvida por via oral, desde que não seja administrada às refeições. O melhor é administrá-la em jejum, 1 hora antes do desjejum. O pico sérico é obtido após 2 horas, aproximadamente.

É fixada nas proteínas plasmáticas e excretada na urina e, principalmente, nas fezes.

Seu espectro alcança estreptococos do grupo A, *S. mitis*, *sanguis* e *viridans*, *S. agalactiae*, *Pneumococcus*, *Meningococcus*, *Gonococcus*, *Bordetella pertussis*, *Branhamella catarrhalis*, *Corynebacterium diphtheriae*, *Listeria monocytogenes*, *Clostridium*, *Mycoplasma pneumoniae*, *Pasteurella multocida*, *Chlamydia trachomatis* e *psittaci*, *L. pneumophila*, *Campylobacter* e outros. As pseudômonas e enterobactérias são resistentes. Para informações mais detalhadas, ver o Quadro 15.42.

Lincosaminas

Não apresentam o anel macrocíclico presente nos macrolídios, mas sua atuação se assemelha à destes.

A lincomicina, primeira lincosamina, foi isolada em 1962, a partir do *Streptomyces lincolnensis*. Posteriormente,

Quadro 15.42	Posologia, apresentações, efeitos colaterais e interações da roxitromicina.
Posologia (VO)	• Adultos: 300 mg a cada 24 h • Crianças < 12 anos: 2,5 a 5 mg/kg/dia a cada 24 h
Apresentação	• Cp: 50 e 300 mg
Efeitos colaterais	• Gastrintestinais: náuseas, vômito, dispepsia, diarreia, abdominalgia e hepatite • Dermatológicos: eritema e pruridos • No sistema nervoso central: cefaleia, tontura, vertigem, astenia • Laboratoriais: aumento das transaminases hepáticas
Interações medicamentosas	• Alcaloides do *ergot*: ergotismo • Bromocriptina e ciclosporina: ↑ concentração destas

Cp, comprimidos.

modificações químicas produziram semissinteticamente a clindamicina, substância com maior potência bacteriana e melhor absorção oral. Existem mais quatro ATB produzidos da mesma maneira, mas a clindamicina é, sem dúvida a mais usada e conhecida.

Inibem a síntese proteica nos ribossomos, ligando-se à subunidade *50S*, sendo, portanto, bacteriostáticas. Desta forma, alteram a superfície bacteriana, facilitando opsonização, fagocitose e destruição intracelular dos MO.

Como os macrolídios, modificações no local receptor do ribossomo atribuem resistência aos ATB desse grupo. Outra forma de resistência é por mudanças mediadas por plasmídios, no RNA *23S* da subunidade *50S* do ribossomo.

Clindamicina

A 7-cloro-7-desoxilincomicina, uma modificação da molécula da lincomicina, não é mais usada com a mesma frequência de antes. A lincomicina foi obtida do *Streptomyces lincolnensis*, nos laboratórios Upjohn, em 1963, e dela produziram, semissinteticamente, a clindamicina.

A clindamicina age por inibição da síntese proteica, à semelhança da eritromicina. Tem razoável atividade contra cocos gram-positivos, incluindo estafilococos, e não tem atividade contra cocos gram-negativos e treponemas.

A importância clínica desse ATB se fundamenta em sua cobertura anaeróbica, atividade antiestafilocócica, absorção por via oral e excelente concentração nos ossos, sendo útil para o tratamento das osteomielites crônicas do complexo maxilomandibular.

Nas infecções rotineiras de cunho odontogênico, a clindamicina não deve ser usada. Deve ser prescrita exclusivamente para infecções anaeróbicas penicilinorresistentes. Se o PAC for alérgico às penicilinas e cefalosporinas, a clindamicina é uma alternativa.

A clindamicina pode ser administrada pelas vias oral, intravenosa ou tópica. A via intramuscular provoca dores e deve ser evitada.

A absorção intestinal é de 90%, sendo menor em idosos. A alimentação não interfere em sua absorção. Pela via intravenosa, alcança o pico ao final da infusão, atingindo altas concentrações na maioria dos tecidos; entretanto, não atravessa a barreira hematencefálica. A concentração óssea é de 1/3 da plasmática. Atravessa a placenta atingindo o feto, e não há relatos de teratogenicidade.

A maior parte do medicamento é metabolizada no fígado e seus metabólitos são eliminados por via biliar, onde alcançam

236 Fundamentos de Odontologia | Estomatologia

alta concentração. A meia-vida aumenta se houver doença hepática, e a dose deve ser ajustada dependendo da gravidade. Pequena parte é eliminada pelos rins, não requerendo, em geral, ajuste de dose. Entretanto, se houver lesões hepática e renal concomitantes, sua dosagem deve ser reduzida. Não é eliminada por diálise peritoneal ou hemodiálise. Para informações mais detalhadas, ver Quadro 15.43.

Carbapenêmicos

Imipeném, meropeném e ertapeném são os carbapenêmicos atualmente disponíveis no Brasil. Exibem amplo espectro de ação para uso em infecções sistêmicas e estabilidade em relação à maioria das betalactamases, o que os torna uma opção muito interessante.

Entretanto, em 2005, o primeiro caso de infecção fatal por um isolado de *Klebsiella pneumoniae* resistente aos carbapenêmicos foi relatado no Brasil. A partir deste, novos casos de infecção, inclusive por outros gêneros da família Enterobacteriaceae, como *Enterobacter*, *Providencia* e *Escherichia*, começaram a surgir. Como mecanismo de resistência aos carbapenêmicos, a expressão de enzimas hidrolíticas carbapenemases tem sido mundialmente relatada (Aguilar, 2009). A *Klebsiella pneumoniae* passou a ser conhecida como KPC, bastante temida atualmente pelas comissões de controle de infecções hospitalares.

Os carbapenêmicos não são absorvidos por via oral e, portanto, devem ser administrados por via intravenosa ou intramuscular. Apresentam baixa ligação a proteínas plasmáticas e a excreção é predominantemente renal.

Têm penetração excelente em tecidos abdominais, respiratórios, bile, sistema urinário, liquor (meropeném) e órgãos genitais. Por serem medicamentos de amplo espectro e com penetração na maioria dos locais de infecção, podem ser utilizados para tratamento de infecções causadas por MO multirresistentes ou nas quais exista forte suspeita de microbiota aeróbica e anaeróbica.

Os carbapenêmicos apresentam eficácia no tratamento de PAC em estado grave com infecção abdominal, do sistema nervoso central (SNC), dermatológica e dos tecidos moles, do sistema urinário, ginecológica e respiratória, mas não devem ser utilizados como primeira escolha para tratamento empírico de infecções comunitárias ou hospitalares.

O meropeném é um pouco mais ativo contra MO gram-negativos, e o imipeném apresenta atividade um pouco superior contra gram-positivos. O ertapeném não tem atividade contra *P. aeruginosa* e *A. baumannii*.

A função da cilastatina sódica, uma inibidora enzimática específica, associada ao imipeném é bloquear a enzima deidropeptidase-1 (DHP-1) que degrada o ATB em sua passagem pelos rins, levando a aumento do nível sérico deste e diminuindo sua toxicidade renal, elevando substancialmente, por outro lado, sua concentração no sistema urinário. O meropeném e o ertapeném não necessitam dessa enzima para alcançar concentrações séricas adequadas.

Imipeném

O espectro antibacteriano do imipeném (Quadro 15.44) é mais amplo do que o de qualquer outro ATB e inclui virtualmente todos os patógenos de importância clínica. Está associado à cilastatina sódica em quantidades equivalentes. Há algumas evidências clínicas e laboratoriais de hipersensibilidade cruzada (1,8%) parcial entre ele e outros ATB betalactâmicos (penicilinas e cefalosporinas).

Meropeném

Seu espectro de ação é similar ao do imipeném, mas atua melhor que este em gram-negativos e anaeróbicos (Quadro 15.45).

Quadro 15.43	Posologia, apresentações, efeitos colaterais e interações da clindamicina.
Posologia (VO e IV)	• Adultos: ▪ VO (cloridrato): 300 mg a cada 6 h ▪ IV (fosfato): 300 a 600 mg a cada 6 ou 8 h; 900 mg a cada 8 h • Crianças < 12 anos: ▪ VO: 37,5 mg/kg/dia a cada 8 h ▪ IV: 3,75 a 10 mg/kg a cada 6 h; ou 5 a 13,3 mg a cada 8 h
Apresentações	• Cp e caps (cloridrato): 300 mg • Amp (fosfato): 6 mℓ (150 mg), 2 mℓ (300 mg), 4 mℓ (600 mg) ou 6 mℓ (900 mg)
Efeitos colaterais	• Cardiovasculares: disritmia, hipotensão • Gastrintestinais: náuseas, vômito, dispepsia, diarreia (80%), colite pseudomembranosa (10%),* hepatite e supressão da flora anaeróbia • Local: flebite (via IV)
Interações medicamentosas	• Caulim: ↓ absorção intestinal do antibiótico • Bloqueadores neuromusculares: ↑ efeito destes

Amp, ampola; Caps, cápsulas; Cp, comprimidos; IV, via intravenosa; VO, via oral. *Geralmente causada pelo *Clostridium difficile*.

Quadro 15.44	Posologia, apresentação, efeitos colaterais e interações do imipeném.
Posologia (IV)	• Adultos: ▪ Infecções leves: 250 mg a cada 6 h ▪ Infecções moderadas: 500 mg a cada 8 h, ou 1 g a cada 12 h ▪ Infecções graves: 500 mg a cada 6 h ▪ Infecções com risco à vida e contra MO resistentes (principalmente cepas de *P. aeruginosa*): 1 g a cada 6 ou 8 h • Crianças: ▪ > 40 kg: posologia igual à dos adultos • Recém-nascidos e crianças: ▪ < 40 kg: 5 mg/kg a cada 6 h. Dose total diária ≤ 2 g
Apresentação	• Amp: 500 mg
Efeitos colaterais	• Cardiovascular: hipotensão • Gastrintestinais: náuseas, vômito, diarreia e colite pseudomembranosa • Local: flebite • Hematológico: eosinofilia • No sistema nervoso central: convulsão,* tontura e sonolência • Dermatológicos: exantema, prurido, sudorese e urticária • Hipersensibilidade: febre e anafilaxia • Superinfecções • Laboratoriais: aumento das transaminases (5%)
Interações medicamentosas	• Aminoglicosídeos: inativação do efeito do imipeném • Probenecida: ↓ excreção do antibiótico e ↑ efeito deste • Ciclosporina e ganciclovir:** ↑ risco de convulsões

Amp, ampola; IV, via intravenosa. *Devido à diminuição do limiar convulsivo, principalmente em idosos com disfunção renal ou nos portadores de doenças convulsivantes. **É contraindicado seu uso com o ganciclovir.

15 | Terapêutica Medicamentosa de Algumas Doenças Estomatológicas | Como Prescrever e Atestar — 237

Quadro 15.45	Posologia, apresentação, efeitos colaterais e interações do meropeném.

Posologia (IV)	• Adultos:* 1 g a cada 8 h
	• Crianças:
	  ■ > 40 kg: posologia igual à dos adultos
	• Recém-nascidos e em crianças* < 40 kg:
	  ■ 15 mg/kg a cada 6 h. Dose total diária ≤ 2 g

Apresentação	• Amp: 500 mg e 1 g
Efeitos colaterais	• Cardiovascular: hipotensão • Gastrintestinais: glossite e aftas (+ em crianças), náuseas, vômito, diarreia, obstipação e colite pseudomembranosa • Local: flebite • Hematológico: eosinofilia • Respiratório: apneia • No sistema nervoso central: convulsões,** tontura e cefaleia • Dermatológicos: candidose, exantema e prurido • Hipersensibilidade: febre, anafilaxia e possibilidade de reação cruzada com outros betalactâmicos • Superinfecções • Laboratorial: aumento das transaminases (5%)
Interações medicamentosas	• Aminoglicosídeos: inativação do efeito do imipeném • Probenecida: ↓ excreção do antibiótico e ↑ efeito deste • Ciclosporina e ganciclovir:** ↑ risco de convulsões

Amp, ampola; IV, via intravenosa. *A dosagem para crianças e gestantes ainda não foi estabelecida. **Risco maior para quem tem disfunção renal.

Ertapeném

Está disponível seu sal sódico. É indicado para infecções moderadas a graves causadas por bactérias suscetíveis. O tratamento inicial é empírico, anterior à identificação do patógeno causador, nas infecções relacionadas a seguir: infecção intra-abdominal (complicada); infecção da pele e seus anexos (complicadas), pé diabético, pneumonia (adquirida na comunidade); infecção urinária (complicada); infecção pélvica aguda e septicemia bacteriana.

O ertapeném é estável à hidrólise pela maioria das betalactamases, mas sofre lise pelas metalobetalactamases, conhecidas também como New Delhi metalobetalactamases (NDM-1).

O ertapeném é eliminado principalmente pelos rins. A meia-vida plasmática média em adultos jovens saudáveis e PAC de 13 a 17 anos de idade é de cerca de 4 horas, e aproximadamente 2,5 horas em PAC pediátricos entre 3 meses e 12 anos. Para informações mais detalhadas, ver Quadro 15.46.

Aminoglicosídeos

Os aminoglicosídeos são bactericidas ativos principalmente contra os MO gram-negativos.

A estreptomicina foi o primeiro aminoglicosídeo obtido a partir do fungo *Streptomyces griseus*, em 1944. Os principais medicamentos utilizados em nosso meio, além da estreptomicina, são: gentamicina, tobramicina, amicacina, netilmicina, paramomicina e espectinomicina. Apenas a gentamicina será resumidamente abordada.

Gentamicina

Usada sob a forma de sulfato hidrossolúvel, foi isolada, em 1963, por Weinsten et al., a partir de filtrados de cultura da *Micromonospora purpurea*.

Quadro 15.46	Posologia, apresentação, efeitos colaterais e interações do ertapeném.

Posologia (IM e IV)	• Adultos:* 1 g a cada 24 h, por 3 a 14 dias
	• Crianças:
	  ■ > 13 anos de idade: 1 g/dia/dose única
	  ■ > 3 meses e até 12 anos: 15 mg/kg a cada 12 h (não exceder 1 g/dia)

Apresentação	• Amp: 1 g
Efeitos colaterais (20%)	• Cardiovasculares: extravasamento de sangue na veia de infusão (3,9%) e hipotensão • Gastrintestinais: xerostomia, glossite, candidose oral e aftas (+ em crianças), disgeusia, náuseas (2,9%), vômito, dispepsia, diarreia (4,3%), obstipação e colite pseudomembranosa • Locais: flebite e edema • Hematológicos: eosinofilia, plaquetopenia, aumento do TTP, monocitose, neutropenia, redução do hematócrito e anemia • Respiratório: dispneia (rara) • No sistema nervoso central: cefaleia (comum), convulsões,** tontura, anorexia, astenia, mal-estar e sonolência • Dermatológicos: exantema, prurido e micoses • Hipersensibilidade: febre, anafilaxia e possibilidade de reação cruzada com outros betalactâmicos • Superinfecções • Laboratoriais: aumento das transaminases (5%), fosfatase alcalina, bilirrubina, uremia, creatinemia, glicemia, bacteriúria e hematúria
Interações medicamentosas	• Ácido valproico: ↓ concentração deste • Probenecida: ↓ excreção do antibiótico e ↑ efeito deste

Amp, ampola; IM, via intramuscular; IV, via intravenosa; TTP, tempo de tromboplastina parcial. *Não foram realizados estudos sobre a dosagem para gestantes. **Risco maior para quem tem disfunção renal. Ajustar a dose de acordo com *clearance* de creatinina.

É o agente de escolha em infecções graves causadas por MO gram-negativos (*Pseudomonas*, *Aerobacter*, *Klebsiella*, *Neisseria* e *Proteus*), embora tenha ação em MO gram-positivos. Quando o pH é baixo, como ocorre em abscessos, sua atividade diminui. Para informações mais detalhadas, ver Quadro 15.47.

Cloranfenicol

Foi isolado do *Streptomyces venezuelae*, encontrado, em 1947, no país que o nomeia, em um bolor. Uma amostra do MO foi enviada ao Dr. Paul Buckholder, um botânico da Universidade de Yale, que, juntamente com John Erlich e Gottlieb, isolou o princípio antibiótico. Em 1949, foi sintetizado a partir do propanodiol e batizado comercialmente como cloromicetina pela empresa farmacêutica Parke-Davis. Tem parentesco e origem com o tianfenicol, menos difundido.

No Hospital de Moléstias Infectocontagiosas Emílio Ribas, em São Paulo, a mortalidade por febre tifoide, causada pela *Salmonella typhi*, em 1945, era de 14,1%. Em 1967, após o uso do cloranfenicol, iniciado nesse hospital em 1950, a mortalidade pela doença declinou para 0,7%.

Nos EUA, o cloranfenicol é um ATB encarado com muitas reservas. O *Physicians' Desk Reference* americano adverte: "Não deve ser usado em infecções triviais, nem profilaticamente."

Fundamentos de Odontologia | Estomatologia

Quadro 15.47 Posologia, apresentação, efeitos colaterais e interações da gentamicina.

Posologia (IM e IV)	• Adultos: 1 ou 2 mg/kg a cada 8 h
	• Crianças:
	  • Recém-nascidas > 7 dias: 2,5 mg/kg a cada 8 h
	  • Recém-nascidas < 7 dias: 2,5 mg/kg a cada 12 a 24 h

Apresentação	• Amp 1 mℓ: 10, 20, 40 e 80 mg • Amp 1,5 mℓ: 60 e 120 mg • Amp 2 mℓ: 40, 80, 160 e 280 mg
Efeitos colaterais	• Geniturinário: nefrotoxicidade • Hidreletrolítico: hipomagnesemia • Hipersensibilidade: exantema • Anestésicos inalatórios e bloqueadores musculares: paralisia respiratória • Musculoesquelético: paralisia muscular (altas doses) • Otorrinolaringológico: ototoxicidade • Penicilinas e cefalosporinas: ↓ efeito da gentamicina (em disfunções renais)
Interações medicamentosas	• Diuréticos de alça: ↑ risco de ototoxicidade • Nefrotóxicos: ↑ risco de nefrotoxicidade

Amp, ampola; IM, via intramuscular; IV, via intravenosa.

Quadro 15.48 Posologia, apresentações, efeitos colaterais e interações do cloranfenicol.

Posologia (VO e IV)	• Adultos: 50 a 100 mg/kg a cada 6 h • Crianças: 50 mg/kg a cada 6 h
Apresentações	• Cp: 250 mg • Caps: 250 e 500 mg • Amp: 1 g
Efeitos colaterais	• Gastrintestinais: náuseas, vômito e distensão abdominal • Hematológicos: toxicidade grave, anemia hemolítica, citopenia, cianose e síndrome cinzenta do recém-nascido* • Hipersensibilidade: exantema e febre • Oftalmológicos: borramento visual e neurite óptica • Dermatológico: exantema • Neurológico: neurite periférica • No sistema nervoso central: confusão, depressão e cefaleia
Interações medicamentosas	• Anestésicos inalatórios e bloqueadores musculares: paralisia respiratória • Penicilinas e cefalosporinas: ↓ efeito da gentamicina (em disfunções renais) • Diuréticos de alça: ↑ risco de ototoxicidade • Nefrotóxicos: ↑ risco de nefrotoxicidade

Amp, ampola; Caps, cápsulas; Cp, comprimidos; IV, via intravenosa; VO, via oral. *O recém-nascido com menos de 2 semanas de vida tem suas funções hepatorrenais imaturas, por isso, o cloranfenicol pode acumular-se no plasma. No início, ocorrem, durante as 24 horas seguintes, colapsos vasomotores, hipotermia e acinzentamento da pele. Cerca de 40% morrem. Portanto, em recém-nascidos, o medicamento somente é utilizado em situações extremas e com rigoroso monitoramento.

Segundo a Agência Nacional de Vigilância Sanitária (Anvisa), o reconhecimento de efeitos tóxicos com risco de morte ("síndrome do bebê cinzento" e anemia aplástica), e o desenvolvimento de novos medicamentos mais efetivos e menos tóxicos restringiram muito sua utilização. Portanto, o cloranfenicol deve ser empregado apenas em PAC em estado grave, em situações específicas. É um medicamento que, cada vez mais, se encaminha para a obsolescência.

O cloranfenicol atua nos ribossomos bacterianos, interferindo na síntese proteica.

Na maioria das vezes, é bacteriostático. É também bactericida contra bactérias que costumam infectar o SNC: *H. influenzae*, *N. meningitidis* e pneumococos. Tem amplo espectro, atuando contra gram-positivos (aeróbicos e anaeróbicos), exceto contra algumas cepas de estafilococos e enterococos. Atua contra os gram-negativos, exceto contra *Pseudomonas* sp., *Haemophilus* sp. e *Neisseria* sp.

É muito bem absorvido pela via oral, mas, atualmente, essa via tem sido a menos indicada. Embora o assunto seja controverso, acredita-se que a via intravenosa seja a mais segura. Para informações mais detalhadas, ver Quadro 15.48.

Nitroimidazólicos

Metronidazol

Produzido pelo laboratório Rhone Poulenc e, no Brasil, pela Rhodia, em 1957, a partir da azomicina, oriunda de MO do gênero *Streptomyces*. Em 1962, sua importância no tratamento de gengivite ulceronecrosante foi reconhecida, por Shing, na Inglaterra.

É um derivado imidazólido que exerce seu poder bactericida ao se unir transitoriamente à molécula de DNA, inibindo sua síntese. É metabolizado principalmente pelo fígado. A maior parte é excretada pelos rins (60 a 80%), e o restante nas fezes.

A meia-vida plasmática é de 8 horas. Apenas 10% se ligam às proteínas plasmáticas, distribuindo-se amplamente, alcançando níveis terapêuticos em diversos fluidos orgânicos, como secreção vaginal, líquidos seminais, saliva, bile e liquor. O metronidazol atravessa a placenta, atingindo, no feto, as mesmas concentrações que na mãe, e, portanto, deve ser evitado na gravidez, especialmente no primeiro trimestre, e durante a amamentação, pois é excretado pelo leite materno.

Penetra nas células por difusão passiva. O metronidazol é um bactericida potente, com excelente atividade contra bactérias anaeróbicas estritas (cocos gram-positivos, bacilos gram-negativos e positivos) e certos protozoários. Adentra o conteúdo de coleções purulentas como empiemas e abscessos e atua neles.

É particularmente efetivo contra bactérias anaeróbicas, inclusive as gram-negativas, *Bacteroides fragilis* e outros *Bacteroides* sp., *Clostridium*, *Peptococcus* e *Peptostreptococcus*. É um pouco menos ativo ou inativo contra as anaeróbicas gram-positivas.

De ação parasiticida para *Trichomonas vaginalis*, *Giardia lamblia* e *Entamoeba histolytica*, o metronidazol não é ativo contra estafilococos, estreptococos e enterobactérias comuns. Pode ser associado à claritromicina ou à amoxicilina para tratamento do *H. pylori* e é eficaz no tratamento da vaginose bacteriana pela *Gardnerella vaginalis*.

É a terapia inicial no tratamento da colite pseudomembranosa (por via oral) e indicado para tratamento do tétano, sendo considerado, por alguns, como antimicrobiano de primeira escolha para esta infecção.

Usado em infecções de interesse odontológico, em infecções anaeróbicas e mistas (associado a outros fármacos), seu emprego é muito útil em abscessos crônicos. Não se recomenda para celulites por causa da falta de atividade antiestreptocócica. Para informações mais detalhadas, ver Quadro 15.49.

Quadro 15.49	Posologia, apresentações, efeitos colaterais e interações do metronidazol.
Posologia (VO e IV)	• Adultos: 50 a 100 mg/kg a cada 6 h* • Crianças: 50 mg/kg a cada 6 h
Apresentações	• Cp: 250 e 400 mg • Frascos 80 e 100 mℓ (suspensão): 5 mg/mℓ • Amp 10, 50 e 100 mℓ: 1 g
Efeitos colaterais	• Gastrintestinais: xerostomia, candidose oral, língua saburrosa, glossite, estomatite, disgeusia devido a gosto metálico, náuseas (3%), vômito, intolerância gástrica, diarreia e insuficiência hepática • Dermatológicos: ardência, pele seca, exantema, urticária • Geniturinário: cistite e queimação à micção • Local: flebite (IV) • Hematológico: leucopenia • Hipersensibilidade: exantema e febre • No sistema nervoso periférico: neurite periférica e zumbido • No sistema nervoso central: cefaleia, anorexia, ataxia cerebelar, tontura, vertigem e convulsão
Interações medicamentosas	• Álcool: efeito dissulfiram (raro)** • Dissulfiram: ↑ risco de psicose aguda e confusão • Azatioprina e fluoruracila: ↑ risco de leucopenia • Cimetidina: ↓ metabolismo do antibiótico • Fenobarbital: ↑ metabolismo do antibiótico e ↓ eficácia • Varfarina: ↑ efeito desta

Amp, ampola; Cp, comprimido; IV, via intravenosa; VO, via oral. *É empregado em periodontites necrosantes dos pacientes com síndrome da imunodeficiência adquirida (AIDS), coadjuvando o tratamento local de praxe. Geralmente, com esse objetivo, é empregado na forma de comprimidos de 250 mg a cada 8 horas, por 7 dias. **O paciente não pode ingerir álcool concomitantemente, pois ocorre efeito semelhante ao do dissulfiram, que é um medicamento usado para provocar efeitos desagradáveis em pacientes alcoólicos (desconforto abdominal, rubor, vômito e cefaleia) quando da ingestão de bebidas com essa substância. O metronidazol bloqueia a desidrogenase acetildeída e, consequentemente, a degradação metabólica do álcool.

Quinolonas

No início dos anos 1960, com o ingresso do ácido nalidíxico, surgiu o primeiro ATB do grupo. Atualmente, o ácido nalidíxico é indicado, exclusivamente, ao tratamento de infecções baixas do trato urinário.

No início dos anos 1980, com o aditamento de um átomo de flúor na posição 6 do anel quinolônico, surgiram as fluorquinolonas, entre as quais o ciprofloxacino, que eram caracterizadas pelo aumento do espectro contra os bacilos gram-negativos e boa atividade contra alguns cocos gram-positivos e pálida ação em *Streptococcus* spp, *Enterococcus* spp., e anaeróbicos. Seguiram-se novas quinolonas: levofloxacino, gatifloxacino, moxifloxacino e gemifloxacino.

As quinolonas atuam bloqueando a atividade das enzimas DNA-girase ou topoisomerase II, essenciais para a reprodução bacteriana. A DNA-girase torna a molécula de DNA densa e biologicamente ativa. Bloqueando essa enzima, a molécula de DNA passa a ocupar grande espaço no interior da bactéria e suas extremidades livres determinam síntese descontrolada de RNA mensageiro e de proteínas, ocasionando a morte das bactérias.

Esses ATB são bem absorvidos pelo trato gastrintestinal superior. Sua biodisponibilidade é superior a 50% e seu pico sérico é alcançado em 1 a 3 horas após a administração. Os alimentos não reduzem muito sua absorção, mas retardam os picos de concentração sérica.

A farmacocinética é boa: as concentrações em próstata, fezes, bile, pulmões, neutrófilos e macrófagos extrapolam as concentrações séricas. O mesmo não ocorre com as concentrações em saliva, ossos e LCR, que são menores que as plásmicas.

As novas quinolonas, como o levofloxacino, alcançam altas concentrações séricas, concentração máxima de 4 mg/ℓ, após 500 mg por via oral. Têm meia-vida de 7 a 8 horas.

Nas osteomielites, mormente nas crônicas, que requerem maior tempo de tratamento, as quinolonas são uma ótima opção, não só pela possibilidade do uso da via oral, mas pelo espectro de ação.

Outra recomendação terapêutica das quinolonas é nas infecções graves de pele e de tecido subcutâneo, como é o caso de ulcerações de contato infectadas, úlceras crônicas e infecções em PAC diabéticos, quando a agregação com ATB com atuação contra MO anaeróbicos deve ser ponderada. Para as infecções moderadas de pele e de tecido subcutâneo, as novas quinolonas podem ser uma opção. As fluorquinolonas, pelo seu espectro de ação limitado para os gram-positivos, não devem ser empregadas com frequência.

As quinolonas também apresentam boa atuação contra micobactérias, especialmente ciprofloxacino, ofloxacino e levofloxacino. São ativas contra *M. tuberculosis*, *M. fortuitum* e *M. kansasii*; todavia, apresentam pouca atividade contra *M. avium-intracelullare*, o que não significa que as quinolonas devam ser usadas no lugar dos habituais agentes tuberculostáticos de primeira linha.

Ciprofloxacino

Sua absorção por via oral é boa. Pode ser inativado pelo uso concomitante de antiácidos. Possui amplo espectro contra bactérias aeróbicas gram-positivas e negativas. É potente contra *E. coli*, *Klebsiella* sp., *N. meningitidis*, *N. gonorrhoeae*, *H. influenzae*, *Enterobacter* sp., *Serratia* sp., *Shigella* sp. e *Salmonella* sp.

É ativo contra os estafilococos, mas, durante o tratamento, pode-se desenvolver resistência. Contra os anaeróbicos, sua atividade é limitada. Para informações mais detalhadas, ver Quadro 15.50.

Em infecções maxilomandibulofaciais, a dosagem oral indicada é de 500 mg a cada 12 horas; se por via intramuscular, 200 mg a cada 12 horas.

Esse ATB penetra muito bem no tecido ósseo e, por isso, tem boa indicação em osteomielites do complexo maxilomandibular. Em casos de necrose e sequestração, não se dispensam os cuidados tópicos. Se a osteomielite for grave, deve-se aumentar a dosagem oral para 750 mg a cada 12 horas.

Para saber mais detalhes sobre o ciprofloxacino e outras quinolonas, ver Quadros 15.50 e 15.51.

Antibióticos antifúngicos

Os principais antifúngicos (ATF) são poliênicos — substâncias formadas por átomos de carbono com dupla ligação — e azóis (ou azólicos) — imidazóis derivados do benzimidazol.

Os poliênicos são subclassificados em tetraenos, pentaenos, hexaenos e heptaenos; conforme o número das duplas ligações.

Alguns ATF são usados contra protozoários e algas, mas nesta seção serão abordados somente aqueles que têm como alvo os fungos.

Poliênicos

Neste grupo apenas serão tratadas a anfotericina B e a nistastina.

240 Fundamentos de Odontologia | Estomatologia

Quadro 15.50	Posologia, apresentações, efeitos colaterais e interações do ciprofloxacino.

Posologia (VO e IV)	• Adultos:*
	  ▪ VO: 500 a 750 mg a cada 12 h
	  ▪ IV: 100 a 400 mg a cada 8 ou 12 h

Apresentações	• Cp: 500 e 750 mg • Amp 100 e 200 mℓ: 200 mg
Efeitos colaterais	• Gastrintestinais (3 a 17% dos casos): estomatite, intolerância gastrintestinal, náuseas, dor abdominal, dispepsia, flatulência, anorexia, vômito, diarreia (rara), hepatite e colite pseudomembranosa (rara) • Dermatológicos: erupção cutânea, exantema, urticária, prurido, rubor, edema facial e fotossensibilização • Geniturinários: nefrite intersticial e cristalúria • Cardiovasculares: hipotensão e taquicardia • Musculoesqueléticos: artralgia (2%) e artropatias • Hematológicos (1%): eosinofilia e leucopenia • Hipersensibilidade (0,4 a 2,2% dos casos): febre, angioedema e exantema • Neurológicos: neurotoxicidade, parestesia e distúrbios visuais • No sistema nervoso central (0,9 a 11% dos casos): insônia, fadiga, cefaleia, tontura, mal-estar, sonolência, fraqueza, insônia, inquietação, agitação, depressão, alucinações, psicose e convulsões • Laboratoriais: aumento nas transaminases (1 a 3%), ureia, bilirrubina e creatinina séricas, hiperglicemia, cristalúria e hematúria
Interações medicamentosas	• Alimentos: ↓ absorção do ATB • Antiácidos: ↓ absorção do ATB • Teofilinas ou AINE: ↑ risco de convulsões • Cloranfenicol: antagonismo • Glimepirida: crise hipoglicêmica • Hidantoína: ↓ concentração desta

AINE, anti-inflamatório não esteroidal; ATB, antibiótico; IV, via intravenosa; VO, via oral. *Por se depositar em cartilagens, não se usa em crianças, lactantes e gestantes. Em casos selecionados, é usado em crianças com fibrose cística.

Quadro 15.51	Posologia de outras quinolonas.
Medicamento (e via de administração)	**Posologia (adultos)**
Norfloxacino (VO)	400 mg a cada 12 h
Levofloxacino (VO e IV)	250 a 500 mg a cada 24 h
Moxifloxacino (VO e IV)	400 mg a cada 24 h
Gemifloxacino (VO)	320 mg a cada 24 h

IV, via intravenosa; VO, via oral.

Anfotericina B

A anfotericina B (Quadro 15.52) foi obtida de um fungo da terra venezuelana, o *Streptomyces nodosus*, nas indústrias Squibb, por Gold et al., em 1956. Trata-se de ATF poliênico heptaênico fungistático e fungicida. É eficaz na maioria dos casos de micose profunda. Liga-se ao ergosterol da membrana celular do MO, alterando sua integridade e permeabilidade, e também atua como estimulador da imunidade humoral e celular.

Antes do uso deste ATF muito tóxico, aconselha-se a consulta com infectologista para determinar as indicações do tratamento e ajudar em sua administração. É apresentado sob a forma de desoxicolato de anfotericina B para ser administrado por via intravenosa lentamente (3 a 5 horas).

Uma das suas principais indicações é o tratamento da paracoccidioidomicose, no qual já teve papel fundamental, mas atualmente há ATF concorrentes.

É usado em candidose de portadores de síndrome da imunodeficiência adquirida (AIDS) que resiste a outros medicamentos (cetoconazol, itraconazol e fluconazol). Também é usado em infecções pelo *Cryptococcus neoformans* e *Aspergillus* nesses PAC. Outros fungos que lhe são sensíveis são *Histoplasma capsulatum*, *Cladosporium trichoides*, *Coccidioides immitis* e *Madurella mycetomatis*.

Mais recentemente, foi desenvolvida uma formulação lipossômica da anfotericina B que tem sido usada em PAC neutropênicos com febre persistente durante 96 horas antes do início da terapia. Essa preparação mostrou-se igualmente efetiva contra os fungos com a preparação convencional, mas com a resolução da febre em 58% dos casos, com neutropenia e nefrotoxicidade menores. Os testes mostraram que, comparada com a formulação tradicional, houve menos recorrência, tremores e eventos cardiorrespiratórios.

Para mais detalhes sobre a anfotericina B, ver Quadro 15.52.

Nistatina

A nistatina foi isolada de um actinomiceto do solo, o *Streptomyces noursei*, pelas Dras. Elizabeth L. Hazen e Rachel Brown, em 1950, nos EUA, no estado de Nova York; daí seu nome (de NY State veio o nome nistatina).

Quadro 15.52	Posologia, apresentações, efeitos colaterais e interações da anfotericina B.
Posologia (IV)	• Adultos: 0,25 mg a 1,5 mg/kg/dia; infusão lenta: > 6 h
Apresentações	• Amp: 50 e 100 mg • Frascos de 20 mℓ (suspensão para infusão): 5 mg/mℓ
Efeitos colaterais	• Gastrintestinais: náuseas, vômito, anorexia, diarreia e cólica epigástrica • Dermatológicos: erupção cutânea, exantema, urticária, prurido, rubor, edema facial, dermatite esfoliativa e fotossensibilização • Geniturinários: nefrotoxicidade,* disfunção renal, azotemia, acidose tubular renal, insuficiência renal aguda ou crônica, hiperuremia, anúria e oligúria • Cardiovasculares: toxicidade, hipotensão, disritmia, assistolia e dor torácica • Locais: ardência, irritação, edema, flebite e tromboflebite • Hematológicos: hipomagnesemia, hipopotassemia, anemia hemolítica, trombocitopenia e púrpuras • No sistema nervoso central: anorexia, cefaleia, neuropatia periférica e visão turva • Musculoesqueléticos: artralgia, mialgia e hipotonia muscular (devido à hipopotassemia) • Hipersensibilidade: alergia, febre e calafrios • Outros: emagrecimento e dor no corpo
Interações medicamentosas	• Digitálicos: ↑ risco da ação desta e de hipopotassemia • Corticosteroides: aumento da hipopotassemia • Outros medicamentos nefrotóxicos: ↑ risco de nefrotoxicidade

Amp, ampola; IV, via intravenosa. *Principal limitadora. Pode ser reversível ou não, levando à necessidade de diálise e transplante. A melhora nessas limitações consiste na administração da anfotericina associada a pequenas doses de dopamina.

15 | Terapêutica Medicamentosa de Algumas Doenças Estomatológicas | Como Prescrever e Atestar

A nistatina combina-se com os esteroides da membrana plasmática dos fungos, alterando sua permeabilidade. É o ATF mais usado para tratamento das candidoses vaginais, orais, faríngeas, esofágicas e intestinais, mas não para o tratamento da candidose sistêmica. É ativa contra *Trichophyton*, *Histoplasma* e *Microsporum*.

A nistatina mostrou-se bastante tóxica quando administrada pela via parenteral e de baixa absorção pelo sistema digestório. Por ter um gosto desagradável, as preparações, para serem administradas pela via oral, devem ser flavorizadas e adocicadas, o que pode causar cáries. Para informações mais detalhadas, ver o Quadro 15.53.

Azóis

Apresentam alguma ação contra bactérias gram-positivas, todavia não são usados com esta finalidade. Existem vários ATF azóis, mas serão discutidos os mais utilizados.

Cetoconazol

ATF sintético derivado do imidazol, descoberto em 1978 e introduzido no mercado, em 1981, pela indústria farmacêutica Janssen, da Bélgica. Antes de ser lançado, foi estudado em 19 países, em mais de 1.600 PAC.

Tem clara vantagem sobre a nistatina, descrita mais adiante, e é absorvido na corrente sanguínea, o que lhe possibilita alcançar os fungos onde quer que estejam. Afeta a permeabilidade da membrana celular do MO, interferindo na síntese do ergosterol.

O espectro ATF do cetoconazol é bastante amplo, sendo usado contra infecções causadas pelos fungos *Candida* sp., *Histoplasma* sp., *P. brasiliensis*, *P. lutzii*, *C. neoformans*, *Coccidioides immitis* e *Blastomyces dermatitidis*.

Sua absorção requer pH ácido, por isso é usado somente por via oral. O uso de cimetidina, ranitidina, anticolinérgicos ou antiácidos diminui sua absorção. Para informações mais detalhadas, ver Quadro 15.54.

Miconazol

Outro ATF imidazólico descoberto pelo laboratório Janssen. Em geral, é apresentado em cremes intravaginais, loções dermatológicas e gel intrabucal na concentração de 2% (Quadro 15.55).

Quadro 15.54	Posologia, apresentações, efeitos colaterais e interações do cetoconazol.
Posologia (VO)	• Adultos: 200 mg a cada 24 h; ou 400 mg a cada 24 h, para casos graves ou AIDS. Duração variada • Crianças > 2 anos: 6 mg/kg a cada 24 h (durante ou logo após as refeições; ou tópico)
Apresentações	• Cp: 200 mg • Frascos de 100 mℓ (suspensão): 20 mg/mℓ • Bisnagas de 15, 20 e 30 g: 20 mg/mℓ
Efeitos colaterais	• Gastrintestinais: náuseas (comum), vômito, anorexia, diarreia, dor abdominal, obstipação, hepatoxicidade* e icterícia • Endócrinos: ginecomastia, impotência, diminuição da libido, oligospermia e irregularidade no ciclo menstrual • Dermatológicos: erupção cutânea, exantema e prurido • Locais: ardência e irritação (uso tópico) • No sistema nervoso central: cefaleia, tontura e sonolência • Oftalmológico: fotofobia • Laboratoriais: aumento das transaminases e alterações das provas de função hepática (tratamentos prolongados) • Hipersensibilidade: anafilaxia
Interações medicamentosas**	• Alfentanila, alprazolam, amprenavir, atorvastatina, bloqueadores de canais de cálcio, cerivastatina, claritromicina, corticosteroides, ciclofosfamida, eritromicina, fentanila, ifosfamida, indinavir, lovastatina, midazolam, nelfinavir, quinidina, sinvastatina, sufentanila, tacrolimo, tamoxifeno, triazolam, troleandomicina e vincristina: ↑ toxicidade destas • Álcool e outros hepatotóxicos: hepatoxicidade e possível efeito dissulfiram • Antiácidos, anticolinérgicos, antagonistas dos receptores de H_2 da histamina e didanosina: ↓ absorção do antifúngico • Anticoagulantes orais: ↑ efeito destes • Ciclosporinas: ↑ efeito destas e ↑ nefrotoxicidade • Cisaprida: ↑ risco de disritmias (evitar concomitância) • Fenitoína: alteração da biotransformação desta e do antifúngico • Isoniazida e rifampicina: ↓ concentração destas

AIDS, síndrome da imunodeficiência adquirida; Cp, comprimidos; VO, via oral. *Em tratamentos longos, testar função hepática antes e a cada mês. **Notar que há interação com várias estatinas, vários antirretrovirais e dois macrolídios.

Quadro 15.53	Posologia, apresentações, efeitos colaterais e interações da nistatina.

Posologia (VO e tópico)	• Adultos:
	  ▪ VO: 500.000 a 1 milhão de UI (infecções gastrintestinais)
	  ▪ Tópico: 500.000 UI a cada 8 a 12 h (infecções orais)*

Apresentações	• Drag: 500.000 UI • Frascos 20, 50 e 60 mℓ: 100.000 UI/mℓ
Efeitos colaterais	• Gastrintestinais: náuseas, vômito e diarreia (dose alta VO)
Interações medicamentosas	• Nenhuma relatada, segundo o fabricante

Drag, drágea; VO, via oral. *Higienizar a boca e/ou desinfetar as próteses removíveis. Dissolver a drágea lentamente. Nota: contraindicada na gravidez.

Quadro 15.55	Posologia, apresentação, efeitos colaterais e interações do miconazol.
Posologia (tópico intrabucal)	• Adultos: cobrir a área afetada com uma camada, usando gaze ou cotonete ou colocar na interface mucosa-prótese (após desinfetá-la), a cada 6 h, mantendo-se a aplicação até 3 a 5 dias após cura clínica
Apresentação	• Bisnagas de 40 mg: 20 mg/g
Efeitos colaterais	• Gastrintestinais: náuseas, vômito, diarreia, hepatite (rara) • Hipersensibilidade (rara)
Interações medicamentosas	• Não há relatos

Fluconazol

Desenvolvido pela empresa Pfizer, em 1982. É uma preparação bistriazólica com ampla atividade fungistática resultante da inibição da enzima 14-alfadesmetilase do lanosterol localizada no citocromo P-450 fúngico, responsável pela conversão do lanosterol em ergosterol. Bloqueando-se a produção de ergosterol, altera-se a composição da membrana lipídica do fungo, resultando em transformações das funções celulares e inabilidade reprodutiva.

Tem atividade contra *Candida* sp., *Aspergillus* sp., *Blastomyces dermatitidis*, *Coccidioides immitis*, *Histoplasma capsulatum* e *Criptococcus* sp.

Das espécies de *Candida*, a *C. krusei* e a *C. glabrata* são as mais resistentes. Diante disso, o Clinical and Laboratory Standards Institute, antes conhecido como NCCLS (acrônimo de National Committee for Clinical Laboratory Standards), padronizou testes de sensibilidade de fungos aos ATF, incluindo os valores para interpretação das CMI do fluconazol.

Em alguns esquemas preventivos para PAC imunossuprimidos, é usado para quimioprofilaxia em portadores de AIDS, PAC que se submeteram à quimioterapia e/ou à radioterapia ou aos que sofreram transplante de medula óssea.

A segurança do seu uso na gravidez ainda não é bem estabelecida. Já se observaram anomalias congênitas em modelos animais e em relatos de casos humanos. As malformações associadas a esses relatos foram braquicefalia, hipoplasia craniana, craniossinostose, alterações nos ossos longos e defeitos cardíacos. As mulheres que usam fluconazol devem ser advertidas em relação a essas possibilidades e orientadas a utilizar métodos contraceptivos. Para informações mais detalhadas, ver Quadro 15.56.

Clotrimazol

Ativo contra vários fungos dermatotófitos, por isso é usado topicamente. Seu uso por via oral não é aconselhado por causa dos frequentes efeitos nocivos.

Antibióticos antivirais

Aciclovir

Nucleosídio análogo da guanosina – a hidroximetoximetilguanina. Para agir, o aciclovir precisa ser fosforilado por uma enzima celular ou viral, a timidinoquinase. O composto trifosfatado formado inibe a polimerase viral e pode ser incorporado ao DNA viral, levando a uma transcrição anômala.

Os vírus do grupo herpes, herpes simples tipos 1 e 2 (HHV-1 e 2), varicela-zóster (HHV-3), Epstein-Barr (HHV-4), citomegalovírus (HHV-5) e herpes-vírus humano tipo 6 (HHV-6) têm timidinoquinase.

O aciclovir deve sua atividade a fortes semelhanças entre a própria estrutura química e a dos blocos básicos do DNA. Ele tem uma base guanina ligada a uma espécie de pequena cadeia de átomos que lembra o topo de um anel de glicídio. Tal fato torna-o idêntico não só aos nucleotídios, mas também aos nucleosídios, principalmente a timidina e a desoxicitidina, dentre outras substâncias químicas intermediárias formadas durante a produção de DNA.

Para produção do DNA dos herpes-vírus, os nucleosídios devem receber os fosfatos, transformando-se em nucleotídios. É neste processo que entra a enzima timidinoquinase, confundindo o aciclovir com nucleosídio natural e juntando-o ao fosfato.

Quadro 15.56	Posologia, apresentações, efeitos colaterais e interações do fluconazol.
Posologia (uso VO e IV)	• Adultos: 　▪ Candidose oral e esofágica: 200 a 400 mg/dia, inicialmente, e depois 100 a 200 mg/dia, até 2 a 3 semanas 　▪ Candidose sistêmica: 400 mg/dia • Crianças: 3 a 12 mg/kg/dia ou 6 mg/kg/dia no 1º dia, seguidos de doses de 3 mg/kg/dia durante 2 semanas • Neonatos, 3 a 12 mg/kg a cada 72 h
Apresentações	• Caps: 50, 100 e 150 mg • Caps gelatinosas: 150 mg • Frascos de 50 e 100 mℓ: 2 mg/mℓ (suspensão para infusão IV)
Efeitos colaterais	• Gastrintestinais: náuseas, vômito, anorexia, diarreia, dor epigástrica e hepatotoxicidade (pode ser fatal) • Dermatológicos: dermatite descamativa, exantema e alopecia (rara) • No sistema nervoso central: cefaleia e tontura • Hematológicos: leucopenia e trombocitopenia • Laboratoriais: aumento das transaminases hepáticas, hipercolesterolemia e hipopotassemia • Hipersensibilidade: alergia e síndrome de Stevens-Johnson
Interações medicamentosas*	• Ciclosporinas e fenitoína: ↑ concentração sérica destas • Gliburida, glipizida e tolbutamida: ↓ efeito hipoglicêmico • Isoniazida e rifampicina: ↓ nível do antifúngico • Varfarina: ↑ efeito desta • Contraceptivos: ↓ eficácia destes • Terfenadina e astemizol: ↑ concentração destes • Cimetidina, cafeína, ciclosporina, fenitoína, teofilina, sulfonilureias, varfarina e zidovudina: ↑ concentração do antifúngico • Carbamazepina, hidroclorotiazida, isoniazida, rifabutina, rifampiona e fenobarbital: ↓ concentração do antifúngico

Caps, cápsulas; IV, via intravenosa; VO, via oral. *Este antifúngico é metabolizado no citocromo P-450 humano, do qual derivam numerosas interações medicamentosas.

Dessa maneira, esse antiviral (ATV) torna-se ativo contra os HHV. Por analogia aos ATB, pode-se chamar este ATV de "virustático", e não de "virucida", devendo ser empregado nas fases iniciais do surto herpético, para impedir a multiplicação viral, e não nas fases adiantadas, quando a multiplicação já ocorreu. Para informações mais detalhadas, ver Quadro 15.57.

Valaciclovir

Éster L-valina do aciclovir, que, *in vivo*, é transformado em aciclovir pela valaciclovir-hidrolase e, portanto, passa a ter o mesmo mecanismo de ação.

Stoopler e Sollecito compararam o valaciclovir, o aciclovir e um placebo no tratamento de herpes genital recorrente, usando o valaciclovir 2 vezes/dia, e obtiveram os mesmos resultados obtidos com o aciclovir. Consideraram, então, que o valaciclovir possa ser uma alternativa interessante em virtude da posologia mais facilmente adotável e, como preocupação, da adesão do PAC ao tratamento.

Não obstante, no tratamento da infecção zosteriana, existem evidências que sugerem que o valaciclovir pode reduzir

15 | Terapêutica Medicamentosa de Algumas Doenças Estomatológicas | Como Prescrever e Atestar   243

Quadro 15.57	Posologia, apresentações, efeitos colaterais e interações do aciclovir.
Posologia (uso VO, IV e tópico)*	• Adultos e crianças: • VO (genital ou perioral): 200 mg a cada 4 h, por 5 dias • VO (varicela, adultos e crianças): 20 mg/kg, por 5 dias • IV (inicial ou recorrente, adultos e crianças > 12 anos): 5 mg/kg a cada 8 h** • Tópico: camada a cada 4 h, por 5 dias
Apresentações	• Cp: 200 ou 400 mg • Amp: 250 mg (pó) para infusão IV • Bisnagas (creme): 2, 5 ou 10 g
Efeitos colaterais	• Gastrintestinais: náuseas, vômito, diarreia e dor abdominal • Dermatológicos: erupção cutânea, exantema e prurido • Geniturinários: hematúria, nefrotoxicidade • Cardiovascular: hipotensão • No sistema nervoso central: cefaleia, distúrbios encefálicos, letargia, tremor, confusão, agitação, delírio convulsão e coma (associadas à primeira dose) • Laboratoriais: ↑ creatinemia, ↑ transaminases, cristalúria
Interações medicamentosas	• Zidovudina: risco de letargia e desmaio • Probenecida: ↑ concentração do antivírus e ↑ risco de toxicidade

Amp, ampola; Cp, comprimido; IV, via intravenosa; VO, via oral. *Iniciar tratamento o mais cedo possível. **Aplicar lentamente (1 hora).

Quadro 15.58	Posologia, apresentação, efeitos colaterais e interação do valaciclovir.
Posologia (VO)	• Adultos e crianças: • Herpes-zóster: 1 g a cada 8 h • Herpes recorrente: 1 g a cada 12 h
Apresentação	• Cp: 500 mg
Efeitos colaterais	• Gastrintestinais: náuseas, vômito, diarreia, obstipação e oligúria • No sistema nervoso central: anorexia, cefaleia, tontura e astenia
Interação medicamentosa	• Cimetidina e probenecida: ↑ concentração de aciclovir durante a terapêutica com valaciclovir

Cp, comprimido.

Quadro 15.59	Posologia, apresentação, efeitos colaterais e interações do fanciclovir.
Posologia (VO)*	• Adultos: 250 mg a cada 8 h, por 5 dias
Apresentação	• Cp: 125 e 250 mg
Efeitos colaterais	• Gastrintestinais: náuseas, vômito, diarreia, dor abdominal e hepatotoxicidade • Cardiovasculares: disritmias, hipotensão e hipertensão • Dermatológicos: exantema e alopecia • Laboratoriais: aumento das transaminases hepáticas • Hipersensibilidades: exantema, prurido e urticária • No sistema nervoso central: anorexia, cefaleia, tontura, coma, confusão e ataxia • Hematológicos: anemia, trombocitopenia e granulocitopenia
Interações medicamentosas	• Cimetidina e probenecida: ↑ concentração do antivírus • Probenecida, digoxina e teofilina: ↑ concentração destas

Cp, comprimido. *Não deve ser usado por gestantes nem lactantes.

o tempo para completar a mitigação da dor e a duração da nevralgia pós-herpética quando comparado com o aciclovir, embora ambos sejam semelhantes em termos de resolução das manifestações cutâneas.

Por essa razão, sua principal indicação é contra o herpes-zóster (HZ). Entretanto, para o zóster oftálmico, o aciclovir é mais efetivo.

Corey et al. (2004) estudaram 1.484 casais heterossexuais monogâmicos imunocompetentes, sendo um dos membros do casal portador de herpes genital clinicamente sintomático causado pelo HSV-2, e o outro suscetível ao HSV-2, mas sem erupções. Alguns portadores do herpes tomaram 500 mg do valaciclovir por dia e outros, um placebo, e os parceiros suscetíveis foram avaliados mensalmente quanto a sinais e sintomas do herpes genital. Concluiu-se que a dosagem diária de uma terapia supressiva com valaciclovir reduziu significativamente o risco de transmissão do herpes genital entre heterossexuais.

O valaciclovir proporciona melhor biodisponibilidade oral do que o aciclovir. Isso implica que, ao se tomar uma pílula de valaciclovir, o sistema circulatório receberá mais de seus ingredientes inalterados. Estima-se que cerca de 5 vezes/dia de valaciclovir proporcionam biodisponibilidade de 70%. O risco de interações medicamentosas com o valaciclovir é mínimo, em comparação com outros medicamentos ATV contra herpes.

O esquema de administração é uma das principais vantagens do valaciclovir.

Para reduzir a gravidade de um surto de herpes, podem-se tomar comprimidos de valaciclovir 2 vezes/dia, enquanto, no caso do aciclovir, a frequência deverá ser de 5 vezes/dia (Quadro 15.58).

Fanciclovir

Rapidamente convertido, *in vivo,* em penciclovir, que tem atividade demonstrada *in vivo* e *in vitro* contra herpes-vírus em seres humanos, inclusive o varicela-zóster e herpes-vírus simples tipos 1 e 2. Seu uso mais comum é contra infecções herpéticas genitais (Quadro 15.59).

Foscarnete

Fosfonoformatotrissódico. Com amplo espectro ATV e de uso exclusivamente intravenoso, ainda não está disponível no Brasil. Alguns PAC com AIDS têm apresentado infecções herpéticas resistentes ao aciclovir, quando os vírus não produzem mais a enzima timidinoquinase; nesses casos, o foscarnete é a alternativa (ampolas com 250 ou 500 mℓ).

É nefrotóxico e seu custo é altíssimo. Infelizmente, em PAC com AIDS, já existem situações em que o foscarnete também não tem efetividade contra os herpes-vírus.

Tratamento medicamentoso de algumas doenças estomatológicas

Tratam-se doenças, e não lesões. Estas últimas são os sinais que algumas doenças podem apresentar. Por exemplo, se houver ulceração, existirá um sinal, mas se houver dor, serão tratados tanto o sinal como o sintoma, isto é, a doença como um todo.

Doenças autoimunes
Ulcerações aftosas recorrentes

Classificadas em *minor, major* e herpetiforme. A etiopatogenia ainda não é bem esclarecida, provavelmente existe um fenômeno autoimune envolvido.

244 Fundamentos de Odontologia | Estomatologia

A primeira medida é descartar a possibilidade de doença sistêmica como causa de ulceração, por exemplo, anemia, diabetes melito, febre recorrente, faringite, doença inflamatória intestinal e doença imunossupressora.

A literatura especializada cita várias outras formas de tratamento, próprias das doenças cuja etiopatogenia ainda não é totalmente esclarecida.

As ulcerações aftosas recorrentes (UAR) do tipo *minor* são, em geral, tratadas topicamente.

Uma das formas de tratamento é a pomada de triancinolona acetonida à base de carboximetilcelulose, pectina, gelatina, polietileno e óleo mineral, aplicada sobre o local afetado, sem esfregar, cada 6 ou 8 horas, após as refeições principais, e 1 vez ao deitar. O medicamento é contraindicado nas seguintes situações: infecções fúngicas, virais e bacterianas; gravidez, úlceras gastrintestinais, diabetes e tuberculose.

Uma alternativa, com menor possibilidade de se fixar no local aplicado, é o uso do corticosteroide dipropionato de betametasona em forma de creme, com 0,65 mg/g, em bisnagas de 30 g, aplicando-se sobre a lesão a cada 8 horas.

O cloridrato de difenidramina, um anti-histamínico associado a cloreto de amônio, citrato de sódio e mentol, é apresentado em vidro com 120 mℓ de solução e deve ser usado em bochechos com 1 colher de sopa da solução a cada 8 horas.

O uso de ATB tópicos é empírico, porque se existe a crença de que algum MO possa estar na etiologia da ulceração, ainda não foi comprovado. Uma cápsula de 500 mg de tetraciclina ou doxiclina pode ser dissolvida em 180 mℓ de água e usada, por adultos, para bochechos a cada 6 horas por alguns dias. Com isso, espera-se redução da dor e da duração da ulceração.

Bochechos com gliconato de clorexidina podem ser usados a cada 12 horas. O antisséptico pode tingir dentes e língua, além de causar disgeusia.

Xilocaína em gel a 2% pode ser aplicada na lesão para atenuar a dor. O extrato de camomila pode ser usado 3 vezes/dia sob fricção. O hidróxido de magnésio pode ser usado, por meio de bochechos, diluído em um pouco de água, ou 50%/50% com difenilidramina.

A UAR do tipo *major* requer tratamento mais agressivo, como o intralesional, com o auxílio de uma seringa para a insulina. Uma das opções é a triancinolona acetonida, apresentado-se em suspensão injetável em uma ampola de 20 mg. Apenas metade da ampola é injetada, ou seja, 10 mg.

Uma alternativa é tratar as UAR sistemicamente com prednisona, por exemplo, um corticosteroide de curta duração (24 a 36 horas), apresentado em comprimidos de 20 mg, na posologia de 20 a 40 mg/dia, por 7 dias, seguidos de 10 mg/dia, por 7 dias, pela manhã, para não interferir muito na atividade das suprarrenais e minimizar os efeitos colaterais, uma vez que as suprarrenais secretam a maioria do cortisol (5 a 7 mg) pela manhã.

A dapsona, disponível em comprimidos de 100 mg, também pode ser usada na dosagem de 1 comprimido ao dia.

O *laser* de baixa potência acelera a cicatrização e alivia a dor.

Nos EUA utiliza-se o fármaco amlexanox, um potente inibidor da formação e da liberação de mediadores inflamatórios dos mastócitos, neutrófilos e linfócitos. É usado topicamente para reduzir a duração da ulceração, mas não controla recidivas.

Alguns anticorpos monoclonais estão em teste.

Pênfigo vulgar e penfigoide bolhoso

O tratamento, que visa reduzir a sintomatologia e prevenir complicações é, frequentemente, de competência médica. Os casos graves da doença podem requerer hospitalização, inclusive em unidades de terapia intensiva.

Pode ser necessário utilizar, por via intravenosa, fluidos que contenham eletrólitos e proteínas, ou realizar alimentação parenteral, pois as ulcerações podem impedir a ingestão normal.

Alguns PAC necessitam de tratamento local. Anestésicos tópicos podem ser usados para diminuir a odinofagia. ATB e ATF são usados para prevenir as infecções secundárias.

A terapêutica sistêmica deve ser administrada o mais rápido possível, para que as ulcerações sejam controladas. Há evidências de que o tratamento seja mais fácil nos estágios iniciais, pois as posologias são proporcionais à gravidade das manifestações. Uma vez controladas essas manifestações, as dosagens decrescem até se chegar às dosagens de manutenção. Os efeitos colaterais dos medicamentos usados representam uma importante complicação. Exames de sangue e urina devem ser solicitados rotineiramente.

Os corticosteroides são os principais medicamentos utilizados no tratamento do pênfigo vulgar. Lesões localizadas leves de pênfigo da mucosa bucal em PAC com baixos títulos de autoanticorpos circulantes podem ser controladas, pelo menos temporariamente, com enxaguatórios ou cremes corticosteroides tópicos. Entretanto, PAC com doença multifocal ou doença localizada severa requerem corticosteroides sistêmicos. Na maioria dos casos, doses baixas de manutenção, geralmente em dias alternados, são necessárias por anos.

Os PAC geralmente se tornam cushingoides, e as mortes agora são mais frequentemente atribuídas aos efeitos colaterais dos medicamentos do que à própria doença.

Para mais detalhes, ver tratamento do pênfigo vulgar ou penfigoide bolhoso no Quadro 15.60.

Uma das técnicas usadas para administrar os corticosteroides é a pulsoterapia. Trata-se da infusão intravenosa de altas doses desses medicamentos de forma descontínua e durante curto período. O objetivo da técnica é obter resposta rápida e eficaz para diminuir a necessidade de corticoterapia a longo prazo. A pulsoterapia pode combinar um corticosteroide a uma substância imunossupressora para reduzir morbidade e mortalidade dos pênfigos. A dose de cada pulso não é padronizada, mas geralmente está na faixa de 500 mg a 1 g de metilprednisolona ou 100 a 200 mg de dexametasona.

Os efeitos colaterais da corticoterapia são diabetes melito, supressão adrenal, aumento ponderal, osteoporose, depressão, úlceras pépticas, aumento da suscetibilidade às infecções, candidose iatrogênica, retenção de sódio, hipertensão arterial e fácies cushingoide.

A hipersensibilidade à dapsona, caracterizada por febre, linfadenopatia, hepatite e pústulas generalizadas, é uma complicação séria desse medicamento. Testes periódicos são essenciais para monitoramento da função hepática.

A plasmaférese é uma técnica em que plasma rico e anticorpos são removidos do sangue e substituídos por fluidos intravenosos ou plasma doado. Pode ser usada em complementação à terapêutica sistêmica para reduzir a quantidade de anticorpos circulantes.

O uso de placas dentais e de injeções possibilita a absorção sistêmica de doses variáveis de medicamentos.

Penfigoide das membranas mucosas

Doença crônica e frequentemente associada a exacerbações e remissões de sinais e sintomas clínicos.

Os PS devem usar técnicas histopatológicas e imunológicas como auxílio diagnóstico dos PAC. Em geral a colaboração multidisciplinar é necessária para o diagnóstico e o tratamento

15 | Terapêutica Medicamentosa de Algumas Doenças Estomatológicas | Como Prescrever e Atestar

Quadro 15.60	Tratamento do pênfigo vulgar ou penfigoide bolhoso.
Imunomoduladores tópicos* ou intralesionais	• Géis ou bochechos de corticosteroides de alta potência: 2 vezes/dia • Pomada de tacrolimo: 0,1%, 2 vezes/dia • Corticosteroide intralesional: por exemplo, trianclonona 10 mg/mℓ, 0,1 mℓ/cm^3 • Propionato de clobetasol a 0,05%: 4 vezes/dia, até a remissão das lesões, preferencialmente em placas dentais • Profilaxia antifúngica diária; p. ex., embrocar** clotrimazol 10 mg, 3 vezes/dia ou bochechar com suspensão de nistatina 100.000 U, 2 vezes/dia
Imunomoduladores sistêmicos	• Corticosteroides: 1 mg/kg/dia, durante meses*** ou, por exemplo, prednisona 1 a 15 mg/kg/dia, ou 60 a 80 mg/dia, podendo ser aumentada; se a doença não for controlada, chegar a 240 mg/dia, aumentando 80 mg/dia. Diminuir, quando decidido, para 80 mg a cada 4 meses • Rituximabe:[†] 4 infusões semanais de 375 mg/m^2 ou 2 infusões de 1 g, com intervalos de 2 semanas entre as dosagens • Antimetabólitos:[‡] p. ex., micofenolato de mofetila, azatioprina (100 a 200 mg/dia), dapsona[δ] (1 mg/kg/dia), ciclosporina e ciclofosfamida (150 mg/dia) • Imunoglobulina IV (às vezes combinada com rituximabe) • Nicotinamida (niacinamida) em associação à tetraciclina: 500 mg a 2 g/dia, fracionados em 500 mg
Paliativos	• Embrocações ou bochechos anestésicos tópicos, p. ex., lidocaína viscosa • Bochechos com solução com lidocaína, Benadryl® e antiácido (em partes iguais) • Bochechos com antissépticos • Limpezas dentárias suaves e frequentes • Órteses (placas) dentárias protetoras para aliviar o trauma da dentição

*Considerar o teor de açúcar de todos os medicamentos usados diariamente e, consequentemente, a incidência de cárie. Avaliar o uso de suplementos tópicos de flúor. **Embrocar: aplicação tópica de medicamento em superfícies corpóreas. Sinônimo: fomentar (para alguns fomenta-se somente quando o medicamento é aquecido). ***Diminuição gradual após remissão clínica. Monitorar os efeitos colaterais sistêmicos dos corticosteroides. [†]Anticorpo monoclonal contra os linfócitos B CD20. Considerar custo/benefício. [‡]Monitorar efeitos colaterais, imunossupressão e adventos de neoplasias. [δ]A dapsona, um derivado da sulfa, quando associada a corticosteroide, possibilita a utilização de dosagens menores deste.

adequado do penfigoide das membranas mucosas como, por exemplo, o encaminhamento do PAC para um oftalmologista para exame da mucosa conjuntival, sujeita aos simbléfaros.

A terapia imunossupressora adjuvante sistêmica é fundamental para PAC com doença progressiva. Eventualmente, o uso tópico de corticosteroides pode ser suficiente para controlar a doença. Apesar dos avanços em medicamentos imunossupressores e produtos biológicos disponíveis, a forma de cicatrização é uma complicação significativa em muitos casos.

Para mais detalhes sobre o tratamento do penfigoide de membranas mucosas, ver Quadro 15.61.

Lúpus eritematoso crônico discoide

Os PAC devem evitar medicamentos fotossensibilizadores, como tiazida, piroxicam e hipérico, e exposição aos raios solares, utilizando filtro protetor solar fator 30.

Em geral, a doença é tratada com corticosteroides associados a antimaláricos (p. ex., hidroxicloroquina: 0,2 a 0,4 g/dia,

Quadro 15.61	Tratamento do penfigoide de membranas mucosas.
Imunomoduladores tópicos* ou intralesionais	• Géis ou bochechos de corticosteroides de alta potência: 2 vezes/dia • Pomada de tacrolimo: 0,1%, 2 vezes/dia preferencialmente em placas dentárias • Corticosteroide intralesional; p. ex., trianclonona 10 mg/mℓ, 0,1 mℓ/cm^3 • Propionato de clobetasol 0,5 mg/g, 4 vezes/dia • Profilaxia antifúngica diária; p. ex., embrocar** clotrimazol 10 mg, 3 vezes/dia, ou bochechar com suspensão de nistatina 100.000 U, 2 vezes/dia • *Laser* de baixa intensidade também tem sido usado
Imunomoduladores sistêmicos	• Corticosteroides:** 0,5 a 2 mg/kg/dia (dependendo da gravidade e resposta) usados inicialmente para controlar a doença. Diminuir, quando decidido, para 80 mg a cada 4 meses • Dapsona:*** 50 mg/dia, aumentar 25 mg a cada 7 dias para 100 a 200 mg até a resposta desejada e conforme tolerado • Minociclina:[†] 50 a 100 mg/dia • Antimetabólitos:[‡] micofenolato de mofetila, azatioprina e ciclofosfamida • Rituximabe: em dosagens mais baixas que as usadas no tratamento do pênfigo vulgar
Paliativos	• Embrocações ou bochechos anestésicos tópicos; p. ex., lidocaína viscosa • Bochechos com solução com lidocaína, Benadryl® e antiácido (em partes iguais) • Bochechos com antissépticos • Limpezas dentárias suaves e frequentes • Órteses (placas) dentárias protetoras para aliviar o traumatismo da dentição

*Considerar o teor de açúcar de todos os medicamentos usados diariamente e, consequentemente, a incidência de cárie. Avaliar o uso de suplementos tópicos de flúor. **Diminuição gradual após remissão clínica. Monitorar os efeitos colaterais sistêmicos dos esteroides. ***Monitorar anemia, hemólise e meta-hemoglobinemia (dispneia, palpitações e fadiga). A hemoglobina deve ser avaliada no início e após 1 semana de tratamento e todas as semanas após cada aumento da dose. Rastrear a deficiência de glicose-6-fosfato-desidrogenase (G6PD) antes da terapia. [†]Monitorar os efeitos colaterais, incluindo fotossensibilidade, hiperpigmentação, náuseas, tontura. [‡]Monitorar os efeitos colaterais, imunossupressão e adventos de neoplasias.

por vários meses; cloroquina: 250 mg/dia, por vários meses; quinacrina: 100 mg/dia, por vários meses). Medicamentos como cloroquina e quinacrina podem causar psoríase e danos oftalmológicos.

Os casos menos agressivos podem ser controlados, por via sistêmica, com AINE ou corticosteroides tópicos. Em alguns casos usa-se a injeção intralesional de triancinolona (2,5 a 10 mg/mℓ, 1 vez/mês).

Lúpus eritematoso sistêmico

Doença autoimune crônica, caracterizada pela produção de autoanticorpos contra antígenos nucleares e citoplasmáticos, que pode afetar variados órgãos, com uma infinidade de diferenças clínicas e anormalidades imunológicas, e caracterizada por curso clínico recidivante e remitente.

A história do lúpus eritematoso sistêmico (LES) remonta, pelo menos, ao século XII, quando o médico salernitano Rogerius Frugardi (1140-1195) descreveu, pela primeira vez, lesões faciais erosivas semelhantes a mordida de um lobo (do latim, *lupus* [lobo]). Da Idade Média até meados do final do século XIX, as principais descrições clínicas do lúpus

246 Fundamentos de Odontologia | Estomatologia

foram dermatológicas, como as feitas por Thomas Bateman (1821-1861), médico inglês; Pierre Lazenave, médico francês que, em 1851, descreveu as lesões na pele chamando-as de eritema centrífugo, hoje chamado de discoide; e Moritz Kaposi (1837-1902), médico húngaro, mais conhecido pelo sarcoma, que descreveu pela primeira vez as manifestações sistêmicas do lúpus, incluindo nódulos subcutâneos, artrite com hipertrofia sinovial de ambos os membros e de grandes articulações, linfadenopatia, febre, perda de peso, anemia e envolvimento do sistema nervoso central. Em 1895, o médico canadense Sir William Osler caracterizou melhor o envolvimento das várias partes do corpo e adicionou o termo "sistêmico" à descrição da doença; e Ferdinand von Hebra (1816-1880), em 1846, descreveu a erupção facial com distribuição em forma de asas de borboletas.

O desenvolvimento de modelos animais, o reconhecimento do papel da predisposição em algumas famílias lúpicas e o número crescente de medicamentos representam marcos importante na compreensão geral desta doença potencialmente fatal e de difícil controle.

Apesar desses novos avanços, o LES continua sendo um enigma clínico para PAC e médicos devido ao seu curso imprevisível. Em muitos casos, essa doença pode ser leve e os PAC podem ter uma vida normal; em muitos outros, manifesta-se de maneira devastadora. Por esta razão, a abordagem multidisciplinar é muitas vezes necessária para PAC com LES. São requisitados infectologistas, neurologistas, pneumologistas, cardiologistas, gastrenterologistas, nefrologistas, dermatologistas, hematologistas e, finalmente, estomatologistas.

A incidência geográfica é ampla e variável. Enquanto na Dinamarca é de 1:100.000, no Brasil é de 8,7:100.000.

Até março de 2011, os únicos medicamentos para LES aprovados pela FDA eram corticosteroides, hidroxicloroquina e aspirina. O advento de novas terapias biológicas possibilitou que os medicamentos para o LES pudessem ser agrupados em duas categorias principais: (a) AINE, antimaláricos, corticosteroides e imunossupressores; e (b) agentes biológicos.

Com posologias diferentes, os medicamentos usados para tratar LES são os mesmos para o lúpus eritematoso crônico discoide. A maioria desses medicamentos sujeita os PAC a muitos efeitos colaterais.

Para mais detalhes sobre o tratamento de lúpus eritematoso crônico discoide e lúpus eritematoso sistêmico, ver Quadro 15.62.

Líquen plano oral e reações liquenoides

No Quadro 15.63 é apresentado um passo a passo da abordagem terapêutica do líquen plano oral (LPO).

Quadro 15.62	Tratamentos usados para os lúpus eritematoso crônico discoide e eritematoso sistêmico.	
Medicamento	**Dosagem**	**Efeitos colaterais**
Anti-inflamatórios não esteroidais		
Ibuprofeno, naproxeno, indometacina, nabumetona, celecoxibe	Variável conforme a opção	Renais: incluindo retenção de sódio e redução da taxa de filtração glomerular e nefrite; reações cutâneas e alérgicas, hepatotoxicidade, meningite asséptica, efeito antiplaquetário
Corticosteroides		
Prednisona (doses variáveis conforme a gravidade)	Dose baixa: 0,125 mg/kg/dia Dose média: 0,125 a 0,5 mg/kg/dia Dose alta: 0,6 a 1 mg/kg/dia Dose muito alta: 1 a 2 mg/kg/dia	Distúrbios hidreletrolíticos, osteoporose, necrose asséptica, úlcera péptica, acne, má cicatrização, equimose, glaucoma, catarata, cefaleia, confusão, vertigem, estado cushingoide, supressão adrenal e do crescimento, hiperglicemia
Metilprednisolona (infusão IV)	15 a 20 mg/kg/dia) até 1 g/dia, administrada em 1 h, habitualmente por 3 dias consecutivos.	Os mesmos da prednisona
Imunossupressores		
Azatioprina	2 mg/kg/dia	Leucopenia, infecções (20%), dor abdominal, alopecia, diarreia, febre, hepatotoxicidade, náuseas, vômito, erupção cutânea, síndrome de Sweet, trombocitopenia
Micofenolato de mofetila	1 a 3 g/dia	Anemia, leucopenia, visão turva, dor no peito, dor abdominal, obstipação, náusea, vômito, diarreia, dispneia, hematúria, tensão, taquidisrritmia, acne, artralgia, dor nas costas, colite, tontura, febre, hiperplasia gengival, insônia, erupção cutânea, faringite
Metotrexato	7,5 a 15 mg/semana	Encefalopatia desmielinizante com irradiação craniana ou outra quimioterapia sistêmica, hiperuricemia, mucosite orofaríngea, náuseas e vômito, diarreia, anorexia, perfuração intestinal, leucopenia, trombocitopenia, insuficiência renal, nefropatia, faringite
Ciclofosfamida	1 a 5 mg/kg/dia	Leucopenia, náuseas, cefaleia, alopecia, colite hemorrágica, hemorragia, cistite, fibrose da bexiga, fibrose pulmonar intersticial, amenorreia
Ciclosporina	2,5 a 5 mg/kg/dia	Hiperlipidemia, tremor, cefaleia, parestesia, hipertensão, náuseas, vômito, diarreia, hiperplasia gengival, insuficiência hepática, hipertrofia, cãibras musculares, mialgia, insuficiência renal, fadiga
Sirolimo (rapamicina)	2 a 4 mg/dia	Hipertrigliceridemia, hipercolesterolemia, linfedema, constipação, artralgia, doença pulmonar intersticial, dermatite esfoliativa, neurotoxicidade, hepatotoxicidade

(continua)

15 | Terapêutica Medicamentosa de Algumas Doenças Estomatológicas | Como Prescrever e Atestar 247

Quadro 15.62	Tratamentos usados para os lúpus eritematoso crônico discoide e eritematoso sistêmico. (*continuação*)	
Medicamento	**Dosagem**	**Efeitos colaterais**
Tacrolimo	0,06 a 0,2 mg/kg/dia	Diarreia, cefaleia, insônia, dor abdominal, tremor, nefrotoxicidade, astenia, náuseas, vômito, constipação, hipofosfatemia, hipomagnesemia, hiperglicemia, parestesia
Antimaláricos		
Hidroxicloroquina	400 a 800 mg/dia	Náuseas, vômito, cefaleia, tontura, irritabilidade, fraqueza muscular, anemia aplástica, leucopenia, trombocitopenia, alterações corneanas e retinianas (com uso prolongado, alopecia, prurido, alterações na pele e musculoesqueléticas
Fármacos biológicos		
Imunoglobulina G (infusão IV)	400 a 2.000 mg/kg/por ciclo	Reações anafiláticas podem ocorrer em indivíduos com deficiência de IgA, cefaleia, dorsalgia, calafrios, rubor, febre, mialgia, náuseas, vômito, dor, flebite, dermatite eczematosa, meningite asséptica, hipertensão, disfunção cardíaca congestiva e renal aguda
Rituximabe (infusão IV)	375 mg/m² de superfície corpórea, 1 vez/sem/4 sem	Hipotensão, astenia, calafrios, tontura, febre, cefaleia, prurido, erupção cutânea, dor abdominal, diarreia, náuseas, vômito, leucopenia, linfopenia, neutropenia, trombocitopenia, dor nas costas, mialgia, tosse, rinite infecção, suores noturnos
Epratuzumabe (infusão IV)	360 mg /m², 2 vezes com intervalo de 1 semana	Reações infusionais, infecções
Belimumabe (infusão IV)	10 mg/kg, 3 doses a cada 2 semanas, doses seguintes a cada mês	Náuseas, tontura, coceira, dor muscular, cefaleia intensa, batimentos cardíacos lentos, depressão, ansiedade ou mudanças de humor, insônia, dor e/ou sensação de peso no peito, sudorese, mal-estar geral, dispneia, diarreia, gastralgia, dores leves nos braços ou nas pernas
Atacicept	50 a 75 mg, 1 vez/sem/6 meses	Infecções, fadiga, náuseas, cefaleia, edema periférico, artrite, artralgia, tontura, depressão, dores nas extremidades

sem, semana; IV, via intravenosa.

Quadro 15.63	Estratégias para abordagem terapêutica do líquen plano oral (LPO).

- Obter o diagnóstico por meio de biopsia
- Compreender os fatores locais, sistêmicos e psicológicos que podem contribuir para o aparecimento e a progressão da doença
- Ponderar a introdução de tratamento nos casos assintomáticos
- Estabelecer um plano de tratamento diante de sintomatologia no exame clínico inicial e futuras correções nas visitas de controle, com base em evidências clínicas e resultados prévios do tratamento Inicial
- Levar em consideração que não há cura específica para o LPO ou sua contraparte dérmica
- Aliviar os sintomas e monitorar as eventuais alterações displásicas
- Incluir terapêutica das lesões orais, controle da dor e prevenção de infecção fúngica secundária nos casos de LPO erosivo e ulcerativo
- Devido ao fenômeno de Koebner, eliminar toda irritação da mucosa
- Deve-se descartar a hipótese de reação liquenoide, caso em que se procuram os fatores locais e com outros medicamentos ou substâncias que devem ser substituídos (p. ex., materiais restauradores ou protéticos, AINE)*

AINE, anti-inflamatórios não esteroidais. *Nas reações liquenoides a remoção do fator causal, uma vez determinado, é fundamental e pode ser curativa.

Entre as causas mais comuns na etiologia das reações liquenoides estão: sais de ouro, inibidores da enzima conversora de angiotensina, diuréticos tiazídicos, labetalol, metildopa, dapsona, cetoconazol, sulfometoxazol, tetraciclina, cloroquina, arsenicais, lorazepam, AINE, hipoglicemiantes, hepatite C, hortelã, canela, doença enxerto *versus* hospedeiro, lúpus eritematoso e materiais restauradores dentais (amálgama, acrílico e metais protéticos).

Abordagem tópica

As manifestações leucoplasiformes da doença (LPO reticular e leucoplasiforme), antigamente chamadas de típicas, em geral são assintomáticas e não requerem tratamento. A sensação de prurido e/ou queimação bucal pode ocorrer devido à candidose associada. Após a realização de exames complementares que os identifiquem, os fungos deverão ser tratados como se indicou anteriormente.

Alguns profissionais preferem tratar essas apresentações tanto usando os glicocorticoides tópicos como os retinoides tópicos, separada ou associadamente.

Em dois pequenos ensaios randomizados controlados com placebo, nos quais foi aplicada loção de tretinoína a 0,1%/2 vezes/dia, por 4 meses e, em outro grupo a mesma posologia, mas receitando-se isotretinoína a 0,1% por 8 semanas, ambos os tratamentos foram superiores ao placebo. A atenuação foi observada em 97% dos PAC tratados com loção *versus* 21% dos que receberam placebo e em 90% dos PAC tratados com gel *versus* 10% dos que receberam placebo.

Um estudo randomizado comparando um glicocorticoide tópico (fluocinolona acetonida a 0,1%) com ácido retinoico tópico a 0,05% para PAC com líquen plano oral atrófico e erosivo mostrou que o primeiro tratamento é significativamente mais eficaz; no entanto, a concentração de ácido retinoico foi menor do que a normalmente prescrita.

As formas erosivas, ulceradas e bolhosas podem necessitar de tratamento mais agressivo. Para essas manifestações do LPO, os objetivos do tratamento são curar lesões, diminuir a dor e as dificuldades associadas (glossodinia, odinofagia, disfagia e outros sintomas).

Quando surgem muitas sugestões para o tratamento de uma doença, o mais provável é que não exista um procedimento plenamente eficaz.

A terapia mais usual e de primeira linha do LPO se baseia na administração de corticosteroides tópicos, ao se mostrarem eficientes, ou sistêmicos, quando os tópicos forem ineficazes, mas testes randomizados e controlados nem sempre provaram definitivamente sua eficácia. Em algumas situações as duas medidas (tópica e sistêmica) são empregadas.

248 Fundamentos de Odontologia | Estomatologia

Alguns autores sugeriram bons resultados com corticosteroides sob a forma de bochechos e cremes adesivos.

Os corticosteroides tópicos demonstraram serem os recursos mais previsíveis e com menores efeitos colaterais para controlar os sinais e sintomas do LPO. Várias aplicações técnicas e precauções devem ser recomendadas ao se prescreverem esses agentes. Em alguns relatos, o uso tópico de corticosteroides (betametasona, clobetasol, triancinolona e fluocinonida) mostrou eficácia.

Medicamentos corticosteroides podem ser aplicados nas lesões com cotonetes ou compressas de gaze impregnadas com medicação e deixados nas áreas afetadas por 10 minutos, 2 ou 3 vezes/dia. Lesões erosivas ou ulcerativas extensas na gengiva podem ser tratadas 2 ou 3 vezes/dia com placas oclusivas anteriormente confeccionadas com material termoplástico adaptado a modelo de gesso, que mantêm a medicação esteroide nas áreas afetadas. O uso dessas placas oclusivas pode levar à absorção sistêmica de medicamento.

Em lesões resistentes à terapia tópica, injeções intralesionais de corticosteroides podem ser efetivas, levando-se em conta que parte da dose intralesional pode ser absorvida sistemicamente.

O uso tópico de retinoides pode levar a resultados frustrantes, pois os trabalhos mostram que ocorre recidiva. Retinoides tópicos são geralmente mais seguros do que suas contrapartes sistêmicas, porque estas últimas podem estar associadas a efeitos colaterais, como disfunção hepática e teratogenicidade.

Dois ensaios clínicos para avaliação da *aloe vera* sugerem, em comparação com o placebo, que ela pode reduzir a dor. Dois estudos sugerem que, além da dor, a ciclosporina também pode reduzir os sinais clínicos de LPO.

Abordagem sistêmica

Corticosteroides sistêmicos podem ser obrigatórios (p. ex., betametasona, fluocinolona, clobetasol, beclometasona, triancinolona, prednisolona). O glicocorticoide por via oral mais receitado é a prednisona, na dose de 0,5 a 1,0 mg/kg/dia, por 4 a 6 semanas). No entanto, os dados que mostram a eficácia dessa abordagem são escassos e os efeitos colaterais são comuns.

Em um estudo randomizado, no qual a triancinolona tópica foi comparada à betametasona por VO em dose baixa (5 mg/dia, durante 3 meses, seguida por uma redução lenta durante os 3 meses seguintes), a única diferença significativa entre grupos foi um tempo menor para cicatrização no grupo de PAC tratados com glicocorticoides sistêmicos (15,5 semanas *versus* 19,0 semanas com triancinolona), e metade dos PAC teve efeitos colaterais (duas vezes a taxa no grupo de terapia tópica).

Muito mais esporadicamente, uma associação com a azatioprina e o tacrolimo é utilizada. Até o momento, algumas tentativas de tratamento foram realizadas com adalimumabe e infliximabe (anticorpos monoclonais humanos anti-TNF-α), rituximabe (anticorpo monoclonal linfócito B da linhagem CD20) e terapia fotodinâmica.

Os inibidores tópicos da calcineurina (ciclosporina, pimecrolimo e tacrolimo), embora propostos como possíveis terapias para essa doença, não são recomendados. Eles não são aprovados pela FDA para essa indicação, e a atual rotulagem da FDA declara que esses medicamentos não devem ser administrados para tratar condições malignizáveis.

Uma recente revisão da Cochrane concluiu que as evidências para apoiar a alegação de que a ciclosporina tópica reduz a dor e os sinais clínicos do LPO são fracas e pouco confiáveis e que não há evidências de que o pimecrolimo reduza a dor em comparação com os glicocorticoides tópicos ou placebo.

Doenças infecciosas
Candidose

As opções de antifúngicos disponíveis e suas posologias estão relacionadas no capítulo dedicado aos ATF. Acrescenta-se aqui ATF que pode ser usado nas queilites angulares: o clotrimazol usado topicamente, até alguns dias após o desaparecimento dos sinais.

Sendo essa uma infecção oportunista, caberá ao clínico investigar qual seria a oportunidade em cada caso clínico, ou seja, qual a baixa de imunidade subjacente. O tratamento poderá ser tópico ou sistêmico.

Os ATF tópicos são os medicamentos de escolha para candidoses não complicadas e localizadas em PAC com função imunitária normal. Os ATF sistêmicos são habitualmente usados em casos mais disseminados e/ou em PAC imunodeprimidos.

Os tratamentos devem ser continuados pelo menos 48 horas após o desaparecimento dos sinais clínicos, junto com a completa cicatrização e ausência de eritema na mucosa. Alguns autores recomendam que eles devam continuar por 10 a 14 dias, mesmo que os sinais clínicos desapareçam.

Todos os compostos azólicos podem potencializar os efeitos dos hipoglicemiantes orais, o que é um problema, já que uma das infecções que ocorrem nos diabéticos é a candidose. Particularmente, quando o tratamento for sistêmico, o médico deve ser consultado, geralmente para diminuir a dosagem de hipoglicemiante, devido ao risco de hipoglicemia grave.

Os fungos *Candida* começam a apresentar resistência aos principais ATF usados, particularmente ao fluconazol. Triazólicos de segunda geração mais eficazes e seguros foram introduzidos no mercado. Entre eles voriconazol, posaconazol, isavuconazol, e ravuconazol.

Por outro lado, o gênero *Candida* reagiu com produção de um novo rebento multirresistente e preocupante: a *Candida auris*. Esta cepa, por enquanto, é responsável por infecções hospitalares gravíssimas e ainda não foi relacionada, como nicho, com a cavidade bucal.

Para mais detalhes sobre o tratamento da candidose bucal, ver Quadro 15.64.

Paracoccidioidomicose

A paracoccidioidomicose (PCM) é uma micose sistêmica, relacionada com atividades agrícolas, com incidência e prevalência subestimadas, pela ausência de notificação em várias Unidades da Federação (UF). A evolução insidiosa do quadro clínico pode ter como consequência sequelas graves se o diagnóstico e o tratamento não forem instituídos precoce e adequadamente. Ao lado do complexo *Paracoccidioides brasiliensis* (*P. brasiliensis*), a descrição de nova espécie, *Paracoccidioides lutzii* (*P. lutzii*), em Rondônia, onde a doença alcançou níveis epidêmicos, bem como na região Centro-Oeste e no Pará, constituem-se em desafios para a instituição do diagnóstico e a urgente disponibilização de antígenos que tenham reatividade com os soros dos PAC.

De acordo com o II Consenso Brasileiro de PCM de 2017, apesar de o amplo arsenal terapêutico estar disponível para manejo da PCM, na prática clínica são mais utilizados o itraconazol, o cotrimoxazol (associação sulfametoxazol/trimetoprima) e a anfotericina B. Na atualidade, não há evidências *in vitro* ou *in vivo* demonstrando que a PCM por *P. brasiliensis* e *P. lutzii* responda diferentemente aos antifúngicos utilizados na terapêutica da doença. Portanto, as recomendações terapêuticas são válidas para todos os PAC com PCM.

15 | Terapêutica Medicamentosa de Algumas Doenças Estomatológicas | Como Prescrever e Atestar

Quadro 15.64	Tratamento da candidose bucal.	
Medicamento	**Observações**	**Dosagem (VO)**
Anfotericina B	Age topicamente dissolvida lentamente na boca; é absorvida pelo tubo GI; tem efeitos colaterais sérios. A pomada pode ser usada na queilite angular (4 vezes/dia)	10 a 100 mg a cada 6 h
Fluconazol	Reduza a dose frente à disfunção renal; não recomendado para crianças ou durante gravidez ou amamentação. Usado também como profilático	200 mg/dia
Nistatina	Ativa topicamente; absorção desprezível VO	Cp de 500.000 U ou 5 mℓ de suspensão com 100.000 U/mℓ a cada 6 h. Tratamento tópico: tabletes vaginais de 100.000 U dissolvidos na boca, 3 vezes/dia ou Cp orais de 500.000 U, 5 vezes/dia, para queilite: creme contendo nistatina 5 vezes/dia
Miconazol	Ativo topicamente; tem atividade antibacteriana; absorção desprezível VO. Usado também como profilático	Comprimidos 250 mg a cada 6 h ou gel tópico com 25 mg/mℓ – 5 mℓ a cada 6 h
Itraconazol	Absorvido VO	200 mg, 2 vezes/dia
Cetoconazol	Contraindicado na gravidez e nas hepatopatias; pode causar náuseas, eritema cutâneo, prurido; dano hepático; trombocitopenia, ginecomastia, potencializa a nefrotoxicidade da ciclosporina, potencializa o efeito dos cumarínicos, hipoglicemiantes, fenitoína e bloqueadores de receptores de H$_2$	200 a 400 mg, 1 vez/dia à refeição Tratamento tópico de queilites: creme contendo cetoconazol, 5 vezes/dia
Clotrimazol	Efeitos colaterais: cólicas, gastrite, diarreia, náuseas, vômito e cacosgeusia	Uso tópico: 5 vezes/dia
Voriconazol	Efeitos colaterais: distúrbios visuais, febre, *rash*, vômito, náuseas, diarreia, cefaleia, edema periférico e dor abdominal	Dose de ataque (24 h) – 200 mg a cada 12 h –, seguida de dose de manutenção – 100 mg a cada 12 h ou 1 amp 200 mg IM
Tratamento coadjuvante	Mupirocina para combater a coinfecção por *S. aureus* nos casos de queilite angular (tubo com 15 g de creme a 2%)	Aplicar 3 a 4 vezes/dia
Desinfecção das próteses removíveis	Solução aquosa de água sanitária a 10%, por 10 min, enxaguando bem em água corrente Clorexidina (CHX) a 0,12%, por 10 min Solução alcoólica de própolis: aspergir na prótese 2 vezes/dia	Deve ser feito, no mínimo, 1 vez/dia

Amp, ampola; Cp, comprimido; VO, via oral.

O derivado triazólico, o itraconazol, tem se mostrado superior ao cetoconazol, pois não apresenta efeitos nocivos para a função hepática e tem sido largamente utilizado como tratamento de escolha das formas leves e moderadas de PCM, com altas taxas de eficácia e segurança. Sua dosagem é de 200 mg diários. A duração do tratamento pode variar de 9 a 18 meses, com média de 12 meses, sendo que o PAC deve sempre ser avaliado por critérios de cura clínicos, imunológicos e radiológicos. Em geral, as lesões tegumentares cicatrizam 30 dias após o início do tratamento, e as linfadenopatias regridem entre 45 e 90 dias. A estabilização das imagens radiológicas normalmente é observada após seis meses de uso do itraconazol.

Como em muitos triazólicos, a absorção de itraconazol pode ser prejudicada por uma série de fatores, como interações medicamentosas, acloridria, gastrectomia prévia, ingestão com alimentos alcalinos ou jejum. Para aumento dos níveis séricos, recomenda-se que, em PAC adultos, as cápsulas de itraconazol sejam deglutidas em única tomada, após o almoço ou o jantar. Bebidas ácidas, como sucos cítricos, podem aumentar a absorção de itraconazol, enquanto alimentos alcalinos a diminuem.

Estudos retrospectivos, comparativos, demonstraram que o tratamento da PCM com itraconazol é mais vantajoso que a utilização do cotrimoxazol, levando-se em conta eficácia clínica (principalmente na forma crônica), duração e aderência ao tratamento, e custo-benefício.

Foram utilizados os triazólicos de espectro expandido – voriconazol, posaconazol (com previsão futura de uso de cápsulas de liberação prolongada) e isavuconazol. Esses fármacos podem ser considerados como potenciais substituintes de itraconazol, à medida que seu custo seja acessível e que novas evidências sejam publicadas.

Embora tenha ação fungistática e demande um tempo de tratamento maior que o do itraconazol, o cotrimoxazol – sulfametoxazol 800 mg + trimetoprima 160 mg, VO, a cada 8 ou 12 horas – é a segunda opção terapêutica para PAC com formas leves a moderadas e graves de PCM. Suas vantagens incluem a maior disponibilidade pelo sistema público de saúde no Brasil e as apresentações em comprimidos, suspensão oral e venosa, além de boa absorção pela via oral, com níveis séricos previsíveis.

A utilização do cotrimoxazol é recomendada quando há contraindicações de uso de itraconazol, ou em casos de suspeição de falha terapêutica, e ainda em casos de tratamento concomitante de coinfecção pelo *M. tuberculosis*. Segundo poucas casuísticas publicadas, o cotrimoxazol é o tratamento de escolha para a maioria dos PAC com neuroparacoccidioidomicose.

A sulfadiazina e seus compostos de longa duração, como a sulfametoxipiridazina e a sulfadimetoxina, podem ser recomendados. As dosagens desses medicamentos devem ser mantidas sem interrupção para evitar recidivas. A dosagem da sulfadiazina é de 4 a 6 g/dia, para adultos, e 60 a 100 mg/kg/peso, para crianças, durante semanas ou meses. Quando houver

250 Fundamentos de Odontologia | Estomatologia

melhora evidente, a dosagem pode ser reduzida à metade. Em seguida, particularizamos os ATF e suas dosagens para tratamento dessa infecção.

A anfotericina B é usada em dosagens totais de 1,2 a 3 g/dia. Com essa última dosagem, o PAC necessita de hospitalização. Em geral, os PAC passam a tomar sulfonamidas ou imidazólicos quando a dosagem ultrapassa esse valor.

Para formas graves e disseminadas, é indicada a anfotericina B em desoxicolato ou em formulação lipídica (lipossomal ou em complexo lipídico). A dose de indução recomendada de anfotericina B convencional é de 0,5 a 0,7 mg/kg/dia, máximo de 50 mg/dia. As formulações lipídicas devem ser prescritas nas doses de 3 a 5 mg/kg/ dia.

A duração do tratamento com anfotericina B visa à estabilidade clínica do PAC, devendo ser realizada pelo menor tempo possível (em média, de duas a quatro semanas). A transição para medicação oral, durante a fase de consolidação, deve ocorrer após a estabilização clínica e confirmadas as condições de absorção oral do medicamento.

Na impossibilidade de uso das formulações lipídicas de anfotericina B, recomenda-se a utilização da formulação venosa de cotrimoxazol, na dose de 800 mg/160 mg a cada 8 horas. Apesar de pouca experiência clínica, o fluconazol endovenoso (600 a 800 mg/dia) pode ser também uma opção terapêutica.

O imidazólico cetoconazol foi usado na dosagem de 200 a 400 mg/dia por, no mínimo, 6 meses, durante 12 a 18 meses. A utilização desse medicamento a longo prazo – atualmente um pouco menos usado – implica controle das funções hepáticas e gonadais.

Embora haja poucas evidências na literatura de que alguns PAC com PCM possam beneficiar-se com o uso de corticosteroides concomitantemente à terapêutica antifúngica, alguns exemplos de benefício podem ser observados em PAC com inflamação intensa ganglionar ou no SNC, lesões graves de laringe ou traqueia, e lesões pulmonares com insuficiência respiratória.

O uso de prednisona por 1 a 2 semanas pode reduzir a inflamação durante a terapêutica com ATF.

Gengivite ulceronecrosante/angina de Vincent

Em sua etiologia, estão incluídas oportunisticamente as bactérias anaeróbicas, como a *Prevotella intermedia*, as do gênero *Fusobacterium*, como os *Fusobacterium nucleatum, polymorphus* e *vicentii*, e as espiroquetas, como *Borrelia* e *Treponema*.

Em relação ao tratamento local, o fundamental é a realização dos procedimentos básicos periodontais: raspagem coronorradicular e polimento. Eventualmente, o quadro pode estar tão agudo que seja preciso usar os procedimentos a seguir para minimizar a infecção antes dessa forma de intervenção.

Bochechos oxidantes são muito úteis e podem ser feitos com água oxigenada a 10 volumes diluída da seguinte maneira: 1 colher de sopa em 1/2 copo de água morna (*ad libitum*). Bochechos antissépticos podem ser feitos com clorexidina a 0,12%, a cada 8 horas.

O tratamento sistêmico é feito com metronidazol sob a forma de comprimidos de 250 e 400 mg, na dosagem de 250 ou 400 mg a cada 8 ou 12 horas, por 7 dias.

O metronidazol pode ser associado à amoxicilina 875 mg, associada ou não ao clavulanato, 1 comprimido a cada 12 horas, durante 7 dias, ou com os macrolídios (claritromicina, roxitromicina ou azitromicina), ou em uma associação de metronidazol e espiramicina – 1 comprimido a cada 6 horas, durante 5 dias. Eventualmente, são prescritos analgésicos.

O uso de *laser* de baixa potência ajuda a reduzir os níveis de dor e o tempo de cicatrização.

Actinomicose

Etiologia: *Actinomyces israelii, A. naeslundii, A. viscosus, A. odontolyticus, A. meyeri* e *A. bovis*. É extremamente importante realizar cultura, antibiograma e CIM antes do uso de ATB empíricos.

O tratamento empírico é feito com penicilina G benzatina em altas doses (10 a 20 milhões de UI), amoxicilina + ácido clavulânico, cefalexina, clindamicina, lincomicina e macrolídios.

Em geral os fungos são suscetíveis a penicilina, cefalosporinas, tetraciclina e cloranfenicol, porém o mais apropriado é proceder-se a cultura e antibiograma antes da terapêutica.

Sífilis

Causada pela atividade do *Treponema pallidum*.

O tratamento é feito com penicilina G benzatina intramuscular e está listado no Quadro 14.65, que reflete o preconizado pelo Ministério da Saúde brasileiro.

Para recém-nascidos de mães com sífilis não tratada ou inadequadamente tratada, é preciso, independentemente do resultado do VDRL (*Venereal Disease Research Laboratory*) do recém-nascido, realizar hemograma, radiografia de ossos longos, punção lombar e outros exames, quando clinicamente indicado. O protocolo, de acordo com a avaliação clínica e de exames complementares, está descrito nos Quadros 15.66 e 15.67.

Osteomielites

Na etiologia mais comum estão *Staphylococcus aureus, Streptococcus* e anaeróbicos.

É extremamente importante realizar cultura, antibiograma, e CIM se obterá partir de amostra profunda e dos sequestros.

Quadro 15.65	Protocolo para tratamento da sífilis em adultos, de acordo com o Ministério da Saúde.		
Estadiamento	**Dosagem (em milhões de UI)**	**Intervalo**	**Controle de cura**
Sífilis primária	2,4 IM	Dose única	VDRL mensal
Sífilis ou latente < 2 anos de evolução	2,4, 2 vezes IM	1 semana	VDRL mensal
Sífilis terciária ou > 1 ano de evolução ou duração ignorada	2,4, 3 vezes IM	1 semana	VDRL mensal

IM, via intramuscular; teste VDRL, *Venereal Disease Research Laboratory*.

Quadro 15.66	Protocolo para tratamento da sífilis em neonatos, de acordo com o Ministério da Saúde.

1. Se houver alterações clínicas, sorológicas, radiológicas e/ou hematológicas, o tratamento deverá ser feito com penicilina G cristalina, na dose de 50.000 UI/kg/dose, IV, a cada 12 h (nos primeiros 7 dias de vida), a cada 8 h (após 7 dias de vida), durante 10 dias; ou penicilina G procaína 50.000 UI/kg, dose única diária, IM, durante 10 dias

2. Se houver alteração liquórica, o tratamento deverá ser feito com penicilina G cristalina, na dose de 50.000 UI/kg/dose, IV, a cada 12 h (nos primeiros 7 dias de vida), a cada 8 h (após 7 dias de vida), durante 10 dias

3. Se não houver alterações clínicas, radiológicas, hematológicas e/ou liquóricas, e a sorologia for negativa, proceda ao tratamento com penicilina G benzatina, IM, na dose única de 50.000 UI/kg. O acompanhamento é obrigatório, incluindo o acompanhamento com VDRL sérico após conclusão do tratamento. Sendo impossível garantir o acompanhamento, o recém-nascido deverá ser tratado com o esquema 1 anteriormente citado

> **Quadro 15.67** Protocolo para tratamento da sífilis congênita em 28 dias após o parto, segundo o Ministério da Saúde.
>
> Confirmando-se o diagnóstico, proceda ao tratamento conforme preconizado, observando o intervalo das aplicações que, para a penicilina G cristalina, deve ser a cada 4 h, e para a penicilina G procaína, a cada 12 h, mantendo-se os esquemas de doses anteriormente preconizados

As secreções superficiais nem sempre detectam o verdadeiro agente causal.

A prática mostra que o mesmo agente etiológico pode apresentar suscetibilidades diferentes no antibiograma de um PAC comparado com de outro PAC.

O tratamento, geralmente longo, devido à falta de vascularização nos tecidos necrosados e à fibrose circundante, é realizado com penicilina G benzatina, ciprofloxacino, amoxicilina + ácido clavulânico, cefalosporinas, macrolídios, clindamicina e lincomicina.

Abscesso periapical

Em sua etiologia estão envolvidos vários MO nativos, geralmente bactérias.

O tratamento é feito com drenagem (obrigatória), amoxicilina, amoxicilina associada ao ácido clavulânico, penicilina G benzatina, cefalosporina, penicilina V e macrolídios (azitromicina, claritromicina e roxitromicina).

Abscesso periodontal

Em sua etiologia estão implicados MO anaeróbicos geralmente associados (*Fusobacterium* spp., *P. gingivalis*, *P. intermedia/nigrescens* e *T. forsythia*) e, eventualmente, alguns vírus (sempre associados a bactérias), como o citomegalovírus e o Epstein-Barr.

O tratamento é realizado com procedimentos básicos locais, incluindo irrigação com clorexidina, e ATB (penicilina G benzatina, amoxicilina + ácido clavulânico, cefalosporinas, azitromicina, claritromicina, roxitromicina, metronidazol + espiramicina).

Angina de Ludwig

Causada frequentemente por MO anaeróbicos.

É fundamental coletar amostra profunda (por punção) para cultura, antibiograma e CIM, antes do uso de ATB empíricos. Também é necessário obter imagens para verificar sua extensão e possível obstrução respiratória. Pode ser necessário internação para obtenção dos cuidados adequados, como intubação precoce, por exemplo, antes que haja dispneia.

O tratamento empírico (após coleta de material) é realizado com penicilina G benzatina, amoxicilina + ácido clavulânico, cefalosporinas, penicilina V, azitromicina, claritromicina, roxitromicina, metronidazol + espiramicina.

Pericoronarite

Causada por MO anaeróbicos.

O tratamento é realizado com preparo básico periodontal, bochechos oxidantes, cefalosporinas, penicilina V, amoxicilina + ácido clavulânico penicilina G benzatina, azitromicina, claritromicina, roxitromicina, metronidazol + espiramicina.

Infecções pós-traumáticas

Etiologia mais comum: *Staphylococcus aureus, Streptococcus* e coliformes.

O tratamento é realizado com amoxicilina, penicilina G + gentamicina, amoxicilina + ácido clavulânico, cefalexina, cefoxitina, azitromicina, claritromicina e roxitromicina.

Dermatites infecciosas faciais

Uma delas é o impetigo, causado por *Staphylococcus aureus* e *Streptococcus pyogenes*. A outra, erisipela, é causada pelo *Streptococcus pyogenes*. Algumas vezes, as duas estão coinfectadas por anaeróbicos.

O tratamento pode ser realizado com os seguintes ATB: amoxicilina, cefalexina, claritromicina e roxitromicina associadas ao metronidazol (para os anaeróbicos).

Infecções pós-operatórias

Etiologia mais comum: *Staphylococcus aureus, Serratia marcences, P. aeruginosa, Streptococcus* do grupo A e Enterobacteriaceae.

O tratamento é realizado com amoxicilina, cefalexina, amoxicilina + ácido clavulânico e os novos macrolídios (azitromicina, claritromicina e roxitromicina).

Herpes-vírus simples oral

Pode ser causado pelo HHV-1 e HHV-2, e este último pode causar lesões mais intensas e duradouras. A aparência clínica do herpes simples geralmente é diagnóstica, mas o teste do DNA viral pode ser confirmatório, se necessário.

A primoinfecção é autolimitante, mas dolorosa. É tratada sintomaticamente e com medidas de suporte, incluindo fluidos e analgésicos ou antipiréticos, como o paracetamol.

Vale lembrar que bebês e crianças podem desidratar-se com facilidade, sobretudo se pararem de ingerir líquidos por causa da dor. O soro caseiro contornará o caso; para fazê-lo, as mães devem ser instruídas pelo PS.

Para dor e febre, são utilizados analgésicos com propriedades antitérmicas, como paracetamol em gotas em suspensão (100 mg/mℓ), líquido em suspensão (160 mg/5 mℓ) ou em xarope flavorizado (160 mg/5 mℓ). As doses podem ser repetidas a cada 4 horas, não excedendo 5 administrações/dia.

O ácido acetilsalicílico é contraindicado em crianças com menos de 19 anos de idade com uma doença viral devido ao risco de síndrome de Reye.

Nos bebês, a medicação é introduzida vagarosamente, com o dosador, entre a gengiva e a mucosa da bochecha. Para eles, as dosagens das gotas em suspensão são as seguintes: 2,7 a 3,9 kg – 0,4 mℓ; 4 a 5,9 kg – 0,6 mℓ; 6 a 7,9 kg – 0,8 mℓ; 8 a 9,9 kg – 1 mℓ; 10 a 11,9 kg – 1,2 mℓ; 12 a 16 kg – 1,6 mℓ.

Para as crianças, as dosagens do líquido em suspensão são as seguintes: 12 a 15 kg – 5 mℓ; 16 a 21 kg – 7,5 mℓ; 22 a 26 kg – 10 mℓ; 27 a 32 kg – 12,5 mℓ; 33 a 43 kg – 15 mℓ.

A suspensão oral de aciclovir (15 mg/kg, 5 vezes/dia, por 7 dias) é altamente recomendada. O tratamento precoce com aciclovir pode reduzir significativamente a duração das manifestações clínicas e a infectividade das crianças afetadas.

Em geral, as formas recorrentes são tratadas topicamente e iniciadas o mais cedo possível, de preferência na fase de prurido, pois o fármaco disponível é "virustático", e não "virucida". Em PAC imunocompetentes, é preferível o tratamento tópico.

Um problema para os PS é a paroníquia herpética, uma infecção profissional nos dedos e na pele periungueal pelo contato com lesões orais. É um problema de incapacitação temporária, porém demorada, e que se torna recorrente ao menor traumatismo, inclusive à vibração do motor de alta rotação. Os ATV utilizados estão no subitem dedicado a eles.

ATV orais e tópicos são usados para tratar lesões herpéticas, bem como prevenir recidivas. Eles são virustáticos e não virucidas, e devem ser usados tão precocemente quanto possível – estado prodrômico –, pois inibem a síntese de DNA viral, o que pode reduzir o tempo de cura, a disseminação viral e a frequência de recorrências, mas não curar a condição.

O tratamento das recorrências pode ser feito com medicamentos antivirais sistêmicos por 7 a 10 dias: aciclovir 200 mg, 5 vezes/dia ou 400 mg, 3 vezes/dia; valaciclovir 1 g 2 vezes/dia; ou fanciclovir 250 mg, 3 vezes/dia.

Os efeitos adversos do aciclovir oral incluem mal-estar, náuseas, vômito, diarreia e dores de cabeça. O aciclovir tópico pode causar dor leve, ardor ou ardência.

Herpes-zóster e varicela

Etiologia: HHV-3 (antigamente vírus da varicela-zóster – VZV)

Antivirais, como aciclovir, valaciclovir, aciclovir, fanciclovir e vidarabina são eficazes em abreviar o curso do HZ, apressar a cicatrização e reduzir a dor aguda. Podem ser agregados os analgésicos e corticosteroides para atenuar a sintomatologia.

Além dos referidos medicamentos, nos casos de nevralgia pós-herpética, o uso dos corticosteroides gabapentina, capsaicina tópica, antidepressivos tricíclicos e antidepressivo inibidor seletivo de recaptação de serotonina e norepinefrina – duloxetina –, opioides e lidocaína tópica têm sido recomendados.

Imunoglobulina específica é indicada para os doentes com alto risco de morbidade ou mortalidade.

Outras doenças

Nevralgia do trigêmeo

Tem como causa mais provável a compressão do gânglio trigeminal, provocada por uma alça da artéria cerebelar superior (75,5%) ou anteroinferior (10%).

Deve-se administrar carbamazepina na dosagem de 100 mg/dia, por via oral, no primeiro dia, aumentando, aos poucos, para 200 mg/dia, com incrementos de 100 mg/dia, sem jamais exceder a dosagem de 1,2 g/dia. Os efeitos secundários, maiores em PAC idosos, são tontura, instabilidade e sonolência. A remissão pode chegar a 75%.

A carbamazepina pode ser associada à fenitoína na dosagem de 100 mg/dia. Tem por efeito colateral a hiperplasia gengival medicamentosa, agravada pela falta de cuidados de higiene local.

Em alguns casos de persistência dos sintomas, os medicamentos citados podem ser associados a corticosteroides, como betametasona, na dosagem de 2 a 4 mg/dia, ou prednisona, na dosagem de 40 mg a cada 12 horas.

Uma alternativa de associação com a carbamazepina é a gabapentina, um anticonvulsivante que se apresenta na forma de comprimidos de 300 e 400 mg, na dosagem de 800 mg/dia. Essa substância não se liga às proteínas plasmáticas e não induz a atividade das enzimas hepáticas, sendo excretada de maneira intacta pela urina, o que faz dela muito útil para o tratamento de PAC com problemas renais e hepáticos.

A gabapentina também pode ser usada isoladamente e, assim, apresenta remissão de 83% como medicamento de primeira escolha. Em PAC que tiveram história de não responderem à carbamazepina, a remissão cai para 60%. Tem como efeitos colaterais: sonolência, tontura, fadiga, lombalgia, dispepsia, sialosquese, obstipação, dentre outros.

A amitriptilina, um antidepressivo tricíclico, administrado na dosagem de 1 a 3 comprimidos por dia, também é indicada.

Seus efeitos colaterais são: tontura, sialosquese, obstipação e borramento visual.

O baclofeno, um antiespasmódico de ação medular, geralmente é utilizado após o uso da carbamazepina, na dosagem de 5 mg/dia por via oral, por 3 dias, seguida de 10 mg/dia, por 3 dias; 15 mg/dia, por 3 dias; e 20 mg/dia, por 3 dias, não ultrapassando o máximo de 80 mg/dia. Os efeitos colaterais incluem depressão do SNC, colapso cardiorrespiratório, enjoo, tontura, náuseas, cefaleia e fraqueza.

O clonazepam, um anticonvulsivo, é administrado na dosagem de 2 mg/dia, aumentada paulatinamente.

O ácido valproico (cápsulas administradas na dosagem de 250 mg/dia) e suas formulações derivadas (comprimido: 250 mg/dia) são outros medicamentos utilizados.

A radiocirurgia é realizada em uma única sessão, com alta dose de radiação ionizante através de múltiplos feixes focados nos alvos intracerebrais. Muitos relatos documentam a eficácia da GammaKnife® (bisturi de raios gama), usada na radiocirurgia estereostática para tratamento da nevralgia do trigêmeo. Trata-se de metodologia não invasiva e alternativa interessante para PAC que apresentem comorbidades, doenças de risco e dores refratárias a procedimentos cirúrgicos anteriores.

Ulceração traumática

Deve-se remover o agente traumático. O tratamento tópico, se necessário, é realizado com triancinolona em orobase e benzidamina (bochechos), anestésico em gel.

Xerostomia

Ver tópico no Capítulo 14, *Tratamento das Manifestações Estomatológicas Antes, Durante e Após Quimioterapia e Radioterapia.*

Receita e prescrição

A Organização Mundial da Saúde (OMS) estima que 50% dos PAC utilizem os medicamentos inadequadamente, causando sérios problemas de saúde pública em todo o mundo. Parte da culpa é do PS, que prescreve mal e não orienta o PAC adequadamente, levando em consideração o provável grau de entendimento que o mesmo possa aparentar.

A receita ou prescrição é uma ordem escrita, enunciada por profissional habilitado (médicos, dentistas, veterinários e, ainda, enfermeiros, embora estes só possam receitar em alguns programas de Saúde Pública) com delineadas instruções sobre medicamentos que devem ser dados ao PAC, em quantidade determinada, indicando via de administração e frequência, bem como duração do tratamento.

A prescrição deve conter:

- *Cabeçalho*: incluindo nome e endereço do profissional ou da instituição onde trabalha (clínica ou hospital)
- *Registro profissional e número de cadastro de pessoa física ou jurídica*, podendo conter, ainda, a especialidade do profissional
- *Superinscrição*: constituída de nome e endereço do PAC, idade, quando pertinente, e sem obrigatoriedade do símbolo de receita – uma espécie de letra "R" com um prolongamento cortado, que representa o olho do deus egípcio Horus, e não os raios X, e que significa "receita" e pede proteção para ele.

A seguir, especifica-se *o modo como o medicamento será administrado*, se "uso tópico", "uso interno" ou "uso externo", o que correspondente ao emprego de medicamentos por via cutânea ou mucosa, enterais ou parenterais, respectivamente.

A realização do ato terapêutico se completa com a prescrição médica. Os subsequentes princípios fundamentais da relação PS-PAC transmitem ao PAC segurança e, portanto, é preciso haver adesão à receita médica. É necessário que haja transparência na prescrição, com esclarecimentos e disponibilidade do PS diante de eventuais reações colaterais. A falta de conhecimento sobre os medicamentos coloca em risco a saúde do PAC e a competência do profissional.

É sempre importante que o PS reforce os benefícios que a medicação trará ao PAC. Sabe-se que essa assertiva pode melhorar o efeito da terapêutica, pois o PAC passará a acreditar mais em sua cura.

Um dos erros mais comuns que os cirurgiões-dentistas cometem é o de receitar remédios verbalmente. Tudo, do analgésico até a marca de escova dental recomendada, deve ser feito por escrito, em receituário próprio e com cópia para arquivamento. Outro erro é receitar medicamentos não utilizados em Odontologia, muitas vezes a pedido de PAC, amigos ou parentes.

Na receita, todos os detalhes necessários para o correto uso do medicamento ou procedimento indicado devem estar escritos: escolha do grupo farmacológico ou classe terapêutica, via de administração, dose diária, frequência da tomada ou aplicação, horários, interação medicamento-alimento e medicamento-medicamento, bem como a duração do tratamento.

As recomendações devem levar em consideração o grau de escolaridade e de entendimento observado no PAC. Em determinada situação, foi receitado ao PAC um colutório para bochechos. Na semana seguinte, ao ser questionado sobre a administração do medicamento, o PAC respondeu "Tomei, sim, senhor!", o que revela que, em alguns casos, é realmente preciso descrever o modo como o medicamento deve ser administrado; no caso, "bochechar e cuspir fora". É melhor ter essa precaução do que o PAC usar o medicamento de maneira errada e, por isso, passar mal ou, até mesmo, ir a óbito.

Se, por exemplo, uma pomada não deva ser esfregada, mas somente aplicada sem fricção; que um medicamento seja usado como última tarefa do dia, antes de o PAC dormir; que não seja utilizado junto com bebidas alcoólicas ou, então, que seja ingerido antes, no decorrer ou depois das refeições, deve-se escrever isso claramente. Desse modo, o PAC não terá como alegar que não entendeu o que foi orientado, pois haverá uma prova do que foi escrito.

Existem algumas modalidades de receitas: comum, magistral e de controle especial. A receita comum é usada para a maioria dos medicamentos, desde que não controlados; para ATB, exige-se cópia. A receita magistral é usada quando for necessário que o medicamento seja preparado por farmácias de manipulação capacitadas para isso. A receita de controle especial (receita azul) é usada para medicamentos de tarja preta, vendidos somente com receita. Tais medicamentos são regulamentados, atualmente, pela Portaria nº 344/98, de 12/05/1998, publicada no DOU de 15/05/1998, seção 1, p. 3-27, da Secretaria de Vigilância Sanitária do Ministério da Saúde. A receita azul ou notificação de receita do tipo B é usada, em Odontologia, para receitar ansiolíticos. Ela é obtida por meio de uma Requisição da Notificação de Receita encaminhada à Secretaria de Vigilância Sanitária.

O Decreto nº 793, de 5/04/1993, que ficou conhecido como a Lei dos Genéricos, regulamenta a forma de receitar.

O receituário deverá conter o nome do PS, sua especialidade registrada no Conselho Regional de Odontologia, número de inscrição nesse conselho e endereços completos de consultório e residência. Quando o profissional trabalhar em uma instituição pública ou privada, o nome e o endereço desta deverão estar presentes, junto com o nome e número de registro logo abaixo, após a assinatura e carimbo do PS.

Na primeira linha constarão o nome e o endereço do PAC; na linha a seguir, a forma de usar o medicamento: uso interno ou externo. O uso interno é para os medicamentos ingeridos, as formas injetáveis e aquelas em comprimidos sublinguais; os colutórios, as pomadas, os cremes e os supositórios são considerados como de uso externo.

A linha seguinte deve conter o nome genérico e o nome comercial do medicamento, ou seja, de seu princípio ativo conforme adotado pelo Ministério da Saúde ou, se não consta, pela Denominação Comum Internacional. Na mesma linha, colocam-se a concentração, quando ela não for única, e a quantidade de apresentações (caixa, vidro, frasco, almotolia etc.). Recomendamos que as quantidades abaixo de 10, as mais usadas, sejam escritas com um zero antes do algarismo, para evitar adulteração (p. ex., 01 caixa, 04 frascos etc.).

Na próxima linha, coloca-se a posologia, ou seja, a forma de utilizar o medicamento e a duração do tratamento. Por exemplo, 1 comprimido, a cada 4 horas, durante 4 dias. Por essa razão, devemos saber se o medicamento é apresentado em comprimido, drágeas, cápsulas ou outra forma, além da quantidade existente em cada apresentação comercial.

Em seguida, escrevem-se todas as orientações necessárias, como já exemplificado.

Se for receitado outro medicamento na mesma folha, reinicia-se a partir do seu uso (interno ou externo) e repetem-se os demais passos.

Finalmente, o PS, de próprio punho e a tinta, datará, carimbará e assinará a receita. Embora um carimbo, e mesmo o receituário, possa ser feito em qualquer local pelos falsários, muitos poderão dar valor ao dispositivo, como se isso autenticasse alguma coisa. Com a nova regulamentação, uma das vias da receita ficará com a farmácia e a outra com o consumidor. Essa norma já é usada no comércio de remédios de tarja preta. As bulas e embalagens também devem ser alteradas para incluir a frase: "Venda sob prescrição médica – só pode ser vendido com a retenção da receita". Além da retenção da receita, todas as vendas deverão ser informadas ao Sistema Nacional de Gerenciamento de Produtos Controlados.

As receitas de ATB deverão ser escritas em duas vias (uma para a farmácia e a outra para o consumidor, da mesma forma que se receitam os remédios de tarja preta). As bulas e embalagens também devem incluir a frase: "*Venda sob prescrição médica ... só pode ser vendido com a retenção da receita*". E todas as vendas deverão ser informadas pelas farmácias ao Sistema Nacional de Gerenciamento de Produtos Controlados.

Os que desejarem poderão consultar o *site* da Anvisa (www. anvisa.gov.br), da Secretaria de Estado da Saúde do Governo do Estado de São Paulo (www.saúde.sp.gov.br), ou os *sites* de secretarias congêneres de todos os estados brasileiros. Desse modo, será possível estar sempre atualizado sobre a legislação que rege o uso de receitas.

Tarjas

Ausente: medicamentos isentos de prescrição médica, ou seja, não necessitam de receita para serem adquiridos. O PAC deve solicitar orientação do farmacêutico para utilização desses medicamentos, o que, aliás, deverá fazer em qualquer caso de dúvida.

Tarja vermelha ou preta: venda sob prescrição médica; só pode ser vendido com retenção da receita.

Orientação sobre quantidades e frequência de uso

Tomar 1 comprimido (cp), por via oral, a cada 8 horas por 7 dias, entenda-se: 8/8 horas = três vezes por dia = 1 + 1 + 1 = 3 comprimidos por dia.

Tomar 3 comprimidos por dia × 7 dias (de tratamento), entenda-se: total de 21 comprimidos.

Tomar cápsulas (caps) 12/12 horas, duas vezes por dia, pela manhã e à tarde, por 10 dias, entenda-se: 1 pela manhã + 1 à tarde.

Tomar drágeas (drag) de 6/6 horas, por 5 dias, entenda-se; quatro vezes por dia = 1 + 1 + 1 + 1, acrescentando-se, se for o caso, ao amanhecer, ao meio-dia, ao fim da tarde e ao deitar.

Orientação sobre quantidades e dosagem de líquidos

- Copo-medida que acompanha o medicamento: lavá-lo após cada uso e preencher até a marca existente
- Seringa dosadora: lavar a seringa dosadora antes e depois do uso; colocar o medicamento em um copo limpo; mergulhar o bico da seringa no medicamento e puxar o êmbolo até o líquido chegar na quantidade (dose) prescrita
- Colher: lavar a colher antes e depois do uso; ter atenção para o tamanho da colher indicado (existem colheres de vários tamanhos): p. ex., de café (2,5 g ou mℓ), de chá (5 g ou mℓ), de sobremesa (10 g ou mℓ) e de sopa (15 mg ou mℓ).

Efeitos colaterais e interações medicamentosas

O profissional que receita deve sempre conhecer, entre outras muitas coisas, essas informações para orientar a sua conduta e esclarecer o PAC.

Atestado

Em uma folha de receituário impresso, no local onde o PS e/ou a instituição na qual ele trabalha estão detalhadamente identificados, coloca-se, na primeira linha, o título "Atestado".

Na segunda linha, segue-se: "Atesto, a pedido do Sr. X, para fins trabalhistas (ou escolares, ou judiciais) que o atendi no dia de hoje, das X horas às Y horas".

Na linha seguinte, se for o caso, podem-se colocar as instruções que o PAC deve seguir e por quanto tempo, como, manter repouso, evitar trabalho etc.

Em nenhuma hipótese a doença ou o procedimento deve ser discriminado de modo explícito. Se o PAC autorizar a informação, deve-se usar a Classificação Estatística Internacional de Doenças e Problemas Relacionados à Saúde (CID-10), da OMS.

A CID-11 da OMS, apresentada para adoção dos Estados-Membros em maio de 2019, durante a Assembleia Mundial da Saúde, entra em vigor em 1º de janeiro de 2022.

Finalmente, o PS assinará o documento e, se estiver usando um receituário institucional, carimbará o seu nome, acompanhado do número de registro do Conselho Regional que rege sua profissão.

Bibliografia

ADA Online. AHAs Bacterial Endocarditis Prevention Guidelines Summarized. Chicago: ADA Publishing; 1997.

ADA. Council on Scientific Affairs. Antibiotic use in dentistry. J Amer Dent Assoc. 1997;128:648.

Aguilar MAP. Caracterização molecular da resistência aos carbapenêmicos em enterobactérias isoladas em hospitais brasileiros [Dissertação de Mestrado]. São Paulo: Faculdade de Ciências Farmacêuticas da Universidade de São Paulo; 2009.

American Academy of Oral Medicine. Clinician's Guide to Treatment of Common Oral Conditions. Fall; 1993.

Andrade ED, Groppo FC. Normas de receituário e de notificação de receita. In: Terapêutica medicamentosa em Odontologia. São Paulo: Artes Médicas; 2002. pp. 29-37.

Askanase A, Shum K, Mitnick H. Systemic lupus erythematosus: an overview. Soc Work Health Care. 2012;51(7):576-86.

Balasubramaniam R, Kuperstein AS, Stoopler ET. Update on oral herpes virus infections. Dent Clin N Amer. 2014;58(2):265-80.

Barrons RW. Treatment strategies for recurrent oral aphthous ulcers. Am J Health-Syst Pharm. 2001;58(1):41-53.

Bergamaschi CC, Motta RH, Franco GC et al. Effect of sodium diclofenac on the bioavailability of amoxicillin. Int J Antimicrob Agents. 2006;27(5):417-22.

Borchers AT, Naguwa SM, Shoenfeld Y et al. The geoepidemiology of systemic lupus erythematosus. Autoimmun Rev. 2010;9(5):A277-87.

Bowling JC, Saha M, Bunker CM. Nongenital herpes simplex virus. Clin Exp Dermatol. 2005;30(5):609-10.

Bowser A. Valcyclovir effective, less costly for herpes zoster. Int Med News Group. 1997;28(11):25.

Brasil. Ministério da Saúde. Secretaria de Atenção à Saúde. Protocolo clínico e diretrizes terapêuticas do lúpus eritematoso sistêmico. Portaria nº 100, de 7/2/2013. Disponível em: http://bvsms.saude.gov.br/bvs/saudelegis/sas/2013/prt0100_07_02_2013.html. Acesso em: 31/10/2018.

Bystryn J, Steinman N. The adjuvant therapy of pemphigus. An update. Arch Dermatol. 1996;132(2):203-12.

Carson PJ, Hameed A, Ahmed AR. Influence of treatment on the clinical course of pemphigus vulgaris. J Am Acad Dermatol. 1996;34(4):645-52.

Classen DC, Evans RS, Pestonik SL et al. The timing of prophylatic administration of antibiotics and the risk of surgical wound infection. N Engl J Med. 1992;326:281-6.

Collins CD, Cookinham S, Smith J. Management of oropharyngeal candidiasis with localized oral miconazole therapy: efficacy, safety, and patient acceptability. Patient Prefer Adherence. 2011;5:369-74.

Corey L, Wald A, Patel R et al. Valacyclovir HSV Transmission Study Group. Once-daily valacyclovir to reduce the risk of transmission of genital herpes. N Engl J Med. 2004;350(1):11-20.

Daneman N, Gruneir A, Bronskill SE et al. Prolonged antibiotic treatment in long-term care. Role of the Prescriber. On line first. JAMA Intern Med. 2013;1-10. Disponível em: <http://archinte.jamanetwork.com/article.aspx?articleid=1669102>.

Darling MR, Daley T. Blistering mucocutaneous diseases of the oral mucosa — A review. Part 2. Pemphigus vulgaris. J Can Dent Assoc. 2006;72(1):63-6

De Rossi SS, Ciarrocca K. Oral Lichen Planus and Lichenoid Mucositis. Dent Clin N Am. 2014;58:299-313.

Eisen D. The clinical features, malignant potential, and systemic associations of oral lichen planus: a study of 723 patients. J Am Acad Dermatol. 2002;46(2):207-14.

Eisenberg E. Oral lichen planus: a benign lesion. J Oral Maxillofac Surg. 2000;58(11):1278-85.

Epstein JB, Chong S, Le ND. A survey of antibiotic use in dentistry. J Am Dent Assoc. 2000;131(11):1600-9.

Eversole LR. Immunopathogenesis of oral lichen planus and recurrent aphthous stomatitis. Semin Cutan Med Surg. 1997;16(4):284-94.

Ficarra G. Oral ulcers in HIV-infected patients: an update on epidemiology and diagnosis. Oral Dis. 1997;3(suppl.1):S1839.

Fonseca AL. Dicionário de Especialidades Farmacêuticas 2012/2013. 41. ed. Rio de Janeiro: Publ. Científicas; 2012.

Food and Drug Administration. FDA azithromycin safety announcement. Disponível em: http://www.fda.gov/drugs/drugsafety/ucm341822.htm.

Geh D, Gordon C. Epratuzumab for the treatment of systemic lupus erythematosus. Expert Rev Clin Immunol. 2018;14(4):245-58.

Gilbert DN, Moellering RC, Eliopoulos GM, Chambers HF, Saag MS. Guia Sanford para Terapia Antimicrobiana. 42. ed. São Paulo: AC Farmacêutica; 2012.

Guimarães Jr. J. A azitromicina possui um risco para disritmia cardíaca fatal, informa o FDA. Disponível em: http://estomatologista.blogspot.com.br/2013/03/a-azitromicina-possui-um-risco-para.html.

Guimarães Jr. J. A contagiante história da sífilis. Disponível em: http://estomatologista.blogspot.com.br/2012/02/historia-contagiante-da-sifilis.html.

Guimarães Jr. J. A história da penicilina e a vida sexual dos fungos Penicillium. Disponível em: http://estomatologista.blogspot.com.br/2013/02/a-historia-da-penicilina-e-vida-sexual.html.

Guimarães Jr. J. Abaixadores de língua de madeira causaram surto infeccioso. Disponível em http://estomatologista.blogspot.com.br/2012/04/abaixadores-de-lingua-de-madeira.html.

Guimarães Jr. J. Afinal, foi Colombo que levou a sífilis para a Europa? Disponível em: http://estomatologista.blogspot.com.br/2012/03/afinal-foi-colombo-que-levou-sifilis.html.

Guimarães Jr. J. Antibioticoprofilaxia, analgesia, anti-inflamatórios, antissépticos e tranquilizantes em Implantodontia. In: Gomes LA. Implantes osteointegrados: técnica e arte. 1. ed. São Paulo: Santos; 2001. pp. 93-100.

Guimarães Jr. J. Bactérias da placa dental podem provocar coágulos sanguíneos. Disponível em: http://estomatologista.blogspot.com.br/2012/05/bacterias-da-placa-dental-podem.html.

Guimarães Jr. J. Casos de AIDS aumentaram na América Latina, segundo OMS. Disponível em: http://estomatologista.blogspot.com.br/2011/12/casos-de-aids-aumentaram-na-america.html.

Guimarães Jr. J. Doença arterial coronária (DAC) em pessoas infectadas pelo HIV. Disponível em: http://estomatologista.blogspot.com.br/2012/10/doenca-arterial-coronaria-dac-em.html.

Guimarães Jr. J. Efeitos dos antibióticos em implantes dentais: uma resenha. Disponível em: http://estomatologista.blogspot.com.br/2012/08/efeitos-dos-antibioticos-em-implantes.html.

Guimarães Jr. J. Histórico das espécies principais de Cândida. Disponível em: http://estomatologista.blogspot.com.br/2012/02/historico-e-descricao-dos-nomes-das.html.

Guimarães Jr. J. Infecção hospitalar causada por antisséptico oral. Disponível em: http://estomatologista.blogspot.com.br/2012/04/infeccao-hospitalar-causada-por.html.

Guimarães Jr. J. O abuso de drogas e as infecções. Disponível em: http://estomatologista.blogspot.com.br/2012/01/o-abuso-de-drogas-e-as-infeccoes.html.

Guimarães Jr. J. Os fungos Candida albicans sabem quando atacar. Disponível em: http://estomatologista.blogspot.com.br/2012/07/os-fungos-candida-albicans-sabem-quando.html.

Guimarães Jr. J. Paciente morreu após cirurgia odontológica de rotina. Um alerta sobre o uso de antibióticos. Disponível em: http://estomatologista.blogspot.com.br/2012/10/paciente-morreu-apos-cirurgia_14.html.

Guimarães Jr. J. Resistência aos antimicrobianos: implicações odontológicas e gerais – primeira parte. Disponível em: http://estomatologista.blogspot.com.br/2012/08/resistencia-aos-antimicrobianos.html.

Guimarães Jr. J. Uma das superbactérias: a KPC – um alerta sobre o uso indiscriminado de antibióticos. Disponível em: http://estomatologista.blogspot.com.br/2012/06/uma-das-superbacterias-kpc-um-alerta.html.

Guimarães Jr. J. Uso de espectrometria de massa para detectar rapidamente infecções por Staphylococcus aureus. Disponível em: < http://estomatologista.blogspot.com.br/2012/11/usos-de-espectrometria-de-massa-para.html.

Hardman JG, Limbird LE, Molinoff PB, Gilman AG. Goodman & Gilman's – The Pharmacological Basis of Therapeutics. New York: McGraw-Hill; 1996.

Jović Z, Janković SM, Ružić Zečević D et al. Clinical Pharmacokinetics of Second-Generation Triazoles for the Treatment of Invasive Aspergillosis and Candidiasis. Eur J Drug Metab Pharmacokinet. 2018. [Epub ahead of print].

Lalla RV, Epstein JB. Oropharyngeal candidiasis in head and neck cancer patients treated with radiation: update 2011. Support Care Cancer. 2011;19(6):737-44.

Laurent M, Gogly B, Tahmasebi F, Paillaud E. Oropharyngeal candidiasis in elderly patients. Geriatr Psychol Neuropsychiatr Vieil. 2011;9(1):21-8.

Laustrup H, Voss A, Green A, Junker P. Occurrence of systemic lupus erythematosus in a Danish community: an 8-year prospective study. Scand J Rheumatol. 2009;38(2):128-32.

Le Cleach L, Chosidow O. Lichen Planus. N Engl J Med. 2012;366:723-32.

Lewis MA. Why we must reduce dental prescription of antibiotics: European Union Antibiotic Awareness Day. Br Dent J. 2008;205(10):537-8.

Little JW, Falace DA, Miller CS, Rhodus NL. Dental management of the medically compromised patient. 8. ed. St. Louis: Elsevier; 2013.

Lodi KB, Carvalho LF, Koga-Ito CY et al. Rational use of antimicrobials in dentistry during pregnancy. Med Oral Patol Oral Cir Bucal. 2009;14(1):E15-9.

Lynch DP. Oral candidiasis. History, classification, and clinical presentation. Oral Surg Oral Med Oral Pathol. 1994;78(2):189-93.

MacPhail LA, Greenspan JS. Oral ulceration in HIV infection: investigation and pathogenesis. Oral Dis. 1997;3(suppl. 1):S190-3.

Malizia T, Batoni G, Ghelardi E et al. Interaction between piroxicam and azithromycin during distribution to human periodontal tissues. J Periodontol. 2001;72(9):1151-6.

Mandell GL, Douglas Jr RG, Bennett JE. Manual de Tratamento Antibiótico. São Paulo: Artes Médicas; 1992.

Meiller TF, Kutcher MJ, Overholser CD et al. Effect of an antimicrobial mouthrinse on recurrent aphthous ulcerations. Oral Surg Oral Med Oral Pathol. 1991;72:425-9.

Merrill JT, Wallace DJ, Wax S, Kao A, Fraser PA, Chang P, Isenberg D; ADDRESS II Investigators. Efficacy and Safety of Atacicept in Patients With Systemic Lupus Erythematosus: Results of a Twenty-Four-Week, Multicenter, Randomized, Double-Blind, Placebo-Controlled, Parallel-Arm, Phase IIb Study. Arthritis Rheumatol. 2018;70(2):266-76.

Miles DA, Bricker SL, Razmus TF, Potter RH. Triamcinolone acetonide versus chlorhexidine for treatment of recurrent stomatitis. Oral Surg Oral Med Oral Pathol. 1993;75:397-402.

Mok CC. Update on emerging drug therapies for systemic lupus erythematosus. Expert Opin Emerg Drugs. 2010;15(1):53-70.

Mostafa D, Tarakji B. Photodynamic therapy in treatment of oral lichen planus. J Clin Med Res. 2015;7(6):393-9.

Newman M, Korman K. O uso de antibióticos e antimicrobianos na prática odontológica. 1. ed. São Paulo: Quintessence; 1997.

Organização Mundial da Saúde. Classificação Estatística Internacional de Doenças e Problemas Relacionados à Saúde (CID-10).

Özberk SS, Gündoğar H, Şenyurt SZ, Erciyas K. Adjunct use of low-level laser therapy on the treatment of necrotizing ulcerative gingivitis: A case report. J Lasers Med Sci. 2018 Winter;9(1):73-5.

Pallasch TJ. Antibiotic prophylaxis: problems in paradise. Dent Clin N Am. 2003; 47:665-79.

Peterknecht E, Keasey MP, Beresford MW. The effectiveness and safety of biological therapeutics in juvenile-onset systemic lupus erythematosus (JSLE): a systematic review. Lupus. 2018;27(13):2135-45.

Poveda Roda R, Bagan JV, Sanchis Bielsa JM, Carbonell Pastor E. Antibiotic use in dental practice. A review. Med Oral Patol Oral Cir Bucal. 2007;12(3):E186-92.

Salako NO, Rotimi VO, Adib SM, Al-Mutawa S. Pattern of antibiotic prescription in the management of oral diseases among dentists in Kuwait. J Dent. 2004;32(7):503-9.

Sankar V, Hearnden V, Hull K, Juras DV, Greenberg MS, Kerr AR et al. Local drug delivery for oral mucosal diseases: challenges and opportunities. Oral Dis. 2011;17(Suppl. 1):73-84.

São Paulo. Secretaria de Estado da Saúde. Recebi meu medicamento. E agora? Organizadores: Cipriano SL et al. São Paulo: Secretaria de Estado da Saúde, 2014. Disponível em: www.saude.sp.gov.br/.../ses/...medicamentos/guia_orientacoes_medicamentos.pdf. Acesso em: 30/10/2018.

Schüssl Y, Pelz K, Kempf J, Otten JE. Concentrations of amoxicillin and clindamycin in teeth following a single dose of oral medication. Clin Oral Investig, 2013. [Epub ahead of print].

Shikanai-Yasuda MA, Mendes RP, Colombo AL, Queiroz-Telles F de, Kono ASG, Paniago AMM et al. II Consenso Brasileiro em Paracoccidioidomicose – 2017. Rev Soc Bras Med Trop. 2017;50(4):1-26.

Ship JA. Recurrent aphthous stomatitis. Oral Surg Oral Med Oral Pathol Oral Radiol Endod. 1996;81:141-7.

Shum K, Askanase A. Belimumab and the clinical data. Curr Rheumatol Rep. 2012;14(4):310-7.

Siegel MA. Diagnosis and management of recurrent herpes simplex infections. J Am Dent Assoc. 2002;133:1245-9.

Silva CPR. Quais as estratégias (bundles) para prevenção de infecção de sítio cirúrgico? In: Parreira FC, Perdiz LB. Prevenção e Controle de Infecção Relacionada à Assistência à Saúde (Org. Opulstil CP). São Paulo: Sarvier; 2012.

Silverman Junior S, Gallo JW, McKnight ML, Mayer P, deSanz S, Tan MM. Clinical characteristics and management responses in 85 HIV-infected patients with oral candidiasis. Oral Surg Oral Med Oral Pathol Oral Radiol Endod. 1996;82(4):402-7.

Simmons A. Clinical manifestations and treatment considerations of herpes simplex virus infection. Infect Dis. 2002;186(suppl. 1):S71-7.

Stoopler ET, Balasubramaniam R. Topical and systemic therapies for oral and perioral herpes simplex virus infections. J Calif Dent Assoc. 2013;41(4):259-62.

Stoopler ET, Sollecito TP. Oral mucosal diseases. Evaluation and management. Med Clin N Am. 2014;98:1323-52.

Sun A, Chiang CP, Chiou PS, Wang JT, Liu BY, Wu YC. Immunomodulation by levamisole in patients with recurrent aphthous ulcers of oral lichen planus. J Oral Pathol Med. 1994;23(4):172-7.

Sweeney LC, Dave J, Chambers PA, Heritage J. Antibiotic resistance in general dental practice — a cause for concern? J Antimicrob Chemoth. 2004;53(4):567-76.

Tavares W. Manual de Antibióticos e Quimioterápicos Antinfecciosos. 3. ed. São Paulo: Atheneu; 2001.

Thongprasom K, Dhanuthai K. Steroids in the treatment of lichen planus: a review. J Oral Sci. 2008;50:377-85.

Tierney Jr. LM, McPhee SJ, Papadakis MA. Current Medical Diagnosis & Treatment. 43. ed. New York: Lange/McGraw-Hill; 2004.

Tong DC, Rothwell BR. Antibiotic prophylaxis in dentistry: a review and practice recommendations. J Amer Dent Assoc. 2000;131(3):366-74.

Touma Z, Urowitz MB, Gladman DD. Systemic lupus erythematosus: an update on current pharmacotherapy and future directions. Expert Opin Biol Ther. 2013; 13(5):723-37.

Tyring SK, Baker D, Snowden W. Valacyclovir for herpes simplex virus infection: long-term safety and sustained efficacy after 20 years' experience with acyclovir. J Infect Dis. 2002;15(Suppl 1):S40-6.

Vilar MJ, Sato EI. Estimating the incidence of systemic lupus erythematosus in a tropical region (Natal, Brazil). Lupus. 2002;11(8):528-32.

WHO. Medicines: rational use of medicines. Fact sheet n. 338, May 2010. Disponível em: <http://www.who.int/mediacentre/factsheets/fs338/en/index.html>.

Wilson W, Kathryn A, Taubert KA, Gewitz M, Lockhart PB, Baddour LM et al. Guidelines from the American Heart Association: a guideline from the American Heart Association Rheumatic Fever, Endocarditis and Kawasaki Disease. Committee, Council on Cardiovascular Disease in the Young, and the Council on Clinical Cardiology, Council on Cardiovascular Surgery and Anesthesia, and the Quality of Care and Outcomes Research Interdisciplinary Working Group. Circulation. 2007;116:1736-54.

Wilson WR, Sande MA. Current Diagnosis & Treatment in Infectious Diseases. New York: Lange/McGraw-Hill; 2001.

Winstanley PA, Orme LE. The effects of food on drug bioavailability. Br J Clin Pharmac. 1989;28:621-8.

Woo SB, Sonis ST. Recurrent aphthous ulcers: a review of diagnosis and treatment. J Am Dent Assoc. 1996;127:1202-13.

Xu HH, Werth VP, Parisi E, Sollecito TP. Mucous membrane pemphigoid. Dent Clin North Am. 2013;57(4):611-30.

Zakrzewska JM, Chan ES, Thornhill MH. A systematic review of placebo-controlled randomized clinical trials of treatments used in oral lichen planus. Br J Dermatol. 2005;153:336-41.

Zakrzewska JM, Robinson P, Williams IG. Severe oral ulceration in patients with HIV infection: a case series. Oral Dis. 1997;3(suppl. 1):S194-6.

Zitsch III RP, Bothwell M. Actinomycosis: a potential complication of head and neck surgery. Am J Otolaryngol. 1999;20:260-2.

Lasers em Estomatologia

16

Fábio de Abreu Alves | Celso Augusto Lemos Júnior

Introdução

Tanto o *laser* de baixa intensidade quanto o de alta intensidade apresentam indicação de uso terapêutico em diversas lesões que afetam a cavidade bucal. O termo fototerapia, ou fotobioterapia, tem sido cada vez mais utilizado na literatura, especialmente ao se referir a tratamento com LED (*light emitting diode*) ou *laser*. Neste capítulo serão abordados o tratamento a *laser* e seus tipos, as indicações e os resultados em Estomatologia. Não serão discutidas as características técnicas de cada tipo; para isso existe excelente literatura disponível.

Constantemente são publicados mais trabalhos com resultados promissores do uso do *laser* em lesões estomatológicas; no entanto, muitos casos/resultados não serão apresentados nesse momento, por necessitarem de mais pesquisas com desfechos efetivos. A terapêutica com *laser* apresenta vantagens relevantes, mas os custos envolvidos, especialmente dos equipamentos de alta intensidade, ainda são um problema a ser solucionado.

Laser de alta intensidade

Os *lasers* de alta intensidade mais utilizados em Estomatologia são os de Nd:YAG (1.064 nm), diodo (810 nm) e CO_2 (9.300 nm a 10.600 nm) (Figura 16.1). Quando emitido sobre o tecido biológico, os seguintes fenômenos podem ocorrer: reflexão e refração, absorção e transmissão, e dispersão. Quando o objetivo é o tratamento cirúrgico das lesões, o efeito desejado mais eficiente nos tecidos é a absorção, que depende primariamente do tecido atingido e do comprimento de onda utilizado no *laser* (p. ex., o *laser* de CO_2 tem afinidade com as moléculas de água e hidroxiapatita). O aumento da temperatura é particularmente importante na remoção de lesões – a partir de 100°C tem-se o corte; quando a temperatura alcança 150°C, obtém-se a vaporização do tecido (ablação). A maioria dos *lasers* de baixa intensidade atinge até 100 mW, já os cirúrgicos, de alta intensidade, iniciam por volta de 300 mW chegando até 10 W; cada aparelho deve ser ajustado para a potência mais adequada ao tipo de cirurgia que será realizada.

Lesões epiteliais orais potencialmente malignizáveis

A expressão "desordens orais potencialmente malignizáveis" foi recomendada pela Organização Mundial da Saúde (OMS) em 2005. A mais utilizada atualmente é "lesões epiteliais orais potencialmente malignizáveis", que se caracterizam como lesão de mucosa com maior chance de se transformar em lesão maligna quando comparada à mucosa normal. Essas lesões orais com potencial de malignização compreendem leucoplasias, eritroplasias, eritroleucoplasias, líquen plano (LP) e fibrose submucosa, esta praticamente inexistente em Estomatologia.

A realização de biopsia é obrigatória para avaliação de displasia. Essas lesões podem ser tratadas de maneira conservadora, com o acompanhamento periódico a cada 3 ou 6 meses e realização de biopsias em diferentes tempos, porém parece haver consenso entre os autores sobre a intervenção cirúrgica como melhor conduta, mesmo que as evidências sobre a diminuição do risco não sejam tão robustas no momento.

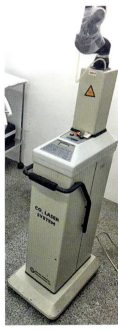

Figura 16.1 *Laser* de dióxido de carbono (CO_2).

Leucoplasias

O termo leucoplasia foi introduzido em 1877 por um dermatologista húngaro chamado Schwimmer. Em 2007, a OMS definiu a leucoplasia como uma lesão branca com risco de malignização, desde que fossem excluídas todas as outras lesões ou condições que não apresentassem risco. Sua prevalência na população varia de 1 a 5%. A leucoplasia é a lesão com potencial de malignização mais comumente encontrada; portanto, especial atenção é necessária para seu correto diagnóstico e manejo. Entre os fatores de risco que merecem atenção redobrada quando há leucoplasia, estão: sexo (predileção por mulheres), lesões de longa duração, leucoplasias em não tabagistas, localização da lesão em assoalho e língua, maiores que 200 mm^2, lesões não homogêneas e displasia.

A remoção cirúrgica é a estratégia mais recomendada pela maioria dos autores e pode ser realizada com bisturi convencional, bisturi elétrico, criocirurgia ou *laser*. Dentre as possibilidades de remoção, o *laser* de CO_2 apresenta vantagens do ponto de vista cirúrgico quando comparado à cirurgia com bisturi, como menos sangramento e índices de bacteriemia, e é especialmente recomendado em lesões extensas na mucosa bucal. Outros *laser*s cirúrgicos podem ser utilizados com resultados satisfatórios em lesões menores (Figuras 16.2 a 16.4).

Para remoção pode-se usar a técnica de incisão periférica com margem de segurança e remoção total da lesão; esta técnica possibilita o envio da peça para exame anatomopatológico. A técnica de ablação pode ser utilizada especialmente em lesões muito extensas, mas com a desvantagem de não possibilitar o envio de material para o laboratório, por isso se sugere a realização de biopsia com *punch*, por exemplo, em áreas específicas da lesão logo antes da ablação pelo *laser* de CO_2.

O uso do *laser* apresenta vantagens, mas não modifica a história natural da doença. Recidivas de lesões são comuns e esperadas, novas intervenções devem ser realizadas e frequentemente novas biopsias também, pois o risco de malignização perdura, obrigando o clínico a manter acompanhamento bastante rigoroso do caso e a orientar devidamente o paciente quanto à necessidade de observação constante da boca (Figura 16.5).

Hiperplasias traumáticas

As lesões traumáticas causadas por próteses mal adaptadas (totais, parciais ou provisórias) são muito comuns na clínica diária, resultando em tecido hiperplásico inflamatório que pode variar de poucos milímetros a muitos centímetros. O diagnóstico costuma ser bastante simples, considerando-se história da evolução da lesão, característica clínica e causa irritativa presente. Seu tratamento envolve a resolução do fator causador, como a troca da prótese e a remoção cirúrgica do tecido hiperplásico. Quando essa hiperplasia ocorre em fundo de sulco, cuidado adicional deve ser considerado, pois a permanência da profundidade do fundo de sulco na região do rebordo é fator relevante para a confecção da nova prótese.

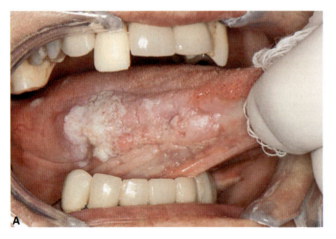
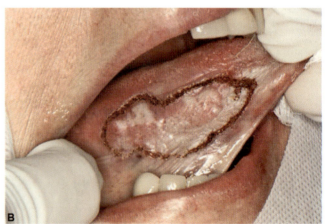
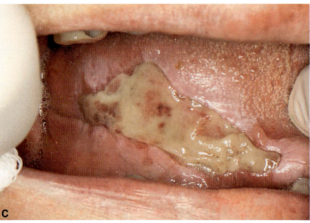
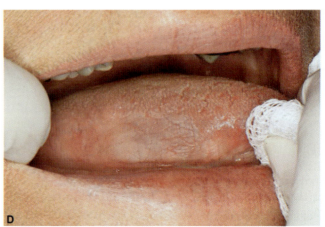

Figura 16.2 A. Extensa leucoplasia heterogênea em borda direita da língua com 6 meses de duração que, após ampla biopsia, foi diagnosticada como displasia intensa. Deve-se ter cuidado adicional para se evitar o diagnóstico incorreto da lesão. **B.** Área a ser removida delimitada com *laser* de CO_2 ajustado em 7 W de potência. **C.** Após 7 dias de pós-operatório é possível perceber extensa área em cicatrização sem sinais de infecção. **D.** Após 3 anos de controle clínico, o paciente não apresenta nenhuma alteração de função na língua.

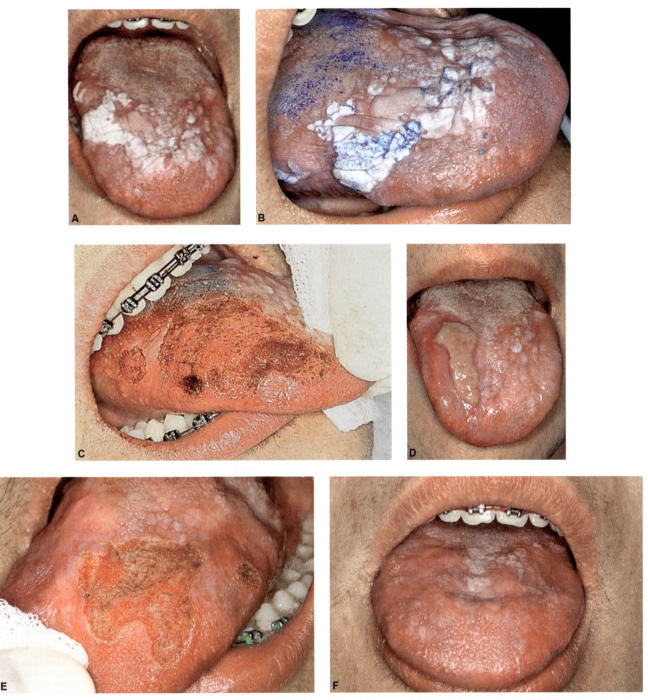

Figura 16.3 A. Extensa leucoplasia em língua com displasia moderada. **B.** Teste do azul de toluidina para definição da área a ser biopsiada. **C.** Remoção por ablação em dois tempos distintos da parte leucoplásica na metade direita da língua. **D.** Pós-operatório de 2 semanas. **E.** Remoção por ablação da parte esquerda da leucoplasia. **F.** Controle após 2 anos do tratamento.

Técnicas tradicionais como remoção com bisturi convencional ou elétrico podem ser utilizadas, porém a remoção cirúrgica a *laser* apresenta vantagens em relação a sangramento, integridade da profundidade do sulco alveolar, cicatrização local mais rápida – mesmo sendo por segunda intenção –, que pode levar de 2 a 4 semanas até total recuperação.

A técnica de remoção consiste em incisar a lesão em sua base, sendo o mais conservadora possível. Após delimitação da área, todo o tecido deve ser removido, deixando um leito cirúrgico que, na maioria das vezes, não apresenta sangramento. A cicatrização ocorrerá por segunda intenção, podendo concluir-se em 3 a 5 semanas. Essa técnica possibilita o envio de material para exame anatomopatológico. Para a maioria dos pacientes, o pós-operatório ocorre de maneira adequada, sendo necessário o uso de analgésicos e anti-inflamatórios não esteroidais, especialmente nos primeiros 5 dias. À medida que a cicatrização progride, os sintomas melhoram. A recomendação de colutórios à base de clorexidina ou benzidamida traz conforto adicional para o paciente. Uso de antibióticos não é obrigatório e deve ser avaliado em cada caso. Analgésicos de ação central são pouco utilizados, mas podem ser prescritos como medicação de controle da dor quando necessário, em geral em lesões extensas (Figura 16.6).

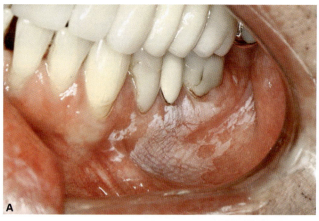
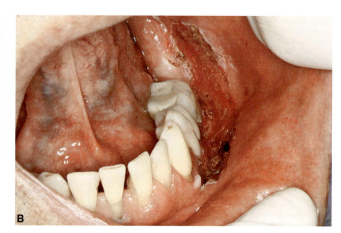
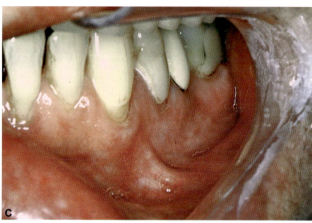

Figura 16.4 A. Extensa leucoplasia com atipia moderada em rebordo, fundo de sulco e mucosa jugal. **B.** Leucoplasia removida por ablação com *laser* de CO_2. **C.** Controle clínico após 3 anos da primeira aplicação do *laser*. Cabe lembrar a importância da realização de biopsias incisionais antes do tratamento cirúrgico. Em lesões extensas, múltiplas biopsias ou de considerável extensão devem ser realizadas para minimizar a chance de diagnóstico incorreto devido ao tamanho da lesão.

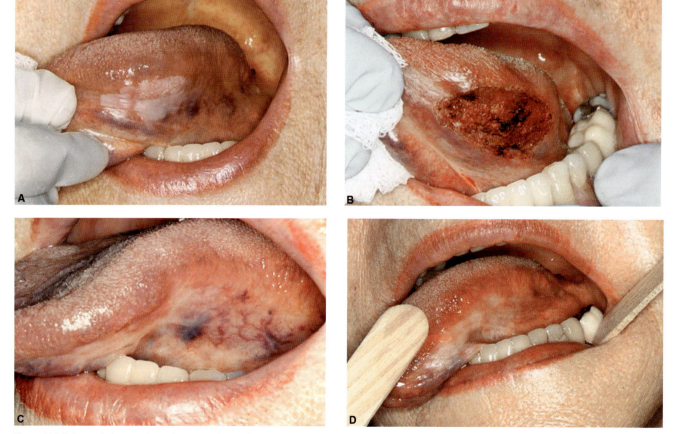

Figura 16.5 A. Leucoplasia em paciente de 83 anos, do sexo feminino, com queixa de 2 anos de duração com displasia intensa. **B.** Remoção por incisão com margem de segurança. **C.** Pós-operatório com 1 ano de controle. **D.** Pós-operatório com 4 anos de controle.

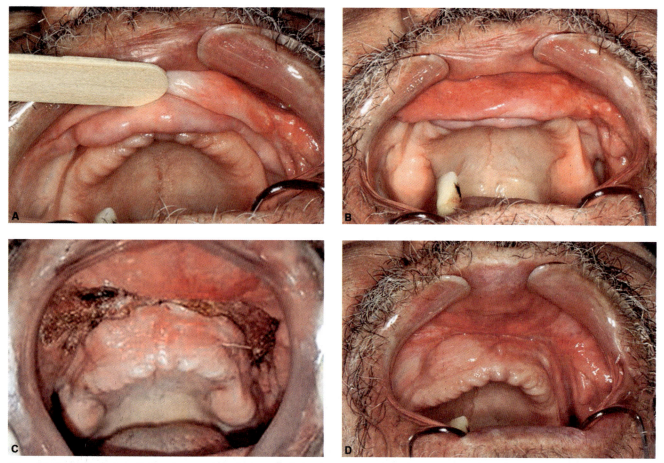

Figura 16.6 A e **B.** Extensa leucoplasia com 10 anos de evolução em fundo de sulco da maxila devido ao uso de prótese mal adaptada. **C.** Remoção por incisão de toda a hiperplasia sem a necessidade de sutura. **D.** Pós-operatório de 4 semanas sem perda de profundidade do sulco vestibular.

Após cicatrização, nova prótese deve ser feita. Próteses antigas em uso podem ser reembasadas, favorecendo assim uma cicatrização guiada, preparando o tecido para nova moldagem. Todo tecido removido deve ser enviado para exame anatomopatológico.

Lesões vasculares

A cavidade bucal é frequentemente afetada por lesões vasculares. Várias classificações dessas lesões foram propostas até o momento, e a Sociedade Internacional para Estudos das Anormalidades Vasculares as classifica em tumores e malformações vasculares, sendo os hemangiomas as lesões mais frequentes. Hemangiomas são tumores benignos que se originam no endotélio vascular, podem estar presentes ao nascimento, mas seu surgimento é mais comum nos primeiros meses após o nascimento, mais de 50% acometem cabeça e pescoço, e 75% desses regridem naturalmente.

Malformações vasculares são lesões benignas não tumorais, e sempre existentes ao nascimento, mas somente detectadas semanas ou meses depois; diferentemente dos hemangiomas elas não regridem, persistem e crescem lentamente por toda a vida. Elas são classificadas de acordo com os vasos afetados: capilares, venosas, linfáticas, arteriovenosas e combinadas.

Diferentes modalidades podem ser utilizadas no tratamento dessas lesões, como cirurgia com bisturi frio, criocirurgia, embolização, corticosteroides, esclerosantes e *laser*s de alta intensidade. A primeira publicação sobre tratamento de lesão vascular com *laser* cirúrgico é de 1965 com equipamento de Nd:YAG (1.064 nm) com grande absorção vascular, boa penetração nos tecidos (6 mm) e larga dispersão nos tecidos, ocorrendo seu efeito principal abaixo da superfície de mucosa. Esse tipo de *laser* não é indicado para todas as malformações vasculares, pois depende da intensidade do fluxo sanguíneo das lesões, sendo mais adequado para tratamento de lesões capilares e venosas de baixo fluxo. O tratamento a *laser* de Nd:YAG é o mais recomendado pela sua afinidade com a hemoglobina e pela baixa liberação de calor nos tecidos ao redor, pois ele destrói seletivamente a área-alvo sem danificar o entorno das malformações vasculares.

Em 2018, Cadavit et al. relataram os resultados no tratamento de mais de 100 lesões sem intercorrências e com bons resultados terapêuticos com o uso do *laser* de Nd:YAG (Power *Laser* C) ST6 Lares Research®, com 3 W por pulso, frequência de 50 Hz e duração do pulso entre 125 e 150 microssegundos, com comprimento de onda de 1.064 nm e diâmetro de fibra de 400 micrômetros. O tempo de exposição ao *laser* variou de 15 s a 2 min de irradiação, na dependência da extensão da lesão. Imediatamente após o início da aplicação é possível observar alteração na cor da superfície da lesão, passando de arroxeado para branco. O procedimento deve ser mantido até que toda lesão esteja esbranquiçada.

Os casos apresentados neste capítulo são exemplos de malformações vasculares e hemangiomas tratados com esse modelo de equipamento. O tratamento com *laser* de alta intensidade exige anestesia local para sua realização (Figuras 16.7 a 16.11).

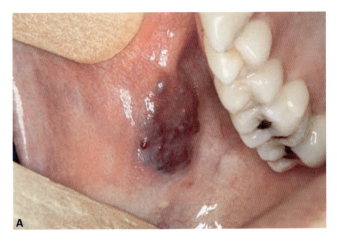
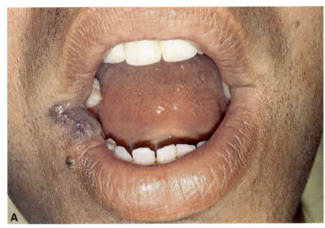
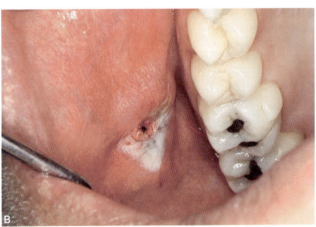
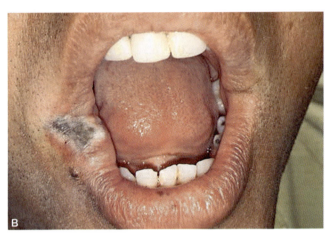
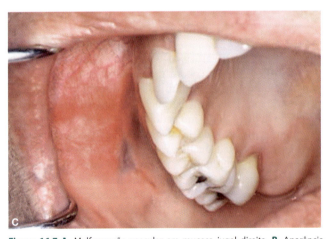

Figura 16.7 A. Malformação vascular em mucosa jugal direita. **B.** Aparência imediatamente após irradiação com o *laser*; notar aspecto esbranquiçado da área tratada. **C.** Pós-operatório de 15 dias: área ainda em cicatrização.

Figura 16.8 A. Extenso hemangioma em comissura labial direita. **B.** Aspecto imediatamente após a aplicação do *laser*. **C.** Pós-operatório de 30 dias após a aplicação do *laser*.

Laser de baixa intensidade

A fototerapia com *laser* de baixa intensidade tem sido cada vez mais estudada em variadas situações clínicas que envolvem inflamação e dor. Neste capítulo vamos nos ater às indicações do *laser* de baixa intensidade com maior arcabouço de evidência científica, cientes de que muitos estudos estão sendo desenvolvidos em outras doenças que afetam a cavidade bucal.

O tratamento com *laser* de baixa intensidade começou a ser estudado no final da década de 1960 e tem sido utilizado em variadas situações odontológicas, como sensibilidade dentinária, osteonecrose, cicatrização de dentes extraídos, aftas, LP, herpes, xerostomia, trismo muscular, penfigoide benigno das membranas mucosas, nevralgias, parestesias e síndrome de ardência bucal (SAB), entre outras situações.

Como ocorre em qualquer início de tratamento, o diagnóstico preciso da lesão a ser tratada é fundamental para se avaliar e estabelecer a conduta terapêutica. Mesmo que o *laser* de baixa intensidade não apresente sérios efeitos colaterais ou indesejados, ele só deve ser utilizado com a correta indicação após o diagnóstico da doença. Seu uso apenas para se obterem

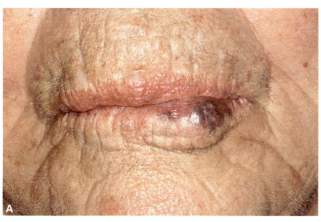
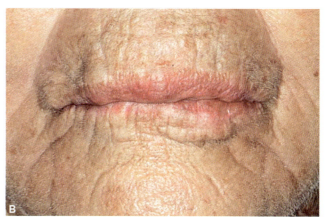

Figura 16.9 A. Malformação vascular em mucosa labial com comprometimento estético. **B.** Controle pós-operatório após 2 meses do tratamento.

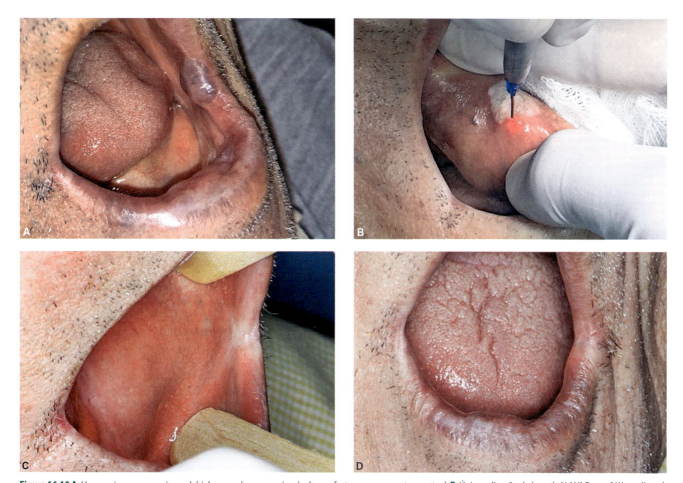

Figura 16.10 A. Hemangioma em comissura labial esquerda com queixa de desconforto e sangramento eventual. **B.** Única aplicação de *laser* de Nd:YAG com 2 W, totalizando 90 s. **C** e **D.** Controle pós-operatório de 1 ano, sem sintomas; pode-se observar discreta área cicatricial.

efeitos de modulação da inflamação e da dor deve ser evitado em lesões ainda não diagnosticadas.

Um fator complicador do uso do *laser* é a variação de tipos e equipamentos, que resultam em variação bastante grande de protocolos e indicações, fato que pode dificultar a correta escolha do protocolo a ser utilizado.

Mucosite

A mucosite oral é uma complicação frequente do tratamento oncológico com rádio e quimioterapia, apresenta-se na forma de eritema, ulcerações, sangramento e edema, acompanhados de sintomatologia dolorosa (sua intensidade depende do regime quimioterápico e da dose de radioterapia utilizada). O *laser* de baixa intensidade tem apresentado bons resultados em prevenção e tratamento da mucosite oral decorrentes de rádio e quimioterapia. O tratamento de mucosites com *laser* foi iniciado no final de 1960 e recentemente foi recomendado como opção de tratamento nas orientações da Multinational Association for Supportive Care in Cancer/International Society for Oral Oncology (MASCC/ISSO).

Existem inúmeros estudos com parâmetros variados da aplicação do *laser* de baixa intensidade (Quadro 16.1), como

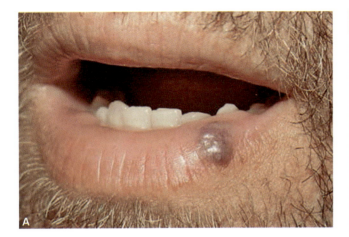
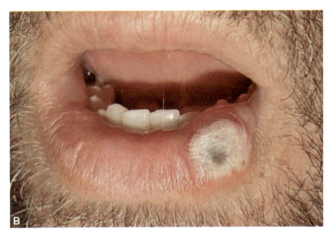
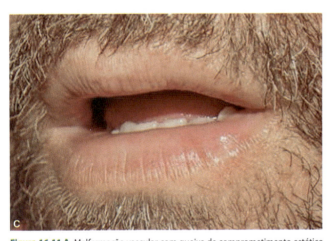

Figura 16.11 A. Malformação vascular com queixa de comprometimento estético. **B.** Aspecto imediatamente após 50 s de aplicação de *laser* a 3 W. **C.** Controle pós-operatório de 2 meses.

Quadro 16.1	Parâmetros de irradiação no uso do *laser*.
Comprimento de onda (nm)	Comprimento da onda influencia quais cromóforos vão absorver a energia irradiada
Energia (W)	Número de fótons por segundo
Área irradiada (cm²)	Superfície irradiada
Diâmetro de ponta (cm²)	Área útil da ponta do equipamento que irradia o *laser*
Densidade de energia (W/cm²)	Maior densidade de energia pode resultar em menor tempo de irradiação por paciente
Energia radiante (J)	Energia pelo tempo de irradiação
Tempo (s)	Tempo de irradiação por área tratada
Dose (J/cm²)	Diferentes resultados podem ser obtidos na dependência da dose depositada nos tecidos
Modo de operação – Contínuo ou pulsado	Irradiação pulsada ou contínua podem ser ajustadas
Tempo de tratamento/ frequência (× semana)	Pode variar de tratamento diário a algumas vezes por semana

Fonte: Zecha et al., 2016; 2016a.

pode ser visto nessa revisão sistemática sobre o tratamento e a prevenção de mucosite em crianças e jovens, com variações no comprimento de onda do *laser* (660 a 940 nm), energia (0,3 a 3,2 W), dose (0,35 a 72 J) e tempo de aplicação por ponto (10 a 54 s por cm²). Os autores concluíram que a fototerapia de baixa intensidade apresentou resultados favoráveis tanto usada como estratégia preventiva quanto terapêutica no controle de mucosites decorrentes de tratamento oncológico.

As doses terapêuticas para mucosite mais normalmente utilizadas variam de 20 a 80 mW, de 2 a 4 J por ponto irradiado. O número de pontos irradiados vai depender do objetivo da aplicação, preventiva ou terapêutica, e mesmo da gravidade da mucosite instalada. A frequência pode variar de uma a duas aplicações diárias por 10 a 15 dias de aplicações. O objetivo é prevenir, evitar, minimizar a gravidade da mucosite e diminuir a duração da mucosite.

Líquen plano

O LP é uma doença mucocutânea inflamatória imunologicamente mediada, com prevalência de 0,5 a 2% na população, afetando principalmente mulheres acima de 35 anos de idade. O LP oral é considerado lesão potencialmente malignizável, com risco aproximado de 1% de malignização ao longo dos anos. Pode ser classificado conforme sua aparência clínica: reticular, erosivo, atrófico, bolhoso, em placa e do tipo papular. O reticular é o mais frequente e o de menor potencial de malignização. O tratamento só deve ser instituído se houver sintomas de ardência ou dor. O LP erosivo é considerado pela maioria dos autores o de maior risco de malignização. O desenvolvimento do LP é atribuído a uma infiltração dos linfócitos T que medeiam uma reação inflamatória em resposta a antígenos da mucosa bucal, resultando em apoptose das células da mucosa e, consequentemente, nas lesões clínicas visíveis.

Os trabalhos sobre o tratamento do LP foram realizados com *lasers* de baixa e de alta potência. A dose para tratamento do LP variou de 1 a 2 J/cm².

Em revisão sistemática com metanálise do tratamento do LP com o uso do *laser* de baixa intensidade, Hoseinpour et al. concluíram que este é opção válida para o tratamento de lesões sintomáticas, especialmente como alternativa ao tratamento padrão com corticosteroides ou imunossupressores. O tratamento com *laser* de baixa intensidade não demonstrou nenhum efeito colateral. Já o tratamento do LP com o uso de corantes (terapia fotodinâmica), não apresentou resultados favoráveis.

Atualmente o tratamento padrão do LP sintomático é o tradicional, com corticosteroides e imunossupressores; mais estudos ainda são necessários para sua prescrição terapêutica.

Úlceras aftosas recorrentes

Também denominadas aftas, são bastante frequentes na clínica diária, com prevalência bastante variável na população mundial, afetando cerca de 20% das pessoas. As aftas caracterizam-se por úlceras de forma arredondada, com diâmetros que variam de 1 mm a 2 cm. Sua etiologia é incerta, mas pode estar relacionada com vários fatores predisponentes, como traumatismos e alguns alimentos (chocolates, frutas cítricas, tomates, amêndoas, trigo), deficiência de nutrientes (vitaminas B_1, B_2 e B_6, folato, zinco, ferro), condições sistêmicas (menstruação, baixos níveis de insulina, doença de Crohn, doença celíaca, colite ulcerativa, anemia, neutropenia cíclica, doença de Behçet, doença MAGIC, síndrome de Marshall, eritema multiforme, entre outras), presença de alguns microrganismos, hábitos tabagistas, estresse, uso do bifosfonato alendronato e de alguns anti-inflamatórios não esteroidais.

O tratamento medicamentoso varia desde medicações tópicas a sistêmicas, devido à grande variedade de apresentações clínicas e doenças correlatas. Mais uma vez o diagnóstico correto é bastante importante antes de se iniciar o tratamento. Em revisão sistemática publicada em 2016, por Najeeb et al., avaliaram-se nove trabalhos de tratamento das aftas com o *laser* de baixa intensidade, com uma dose de 100 mJ a 6,3 J. Os autores concluíram que o efeito analgésico foi observado em todos os estudos, mas outros estudos são necessários para se avaliar o real valor do tratamento com *laser* de baixa intensidade para aftas, que devido à grande variedade de protocolos, não é possível recomendar um protocolo como padrão.

Síndrome de ardência bucal

A SAB é definida pela Sociedade Internacional de Cefaleia como "sensação de queimação ou disestesia recorrente por mais de duas horas por dia por mais de 3 meses, sem sinais clínicos evidentes de outras lesões". Esta definição não a classifica como dor psicogênica, como era considerada há duas décadas, mas como uma neuropatia cranial dolorosa. A Associação Internacional do Estudo da Dor reconheceu a SAB, em 1994, como doença específica inicialmente denominada "glossodinia" ou "boca dolorida".

A área mais afetada é a língua, especialmente nos dois terços anteriores, sendo a única área afetada em metade dos pacientes com queixas, seguida por região anterior do palato e gengiva, lábios inferiores e faringe. Em casos típicos os sintomas são bilaterais e simétricos, apesar de localização unilateral ser possível, dependendo da anatomia dos nervos periféricos. Geralmente a dor tende a piorar durante o dia, desaparecendo à noite e durante caminhadas, apesar de poder ser constante, sem intervalos.

O registro da dor em diários é recomendado para se entender melhor como ela se manifesta em cada paciente. A etiologia da SAB é complexa e provavelmente multifatorial, pode estar associada a distúrbios da percepção da dor, transtornos psicológicos, disgeusia, distúrbios hormonais e neuroendócrinos, distúrbios no ciclo circadiano e transtornos do sono.

A prevalência da SAB varia bastante, conforme resultado de estudo realizado (0,01 a 40%), porém parece que o número mais próximo do real estaria em torno de 1,5%, apesar de ainda ser considerado muito alto; portanto, sua prevalência ainda não contempla índices definidos.

O diagnóstico da SAB primária deve ser feito por exclusão, após todas as outras possibilidades serem descartadas, e é um dado relevante o paciente não apresentar nenhuma alteração clínica visível.

O tratamento da SAB é sempre desafiador. Desde o início o paciente deve ser esclarecido sobre a complexidade de sua doença, a inexistência de cura e o tratamento sintomático. As expectativas de resultado devem ser administradas com parcimônia. A atenção durante a anamnese já deve ser considerada parte do tratamento, e o esclarecimento da condição ao paciente é muito importante, visto que muitas vezes esse paciente apresenta sinais de cancerofobia, além de normalmente ter passado por outros profissionais sem obtenção do diagnóstico prévio. O clonazepam é um dos medicamentos mais utilizados no tratamento, tópica ou sistemicamente, isoladamente ou em associação a outros. Podem ainda ser utilizados topicamente capsaicina e lidocaína, além de medicações sistêmicas, como antidepressivos tricíclicos, inibidores da recaptação da serotonina, opioides e benzodiazepínicos. Os resultados terapêuticos são muito variados, não existindo, portanto, tratamento padrão. Em geral o paciente passa por várias tentativas para, se não cessarem os sintomas, que pelo menos eles sejam minimizados.

O *laser* de baixa intensidade atualmente é bastante estudado como alternativa de tratamento. Santos et al. (2011) trataram 10 pacientes de SAB com *laser* de baixa intensidade (660 nm, 40 mW, 20 J/cm^2, 0,8 J/ponto) por semanas e obtiveram resultado na escala VAS de 58% nos sintomas relatados. Em 2016, Sugaya et al., em estudo duplo-cego, controlado por placebo, trataram 30 pacientes separados em dois grupos, com os seguintes parâmetros – 790 nm, 20 mW, 6 J/cm^2 – irradiados por quatro sessões e controlados até 90 dias após a irradiação. Os resultados obtidos nesse protocolo demostraram resultados semelhantes de benefício entre o grupo *laser* e o grupo placebo, daí a necessidade de realização de estudos realizados com maior rigor científico.

Em um estudo cegado, no qual foram observados três grupos de pacientes com SAB tratados por 4 semanas, o primeiro grupo (G1), com 16 pacientes, foi tratado com *laser* de GaAlAs (815 nm, 1 W, 4 s, 4 J e fluência de 133,3 J/cm^2), o segundo grupo (G2) também, porém com parâmetros diferentes (815 nm, 1 W, 4 s e fluência de 200 J/cm^2). Comparando-se o resultado com o G3, que utilizou *laser* placebo, obteve-se discreta melhora na escala de dor de 15,7% no G1, 15,6% no G2 e 7,3% no G3.

Em revisão sistemática publicada em 2017, por Al-Maweri et al., que analisou somente ensaios clínicos randomizados, concluiu-se que o *laser* parece trazer benefícios aos pacientes, porém, devido ao pequeno número de pacientes tratados, muita variação nos protocolos utilizados e inconsistência nos escores de VAS utilizados, há necessidade de estudos mais bem conduzidos, especialmente os duplos-cegos, controlados por placebo, e com maior casuística para recomendar o *laser* como tratamento da SAB.

O tratamento da SAB com *laser* de baixa intensidade ainda necessita de maiores evidências para sua recomendação regular, porém deve ser uma alternativa terapêutica a ser avaliada devido aos resultados presentes na literatura até o momento.

Bibliografia

Ademi Abdyli R et al. Sclerotherapy of intraoral superficial hemangioma. Case Rep Dent. 2016;2016:12-4 (2016).

Agha-Hosseini F, Moslemi E, Mirzaii-Dizgah I. Comparative evaluation of low-level laser and CO_2 laser in treatment of patients with oral lichen planus. Int J Oral Maxillofac Surg. 2012;41:1265-9.

Akintoye SO, Greenberg MS. Recurrent aphthous stomatitis. Dent Clin North Am. 2005;49:31-47.

Al-Maweri SA et al. Efficacy of low level laser therapy in the treatment of burning mouth syndrome: a systematic review. Photodiagnosis Photodyn Ther. 2017;17:188-93.

Anschau F, Webster J, Capra MEZ, Azeredo da Silva ALF, Stein AT. Efficacy of low-level laser for treatment of cancer oral mucositis: a systematic review and meta-analysis. Lasers Med Sci. (2019). doi:10.1007/s10103-019-02722-7.

Arduino P, Bagan J, El-Naggar A, Carrozzo M. Urban legends series: Oral leukoplakia. Oral Diseases (2013). doi:10.1111/odi.12065.

Asai T, Suzuki H, Takeuchi J, Komori T. Effectiveness of photocoagulation using an Nd:YAG laser for the treatment of vascular malformations in the oral region. Photomed Laser Surg. 2014;32:75-80.

Awadallah M, Idle M, Patel K, Kademani D. Management update of potentially premalignant oral epithelial lesions. Oral Surg Oral Med Oral Pathol Oral Radiol. 2018;125:628-36.

Bansal R et al. Prevention of malignant transformation of oral leukoplakia and oral lichen planus using laser: an observational study. Asian Pacific J Cancer Prev. 2018;19:3635-41.

Bekhor PS. Long-pulsed Nd:YAG laser treatment of venous lakes: Report of a series of 34 cases. Dermatologic Surg. (2006). doi:10.1111/j.1524-4725.2006.32253.x.

Bender SD. Burning mouth syndrome. Dent Clin North Am. 2018;62:585-96.

Beyene J, Treister NS, Zamperlini–Netto G et al. Effect of prophylactic low level laser therapy on oral mucositis: a systematic review and meta-analysis. PLoS One. 2014;9:e107418.

Cadavid AMH, Campos WG, Aranha ACC et al. Efficacy of photocoagulation of vascular malformations in the oral mucosa using Nd:YAG laser. J Craniofac Surg. 2018; 29:e614-7.

Carvalho CG, Medeiros-Filho JB, Ferreira MC. Guide for health professionals addressing oral care for individuals in oncological treatment based on scientific evidence. Support Care Cancer. 2018;26(8):2651-661. doi:10.1007/s00520-018-4111-7. Disponível em: <http://orcid. org/000.-0001-7116-1547>.

Carvalho PAG et al. Evaluation of low-level laser therapy in the prevention and treatment of radiation-induced mucositis: a double-blind randomized study in head and neck cancer patients. Oral Oncol. 2011;47:1176-81.

Chandu A, Smith ACH. The use of CO_2 laser in the treatment of oral white patches: outcomes and factors affecting recurrence. Int J Oral Maxillofac Surg. (2005). doi:10.1016/j.ijom.2004.10.003.

Chattopadhyay A, Shetty KV. Recurrent aphthous stomatitis. Otolaryngol Clin North Am. 2011;44:79-88.

Chee M, Sasaki C. Carbon dioxide laser fiber for the excision of oral leukoplakia. Ann Otol Rhinol Laryngol. 2013;22(9):547-9. doi:10.1177/000348941312200902.

Corrêa PH et al. Prevalence of oral hemangioma, vascular malformation and varix in a Brazilian population. Braz Oral Res. 2007;21:40-5.

Dong Y et al. Malignant transformation of oral leukoplakia treated with carbon dioxide laser: a meta-analysis. Lasers in Medical Science (2019). doi:10.1007/s10103-018-2674-7.

Eduardo C. de P. Lasers em Odontologia. Guanabara Koogan Ltda.; 2010.

Freitas PM, Simões A. Lasers in dentistry: guide for clinical practice. Lasers in dentistry: guide for clinical practice (2015). doi:10.1002/9781118987742.

Frigerio A, Tan OT. Laser applications for benign oral lesions. Lasers Surg Med. 2015;47:643-50.

Górriz-Gómez E et al. Sclerotherapy of face and oral cavity low flow vascular malformations: our experience. Br J Oral Maxillofac Surg. 2014;52:43-7.

Guimarães ALS et al. Treatment of mucositis with combined 660- and 808-nm-wavelength low-level laser therapy reduced mucositis grade, pain, and use of analgesics: a parallel, single-blind, two-arm controlled study. Lasers Med Sci. 2018;33:1813-9.

He M, Zhang B, Shen N, Wu N, Sun J. A systematic review and meta-analysis of the effect of low-level laser therapy (LLLT) on chemotherapy-induced oral mucositis in pediatric and young patients. Eur J Pediatr. 2018;177:7-17.

Hoseinpour JH et al. The effects of photodynamic and low-level laser therapy for treatment of oral lichen planus – a systematic review and meta-analysis. Photodiagnosis Photodyn Ther. 2018;23:254-60.

Huang Z et al. The application of a carbon dioxide laser in the treatment of superficial oral mucosal lesions. J Craniofac Surg. 2015;26:e277-9.

Jääskeläinen SK, Woda A. Burning mouth syndrome. Cephalalgia. 2017;37(7):627-47.

Jaguar GC et al. Low-energy laser therapy for prevention of oral mucositis in hematopoietic stem cell transplantation. Oral Dis. 2007;13:538-43.

Kato IT, Silva EPP, Gallo CB et al. Low intensity laser therapy in patients with burning mouth syndrome: a randomized placebo-controlled study. Braz Oral Res. 2016;30(1):1-9.

Lemmer J et al. Burning mouth syndrome: aetiopathogenesis and principles of management. Pain Res Manag. 2017;2017:1926269.

Lodi G et al. Interventions for treating oral leukoplakia to prevent oral cancer. Cochrane Database of Systematic Reviews. 2016. doi:10.1002/14651858.CD001829. pub4

Lodi G, Porter S. Management of potentially malignant disorders: evidence and critique. Journal of Oral Pathology and Medicine. 2008. doi:10.1111/j.1600-0714.2007.00575.x.

López-Jornet P, Camacho-Alonso F. Comparison of pain and swelling after removal of oral leukoplakia with CO_2 laser and cold knife: a randomized clinical trial. Med Oral Patol Oral Cir Bucal; 2013. doi:10.4317/medoral.17960.

Medeiros R, Silva IH, Carvalho AT et al. Nd:YAG laser photocoagulation of benign oral vascular lesions: a case series. Lasers Med Sci. 2015;30:2215-20.

Migliorati C et al. Systematic review of laser and other light therapy for the management of oral mucositis in cancer patients. Support Care Cancer. 2013;21:333-41.

Mogedas-Vegara A, Hueto-Madrid JA, Chimenos-Küstner E, Bescós-Atín C. Oral leukoplakia treatment with the carbon dioxide laser: A systematic review of the literature. J Cranio-Maxillofacial Surg. 2016. doi:10.1016/j.jcms.2016.01.026.

Monteiro L et al. Type of surgical treatment and recurrence of oral leukoplakia: a retrospective clinical study. Med Oral Patol Oral Cir Bucal. 2017;22:e520–6.

Mutafchieva MZ, Draganova-Filipova MN, Zagorchev PI, Tomov GT. Effects of low level laser therapy on erosive-atrophic oral lichen planus. Folia Med. (Plovdiv). 2018;60:417-24.

Nair SC. Vascular anomalies of the head and neck region. J Maxillofac Oral Surg. 2018; 17:1-12.

Najeeb S et al. Management of recurrent aphthous ulcers using low-level lasers: a systematic review. Medicina (Kaunas). 2016;52(5):263-8.

Natekar M et al. A comparative evaluation: oral leukoplakia surgical management using diode laser, CO_2 laser, and cryosurgery. J Clin Exp Dent. 2017. doi:10.4317/jced.53602.

Payeras MR, Cherubini K, Figueiredo MA et al. Oral lichen planus: focus on etiopathogenesis. Archives of Oral Biology; 2013. doi:10.1016/j.archoralbio.2013.04.004.

Ritchie A, Kramer JM. Recent advances in the etiology and treatment of burning mouth syndrome. J Dent Res. 2018;97:1193-9.

Rodrigues GH et al. Variability of high-dose melphalan exposure on oral mucositis in patients undergoing prophylactic low-level laser therapy. Lasers Med Sci. 2017;32:1089-95.

Santos LFC, Carvalho AT, Reão JC et al. Effect of low-level laser therapy in the treatment of burning mouth syndrome: a case series. Photomed Laser Surg. 2011.

Scully C et al. Update on oral lichen planus: etiopathogenesis and management. Critical Reviews in Oral Biology and Medicine. 1998. doi:10.1177/10454411980090010501.

Selim H, Selim A, Khachemoune A, Metwally SAFA. Use of sclerosing agent in the management of oral and perioral hemangiomas: review and case reports. Med Sci Monit. 2017;13:CS114-S119.

Sonis ST, Hashemi S, Epstein JB et al. Could the biological robustness of low level laser therapy (Photobiomodulation) impact its use in the management of mucositis in head and neck cancer patients. Oral Oncol. 2016;54:7-14.

Tarasenko SV, Tarasenko IV. P17 Experience of laser application in oral surgery. Photodiagnosis Photodyn Ther. 2010;7:S38.

Vale FA, Moreira MS, Almeida FCS et al. Low-level laser therapy in the treatment of recurrent aphthous ulcers: a systematic review. Sci World J. 2015;2015:150412.

van der Waal I. Historical perspective and nomenclature of potentially malignant or potentially premalignant oral epithelial lesions with emphasis on leukoplakia – some suggestions for modifications. Oral Surg Oral Med Oral Pathol Oral Radiol. 2018;125:577-81.

van der Waal I. Oral potentially malignant disorders: Is malignant transformation predictable and preventable? Med Oral Patol Oral Cir Bucal. 2014;19:1-5.

Vesnaver A, Dovšak DA. Treatment of vascular lesions in the head and neck using Nd:YAG laser. J Cranio-Maxillofacial Surg. 2006;34:17-24.

Warnakulasuriya S, Johnson NW, van der Waal I. Nomenclature and classification of potentially malignant disorders of the oral mucosa. J Oral Pathol Med. 2007;36:575-80.

Yardimci G. Precancerous lesions of oral mucosa. World J Clin Cases. 2014;2:866.

Zecha JAEM et al. Low level laser therapy/photobiomodulation in the management of side effects of chemoradiation therapy in head and neck cancer: part 1: mechanisms of action, dosimetric, and safety considerations. Support. Care Cancer. 2016a;24:2781-92.

Zecha JAEM et al. Low-level laser therapy/photobiomodulation in the management of side effects of chemoradiation therapy in head and neck cancer: part 2: proposed applications and treatment protocols. Support Care Cancer. 2016; 24:2793-805.

Índice Alfabético

A

Abscesso
– dentoalveolar agudo, 150
– periapical, 251
– – agudo, 150
– periodontal, 251
Aciclovir, 242
Ácido
– clavulânico, 228
– risedrônico, 213
– zoledrônico, 213
Acompanhamento, 53
Acromegalia, 46
Actinomicose, 250
– cervicofacial, 138
Acurácia, 57
Aftas, 264
Agentes biológicos, 115
Aglutinação, 73
Agressividade sublimada, 14
AIDS, 113
Alendronato, 213
Alodinia, 38
Alopecia, 215
Alterações
– comportamentais requeridas nos planos de tratamento, 6
– metabólicas, 176
Altura, 45
Ameloblastoma, 159
Amelogênese imperfeita, 103
Aminoglicosídeos, 237
Aminopenicilinas, 224
Amoxicilina, 224
– associada ao clavulanato, 228
Ampicilina, 224
– associada ao sulbactam, 228
Analgenia, 38
Análise radiográfica, 146
Anamnese, 30
– sobre o perfil da dor, 38

Anemias, 71, 72
Anestesia, 26, 38
Anfotericina B, 202, 203, 240, 249
Angina
– de Ludwig, 251
– de Vincent, 250
Anisocoria, 47
Anti-DNAse B, 75
Anti-hialuronidase, 75
Antibioticoprofilaxia dos procedimentos odontológicos, 221
Antibióticos
– antibacterianos, 219
– antifúngicos, 239
– antivirais, 242
– bactericidas, 222
– bacteriostáticos, 222
Anticorpos
– não treponêmicos/quantitativos, 74
– treponêmicos/qualitativos, 75
Antiestreptolisina, 75
Antipatia pelo paciente, 13
Antissepsia pré-operatória, 25
Apneia, 45
Articulação temporomandibular, 47
Assédio sexual, 17
Assoalho oral, 50
Atestado, 254
Ausculta, 40
Auscultação, 40, 41
Autoconhecimento, 12
Avaliação presencial do paciente, 41
Axetilcefuroxima, 231
Azitromicina, 234, 235
Azóis, 241

B

Bacampenicilina, 224
Bactérias cromogênicas, 103
Basófilos, 73
Benzilpenicilinas, 225
Biopsia(s), 62, 63

268 Fundamentos de Odontologia | Estomatologia

– incisional, 121
– manejo de, 25
Biossegurança, 23
Blefarite, 47
Bócio, 46
Bolha, 87
Bradipneia, 44

C

Cadeias linfonodais craniocervicais, 49
Café, 103
Calcemia, 81
Cálcio, 80
Campos e coberturas das superfícies clínicas, 25
Câncer
– de cabeça e pescoço, 198
– noções epidemiológicas do, 114
Candida albicans, 75
Candidíase, 95, 101
– atrófica
– – aguda, 101
– – crônica, 101
– hiperplásica bucal crônica, 95, 102
– pseudomembranosa aguda, 95
Candidose, 201, 202, 248
– tratamento da, 203, 249
Carbapenêmicos, 236
Carbenicilina, 227
Carcinoma bucal, perfil dos pacientes com, 119
Carcinoma epidermoide ou espinocelular, 114
Cárie de radiação, 208
Cavidade óssea
– de Stafne, 158
– idiopática, 157, 158
Caxumba, 77, 139
Cefaclor, 231
Cefaleia primária, 192
Cefalosporinas, 229
– primeira geração, 229
– segunda geração, 230
– terceira geração, 230
Cefalotina, 231
Cefazolina, 231
Cefepima, 233
Cefotaxima, 232
Cefoxitina, 232
Ceftazidima, 232
Ceftriaxona, 232
Cementoblastoma benigno, 163
Ceratoconjuntivite seca, 47
Cetoconazol, 203, 241, 249
Checklist
– do preparo pré-cirúrgico, 26
– no pós-operatório, 27
Ciclosporina, 135
Cinco estágios do moribundo de Elisabeth Kübler-Ross, 20
Cintilografia, 67
– com gálio-67, 67
– com tecnécio-99m, 67
– do esqueleto com/sem fluxo sanguíneo, 67

Ciprofloxacino, 239, 240
Cisto(s), 154
– branquial, 137
– da papila incisiva, 156
– de Gorlin, 156
– de retenção ou de erupção, 128
– de tecidos moles, 137
– dentígero, 154
– dermoide, 137
– do canal incisivo, 156
– do ducto
– – nasopalatino, 156
– – tireoglosso, 137
– folicular, 154
– hemorrágico, 157
– linfoepitelial benigno, 137
– não odontogênicos, 154, 156
– nasolabial, 138
– odontogênicos, 154
– – calcificante, 156
– – glandular, 155
– – ortoqueratinizado, 154
– ósseo
– – aneurismático, 158
– – de Stafne, 158
– – estático, 158
– – simples, 157
– – solitário, 157
– – traumático, 157
– paradental, 156
– periapical, 154
– periodontal lateral, 155
– radicular, 154
– sialo-odontogênico, 155
– verdadeiros, 154
Citologia esfoliativa, 62, 121
Citomegalovírus, 77, 111
Claritromicina, 233, 234
Classificação TNM e estádios, 116
Clavulanato, 228
Clindamicina, 235, 236
Clodronato, 213
Cloranfenicol, 237, 238
Clotrimazol, 203, 242, 249
Coagulograma, 68
Coleções líquidas, 86
Comunicação
– do diagnóstico, 19
– não verbal, 33
Conceitos semiológicos, 29
Concentração de hemoglobina corpuscular média, 71
Condições pré-morbosas, 8
Condiloma acuminado, 94
Condrossarcoma, 168
Contagem
– de plaquetas, 70
– diferencial de leucócitos, 72
Contribuições da individualidade do paciente, 19
Crescimentos teciduais, 131
Curva glicêmica, 79

D

Deaferenciação, 38
Defeito ósseo mandibular lingual, 158
Degermação das mãos, 23
Dentes, 149
– extraídos, manejo de, 26
Dentinogênese imperfeita hereditária, 103
Depressão óssea mandibular lingual, 158
Depuração (*clearance*) da creatinina, 80
Dermatites infecciosas faciais, 251
Desenervação, 38
Desinfecção
– das próteses removíveis, 249
– de tubetes anestésicos, 26
Diagnóstico, 53, 149
– confirmação de, 57
– de lesões ósseas maxilares, 144
– de trabalho, 51
– diferencial, 51
Dicloxacilina, 227
Dieta, 115
Diplopia, 47
Disestesia, 38
Disfagia, 211
Disfunções temporomandibulares, 192, 194
Disgeusia, 211
Displasia(s)
– cementária periapical, 171
– cemento-ósseas, 171
– fibrosa, 172
– – juvenil monostótica, 173
– – monostótica do adulto, 174
– – poliostótica, 174
– óssea florida, 172
– sibilante, 44
– suspirosa ou estertorosa, 44
Doença(s)
– autoimunes, 78, 243
– de Albers-Schönberg, 177
– de Behçet, 113
– de Chagas, 78, 187
– de Graves, 46
– do osso marmóreo, 177
– infecciosas, 74, 248
– inflamatórias intestinais, 114
– óssea(s)
– – de Paget, 176
– – inflamatórias, 150
Dor(es)
– aguda, 38
– central, 38
– cervicais, 192
– crônica, 38
– dentária não odontogênica, 194
– heterotópica, 38
– inflamatória, 38
– intrabucais, 192, 193
– intracranianas vasculares e não vasculares, 192
– limiar da, 38
– musculoesquelética, 38

– neuropática, 38, 192, 193, 212
– nociceptiva, 38
– odontogênica, 193
– orofacial, 191
– – causas extracranianas e sistêmicas da, 192
– pós-herpética, 38
– psicossomática, 38
– pulpar, 193
– somática, 38
– visceral, 38

E

Ecografia, 65
Efélides, 97
Eletroforese de proteínas, 81
ELISA (*immunoblot*) no soro, 76
Empatia, 13
Enantema, 85
Ensaio imunoenzimático, 74
Eosinófilos, 73
Equimoses, 100
Equipamentos de proteção individual, 24
Eritema, 85
– *migrans*, 89
– multiforme, 126
– pigmentar fixo, 97
Eritrócitos circulantes, número de, 70
Eritrograma, 70
Eritromelalgia, 38
Eritromicina, 233, 234
Eritroplasia, 101
Erosão, 87
Ertapeném, 237
Erupções medicamentosas, 126
Esclera branca, 47
Esclerótica azulada, 47
Escolha da profissão, 10
Escuta, 19
Espasmo hemifacial, 47
Especificidade, 34, 57
Estalos, 194
Estímulo iatrotrópico, 35
Estomatite nicotínica, 90
Estomatologia, 1
Estreptococcias, 75
Estudante no início do atendimento clínico, 11
Etilismo, 115
Evento central das ciências da saúde, 3
Exame(s)
– bioquímicos, 78
– citológicos, 62
– clínico, divisão do, 30
– clínico estomatológico, 29
– complementares, 52
– de espectroscopia de fluorescência, 81
– de microscopia confocal reflectante, 82
– físico, 19, 39
– – divisão do, 41
– – geral, 41
– – locorregional

– – – extraoral, 46
– – – intraoral, 49
– hematológicos, 68
– objetivo, 39
– radiográficos, 57
– sorológicos, 73
– subjetivo, 30
Exantema, 85
– palpebral, 47
Exclusão diagnóstica, 57
Exoftalmia, 46, 47

F

Face medial do corpo da mandíbula, 50
Fácies, 46
Fanciclovir, 243
Fase pré-consulta, 9
Fator(es)
– de risco, 115
– envolvidos nas relações paciente-profissional, 7
– – benefícios, 7
– – contrato e consenso, 8
– – negociação, 7
– – obstáculos, 7
– – primeiro contato, 7
– ocupacionais, 116
– psicossociais, espirituais e pessoais, 34
Febre, 45
Fenitoína, 135
Fenômenos de retenção de muco, 127
Fenticonazol, 203
Fibroma, 131
– ameloblástico, 161
– cemento-ossificante, 165
– odontogênico, 162
– ossificante, 165
– – periférico, 137
Fibromatose gengival, 134
Fissuras dentais, 194
Fixação do complemento, 73
Floculação, 73
Fluconazol, 202, 242, 249
Fluorose, 103
Fluxo salivar, determinação do, 181
Formações sólidas, 86
Fórmula leucocitária, 72
Foscarnete, 243
Fosfatase
– ácida, 80
– alcalina, 80
Fósforo, 80
Frequência respiratória, 44
FTA-ABS (*fluorescent treponemal antibody*), 75

G

Gengivite ulcerativa necrosante, 106, 250
Gentamicina, 237
Glândula(s)
– parótida, 48

– salivares, 48, 49
– sublinguais, 49
– submandibulares, 48
– tireoide, 49
Glicemia
– em jejum, 79
– pós-prandial, 79
Glicose, 79
Glicosúria, 79
Glossite
– migratória benigna, 89
– romboidal mediana, 138
Granuloma piogênico, 136
Grânulos de Fordyce, 96

H

Habilidades
– clínicas na execução da anamnese, 33
– interpessoais, 33
Halitose, 41, 182
Hanseníase, 110
Harmonia dos segmentos do corpo, 42
HATTS (teste de hemaglutinação treponemial para sífilis), 75
Hemangioma, 132
Hematócrito, 71
Hemoglobina
– corpuscular média, 71
– dosagem da, 71
– glicosilada, 79
Hemossedimentação, 71
Hemostasia, 68
Hepatite(s), 184
– A, 76, 184
– B, 76, 185
– C, 76, 186
– D, 77, 186
– E, 77, 187
Herpes-vírus
– humano, 124
– simples, 124, 203
– – oral, 251
– – tipos 1 e 2, 77
Herpes-zóster, 252
Hidróxido de Mg, 203
Hidroxiprolina, 80
Higienização das mãos, 23
Hiperalgesia, 38
Hiperestesia, 38
Hiperparatireoidismo, 176
Hiperplasia(s)
– fibrosa inflamatória, 134
– gengival induzida por medicamentos, 135
– traumáticas, 258
Hipertelorismo, 47
Hiperventilação, 44
Hipoalgesia, 38
Hipoestesia, 38
Hipoparatireoidismo, 46
Hipoplasia do esmalte, 103
Hipopneia, 45

Índice Alfabético 271

Hipóteses diagnósticas, 51
Histiocitose de células de Langerhans, 166
Histoplasma capsulatum, 75, 107
Histoplasmose, 75, 107
História
– da doença atual, 19, 37
– médica pregressa, 39
– odontoestomatognática, 35

I

Ibandronato, 213
Idade, 148
Identificação do paciente, 34
Imidazólicos, 203
Imipeném, 236
Imposição de limites, 16
Imunofluorescência, 74, 121
– direta, 78
– indireta, 78, 122
Imunoprecipitação, 73
Índice(s)
– de massa corpórea (IMC), 45
– eritrocitários, 71
Infecçao(ões)
– oportunistas, 201
– orais, 201
– parasitária, 126
– pelo *Paracoccidioides brasiliensis*, 75
– pós-operatórias, 251
– pós-traumáticas, 251
– virais, 124
Informações não verbais, 19
Inibidores de betalactamases, 228
Inspeção, 40
Interações medicamentosas, 254
Interdisciplinaridade, 197
Intradermorreação de Montenegro, 78
Intuição, 12
Irritação mecânica crônica, 116
Itraconazol, 203, 249

L

Lábios, 50
Lacrimejamento, 47
Lasers, 257
– de alta intensidade, 257
– de baixa intensidade, 262
Latenciação, 225
LED (*light emitting diode*), 257
Leishmaniose, 78
– cutaneomucosa, 108
Lesão(ões)
– central de células gigantes, 175
– de células gigantes, 174
– epiteliais orais potencialmente malignizáveis, 257
– erosivas e ulcerativas da mucosa bucal, 105
– fibro-ósseas benignas, 171
– fundamentais, 85
– hipercrômicas, 85

– hipocrômicas, 86
– inflamatórias dos maxilares, 145
– liquenoide oral, 92
– localização e extensão da, 147
– ósseas, 143
– periférica de células gigantes, 136
– vasculares, 261
– vesicobolhosas, 121
Leucemias, 140
Leucoedema, 89
Leucograma, 72
Leucoplasia, 91
– *lasers*, 258
– pilosa, 94
Lincosaminas, 235
Linfadenites, 49
Linfadenomegalia parotídea bilateral, 46
Linfangioma, 132
Linfócitos, 73
Linfoma(s), 169
– de Burkitt, 170
– não Hodgkin, 169
– tipo Hodgkin, 169
Linfonodos
– cervicais
– – anteriores profundos direitos e esquerdos, 50
– – superficiais posteriores direitos e esquerdos, 50
– das cadeias occipitais direita e esquerda, 50
– de cadeias pré-auriculares e mastóideas direita e esquerda, 50
– regionais, 117
– submandibulares, 50
– submentuais, 50
Língua, 51
– fissurada, 120
– geográfica, 89
– pilosa negra, 97
Linha alba, 89
Liomioma, 133
Lipoma, 132
Líquen plano oral, 92, 246
– *laser*, 264
Lúpus eritematoso
– crônico discoide, 93, 245
– sistêmico, 100, 245

M

Má higiene bucal, 116
Macrolídios, 233
Mácula, 85
– melanótica bucal, 97
Magnésio, 80
Mancha, 85
– angiomatosa, 85
– hipocrômica, 86
Maneirismo profissional, 16
Massa nodal, 86
Medicina nuclear, 67
Medidas
– de biossegurança para procedimentos específicos, 25
– gerais de biossegurança, 23

272 Fundamentos de Odontologia | Estomatologia

Megaesôfago e megacólon chagásicos, 187
Melanoma, 98
Melanoplaquia, 97
Meropeném, 236, 237
Metástase a distância, 117
Metodologia do exame clínico estomatológico, 29
Método
– citológicos, 62
– diagnósticos, 57
– radiológicos, 57
Metronidazol, 238
MHA-TP (microaglutinação para *Treponema pallidum*), 75
Miconazol, 203, 241, 249
Microscopia eletrônica, 122
Mieloma múltiplo, 170
Mioquimia, 47
Mixedema, 46
Mixoma odontogênico, 161
Modelo científico-biológico estrito, 3
Monócitos, 73
Mononucleose infecciosa, 77, 126
Mucocele, 127
Mucosa(s)
– bucal, 89
– – alterações da,
– – – de cor amarela, 96
– – – de cor azul, 99
– – – de cor branca, 89
– – – de cor marrom, 97
– – – de cor negra, 97
– – – de cor vermelha, 100
– das bochechas, 51
– dos palatos, 51
Mucosite oral, 106, 205
– etapas e eventos no desenvolvimento das, 206
– *laser*, 263
– prevenção da, 206
– prognóstico da, 208
Músculos mastigatórios e faciais, 47
Mycobacterium
– *leprae*, 110
– *tuberculosis*, 110

N

Nafcilina sódica, 227
Neoplasia(s), 159
– benignas, 131
– de glândulas salivares, 139
– malignas, 166
– odontogênicas, 159
– ósseas benignas, 164
Neuralgia, 38
– do trigêmeo, 193
Neurilemoma, 133
Neurofibroma, 133
Neurotoxicidade, 212
Neutralização, 73
Neutrófilos, 72
Neutropenia cíclica, 113
Nevo

– azul, 98
– branco esponjoso, 90
– melanótico, 98
– pigmentado, 98
Nevralgia do trigêmeo, 252
Nifedipino, 135
Nistatina, 203, 240, 249
Nitroimidazólicos, 238
Nodosidade, 86
Nódulo, 86

O

Objetividade, 33
Observação e conceituação da competência clínica
    de estudantes de estomatologia, 53
Odinofagia, 211
Odontalgia, 38
Odontoma, 164
Olfação, 40, 41
Olhos, 47
Onda pressórica do pulso, 44
Ortopneia, 45
Osteíte
– condensante, 151
– deformante, 176
Osteoblastoma, 165
Osteoesclerose, 151
Osteogênese imperfeita, 177
Osteoma, 164
– osteoide, 165
Osteomielite, 150, 250
– aguda, 151
– crônica supurativa, 151
– de Garré, 152
Osteonecrose
– associada ao uso de bisfosfonatos, 152
– associada aos medicamentos, 212
– – aspectos clínicos e estadiamento da, 213
– – prevenção e tratamento da, 213
Osteopetrose, 177
Osteorradiomielite, 152
Osteorradionecrose, 152, 203, 205
Osteossarcoma, 167
Otalgia, 192
Oxacilina, 227

P

Paciente e o profissional de saúde como objeto sexual, 16
Palpação, 40
Pamidronato, 213
Papiloma, 131
– escamoso, 94
Papilomavírus humano, 94
Pápula, 86
Paracoccidioidomicose, 75, 107, 248
Paralinguística, 33
Parapênfigo/Lener, 124
Paratormônio e proteína relacionada, 81
Parestesia, 38

Parotidite, 139
– epidêmica, 139
Pênfigo(s), 121
– de Besnier, 121
– de Newmann, 122
– eritematoso, 123
– foliáceo, 123
– vegetante, 122
– verdadeiros, 121
– vulgar, 121, 244, 245
Penfigoide(s), 123
– benigno de mucosa, 123
– bolhoso, 124, 244, 245
– das membranas mucosas, 244, 245
Penicilina, 224
– aquosa ou cristalina, 225
– de amplo espectro, 227
– G
– – benzatina, 226
– – procaína ou de longa duração, 225
– resistentes às betalactamases, 226
– V potássica/fenoximetilpenicilina, 226
Pentoxifilina, 205
Percussão, 40
Perdas teciduais, 87
Pericoronarite, 251
Periostite proliferativa crônica, 152
Peso, 45
Pesquisa de corpo inteiro com I-131, 67
Petéquias, 100
Pigmentação(ões)
– dental, 102
– endógena, 103
– exógenas, 86
– – local, 102
– – sistêmica, 103
– melânica(s)
– – hipercrômicas, 86
– – racial, 97
Piperacilina associada ao tazobactam, 229
Pirexia, 45
Placa, 86
Plaquetopenia, 70
Plaquetose, 70
Poliênicos, 203, 239
Preconceitos, 16
Prescrição, 252
Pressões do tempo, 18
Princípios básicos para os cuidados com
   o material cirúrgico e a cirurgia, 26
Processo(s)
– diagnóstico, 144
– proliferativos não neoplásicos, 134
Profissão e arte médica, 5
Profissional de saúde
– deve dizer "eu não sei", 15
– diante de paciente agressivo, 16
– diante de paciente emotivo, 16
Prognóstico, 53
Prontuário, 30
Propedêutica clínica, 1, 29

Proptose, 47
Prospecção em segmentos populacionais, 57
Proteína C reativa, 81
Protocolo para tratamento odontológico
– antes da oncoterapia, 199
– após a oncoterapia, 201
– durante a oncoterapia, 199
Prova do laço, 70
Pseudocistos, 157
Ptose palpebral, 47
Pulpalgia, 38
Pulpite irreversível, 193
Pulso
– arterial, 43
– magno, 44
– parvo, 44
– radial, 44
Punção aspirativa com agulha fina, 64
Púrpuras, 86

Q

Quarta geração, 232
Queilite actínica, 93
Queixa principal, 19, 35
Queratocisto odontogênico, 155
Querubismo, 174
Quimioterapia, 197
Quinolonas, 239

R

Rabdomioma, 133
Radiações, 116
Radiodermite, 215
Radiografia(s)
– digital, 61
– interproximal, 58
– oclusal, 58
– panorâmica, 58
– periapical, 58
– manejo nas, 25
Radioisótopos, 67
Radioterapia, 197
– em glândulas salivares, saliva e consequências da hipossialia, 210
Rânula, 127
Reação(ões)
– de Paul-Bunnell-Davidsohn, 77
– em cadeia da polimerase, 74
– liquenoide, 246
– – a medicamentos, 92
– – de contato, 92
– – por doença do enxerto contra o hospedeiro, 92
Rebordos alveolares, 51
Receita, 252
Recursos semiotécnicos, 40
Regiões
– orofaríngeas, 51
– retropalatinas, 51
Regulação
– da agressividade do profissional de saúde, 14

– da autoestima do profissional de saúde, 15
Relação(ões)
– com corticais, 148
– com dentes e periodonto, 147
– paciente-profissional, 3, 4
– – no exame clínico, 18
Reprodutibilidade, 34
Repuxamento da face, 47
Requisitos do profissional "ideal", 11
Respiração e volume respiratório, 44
Responsabilidades
– do paciente, 8
– do profissional de saúde, 10
Ressonância magnética, 66
Reuniões profissionais, 4
Risedronato, 213
Ritmo respiratório, 44
Rompimento da relação por iniciativa do profissional de saúde, 13
Roxitromicina, 235
Rubéola, 78
Rubor, 85

S

Sarampo, 77
Sarcoma
– de Ewing, 168
– de Kaposi, 102
Schwannoma, 133
Seios paranasais, 46
Semiogênese, 1, 29
Semiologia, 29
Semiotécnica, 1, 29
Sensibilidade, 34, 57
Sexualidade do paciente, 17
Sialolitíase, 128
Sialometaplasia necrosante, 114
Sialosquese, 210
Sífilis, 74, 109, 250
– congênita, 109
– – tardia, 110
Signologia, 29
Sinal(is), 29
– de Chvostek, 46
– de Nikolsky, 121, 124
– vitais, 43
Síndrome(s)
– da imunodeficiência adquirida, 77, 188
– de ardência bucal, 182
– – *laser*, 265
– de Cushing, 46
– de Down, 46
– de Frey, 49
– de Gorlin-Goltz, 156
– de Senear-Usher, 123
– de Sjögren, 49, 183
– de Stevens-Johnson, 127
– de Sweet, 113
– de Turner, 46
– do dente gretado, 194
– do nevo basocelular, 156

– MAGIC, 113
– nefrótica, 46
– PFAPA, 113
Sintomas, 29
Sinusite, 46
– maxilar, 192
Sorologia, 78
– para doenças bacterianas, 74
– para doenças fúngicas, 75
– para doenças virais, 76
– para parasitoses, 78
Sublimação, 14
Sugadores de saliva, 25
Sulbactam, 228

T

Tabaco, 102
Tabagismo, 115
Taquipneia rápida e superficial, 44
Tarjas, 253
Tatuagem por amálgama, 99
Tazobactam, 229
Técnica(s)
– asséptica, 26
– – transoperatória, 26
– de aferição
– – da pressão arterial, 43
– – da temperatura corpórea pelas regiões axilar e oral, 46
– de palpação do pulso arterial, 44
– extrabucais, 58
– intrabucais, 57
– para observação dos ciclos respiratórios, 44
Tegumento visível, 42
Telangiectasias, 85
Temperatura, 45
– axilar, 46
– oral, 46
Tempo
– de coagulação, 69
– de protrombina, 69
– de sangramento, 69
– de tromboplastina parcial ativada, 69
Terapêutica medicamentosa de algumas doenças estomatológicas, 219
Teste(s)
– de fragilidade capilar, 70
– de Rumpel-Leede, 70
– de tolerância à glicose, 79
– sorológico, 122
Tetraciclinas, 103, 232, 233
Ticarcilina, 227
– associada ao clavulanato, 228
Tipos de pergunta, 34
Tolerância do profissional de saúde, 15
Tomografia computadorizada, 59
– espiral, 59
Toxoplasma gondii, 78, 126
Toxoplasmose, 78, 126
Transdisciplinaridade, 197
Transtornos mentais do eixo II, 193

Tratamento
– das manifestações estomatológicas antes, durante e após quimioterapia e radioterapia, 197
– medicamentoso de algumas doenças estomatológicas, 243
– médico atual, 38
Trismo, 214
Trombocitopenia, 70
Trombocitose, 70
Trypanosoma cruzi, 78
Tuberculose, 110
Tubetes anestésicos, 26
Tumor
– de Pindborg, 162
– marrom do hiperparatireoidismo, 175
– odontogênico
– – adenomatoide, 162
– – epitelial calcificante, 162
– primário, 116

U

Úlcera(s), 87
– associadas a doenças sistêmicas, 113
– de natureza infecciosa, 106
– factícias ou psicogênicas, 106
– traumáticas ou reacionais, 105
Ulceração, 87
– aftosa recorrente, 111, 243
– – *laser*, 264
– traumática, 252

Ultrassonografia, 65
Uso
– irracional de medicamentos, 220
– racional de antibióticos, 219, 221

V

Valaciclovir, 242
Variáveis clínicas, 148
Varicela, 252
Varicela-zóster, 78
Varicosidades, 85, 99
Varizes, 99
Verruga vulgar, 94
Vesícula, 86
Vestíbulo oral, 50
Vírus
– Epstein-Barr, 77, 126
– varicela-zóster, 126
Volume
– corpuscular médio, 71
– globular, 71
Voriconazol, 202, 203, 249

X

Xeroderma pigmentoso, 98
Xeroftalmia, 47
Xerostomia, 181, 209, 210, 252